国家出版基金项目
NATIONAL PUBLICATION FOUNDATION

"十三五"国家重点图书出版规划项目

海洋生物医用材料大系
MARINE BIOMEDICAL MATERIALS

总主编
奚廷斐　周长忍

主　审
刘昌胜　付小兵　顾晓松

海藻酸基海洋生物医用材料

ALGINATE-BASED MARINE BIOMEDICAL MATERIALS

主编
马小军　于炜婷　秦益民

上海科学技术出版社

图书在版编目（ＣＩＰ）数据

海藻酸基海洋生物医用材料 / 马小军，于炜婷，秦
益民主编. -- 上海 ： 上海科学技术出版社，2020.1
（海洋生物医用材料大系）
ISBN 978-7-5478-4735-0

Ⅰ．①海… Ⅱ．①马… ②于… ③秦… Ⅲ．①海洋生
物－生物材料－医用高分子材料－研究 Ⅳ．①R318.08

中国版本图书馆CIP数据核字(2020)第045733号

海藻酸基海洋生物医用材料
主编　马小军　于炜婷　秦益民

上海世纪出版(集团)有限公司
上海科学技术出版社 出版、发行
（上海钦州南路 71 号　邮政编码 200235　www.sstp.cn）

浙江新华印刷技术有限公司印刷

开本 787×1092　1/16　印张 29　插页 4
字数：600 千字
2020 年 1 月第 1 版　2020 年 1 月第 1 次印刷
ISBN 978 - 7 - 5478 - 4735 - 0/R·1994
定价：188.00 元

_____

丛书内容提要

　　我国对于海洋生物医用材料的深入研究已有近 30 年历史，但从国家战略层面对海洋生物医用材料整个行业的发展、挑战及对策进行全面总结和剖析的系统性专著迄今尚属空白。本丛书系统梳理了海洋生物医用材料行业的研发进展、行业现况、临床应用、质量控制标准及政府监管等情况，组织大专院校的材料学专家、相关生产企业、临床应用科室、政府监管人员等，结合自己的工作实际对海洋生物医用材料的生产、科研、教学、临床、检测和评价、监管、新增长点等各个方面，提出了具有高度科学性、严谨性、实用性的总结和思考，进而编撰本套丛书。

本套丛书包括 6 个分卷：

　　第一卷·海洋生物医用材料导论：论述海洋生物医用材料的战略现况、资源及种类分布、研发现况、临床应用现况、市场监管现况、全球新局势下挑战与机遇、发展新趋势等。

　　第二卷·壳聚糖基海洋生物医用材料：论述壳聚糖基生物医用材料的研发现况、医用原料制备及风险控制、产品分类监管及产品开发、标准化现况、智能型新材料、新技术及应用、发展新趋势等。

　　第三卷·海藻酸基海洋生物医用材料：论述海藻酸基生物医用材料的研发现况、医用原料制备及风险控制、产品分类监管及产品开发、标准化现况、智能型新材料、新技术及应用、行业前景及挑战、发展新趋势等。

丛书内容提要

第四卷·蛋白质基海洋生物医用材料：论述鱼胶原蛋白基生物医用材料的研发现况、原料生产与关键控制、质量控制与检测、国内外标准情况、临床现况、行业前景及挑战、发展新趋势等。

第五卷·海洋生物医用材料临床应用：论述海洋生物医用材料的临床应用现况、临床使用原则/方式/技巧、临床问题及对策、上市后再评价、应用新趋势与新思路等。

第六卷·海洋生物医用材料监管与评价：论述海洋生物医用材料的政策法规（分类界定、命名规则、技术评审要点及解读等），安全性和有效性评价（标准、技术要求、检验方法、临床研究、新趋势），市场准入（注册程序、生产管理、销售管理），上市后监管和再评价（抽检、不良事件、再评价）。

丛书编委会

丛书总主编

奚廷斐　周长忍

执行总主编

位晓娟　顾其胜

主　审

刘昌胜　付小兵　顾晓松

分卷主编

第一卷·海洋生物医用材料导论

奚廷斐　周长忍

第二卷·壳聚糖基海洋生物医用材料

顾其胜　陈西广　赵成如

丛书编委会

第三卷·海藻酸基海洋生物医用材料

马小军　于炜婷　秦益民

第四卷·蛋白质基海洋生物医用材料

位晓娟　顾其胜

第五卷·海洋生物医用材料临床应用

张　伟　顾其胜　杨宇民

第六卷·海洋生物医用材料监管与评价

冯晓明　柯林楠

本卷编者名单

主编

马小军　于炜婷　秦益民

编委

以姓氏笔画为序

于炜婷　大连大学附属中山医院

马小军　中国科学院大连化学物理研究所

位晓娟　上海交通大学附属第六人民医院

张德蒙　海藻活性物质国家重点实验室

周长忍　暨南大学化学与材料学院

秦益民　嘉兴学院

奚廷斐　北京大学前沿交叉研究院

黄晓波　太原理工大学新型碳材料研究院

谢红国　中国科学院大连化学物理研究所

本卷编者名单

参编人员

以姓氏笔画为序

王秋艳　申培丽　任　英　李　楠　李晓霞　肖　静　张　英　郑会珍　郑国爽
赵　伟　赵丽丽　娄茹云　綦文涛

主编简介

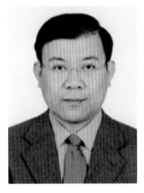

马小军

　　中国科学院大连化学物理研究所研究员,博士生导师。国务院特殊津贴专家,大连市突出贡献专家。中国生物材料学会海洋生物医用材料分会副主任委员、生物医用高分子材料分会委员、血液净化材料分会委员;海藻活性物质国家重点实验室结构分析研究室主任;生物反应器国家重点实验室和中国石化生物燃料及生物化工重点实验室学术委员会委员。多种国内外学术刊物编委。先后承担国家自然科学基金委员会重点项目、面上项目;国家科学技术部"九五攻关""国家重点基础研究发展计划(973计划)""国家高技术研究发展计划(863计划)""国家科技支撑计划"项目;卫生部重点专项课题;科学院战略先导、重点项目、特别支持项目;海洋局海洋公益项目及省市项目的支持。先后获得海洋工程奖一等奖1项;辽宁省科技进步奖二等奖1项;恩德思医学科学技术奖一等奖1项;大连市技术发明一等奖1项。申请专利120余项(授权42项中国专利、3项国际专利);发表文章200余篇(SCI收录100余篇);编写专著12部/章。

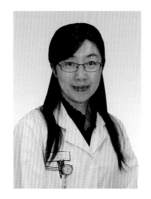

于炜婷

博士,大连大学附属中山医院研究员,硕士生导师。入选辽宁省"百千万人才工程"百层次人才,以及辽宁省高等学校创新人才支持计划。兼任中国生物材料学会海洋生物材料分会委员会委员。主持国家自然科学基金委员会基金课题 1 项、国家科学技术部"国家重点基础研究发展计划(973 计划)"子课题 1 项、国家科学技术部重大新药创制专项子课题 1 项、国家海洋局海洋公益项目课题 1 项、国家重点实验室开放课题 1 项、省市科技计划项目 4 项、中国科学院知识创新工程项目 3 项、企业横向项目 1 项。获得省部级一等奖 2 项、二等奖 1 项、市级一等奖 1 项。作为通讯及第一作者发表论文 35 篇(SCI 收录 26 篇),合作发表 SCI 论文 100 余篇;撰写著作章节 5 章。申报专利 70 余项(其中授权国际专利 3 项,授权中国发明专利 33 项)。

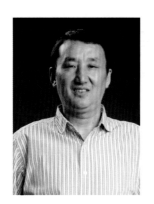

秦益民

博士,嘉兴学院教授。被评为山东省蓝色产业计划创新团队领军人才——泰山学者。担任海藻活性物质国家重点实验室主任、农业部海藻类肥料重点实验室副主任。主持研究科技部国家重点研发计划、工信部生物基纤维强基工程项目、山东省泰山学者蓝色产业领军人才计划等科研项目。先后在国内外核心期刊发表论文 150 余篇,共获 7 项美国专利、10 余项中国发明专利授权。撰写学术著作 7 部、教材 1 部和科普读物 1 部。

序一

医疗器械及生物材料领域在我国正处于快速发展期,也是我国医疗行业参与国际竞争的热点领域之一。建设海洋强国战略和"一带一路"倡议的提出,将发展海洋新技术、新产业提高到新的战略高度,"十三五"和即将开始的"十四五"时期是我国海洋经济发展的关键阶段,为我国海洋生物医用材料行业的发展提供了难得的机遇。

我国对于海洋生物医用材料的研究已有近 30 年历史,研发、产业、人才、市场及监管等相对成熟,业已形成部分具有国际先进水平的自主产品和技术,但也存在一些问题。从国家层面对海洋生物医用材料整个行业的发展进行总结和剖析,对行业所面临的挑战以及相关策略进行分析和梳理,以提供指导,这关系到整个行业的健康发展。

本套丛书首次从国家需求、行业发展高度对海洋生物医用材料领域的发展、现况及最新进展进行全面总结,结合临床应用、注册监管、风险控制等需求进行探讨与对策分析,不仅对产业的发展有很好的指导作用,还为该领域相关政策、法规、标准等的制定提供科学参考。丛书的选题契合国家战略需求,既涵盖业已成熟的产品,又涉及有潜力的产品,并对有望形成新增长点的材料和产业提出分析,以提供策略指导。更值得赞赏的是,丛书中设置了临床应用分册和监管评价分册,不仅可为海洋生物医用材料科研工作者提供参考,还可为从事相关领域产业化的企业、管理人员或行业标准化人员提供思路,同时还为国家药品监督管理局对行业的监管及法规制定提供参考。

丛书编撰聚集了国内在材料学、工程学、化学、生物学、监管科学等领域的专家,

序一

以及相关的企业、临床机构和检验机构,体现了我国海洋生物医用材料领域老-中-青团队的凝聚力和传承,从研发、产业化、临床、标准、法规、注册、监管、医工结合等多个角度对海洋生物医用材料的行业发展把脉,结合国际情况和我国国情进行总结与分析。编写时还邀请临床医生参与,使得内容更贴近临床需求。本套丛书是集该行业几十年产品、技术、经验之大成之作,实属难能可贵。

中国科学院院士

华东理工大学　教授

2019 年 10 月

序二

　　海洋资源丰富、种类繁多且再生能力强，这为大力开发且纵深发展海洋资源奠定了基础。党的十八大报告就已经提出："提高海洋资源开发能力，发展海洋经济，保护海洋生态环境，坚决维护国家海洋权益，建设海洋强国。"这是我国首次提出海洋强国建设的概念。我国提出的"一带一路"倡议对世界海洋经济、产业和布局业已产生了巨大影响。

　　海洋生物医用材料是海洋生物医药整体中的重要组成部分，业已形成新的经济增长点。海洋生物医用材料不仅仅是生物材料中的重要组成，而且已形成产业，是生物材料发展中的一大闪光点。

　　本套丛书的编者首次系统综合了海洋生物医用材料的国内外现况及最新科研成就，并对其发展前景、机遇与挑战等进行科学分析，尤其是对海洋生物医用材料产品开发与监管、海洋生物资源的高值化利用、新形势下行业发展新动力等方面具有重要指导意义。6 个分卷系统介绍了海洋生物医用材料研发重点、产品上市、应用与监管以及发展趋势。随着该领域新技术、新产品的逐渐成熟，势必有更多与时俱进的分卷陆续入编。更令人叹赏的是，本套丛书首次尝试将临床应用、标准法规与监管等单独成册，有效突破"产-学-研-医-管"之间的壁垒，极好地诠释了新形势下"产-学-研-医-检-监"型转化医学新模式的内涵，可为科研立方向、为转化立标准、为质量控制立原则、为临床立规范、为监管立依据。

　　该套丛书凝集了在海洋生物医用材料研发、产业化、临床应用、标准化及质量监管等领域多位知名专家及其团队的数年心血之结晶，同时兼收本领域国内外最新进展之精华，具有很强的实用性、科学性、严谨性、先进性和引导性，是业内首部行

序二

业指导性和实用性极强的标志性系列丛书。本套丛书已列入"十三五"国家重点图书出版规划项目,并获得国家出版基金资助,可喜可贺,这既是肯定,更是鞭策。本套丛书的编写和问世将为我国海洋生物医用材料的健康发展和国际竞争力的提高提供有力的参考与指导,能够对从事生物医用材料的学者和科研工作者、高校的相关师生、企业生产管理人员、医院医务工作者和国家药品监督管理人员提供帮助和参考。

中国工程院院士

中国人民解放军总医院　教授

2019 年 10 月

序三

　　我国拥有广阔的海洋空间和丰富的海洋资源,自党的十六大提出"逐步将我国建设成为海洋经济强国"的宏伟目标以来,党的十八大、十九大进一步强化了我国海洋经济发展,党中央提出了发展海洋经济、建设海洋强国的发展目标。因此,有关海洋和海洋相关资源等研究越来越受到重视。如何很好地开发利用海洋资源,并最终形成生产力,服务于国家和民族发展,造福亿万国民,是我们当代科技工作者责无旁贷的使命。

　　海洋生物医用材料的研究和应用在我国还是一个新兴的、充满活力的、具有无限发展前景的领域,相关的研发和生产企业、科研院所、高校和机构近年来取得了众多的成果和进展,但是相对于广阔无边的海洋及其丰富资源来说,还有太多的发展空间需要我们去开拓和探索。我国当前各个行业的快速发展,特别是环保理念和"健康中国"事业的发展,使海洋生物材料的研究和应用也具有无限的发展前景。可以说,当前是我国海洋源生物材料可能出现一波高速发展的关键时期。

　　在这样的时期,我国一部分在海洋生物材料领域具有较好基础的专家学者聚集在一起,团结协作,不懈努力。从各自单打独斗进行产品研发到学科交叉合作攻关,从成立"中国生物材料学会海洋生物材料分会"到海洋生物材料相关的国家"十三五"重点研发计划项目的立项,从相关的科研机构、生产企业之间的合作到材料专业与临床医学团队之间的携手,形成的新局面和大趋势都是令人欣喜的。在这样的基础上,出版《海洋生物医用材料大系》这样的丛书真是恰逢其时、顺势而生。我参加过这个丛书创作团队的一次审稿会,专家们分别来自管理机构、企业、高校、医院等,丛书的内容涵盖了材料学、生产工艺、评价、检测、临床应用、政策法规等各

序三

个方面,团队成员严谨、认真的态度和作风给我留下了深刻的印象。我相信这样一套丛书不仅可以成为相关行业和从业人员的有益参考甚至指南,更能填补我国在这一领域的空白,成为一套里程碑式的经典图书。

海洋无边,资源无限,我辈唯有多努力,方能多收获,不负这个伟大时代给予我们的机遇。

我期待这一套丛书的尽快推出,也期待着我国海洋生物材料的研发和应用的新高潮。

我们都期待着,一个东方"海洋强国"的崛起。

中国工程院院士

南通大学　教授

2019 年 10 月

丛书前言

海洋生物医用材料是我国科技界率先提出的新概念，也是我国医疗行业参与国际竞争有望"弯道超车"的热点之一。建设海洋强国战略和"一带一路"倡议的提出，将发展海洋新技术、新产业提高到战略高度。"十三五"时期是我国海洋经济发展的关键时期，以海洋发达国家和海上丝绸之路沿线国家为重点，新的海洋技术成果开发、转移、分享及竞争模式逐渐形成，对我国海洋生物医用材料行业的发展是千载难逢的机遇，也是任重道远的挑战。

我国对海洋生物医用材料的研究取得了可喜的成绩，业已形成部分具有国际先进水平的自主产品和技术，但也暴露出许多问题，如成果转化力度和深度相对欠缺、产业化规模和速度与科研成果增长严重脱节、标准化及临床再评价仍相对滞后等，难以满足行业健康、可持续发展的需求。迄今，从国家战略层面上对海洋生物医用材料整个行业的发展及策略进行全面总结和剖析的系统性专著尚属空白，与我国迅猛发展的海洋生物医用材料现况以及国家的海洋经济战略布局不匹配。

本套丛书立足海洋生物医用材料的发展现状和趋势，并追踪国内外的前沿方向和技术，首次系统梳理并总结了多种海洋生物医用材料的研发进展、行业现况、临床应用、质量控制标准及政府监管等情况，结合科研、转化、评价、监管等领域专家多年的实践经验及对国内外最新情况的解读，对海洋生物医用材料的生产、科研、教学、临床、检测和评价、监管、新增长点等提出了具有高度科学性、严谨性、实用性的总结和思考，可读性和可操作性强，并对整个行业的发展方向、机遇挑战等关键问题给出科学指导，对该行业的研发、产业化及监管等均有很强的引领性。本套丛书的6个分卷系统地介绍了海洋生物医用材料研发重点、产品上市、应用与监管和发展趋势。集中反映在四个方面：①系统介绍了近 30 年来壳聚糖基和海藻酸基海洋生物医用材料的产品开发、规模化生产与临床应用的实况及进展。②以正处于产业突破边缘的鱼胶原、明胶为例，对蛋白质基海洋生物医用材料的开发和挑战进行分析，并提出导向性开发与思考建议。③以产品转化与应用为目标，将海洋生物医用材料的临床应用作为产品设计开发及应用全过程的核心，并做专业性、系统性阐述。④首次尝试将海洋生物医用材料为重点的标准法规与监管单独成册，可为生物医用材料科研立方向、为转化立标准、为质量控制立原则、为临床立规范、为监管立依据。

本套丛书高度契合国家战略需求，分卷设计既涵盖业已成熟的壳聚糖、海藻酸类产品，又覆盖具有巨大潜力的蛋白质类产品，并对许多有望形成新的增长点的材料研究和产业开发提出分析策略，不仅对产业发展有很好的实用指导，对该领域相关政策、法规、标准等制定也能提供科学参考。由于丛书中设有临床应用和监管评价分卷，不仅可为从事海洋生物医用材料、转化医学研究的工作者和研究生提供参考，还可为从事相关领域产业化的企业、管理人员或行业标准化人员提供思路，同时还为国家药品监督管理局对行业的监管及法规制定提供参考和依据。

丛书总主编　**奚廷斐　周长忍**

2019 年 11 月

本卷编写说明

海藻酸盐是一种由 D-甘露糖醛酸(M 单元)和 L-古洛糖醛酸(G 单元)通过 1,4-糖苷键连接而成的海洋多糖,具有成凝胶特性、优异的生物安全性,且在人体内没有降解酶。得益于这些独到的性能,海藻酸盐可被广泛应用于医药领域,可作为药用辅料改善药物性质,还可开发成医用敷料、注射制剂、经导管介入制剂、免疫隔离制剂及组织工程等一系列医疗器械产品,用于如肿瘤、糖尿病、肝衰竭等重大疾病的治疗,发展前景极为广阔。

海藻酸盐主要来自褐藻,而海藻资源是海洋中的第一大生物资源,海藻生物产业已成为我国独具特色和规模优势的蓝色产业,比如青岛明月海藻集团有限公司以大型褐藻为原料生产海藻多糖等海洋生物活性物质产品,是目前全球最大的海藻生物制品企业和全球最大的海藻酸盐生产基地。但目前我国海藻生物产业大而不强,迫切需要海藻酸盐高值化产品(尤其是生物医药制品)的技术引进,推进企业转型升级,提高企业市场竞争力。

本书即在上述临床需求、产业需求的大背景下,由中国生物材料学会海洋生物材料分会发起,由我国生物材料界的刘昌胜院士、付小兵院士和顾晓松院士推荐,应上海科学技术出版社之约编写而成。本书适合从事海藻酸盐生物材料及其医疗器械研发的科研人员、企业工程技术人员以及相关专业的临床医生等阅读。

本书结合中国科学院大连化学物理研究所、海藻活性物质国家重点实验室等单位的研究结果及相关的最新研究进展编写而成。其中,第一章由张德蒙博士和于炜婷研究员根据多年对海藻酸盐材料的认识和研究编写而成;第二章由赵丽丽博士、张德蒙博士和谢红国博士负责编写;第三章由黄晓波博士、申培丽博士和

本卷编写说明

娄茹云博士编写;第四章由秦益民教授总结自己多年的研究积累编写;第五章汇总了北京大学前沿交叉研究院、中国科学院大连化学物理研究所和大连大学附属中山医院的研究成果,由奚廷斐教授、郑会珍博士和于炜婷研究员编写;第六章汇总了中国科学院大连化学物理研究所马小军研究员团队近十位博士的研究成果编写而成;第七章由周长忍教授、位晓娟博士、任英博士和李晓霞博士编写;第八章由黄晓波博士、郑国爽博士和任英博士编写。最后由马小军研究员和于炜婷研究员负责审阅、编辑、校对与全书统稿工作。因此这本书汇总了从事海藻酸盐生物材料研究的多家科研院所、高校和企业多年的研究积累,是全体同仁及研究生们辛勤劳动及真诚合作的结晶。另外,本书中的实验结果是在国家发展和改革委员会、科学技术部、自然科学基金委员会,山东省及辽宁省科学技术厅,大连市与青岛市科学技术局,以及中国科学院多家单位资助下取得的,因此可以说这本书又是一个国家多方支持的成果。在此书出版之际,向他们表示衷心感谢。

由于参编人员来自不同单位且学科背景不同,而海藻酸盐基医疗器械的研究属于新兴的交叉科学领域,学科归属与概念涉及材料化学、化学工程、生物技术、组织工程以及临床医学等,而且很多内容仍在研究之中,所以在描述上可能有不规范之处。加之作者水平有限,书中错误与疏漏在所难免,敬请广大读者批评指正。

马小军　于炜婷　秦益民

2019 年 10 月

目录

第一章 · 海藻酸结构与性能

第二章 · 海藻酸生产工艺
041

第三章 · 海藻酸基生物材料的物理化学修饰
087

第四章 · 海藻酸盐纤维敷料
129

第五章 · 海藻酸盐微球在介入治疗中的应用

187

第六章 · 海藻酸盐免疫隔离微胶囊

239

第七章 · 海藻酸盐支架在组织修复中的应用

—— 311 ——

第一章 · 海藻酸结构与性能

海藻酸是一种由 D-甘露糖醛酸(M 单元)和 L-古洛糖醛酸(G 单元)通过 1,4-糖苷键连接而成的海洋多糖,具有成凝胶特性、优异的生物安全性,早在 20 世纪 70 年代即被美国 FDA 批准为"一般认为安全"(generally regarded as safe, GRAS)材料,且作为食品添加剂的容许日摄入量(acceptable daily intake, ADI)是最高级别,即无特殊限制。得益于海藻酸盐生物医用材料的独特性能,海藻酸多糖材料在生物医药领域的应用除已开发应用的药用辅料、齿科材料外,在医用敷料、注射制剂、经导管介入制剂、免疫隔离制剂及组织工程等一系列医疗器械产品的开发成为新近研究热点。本章将从海藻酸的来源、组成与分子结构、理化性能与生物学功能及其研发的新的医疗器械产品等方面对海藻酸盐海洋多糖材料做一概述。

第一节 · 海藻酸来源与海藻资源分布

一、藻类海藻酸

工业上海藻酸可以从许多种类的褐藻类植物中提取,世界各地使用最广泛的是泡叶藻(*Ascophyllum nodosum*)、极北海带(*Laminaria hyperborea*)、掌状海带(*Laminaria digitata*)、海带(*Laminaria japonica*)、巨藻 LN(*Lessonia nigrescens*)、巨藻 LF(*Lessonia flavicans*)、巨藻 MP(*Mucrocestis pyrifera*)、昆布(*Ecklonia*)、公牛藻(*Durvillaea antarctica*)、马尾藻(*Sargassum*)等。作为工业用原料,这些海藻的藻体大、产量高、资源丰富、容易采集。图 1-1 为几种主要的商业用褐藻植物。

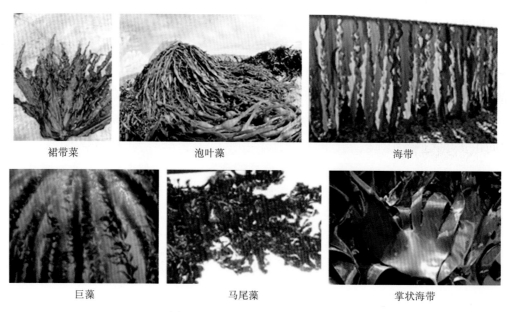

裙带菜　　　　　　泡叶藻　　　　　　海带

巨藻　　　　　　马尾藻　　　　　　掌状海带

图 1-1　几种主要的商业用褐藻植物

褐藻门的物种呈褐绿色、棕褐色或褐色,这是由于色素体内除含有叶绿素类、胡萝卜素类外,还含有大量叶黄素的缘故。褐藻门物种都是多细胞体,没有单细胞体或群体结构的物种;藻体体形都较大,最大的藻体长度可达 100 m 以上(如巨藻);大多数属都为有性生殖,为同配、异配和卵式配合等方式,无性生殖则主要为孢子生殖。

褐藻门内几乎所有的物种都生活在海水中,仅有少数几种为淡水性种。海水的物种几

乎都营固着定生生活，只有极个别的物种营漂浮生活，如马尾藻海内的漂浮马尾藻
（*Sargassum malans*），原本也是在近海、浅海中固着生活，但由于藻体折断，被大西洋环流传
送汇聚在一起而改营漂浮生活。

据《中国海藻志》（2013）的数据，褐藻门包含的物种大约有 240 属 1 500 种；也有报道为
约 195 属 1 000 种。另据《中国海洋生物名录》（2008）记载，在我国海域已有记录的褐藻为 58
属 260 种（包括变种）。

褐藻中仅有茸壳藻（*Heribaudiella*）、层状石皮藻（*L. zonatum*）以及一种黑顶藻
（*Sphacelaria* sp.）生于淡水，其他全部为海生种类。但也有不少种类生长于半咸水，有的还
是盐泽植物群的主要成分。在寒冷海洋生长的种类较多而且个体较大，如海带目的巨藻，长
可达 100 m；也有不少物种习惯生于温带及热带海洋，如网地藻属（*Dictyota*）、马尾藻属
（*Sargassum*）。褐藻的多数物种固着于岩石上生长，有些种附生于其他动物和植物的体表、
内部或者在海水中漂浮生长。固着生长的物种大多生长在低潮带和低潮线以下，如海带目
（Laminariles）的种类；但也有生长在中潮至高潮带的，如鹿角菜属（*Pelvetia*）、黑顶藻属
（*Sphacelaria*）、黏膜藻属（*Leathesia*）。褐藻多数为潮下带分布，有的为潮间带分布。一些
褐藻类能够在弱光低温下进行光合作用，这对于它们能生长在南北极海域是很重要的。

国际褐藻分类多采用 Kylin 于 1933 年所建议的方法，根据褐藻繁殖和生活史的不同特
点分为 3 纲。《中国海洋生物名录》（2008）在褐藻门下仅分一个褐藻纲（Phaeophyceae）；《中
国黄海海藻》（2008）在褐藻门下直接分目，未列出纲这一分类阶元。

采用 Kylin 的建议，根据门内物种的繁殖和生活史的不同特点，褐藻可分为三大类群，它
们之间在分类学上有着明显的区分，作为纲这一分类阶元的界定是合理的（表 1-1）。

表 1-1　褐藻门主要科属分布

纲	目	科	属
褐子纲 Phaeosporeae	水云目 Ectocarpales	水云科 Ectocarpaceae	水云属 *Ectocarpus*，定孢藻属 *Acinetospora*，费氏藻属 *Feldmannia*，褐茸藻属 *Hincksia*，库氏藻属 *Kuckuckia*，带绒藻属 *Laminariocolar*，粗轴藻属 *Rotiramulus*，绵线藻属 *Spongonema*，扭线藻属 *Streblonema*
		间囊藻科 Pilayellaceae	间囊藻属 *Pilayella*
		聚果藻科 Sorocarpaceae	聚果藻属 *Botrytella*，多孔藻属 *Polytretus*
	褐壳藻目 Ralfsiales	褐壳藻科 Ralfsiaceae	褐壳藻属 *Ralfsia*，异形褐壳藻属 *Heteroralfsia*
	黑顶藻目 Sphacelariales	黑顶藻科 Sphaecelariaceae	黑顶藻属 *Sphaecelaria*
	索藻目 Chordariales	索藻科 Chordariaceae	球毛藻属 *Sphaerotrichia*，真丝藻属 *Eudesme*，面条藻属 *Tinocladia*，异丝藻属 *Papenfussella*，褐条藻属 *Saundersella*

续　表

纲	目	科	属
褐子纲 Phaeosporeae	网管藻目 Dictyosiphonales	短(褐)毛藻科 Elachistaceae	褐毛藻属 Halothrix，短毛藻属 Elachista
		黏膜藻科 Leathesiaceae	黏膜藻属 Leathesia，多毛藻属 Myriactula，海绵藻属 Petrospongium
		顶毛(丝)藻科 Acrotrichaceae	顶毛(丝)藻属 Acrothrix
		狭果藻科(海蕴科) Spermatochnaceae	海蕴属 Nemacystus
		铁钉菜科 Ishigeaceae	铁钉菜属 Ishige
		粗粒(散生)藻科 Asperococcaceae	肠髓藻属 Myelophycus
		网管藻科 Dictyosiphon	网管藻属 Dictyosiphon
		点叶藻科 Punctariaceae	髭毛藻属 Pogotrichum，点叶藻属 Punctaria
		环囊藻科 Striariaceae	环囊藻属 Striaria
	萱藻目 Scytosiphonales	毛孢藻科 Chnoosporaceae	毛抱藻属 Chnoospora
		萱藻科 Scytosiphonaceae	囊藻属 Colpomenia，网胰藻属 Hydroclathrus，幅叶藻属 Petalonia，如氏藻属 Rosenvinges，萱藻属 Scytosiphon
	酸藻目 Desmarestiales	酸藻科 Desmarestiaceae	酸藻属 Desmarestia
	海带目 Laminariales	绳藻科 Chordaceae	绳藻属 Chorda
		巨藻科 Lessoniaceae	巨藻属 Macrocystis
		海带科 Laminariaceae	海带属 Laminaria，昆布属 Ecklonia
		翅藻科 Alariaceae	裙带菜属 Undaria
不动孢子纲 Aplanosporeae	网地藻目 Dictyotales	网地藻科 Dictyotaceae	网地藻属 Dictyota，团扇藻属 Padina，网翼藻属 Dictyopteris，厚缘藻属 Dilophus，厚网藻属 Pachydictyon，匍扇藻属 Lobophora，褐舌藻属 Spatoglossum，圈扇藻属 Zonaria
圆子纲 Cyclosporeae	墨角藻目 Fucales	墨角藻科 Fucaceae	鹿角菜属 Silvetia
		囊链藻科 Cystoseiraceae	囊链藻属 Myagropsis
		马尾藻科 Sargassaceae	喇叭藻属 Turbinaria，羊栖菜属 Hizikia，马尾藻属 Sargassum

1. 海带属(*Saccharina*)

海带属属于海带目、海带科。海带属种类较多，在全世界有 50 余种，在亚洲有 20 余种。海带属于亚寒带藻类，是北太平洋特有的地方种类。一般在低潮线下 2～3 m 生长良好，也喜生于海湾内风浪小且营养丰富的海区。其自然分布于日本本州北部、北海道及俄罗斯远东地区沿海[符拉迪沃斯托克(海参崴)、库页岛]，以日本北海道的青森县和岩手县分布最多，此外朝鲜沿海也有分布。海带不是中国的土著种,自1927起从日本引进后,随着我国科技发展、生产人员的不断努力,人工增殖、夏苗培育、全人工养殖及南移技术相继取得成功,我国海带养殖产量位居世界第一,海带养殖最早主要用于褐藻胶生产,但近年来,主要转向漂烫菜等食品加工。

海带孢子体长度可达6 m,一般2~4 m,褐色富有光泽。藻体有类似根茎叶的划分。固着器呈假根状,叶片呈单条带状,叶片边缘薄而软,呈波褶状,叶片中部较厚的茎部呈圆柱状或扁圆柱状。

海带是一种典型的非等世代褐藻,其生活史包括无性世代的孢子体和有性世代的配子体两个阶段。孢子体阶段,由合子开始分裂,形成7个细胞的小孢子体,进入幼龄期、脆嫩期等直到成长为成熟的海带。孢子体阶段(二倍体),孢子体可存在1~2年。另一个阶段为微观的配子体阶段(单倍体),由游孢子发育成胚孢子,再萌发分别形成雌雄配子体。此后雌配子体排卵、雄配子体排精,形成合子,其后在适宜条件下生长、发育,一般需2周左右。

2. 裙带菜属(*Undaria*)

裙带菜属属于海带目、翅藻科。孢子体黄褐色,长1~2 m,宽50~100 cm,叶片呈羽状裂片,较海带薄。裙带菜为温带性海藻,其能忍中高水温环境。我国自然生长的裙带菜主要在浙江省的舟山群岛及嵊泗列岛带,辽宁省是我国裙带菜的主产区。近年来,该产业多以韩国和日本引入的品种(系)为主,并运用当地优良养殖环境进行规模养殖。

裙带菜的孢子明显地分化为固着器、柄及叶片3部分。固着器由叉状分枝的假根组成,假根的末端略粗大,以固着在岩礁上;柄稍长,扁圆形,中间略隆起;叶片的中部有柄部伸长而来的中肋,两侧形成羽状裂片。叶面上有许多黑色小斑点,为黏液腺细胞向表层处的开口。内部构造与海带很相似,在成长的孢子体柄部两侧,形成木耳状重叠褶皱的孢子叶,成熟时,在孢子叶上形成孢子囊。

裙带菜的生活史与海带很相似,也是世代交替的,但孢子体生长的时间较海带短,接近1年,而配子体的生长时间较海带为长,约1个月。

3. 马尾藻属(*Sargassum*)

马尾藻属属于墨角藻目、马尾藻科。藻体可多年生,主要有固着器、主干、分枝和藻叶几部分,具气囊。固着器有盘状、圆锥状、假根状等。主干圆柱状,长短不一,向四周辐射分枝;分枝扁平或圆柱形。藻叶扁平,多数具有叶脉和毛窝。气囊单生,圆形、倒卵形或长圆形。雌、雄同托或异托、同株或异株。生殖托扁平,圆锥形或纺锤形。繁殖方式主要为卵式生殖,卵囊内一般形成1个卵。每个卵囊产生1个卵,每个精子囊产生64个精子。气囊和生殖托都着生在叶腋间。现有250种,大多数为暖水性种类,广泛分布于暖水、温水环境,特别是印度-西太平洋和澳大利亚。中国马尾藻有 60 多种,主要分布在广东、广西沿海,尤其是海南岛、硇洲岛和涠洲岛等海城,生长在低潮带石沼中或潮下带 2～3 m 水深处的岩石上。我国常见的马尾藻有鼠尾藻(S. thunbergi)、海蒿子(S. pallidum)、匍枝马尾藻(S. polycystum)等。马尾藻可提取褐藻胶、甘露醇和碘。

羊栖菜(S. fusiforme)也是一种重要的马尾藻,其藻体呈黄褐色,株高一般为 30～50 cm,高的可达 200 cm 左右,分为假根、茎、叶片和气囊 4 部分。藻体外形随南、北沿海环境不同而不同,北方种群株枝密集,叶、气囊扁宽多锯齿;南方株枝稀长,叶、气囊线形或棒状。

羊栖菜生长多为顶端细胞分裂,随着藻体生长,叶片由下向上逐渐脱落。其主要产于浙江、福建等地,藻叶通常为棒状、长匙形或线形,边缘具锯齿或缺刻,有时叶的顶端膨大形成囊状。羊栖菜生长在水深流急、风浪大、透明度好的海区低潮带和大干潮线下的礁石上,对盐度和干露的耐受力较强,但不耐高温。羊栖菜在水温 7～25 ℃条件下均能生长,最适水温为 18 ℃。

羊栖菜的生活史中有明显的孢子体阶段,而配子体阶段不明显,配子体寄生于孢子体之上。其生长有明显的季节性。我国北方黄、渤海幼苗期在 8～11 月,次年 5～10 月成熟;东海产幼苗期一般在 9 月至次年 2 月,4～8 月成熟;而南方幼苗成熟较早,一般在 2～6 月。羊栖菜繁殖期一般在 5～10 月。

4. 巨藻属(Lessonia)

巨藻属是藻类王国中最长的一族。大多数巨藻可以长到几十米,最长的甚至可以达到200～300 m,重达 200 kg,靠 1 m 多长的固着器将藻体固定在礁石上。巨藻的中心是一条主干,生长着多达上百个树枝一样的小柄,柄上生有小叶片,有的叶片长超过 1 m,宽度 6～17 cm。叶片上生有气囊,气囊可以产生足够的浮力将巨藻的叶片乃至整个藻体托举起来。在巨藻生长茂盛的地方,巨大的叶片层层叠叠地可以铺满几百平方公里的海面。巨藻是世界上生长最快的植物之一。在适宜的条件下,每棵巨藻一天内就可以生长 30～60 cm。热带的巨藻全年都在生长,海边的以采集巨藻为生的渔民们每年可以收获 3～4 次。巨藻的寿命一般为4～8 年,最长寿的巨藻可以生长 12 年。

巨藻孢子体长达几十至百米以上,固着器由数回叉状分枝的假根组成,呈圆锥状;茎直立,圆柱形,靠近基部数回叉状分枝,叶片偏于一侧排列在茎上,由于茎扭曲而呈螺旋状。成熟的叶片不分裂,略隆起,边缘有锯齿;叶柄短,叶的基部具有亚球形或纺锤形的气囊。孢子囊生在藻体基部的孢子叶中,孢子叶开始全缘,后来从基部到顶端分裂成相等的两部分,经4～5 次分裂后形成较窄的线形叶,孢子囊散布于孢子叶整个表面。配子体微小,生活史为孢子体发达的异形世代交替。

巨藻原产于北美洲大西洋沿岸,澳大利亚、新西兰、秘鲁、智利及南非沿岸都有分布,主要有 3 种。我国科学家在 1978 年从墨西哥把巨藻引进中国。目前,巨藻养殖已经在我国沿海地区获得成功。

二、菌类海藻酸

目前被认知的产生海藻酸的菌株有两种,即假单胞菌属和固氮菌属(表 1-2)。

表 1-2　产生海藻酸的菌株

菌株	G 含量(%)	菌株	G 含量(%)
棕色固氮菌	范围较宽	栖菜豆假单胞菌	5
褐球固氮菌	范围较宽	豌豆绿假单胞菌	17
铜绿假单胞菌	0~40	恶臭假单胞菌	40
荧光假单胞菌	40		

注:G 含量指海藻酸分子中古洛糖醛酸(G)占所有糖单元摩尔比。

1. 假单胞菌

这是一种自然界及人体中广泛存在的微生物,一般不是原发性致病菌。然而,产生黏性物质的菌株所造成的次级感染的可能性则可大大增加。假单胞菌感染的主要症状是慢性呼吸道感染并伴随囊纤维化。经抗生素处理后,黏性菌株取代非黏性菌株成为主要致病菌,这种菌株可向其胞外分泌大量海藻酸。菌株的致病性似乎与海藻酸的产生有关。但是如果把细菌从患者肺部转移至体外进行固体或液体培养时,该细菌又往往不产生黏多糖,因此认为,该种细菌产生海藻酸盐并不是普遍现象。实验表明,非黏性菌株对人体无害,但其所分泌的海藻酸对菌体本身起到了保护作用,致使抗生素不易杀死细菌。同时,实验还表明,海藻酸的存在使巨噬细胞吞噬能力下降。经分析,发现该菌属细菌产生的海藻酸有的仅为单个 G 残基现象,即为 G 型,而无 M 残基。

2. 固氮菌

在各种培养条件下该菌都能产生海藻酸,因此可考虑将其作为工程菌。实验发现,用该工程菌产生海藻酸,受其培养条件中营养成分的调节,其中最为显著的是,如存在高碳氮比(C/N)时,胞外黏多糖的产生就增加。另外还发现,在培养基中 Ca^{2+} 呈低含量水平时,古洛糖醛酸含量就低($10\%\sim20\%$)。反之,在培养基中 Ca^{2+} 呈现高含量水平时,古洛糖醛酸含量就高。Ca^{2+} 浓度对海藻酸组成的调节是通过对 C-5 异构酶的影响完成的。

细菌培养制备海藻酸为生产海藻酸提供了另一种来源。许多种革兰阴性细菌产生与藻类海藻酸相似的多糖,同时它们也具备了工业化生产所需的条件。在选择生产海藻酸的菌株时,需要考虑以下几个问题:①菌类海藻酸与藻类海藻酸的相似性;②大规模生产的便利程度;③生产所需的各种耗费;④在某些应用上它是否能取代藻类产品;⑤对细菌产品的使用、法律或其他方面可能提出的质疑。

海藻酸合成中存在的问题如下:①细菌不仅仅产生海藻酸一种多糖;②因合成内部储存产物,如聚羟基丁酸酯对反应底物产生竞争;③细菌利用碳源和不严格条件下生长的能力不强;④生物合成途径烦琐;⑤生产所需的消耗较藻类海藻酸大。

目前看来,细菌培养还不能代替藻类提取成为海藻酸主要的生产手段。所有革兰阴性菌株,如假单胞菌属和固氮菌属的细菌海藻酸,其产物与藻类海藻酸不同之处在于存在不同程度的与 D-甘露糖残基相连的乙酰化基团。乙酰化会影响变构酶作用,从而影响海藻酸的化学结构。乙酰化也会影响海藻酸的理化性质,包括黏度和与 Ca^{2+} 的作用。乙酰化海藻酸钙凝胶的弹性系数随乙酰化程度的增加而下降,但是乙酰化海藻酸钙凝胶的吸水性却大大增加,同时乙酰化海藻酸盐对降解海藻酸的裂解酶更加不敏感。由于存在细菌的内源性海藻酸裂解酶,所以细菌培养制备海藻酸的分子量差异很大。

三、海藻资源分布

(一)褐藻类植物分布

褐藻类植物在世界各地均有丰富的资源,图 1-2 显示了主要的褐藻类植物在全世界各地的分布。

在褐藻类植物中,泡叶藻是生产海藻酸的一种主要原料,生长在北半球的冷水区域中。用于提取海藻酸的泡叶藻主要来自爱尔兰的西海岸、英国的赫布里底群岛(Hebrides)、冰岛、挪威的西海岸、加拿大的新不伦瑞克省(New Brunswick)和新斯科舍省(Nova Scotia)。

用于生产海藻酸的海带属褐藻主要有三个品种,即海带(*L. japonica*)、掌状海带(*L. digitata*)和极北海带(*L. hyperborea*),这三个品种都生长在北半球。海带野生于俄罗斯远东地区、日本和朝鲜北部。中国有大量的人工养殖海带作为提取海藻酸的原料。

掌状海带(*L. digitata*)在挪威的浅海区大量生长。极北海带野生在爱尔兰的西海岸,在英国北端的赫布里底群岛和奥克尼群岛(Orkney)也有分布。在挪威的西海岸,极北海带形成密集的海底森林,达到 $1\sim2$ m 高。法国的布列塔尼海边也有大量极北海带生长。

巨藻(*Lessonia*)主要分布在智利的北海岸,其中巨藻 LN(*Lessonia nigrescens*)、巨藻 LF(*Lessonia flavicans*)和巨藻 LT(*Lessonia trabeculata*)用于提取海藻酸。巨藻 LN 生长在岩

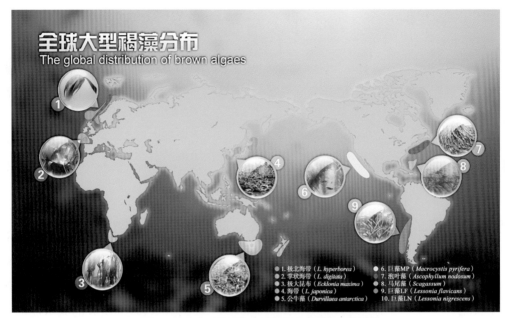

图 1-2　几种主要的褐藻类植物在全世界各地的分布

石海岸区,可以在波浪大的水中生长。巨藻 LF 生长在浅海区,受风暴影响较大。

　　在美国加利福尼亚的蒙特利到墨西哥的南下加利福尼亚(Baja California Sur)的 Bahia Asuncion 之间的海床上生长着另一种资源十分丰富的巨藻 MP(*Macrocystis pyrifera*)。这种海藻对水温十分敏感,在平静的深海温度为 15 ℃以下的水中生长良好,但是不能耐受 20 ℃以上的温度。它紧紧生长在石礁上,长度可以长达 20 m,在水中形成一片很大的水底森林。除了美国和墨西哥,智利北部和阿根廷南部也有一定的巨藻 MP 资源。公牛藻 (*Durillaea antarctica*)生长在南半球,主要分布在澳大利亚的塔斯马尼亚岛(Tasmania)附近。

　　昆布在北半球与南半球都可以见到,但目前仅仅在南非有采集,一部分用于出口,一部分用于国内作肥料。

　　马尾藻只能在温暖的地区与赤道水温地区发现,它们生长在海滩与浅海地区。与其他褐藻植物相比,其海藻酸含量低,质量也比较差。目前已经很少用它做提取海藻酸的原料。

（二）褐藻类植物采集与养殖

　　表 1-3 所示为 2016 年全球褐藻产量的分布情况(FAO 统计数字)。应该指出的是,全球褐藻类植物的品种虽然比较多,产量也比较大,但是在工业上适合用作生产海藻酸原料的藻种不是很多。尤其是随着海藻酸工业规模的不断扩大,野生海藻资源基本得到了最大限度的开发,其开发潜力正在逐渐下降。出于保护海洋环境的需要,一些国家对野生海藻的收割进行了限制和保护,如加拿大政府明确限制野生海藻的采集。挪威海域的极北海带虽然有

表 1-3　2016 年全球人工养殖褐藻产量分布情况(FAO 统计数字)

国家	产量(吨)	国家	产量(吨)
中国	9 020 920	挪威	59
韩国	926 904	爱尔兰	50
朝鲜	489 000	墨西哥	24
日本	74 740	秘鲁	1
俄罗斯	736	总计	10 512 535
丹麦	100		

着大量的野生资源,但当地的海藻酸加工厂为了获得长期利益,保证资源供应和海藻的正常生长,也给自己限制了每年的收割数量。

我国褐藻养殖产量稳居世界首位,占世界褐藻产量的 85.8%,品种包括海带(*Japanese kelp*,7 305 290 吨)、裙带菜(*Wakame*,1 525 720 吨)及羊栖菜(*Fusiform sargassum*,189 910 吨)。智利、秘鲁是最主要的野生海藻出口国,年产量见表 1-4,我国为其最大进口国,青岛明月海藻集团在智利建有全球最大的野生海藻原料供应基地。

表 1-4　2017 年智利、秘鲁野生海藻产量(吨)

国家	泡叶藻	巨藻 LN	巨藻 MP	巨藻 LF	总计
智利	2 000	60 000	—	10 000	72 000
秘鲁	20 000	3 000	3 000	—	26 000
总计	22 000	63 000	3 000	10 000	

(三) 褐藻资源在我国分布

目前,世界各国生产海藻酸所用的原料从植物的分类而言,主要是褐藻门下的海带目和墨角藻目。在这 2 个目下约有 10 科、20 属、50 种藻类可被利用。我国沿海地区利用的有近 10 科、30 种(表 1-5)。

表 1-5　我国生产海藻酸的藻类

编号	原藻科	原藻种类
1	海带科	海带、裙带菜、昆布、绳藻
2	点叶藻科	萱藻、囊藻、点叶藻、鹅肠藻
3	网地藻科	网地藻、大团扇藻、印度网地藻、褐舌菜、海蒿子海黍子、鼠尾藻、羊栖菜、半叶马尾

编号	原藻科	原藻种类
4	马尾藻科	海蒿子、海黍子、鼠尾藻、羊栖菜、半叶马尾藻、铜藻、马尾藻、喇叭菜、棱翼喇叭藻、裂叶马尾藻、瓦氏马尾藻、匍枝马尾藻、多孔马尾菜
5	铁钉菜科	铁钉菜、叶状铁钉菜
6	囊状藻科	簇生囊叶藻
7	墨角藻科	鹿角菜

（四）褐藻植物中海藻酸分布

尽管有 30 多种原料可供提取海藻酸,但目前常用的仍为海带、巨藻和马尾藻等。在制备海藻酸时需要关注以下几个问题:不同原料中海藻酸含量不同、同一原料不同部位其海藻酸含量不同、同一原料不同采集季节其海菜酸含量也不同,这些对于在大规模生产中恒定生产条件是十分重要的前提。

1. 藻类种类的影响

由于海藻的种类太多,本节仅以生产常用原料,即海带和马尾藻 2 科、6 种原料为例予以说明,见表 1-6。

表 1-6　藻类原料中海藻酸的含量(%)

原藻科	原藻种类	日本	中国
海带科	海带	17.1~22.5	14.2~20.8
	裙带菜	22.1~28.8	28.0~35.9
	昆布	16.0~34.3	13.0~25.6
马尾藻科	海蒿子	22.3	10.7~26.1
	海黍子	15.8	16.3~24.4
	鼠尾藻	14.3~18.8	12.5~26.2

从表 1-6 中可以看出不同科别中海藻酸含量的区别和同一科、不同种类的差异。同样,不同地域同一种类中的海菜酸含量也不一样。即使同一种原料也有一定的含量范围,这可能不仅仅是各种检测方法之间的区别,还可能是由同一原料中不同部位中的含量不同所致。

2. 植物部位的影响

同一原料的藻类其不同部位中的海藻酸含量也不同,以裂叶马尾藻、巨藻和海带为例,如表 1-7、表 1-8 所示。

表 1-7　裂叶马尾藻和巨藻植物中海藻酸含量分布(%)

部位	裂叶马尾藻	巨藻
叶片	16.0	22.4
颈部	24.5	29.8
气囊	19.9	23.3

表 1-8　海带不同部位的海藻酸含量(%)

海带种类及其部位	海藻酸含量	海带种类及其部位	海藻酸含量
狭叶海带	15～40	极北海带	14～24
叶	15～26	叶	9～19
柄	27～33	柄	19～23

3. 采集季节的影响

不同采集季节的影响可大到相差 50% 以上,同一季节不同地方也相差甚大。Chapman 报道,在加拿大东岸生长的长海带:5 月和 11 月海藻酸盐含量最高,而 3～9 月含量最低。纪明侯等对青岛海带的海藻酸含量经 2 年连续观察发现 5～6 月为最高值,而 7～9 月为最低值;对大连的海带分析发现 3～5 月为最高值,7～8 月为最低值。显然,不同地域、不同季节、同一种类的原料中海藻酸含量区别甚大。此外,同一种原料在不同采集地点,其含量也不尽相同。综上所述,在描述海藻酸生产时,常将上述综合在一起表述,即列表所示生产采集原料的日期、地点和采集原料的科目及种类,并注明该种所用部位,这样对稳定生产及保证质量是一个有力的保障。

第二节 · 海藻酸组成与分子结构

如将海藻酸用硫酸进行充分水解,随之浓缩后进行纸色谱法检测,可以看出,在其水解产物中有 D-甘露糖醛酸(M)和 L-古洛糖醛酸(G)。在此基础上,许多学者又对海藻酸水解液甘露糖醛酸与古洛糖醛酸的摩尔比值进行了进一步的分析,发现摩尔比值相差甚大,即 M/G 比在 0.4～3.1。纪明侯等曾对我国产的马尾藻和海带中所含海藻酸的 M/G 比进行分析,结果发现,马尾藻所含海藻酸的 M/G 比在 0.8～1.5,而海带海藻酸 M/G 比可高达 2.26。经过大量的研究和进一步分析表明,D-甘露糖醛酸和 L-古洛糖醛酸在不同种类海藻或海带中的含量不一样,同一藻体不同部位的 M/G 比也有差异,而且该 M/G 比有着藻类采集不同季节的季节性变化。经过深入的分子学研究,进一步表明海藻中的海藻酸在其生物合成中由 D-甘露糖醛酸随着成熟而出现部分在分子水平上转变成 L-古洛糖醛酸,其转化的量和位置随海藻的种类、生态环境的变化、季节的转换等有着十分密切且十分明显的变化。如今,全世界工业用的海藻酸主要是海带、巨藻和泡叶藻等,这些常用的海藻中其化学组成也有明显差异(表 1-9)。

表 1-9 全球工业上常用的不同海藻中制备的海藻酸的化学组成

海藻来源	F_G	F_M	F_{GG}	F_{MM}	$F_{GM/FMG}$	F_{GGG}	F_{GGM}	F_{MGM}	$N_{G>1}$
泡叶藻(*Ascophyllum nodosum*)	0.39	0.61	0.23	0.46	0.16	0.17	0.07	0.09	5
巨藻 LN(*Lessonia nigrescens*)	0.41	0.59	0.22	0.40	0.19	0.17	0.05	0.14	6
巨藻 MP(*Mocrocystis pyrifera*)	0.42	0.58	0.20	0.37	0.21	0.16	0.04	0.02	6
掌状海带(*Laminaria digitata*)	0.41	0.59	0.25	0.43	0.16	0.20	0.05	0.11	6
极北海带(叶)[*Laminaria hyperborean*(leaf)]	0.49	0.51	0.31	0.32	0.19	0.25	0.05	0.13	8
极北海带(柄)[*Laminaria hyperborean*(stipe)]	0.63	0.37	0.52	0.26	0.11	0.48	0.05	0.07	15
公牛藻(*Durvilleaantarctica*)	0.32	0.68	0.16	0.51	0.17	0.11	0.05	0.12	4

众所周知,海藻酸的组成及其序贯决定着其许多重要的功能。如凝胶强度、结构性能和凝胶的化学稳定性均取决于所用的海藻酸组成及序贯,凝胶扩散、凝胶透明性、凝胶收缩与膨胀也受海藻酸组成的影响。所以,海藻酸组成的表征为其成功用于医疗器械提供了十分重要的信息。

简言之,海藻酸组成及序贯与如下功能有关:①为凝胶和支架材料提供了机械强度;②对离子和螯合物提供了化学稳定性;③为结合聚离子提供电荷密度;④影响凝胶及支架材料的膨胀和收缩;⑤决定最后产物的透明度;⑥借其孔径大小和孔隙及电荷决定其扩散性质;⑦决定其生物学特性。

组成海藻酸分子的古洛糖醛酸和甘露糖醛酸这两种糖单位,不仅是其含量及排列组合上的不同而导致性能上的差异,其立体构象上的不同也同样反映出其理化性质上的差异,而且这些构象特征的表现也是其反映生物学功能的基础。圆二色谱是用光学方法研究生物大分子三维空间结构和分子不对称性的有效方法。因此,该方法能方便有效地对海藻酸分子进行构象分析。许多学者用圆二色谱法对海藻酸钠与一价和二价离子间的相互作用进行了大量研究,观察并发现了海藻酸分子在诸种条件下的构象变化并获得了许多数据。实验表明,圆二色谱在 200~220 nm 谱带上有海藻酸钠的特异吸收峰。当与像钙这样的二价离子相互作用时,与对照一价离子相比,前后的界点显示其构象随钙离子量的增加而呈直线性关系。

综合分析表明,海藻酸分子存在三折叠和双螺旋功能区。分子中 G 段的排列贯序是构成双螺旋功能区的物质基础,该双螺旋功能区还存在随温度而发生从有序到无序的可逆性变化。

同样,在一定浓度下,海藻酸钠溶液的黏度取决于该聚合物的分子量,进一步分析发现,其特性黏度还是海藻酸分子构象的函数。聚合物的微观构象对特性黏度的影响,称为 Haug 三角形,如图 1-3 所示,也是 Mark-Hlouwink-Sakurada 方程所给出的图解,用于反映聚合物链刚度和扩展对特性黏度的影响。半经验方程解释了特性黏度随其分子链扩展增加而增加。正常海藻酸钠溶液的指数值在 $0.73\sim1.31$,主要取决于该溶液中的离子强度及海藻酸的 G/M 组成成分。增加离子强度,海藻酸链从对应的杆状向曲卷的构象转变,进一步增加离子强度,导致其链构进一步变化,使其崩溃并沉淀。

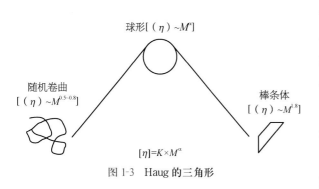

图 1-3 Haug 的三角形

球形 $[(\eta)\sim M^4]$

随机卷曲 $[(\eta)\sim M^{0.5-0.8}]$

棒条体 $[(\eta)\sim M^{1.8}]$

$[\eta]=K\times M^{\alpha}$

一、海藻酸结构

多年来,经过科学家们的不懈努力,或采用水解后酸碱滴定,或采用 α 射线图分析,或采用各种化学方法,现已完全阐明了海藻酸的基本结构。就单体而言,包括甘露糖醛酸(M)和古洛糖醛酸(G),但该 M 和 G 又可分为 β 型和 α 型,即 β-D-M、α-D-M 和 β-L-G、α-L-G(图 1-4)。

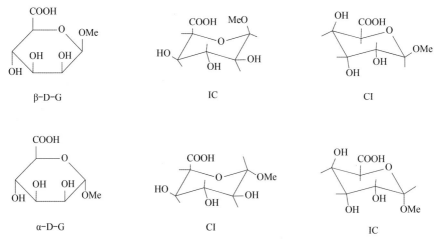

β-D-G   IC   CI

α-D-G   CI   IC

图 1-4 甘露糖醛酸(M)和古洛糖醛酸(G)单体结构

二、单体结构

业已证明,海藻酸是由 β-D-甘露糖醛酸和 α-L-古洛糖醛酸混合共聚所组成,但这两种糖醛酸是如何排列的,即其一级结构序贯是如何连接的呢? 许多科学家用酸水解和酶水解,然后对水解产物进行层析分析。结果表明,在甘露糖醛酸邻近位上有甘露糖醛酸,即MM;同样,在古洛糖醛酸邻近位上有古洛糖醛酸,即 GG;但也有在甘露糖醛酸邻近位上接古洛糖醛酸的,即 MG。所以分子结构就出现了 MM、GG 和 MG(图 1-5)。当然也可衍生为MMM……、GGGG……和 MMGMGMGC……三聚体乃至多聚体结构。这里可将 M 和 G 均聚物区段分别称为 M 模块和 G 模块,其中还有分散 MG 交替排列的 MG 模块等,图 1-6为海藻酸 M 模块和 G 模块的模块分布示意图。

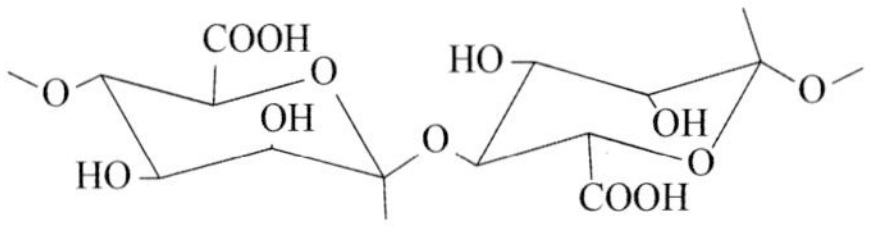

MM 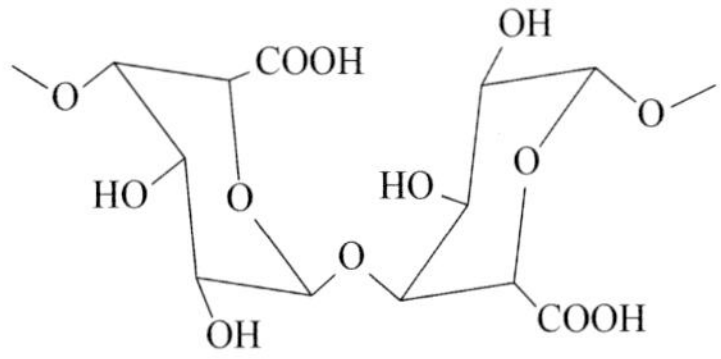　　　　　**GG**

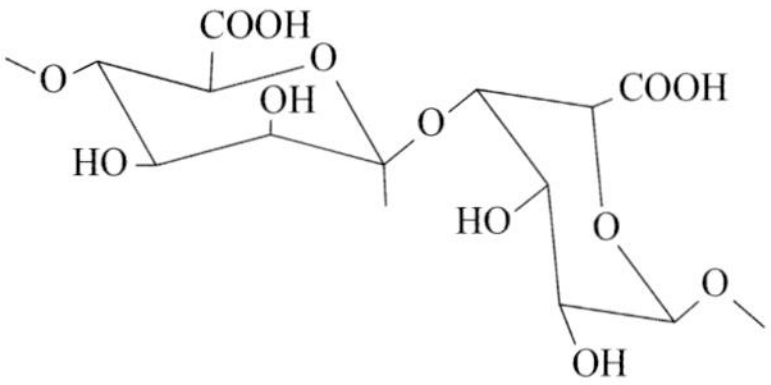

MG

图 1-5　双体结构几何图

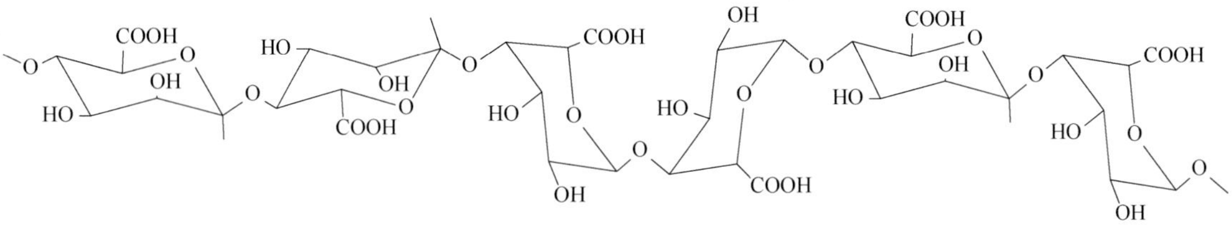

MMMMGMGGMGGGGGMMMMMGMGMGMGMGMMMM

MM嵌段　　GG嵌段　　MG嵌段

图 1-6　海藻酸的模块分布

三、立体结构

Atkins 曾用 X 线衍射法研究了海藻酸中甘露糖醛酸和古洛糖醛酸的晶体结构。由甘露糖醛酸折射图可知,甘露糖醛酸晶体系斜方晶胞,其中 a=(7.6±1)Å, b=(10.4±0.1)Å, c=(8.6±1)Å;而古洛糖醛酸晶体也是斜方晶胞,其中 a=(8.6±1)Å, b=(8.7±0.1)Å; c=(10.7±1)Å(1 Å=0.1 nm)。在此引用其发表的甘露糖醛酸和古洛糖醛酸 X 射线纤维衍生图(图 1-7,图 1-8)。

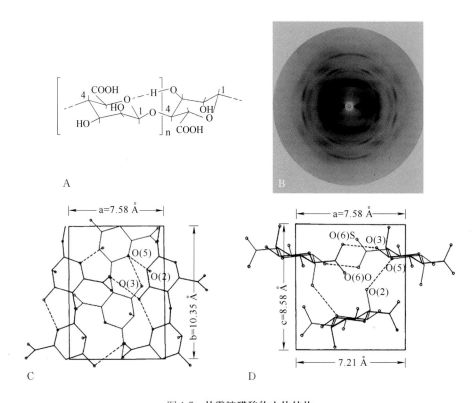

图 1-7　甘露糖醛酸的立体结构

A.呈片状多聚甘露糖醛酸重复单元及分子内氢键;B.聚甘露糖醛酸 X 线衍射图像;
C.甘露糖醛酸晶胞的 ab 面投影;D.甘露糖醛酸晶胞的 ac 面投影

从上述几种单体、双体、双体链的构象、模块以及立体结构,我们可以了解海藻酸高聚物的许多性质。①通过 ^{13}C - NMR 分析,海藻酸可能含有 4 种糖苷键,即双平伏键(MM 结构)、双直立键(GG 结构)、平伏-直立键(MG 结构)和直立-平伏键(GM 结构)。②在海藻酸均聚物模块中,古洛糖醛酸残基呈现出 $^1C_4$ 构象,而甘露糖醛酸残基却呈现出 $^4C_1$ 构象。③对海藻酸进行黏度数据分析,结果显示出其分子链稳固的劲度呈 GG>MM>GM 的变化。④在海

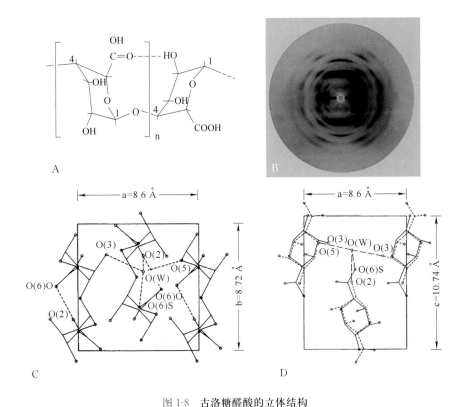

图 1-8　古洛糖醛酸的立体结构

A. 呈压紧状多聚古洛糖醛酸重复单元及分子内氢键；B. 聚古洛糖醛酸 X 光衍射图像；
C. 古洛糖醛酸晶胞的 ab 面投影；D. 古洛糖醛酸晶胞的 ac 面投影

藻酸模块中，α-L-古洛糖醛酸的双直立键阻碍了围绕糖苷键的旋转，这就可能影响海藻酸的刚性和伸展性。当然，其分子链上带电基团之间的静电排斥也将增强链的伸展性。⑤借高分辨率的 NMR 可测定一价物频率 F_M 和 F_G，4 个最邻近的（二单元组）频率 F_{GG}、F_{MG}、F_{GM} 和 F_{MM}，以及 8 个次邻近的（三单元组）频率，借助于这些频率可计算平均长度大于 1 的 G 模块和 M 模块长度。

　　通过测定海藻酸钠溶液的黏度值可反映其分子量。许多方法均可直接检测其分子量，凝胶渗透色谱（GPC）与多角度激光散射测定仪（SEC－MALLS）联用法测定海藻酸钠平均分子量及其分子量分布具有更高的准确度。需解释的是，在恒定了原料来源供应后，其生产工艺及制造条件对所制备的海藻酸的黏度值具有决定性作用。究其原因，在纯天然高分子状态下，由于采用的各种提制和纯化工艺，只能导致其分子量下降，不是使分子量提升，除非采用交联技术以增大其分子量。值得注意的是，检测的黏度值与海藻酸配制的浓度相关。通常把海藻酸钠溶液分为低、中、高三种黏度值，其所反映的分子聚合度及其不同浓度下的测定值见表 1-10。

表 1-10　海藻酸钠的聚合度和不同浓度下水溶液黏度值

项目	聚合度	0.5%浓度	1.0%浓度	2.0%浓度
高黏度	680	35	350	6 000
中黏度	400	10	65	600
低黏度	80	2	4	10

从表 1-10 不难看出,随着分子聚合度下降,黏度值急剧下降,在低聚合度前提下,即使提高海藻酸钠的浓度,黏度值还是越来越小。

第三节 · 海藻酸理化性能与生物学功能

一、理化性能

（一）吸水性

海藻酸干粉吸水性很强,完全干燥非常缓慢且十分困难。通常情况下,市售的海藻酸和海藻酸钠产品中含 10%～20% 的水分。基本干燥且水分在 10% 以内的海藻酸钠放到水溶液中会慢慢吸水膨胀,膨胀程度变化很大,随后逐渐呈现出完全溶解。实验结果表明,纯海藻酸纤维的吸水率为其自身质量的 2.2 倍,海藻酸钙冻干膜的吸水率可高达 985.0%,接近自身质量的 10 倍。

（二）溶解性

海藻酸既不溶于有机溶剂,也不溶于水。在 pH 2.85 时,海藻酸能从溶液中沉淀出来。海藻酸沉淀与 pH、多聚化程度和离子强度有关。KCl 是最有效的沉淀剂。一定 pH 下,海藻酸可以分解成两部分:一部分含较高含量 G,另一部分含较多含量 M。海藻酸的铵盐和镁盐均可溶于水,但与该电解质浓度有关。富含 M 的海藻酸易被 KCl 沉淀,而富含 G 的海藻酸易被 NaCl 沉淀。加入与水混溶的有机醇和酮,海藻酸更易沉淀析出。沉淀剂的需要量取决于使用溶液的极性,溶剂极性越低,需要量越少。海藻酸铵盐需要大量极性较低化合物沉淀。大多数多价和二价海藻酸不溶于水和有机溶剂,但可在水中发生一定程度膨胀。海藻酸的溶解性与金属离子的反应有关,可能是聚合物依靠其分子上的羟基和羧基连在一起,乙酰基团使多聚物链相互保持一定距离,从而防止交联。海藻酸部分乙酰化后,不被 CaCl$_2$ 沉淀。

可溶性海藻酸盐溶液中加入二价金属离子,可沉淀析出海藻酸。绝大多数情况下,金属离子引起海藻酸沉淀的有效性与它们的亲离子顺序和选择系数顺序相一致。但是 Ba 比 Cu 或 Pb 能更有效地引起沉淀。离子强度的增加使海藻酸轻易沉淀,但是碱基置换反应使得二价金属离子和海藻酸不能完全结合。由于这两个因素,对于有高选择性系数的 Cu 和 Pb,加入 NaCl 后,引起沉淀所需的金属较少;而对于低选择性系数的 Cr 和 Ni,加入钠盐后引起沉淀所需的海藻酸更多;对于中间值的金属离子,则受海藻酸浓度的影响。高浓度时,加入 NaCl 促进沉淀,低浓度时则阻碍生成沉淀。

(三)流变性

海藻酸不溶于水,但结合了一价盐离子如 NaCl 后,形成的海藻酸钠就能完全溶解于水。海藻酸钠水溶液的一个显著性质是具有明显黏度。然而,其溶液的黏度与海藻酸分子量、配成溶液时加入海藻酸的量(浓度)、溶液中的离子强度、配制溶液的温度、配液时搅拌速度(剪切力)、溶液的 pH 等都密切相关。

1. 分子量对黏度的影响

分子量越大,其分子链之间的缠绕密度和与溶剂的接触面增大,表现出的特性黏度也越大。在同一浓度下,随着分子量的增大,其溶液的黏度值呈数倍量增加。

2. 浓度对黏度的影响

实验数据表明,海藻酸的浓度对溶液的黏度表现出指数增长。举例说明,1%浓度海藻酸钠溶液的黏度值如是 100 mPa·s,2%浓度海藻酸钠溶液的黏度值就达 6 000 mPa·s,3%浓度海藻酸钠溶液的黏度值高达 18 000 mPa·s。

3. 温度对黏度的影响

配制天然生物高分子时,温度对溶液黏度的影响不可忽视。实验数据显示,在同一浓度下,当其配制温度在 10 ℃时,其黏度值是 500 mPa·s,20 ℃时的黏度值是 400 mPa·s,40 ℃时其黏度值降 250 mPa·s,60 ℃时其黏度值只有 180 mPa·s。所以,通常规模化生产中尽可能避免高温操作,还需关注海藻酸钠溶液状态的储存。有报道认为,高黏度海藻酸钠在不同储存温度下,一年后黏度出现不同程度的下降。因此,若以溶液状态进行海藻酸钠储存,则应做货架期试验。

4. 剪切力对黏度的影响

海藻酸溶液的流变学性能在特定的海藻酸浓度下显假塑性。实验数据显示,浓度 1%以下的海藻酸溶液在剪切速率低于 10 s^{-1} 时,其黏度几乎恒定不变。当剪切速率从 100 s^{-1} 提高到 $10\,000 \text{ s}^{-1}$ 时,其海藻酸溶液的黏度值呈现出急剧下降,即从 $1\,000 \text{ mPa} \cdot \text{s}$ 降至 $10 \text{ mPa} \cdot \text{s}$。

5. 离子强度对黏度的影响

海藻酸分子是一种高聚电解质,没有外加离子时,在其分子链间电荷排斥和吸引平衡作用下,呈高度线性自由伸展状态。当加入一定量的盐形成离子强度时,海藻酸分子上的功能基团与离子结合产生离子键和范德瓦耳斯力等,使分子扭曲、缠绕及相互交错,溶液黏度随之升高。但是,随着盐浓度不断增加,溶液黏度反而从原来的不断上升开始转向为下降,直至产生沉淀。所以,离子强度对黏度的影响呈现山坡形,随着盐浓度增加,其溶液黏度逐渐增加;到了山顶,再增加盐浓度,其溶液的黏度开始出现下降直至沉淀。

(四) 凝胶特性

从工业和生物技术的角度而言,海藻酸最显著的特点就是能有效地结合各种阳离子。尤其是二价阳离子,举例来说,如 Ca^{2+}、Sr^{2+} 和 Ba^{2+},最终导致形成水凝胶。不仅如此,它还显示出高度的选择性和结合力。其顺序为:$Mg^{2+} < Mn^{2+} < Ca^{2+} < Sr^{2+} < Ba^{2+} < Cu^{2+} < Pb^{2+}$。结合的亲和力主要取决于海藻酸的成分,即随着海藻酸分子中 G 块量的增加而增加。实质上就是海藻酸分子中 G 序贯对离子的整合作用机制。Smidsr 曾对三种海藻酸片段结合二价离子的亲和力强度说明如下:①GG 块:$Ba > Sr > Ca > Mg$;②MM 块:$Ba > Sr \approx Ca \approx Mg$;③MG 块:$Ba \approx Sr \approx Ca \approx Mg$。

来源于掌状海带的海藻酸与金属离子亲和性顺序是:$Pb > Cu > Cd > Ba > (SrCa) > (CoNi) > Zn > Mn$。二价离子形成的海藻酸胶有双折射性和缩水性。亲和性越高,则双折射性和缩水程度越高,海藻酸胶的强度与其浓度和结合程度成正比。Ba^{2+}、Sr^{2+}、Ca^{2+} 与海藻酸较强的结合性在工业生产上有广泛应用。Ca^{2+} 选择性吸附在多聚古洛糖醛酸残基顺序间。Ca^{2+} 卡在 $^1C_4$ 椅式构象的 G 残基间。这一构象被称为"蛋盒"模型,即链间连接区相邻 G 残基排列模型。形成连接区的能力依赖于多聚甘露糖醛酸块长度。如果将水移去,"蛋盒"结构不受影响,圆色光谱变化很少。而多聚半乳糖醛酸钙同样处理后结构变化很大,Mg^{2+} 与海藻酸的结合性比 Ca^{2+} 低,而且并不生成凝胶。单价阳离子也能与多价阴离子材料作用,但不形成凝胶,凝胶最初形成所需二价阳离子量随阳离子亲和性增加而减少。凝胶形成和离子结合是两个相互关联的过程。Mg^{2+} 结合力较弱,不引起凝胶形成。凝胶的强度与阳离子亲和性有关。高度乙酰化的细菌海藻酸与藻类海藻酸在结合离子程度与选择性结合不同,但是如果这两类海藻酸都脱去乙酰基,两者变得相似。结果表明,藻类海藻酸乙酰化后离子结合与选择性大大降低。

（五）稳定性

海藻酸分子的稳定性主要取决于所处环境,如温度、pH 及存在的污染物。海藻酸分子中两个单糖之间的糖苷键在酸碱条件下都十分敏感。在 pH<5 以下的酸性环境下,其分子量出现明显下降,特别是在 pH 为 4 或 pH 为 3 的条件下,海藻酸分子的酸水解速率比在 pH 中性时明显快得多,这就是海藻酸分子中糖苷键的酸水解。与此相反,在碱性条件下,海藻酸分子的糖苷键借 β-消除反应而引起链的断裂,如碳酸盐和磷酸盐离子就像催化剂一样,在 β-消除反应中起着碱催化反应作用。海藻酸分子的糖苷键还对自由基十分敏感,该自由基可能来自商业样品中的污染物,如多元酚。多元酚通过氧化还原解聚反应使得海藻酸解聚,其解聚的原理是还原化合物自身氧化,随后形成过氧化物（ROOH）,这便形成了羟基残基类。这种解聚反应非常快,如同高碘酸钠氧化剂处理海藻酸那样,使得海藻酸分子量明显下降。因此,安全稳定处理海藻酸的条件应该是 pH 中性,限制加热,避免高温灭菌。当然,γ 照射对于该多糖类物质也是有害的,所以尽可能避免。推荐采用除菌过滤的方法,即用 0.22 μm 膜过滤。

（六）聚电解质

由于古洛糖醛酸和甘露糖醛酸两者的残基上都具有羧基,在中性 pH 时,海藻酸呈聚阴离子,该电荷明显地影响其在溶液中的外形尺寸,或者反言之,海藻酸聚阴离子能感受外加盐类的强烈影响,这就是我们常说的受溶液中离子强度的影响。众所周知,溶液中离子强度(I)与德拜长度(K^{-1})相关。也就是说,静电相互作用的距离是由所支持盐来甄别的,其反应公式为：

$$K^{-1} \propto \frac{1}{\sqrt{I}} \qquad\qquad （式 1-1）$$

海藻酸的理化分析大多是在 0.1 mol/L NaCl 溶液中实施的。海藻酸的许多特性如黏度、回转半径和持续长度均取决于所用介质的离子强度。在海藻酸特性黏度与离子强度之间常推荐下列公式：

$$[\eta] = S \frac{1}{\sqrt{I}} \qquad\qquad （式 1-2）$$

式中：S 表示曲线的斜率。

查看海藻酸的分子结构,鉴于古洛糖醛酸的长度为 4.35 Å 和甘露糖醛酸的长度为 5.17 Å 就能得出这样的结论,即这两者的单价抗衡离子均可凝结。与此相反,若是二价离子,该聚电介质就会显示出对双重电荷离子附加的"非键"化学亲和力。基于热量测定的理论计算来揭示非凝胶二价离子,像 Mg^{2+} 的亲和力,发现 G 块＞MG 块＞M 块。该理论不仅进一步揭示了以前人们所熟知的海藻酸与钙结合的"蛋盒"结构,而且某种程度可以把真实溶液的理论推至理想溶液。古洛糖醛酸的解离常数是 3.65,甘露糖醛酸的解离常数是 3.38。古洛糖醛酸含量高时,pH 就高。来源于 *L. hyperborea* 的海藻酸在 0.1 mol/L NaCl 中 pH 是 3.74,而来源于 *L. digitata* 的海藻酸 pH 则是 3.42。

二、理化性能表征方法

化学组成和序列结构是海藻酸的关键特性之一,如材料中 G 组分的含量、G 嵌段的长度、G/M 的比值等。研究表明,只有 G 嵌段的海藻酸能与二价阳离子(如 Ca^{2+} 等)交联形成凝胶。不同品种、产地和部位的海藻所提取的 G、M 组分存在差异,高 G 含量有助于提高凝胶的强度,G 含量在 50％ 或 50％ 以上的海藻酸还被认为不会引发免疫反应。挪威 NOVAMATRIXI 公司的 PRONOVA UP LVG 规格海藻酸钠产品 G/M≥1.5,则 G 含量≥60％。这里要充分明确的是,掌握了 G 或 M 确切的含量,不仅能指导提高产品品质,而且还能认识和指导水凝胶的生物学功能。

分子量及其分布是高分子生物聚合物的重要特性参数,与产品的加工性能及凝胶特性等直接且密切相关。多检测器凝胶渗透色谱法能快速测出高分子样品的分子参数,其中小角检测器(LALS)在尽可能接近零角度的前提下测定散射光强度,无需标准品,无需数据拟合、多角度外推或者校正等,检测多糖、病毒等大分子时尤为适用。已有研究者采用此法来表征海藻酸的分子量、特性黏度、分子结构尺寸等信息。通常,大工业生产中常用十分简便又省钱的黏度法测定,代入公式再算出分子量。该方法误差大且相对准确度差,所以我们还是建议用上述仪器检测为宜。

流变学是研究生物聚合物在应力、应变、温度等条件下与时间因素有关的变形和流动的规律。如果某种生物聚合物具有流体特性,可以认为该生物聚合物具有黏性;如果某生物聚合物具有固体储能特性,可以认为该生物聚合物具有弹性。水凝胶同时具有黏性和弹性,可认为其具有黏弹性。在水凝胶的线性黏弹区内,利用振荡法对水凝胶进行时间扫描,可以确定在凝胶形成过程中,其凝胶强度随着时间发展的变化。在本次流变测试的两个水凝胶稳定后,国外的凝胶强度(弹性模量)明显高于国内产品,可能与原材料 G 含量有关。国内以人工养殖海带为原料生产的海藻酸钠,其 G 含量 40％～45％;而国外以野生巨藻、极北海带等原料生产的海藻酸钠,其 G 含量可高达 60％以上。高 G 含量有助于提高水凝胶的强度。

（一）红外吸收光谱

取适量海藻酸钠和海藻酸钙粉末,经溴化钾压片后,用美国 Thermo scientific 公司的

Nicolet6700 型傅里叶变换红外光谱仪进行红外光谱测试分析。

（二）分子量与分子量分布测定

海藻酸钠的分子量决定它的某些特性，如黏度和(或)胶体拉伸率等。鉴于这些不同的特性对最终用途的影响，采用直接或间接的方法测定海藻酸钠的分子量是十分必要的。海藻酸钠是一个确定分子量范围的多分散体系。分子量可用数均分子量(M_n)和重均分子量(M_w)来表示。

1. 依据特性黏数测定海藻酸钠分子量

特性黏数是描述单位质量聚合物在溶液中的流体力学体积，表征聚合物在特定溶剂和温度条件下的种特性，与浓度无关，与聚合物的平均分子量成比例。特性黏度的计算公式为Mark-Houwink-Sakurada 方程：

$$[\eta]=KM^\alpha \qquad (式1-3)$$

公式中：K 为常数；M 为平均分子量；α 为描述聚合物组成的经验常数，通常为 $0.5\sim1$，当 $\alpha=1$ 时，$M_\eta=M_w$。

对海藻酸钠而言，在离子强度为 0.1 时(如 0.1 mol/L NaCl 溶液)，其指数 α 接近 1。通过测定特性黏度，并已知样品的 K 值和 α 值，则可确定聚合物的黏均分子量。特性黏数可以通过乌氏黏度计测定。整个测定过程应确保温度恒定为 20 ℃，在含有 0.1 mol/L NaCl 溶液和足够低的海藻酸钠浓度等条件下进行。具体操作方法为：精密称取 105 ℃ 干燥 6 小时的海藻酸钠 0.2 g，置于约 50 ml 的 0.1 mol/L NaCl 溶液中(内含 0.05% 乙二胺四乙酸二钠)，放置 24 小时后溶解并稀释至 100 ml，按《中华人民共和国药典》(2015 年版)二部附录Ⅵ G 第三法测定特性黏度(η)，温度控制在 20 ± 0.05 ℃，其中 $K=2.0\times10^{-5}$，$\alpha=1$，代入 Mark-Houwink-Sakurada 方程，即可计算得到海藻酸钠的平均分子量。

2. 用凝胶渗透色谱(GPC)与多角度激光散射测定仪(SEC‐MALLS)联合测定海藻酸钠平均分子量及其分子量分布

多角度激光散射测定仪作为测分子量用的附加检测器，不需标准品校准，克服了样品与标准品的化学组成、分子结构及大小不同带来的误差。由于通常无法获得海藻酸钠的标准品，GPC 结合 SEC‐MALLS 方法为测定其平均分子量提供了新的途径。

色谱条件如下：采用 TSK G4000Pwx 色谱柱；多角度激光检测器及示差折光检测器；流动相为 0.1 mol/L NaNO$_3$ 溶液；流速为 0.5 ml/min。采用 GPC 结合 SEC‐MALLS，在 690.0 nm 的波长和 25 ℃ 下测定散射光强。海藻酸钠溶液的溶剂为超纯水。将样品按上述色谱条件进样,测定分子量及其分子量分布。由 Zimm 图用外推法计算 M_n、M_w 及分子量分布指数 M_n/M_w。采用英国 Malvern 公司 Viscotek TDAmax 型多检测器凝胶渗透色谱仪(GPC/SEC 系统)和 Bohlin Gemini 2 型旋转流变仪进行海藻酸分子量及其分布的检测,Viscotek TDAmax 凝胶渗透色谱仪自带的 Omnisec(GPC/SEC 软件)采集多检测器色谱曲线。

(三)化学组成与序列结构测定

采用美国 Varian 公司的 MERCURY plus400 型核磁共振波谱仪(NMR)测定海藻酸钠分子化学组成中 M 和 G 的含量,具体操作方法如下:称取 0.1 g 海藻酸钠溶于 100 mL 纯化水中,磁力搅拌过夜;用 0.1 mol/L 的 HCl 溶液调其 pH 为 5.61,置于沸水浴中 1 小时;用 0.1 mol/L 的 HCl 溶液调其 pH 为 3.81,置于沸水浴中 30 分钟;用 0.1 mol/L 的 NaOH 溶液调其 pH 为 7.63,旋转蒸发至 2~3 mL,冻干过夜;将冻干样品溶于 1.5 mL 的 D_2O 中,再次冻干;用 1 mL D_2O 溶解冻干样品 11 mg 备用;在 NMR 样品管中加入 0.7 mL 海藻酸钠样品,再加入 20 μL 0.3 mol/L 三乙烯四胺六乙酸溶液(称取 0.74 g 三乙烯四胺六乙酸,加入 4.7 mL D_2O,再加入 0.3 mL 40%氢氧化氘,混匀,用 20%氘代盐酸调节 pH 至 5.17,备用)。[1]H-核磁共振相关技术参数:质子谱带宽度(-0.5→9.5)×10^{-6},扫描次数 64,弛豫时间 2 秒,质子脉冲角度 30°,扫描时间 3.98 秒,检测温度 80 ℃,根据[1]H-核磁共振光谱图,计算其 G、M 含量及 $N_{G>1}$ 等参数。

(四)水凝胶流变性能测定

用英国 Malvern 公司 Bohlin Gemini 2 型高级旋转流变仪和 HR-3 流变仪对海藻酸水凝胶进行检测分析。

(五)重金属含量测定

精确称取海藻酸钠和海藻酸钙粉末 1.0 g 置于坩埚中,加 0.5 mL 硫酸碳化,冷却,加入 5 mL 稀硝酸溶解,溶解质 25 mL。同时制备空白溶液。按照《中华人民共和国药典》(2015 年版)的方法测定重金属总量(以铅计)、砷、铅的含量。

(六)蛋白质含量测定

称取适量的海藻酸钠,置于试管中,加纯水,充分搅拌混匀,使其完全溶解。并制备 0、1 μg/mL、2 μg/mL、4 μg/mL、6 μg/mL、8 μg/mL、10 μg/mL 的蛋白标准液系列,在标准液系列管及样品试管中分别加入 5 mL 考马斯亮蓝 G250 溶液。混匀并放置 15 分钟,用分光光度计测定 595 nm 处各标准管和样品管的吸光度值。

（七）灰分含量测定

灰分的检测方法只有一种，就是高温燃烧法。高温燃烧的工作原理就是海藻酸中能够燃烧的物质通过高温得以充分燃烧，剩余物质的量就是海藻酸中存在的无机物质的量。

（八）海藻酸钙粉末粒径测定

用 Mastersizer3000 高速智能粒度仪检测粒径。

（九）海藻酸含量测定

用原子吸收分光光度计对海藻酸钠和海藻酸钙含量进行测定。

三、降解性能

（一）海藻酸水解酶

海藻酸水解酶有许多来源，如海藻、海洋软动物和微生物。多种褐藻的提取物如掌状海带、羽状马尾藻等都有海藻酸酶活性，墨角藻分子发育过程中就有一种结合在细胞壁上的海藻酸水解酶。部分海洋软体生物将海藻酸酶分泌到肠中，主要是为了促进消化褐藻组织。微生物是海藻酸降解酶的一个丰富来源，在3种合成海藻酸的细菌(啤酒假单胞菌、棕色固氮菌和褐球固氮菌)中均可以检测到酶活性。环状芽孢杆菌、海弧菌、产气克雷伯菌、铜绿假单胞菌和许多未确定的海洋和土壤细菌，都能产生可诱导性海藻酸水解酶。

从肺炎荚膜杆菌中分离到的海藻酸水解酶基因已被克隆，而且在 Lac 启动子控制下可以在大肠埃希菌中大量表达。其他微生物来源包括4种海洋真菌和1种感染棕色固氮菌的噬菌体也都显示出海藻酸水解酶活性。细菌中海藻酸水解酶活性大多是由海藻酸所诱导，但也有个别是在代谢过程中所产生的报道。在无海藻酸的情况下，克隆海藻酸水解酶基因在大肠埃希菌中以基准水平表达，当用 IPTG 诱导后则出现过量表达，这样生成的酶就没有海藻酸的混杂。

虽然仅在培养液中可以观察到酶活性这一点证据，通常认为细菌海藻酸水解酶可以分泌出细菌菌体之外。但是，该酶是直接运送到细胞外还是细胞裂解后释放到胞外，几乎没有任何实验来证明。为数不多的几个实验对酶进行了精确的定位，但均不曾达成结论性的结果。例如，有一组报道来源于产气克雷伯菌的海藻酸酶在胞外，而另一组报道它主要在胞内。实际上，两组可能都对，因为酶的胞内外含量之比往往取决于细胞生长程度。克氏杆菌的海藻酸水解酶可能是周围基质来源，与来源于褐球固氮菌和棕色固氮菌的海藻酸水解酶相似。酶从细胞出来进入周围基质或培养液提示有前体形式存在。对肺炎荚膜杆菌克隆 *alg* 基因的初步分析表明,海藻酸酶前体,经细菌生长过程中合成酶处理后成为海藻酸水解酶的成熟形式。

所有海藻酸酶水解海藻酸都以 β-消除反应机制解聚。这些海藻酸酶水解酶(EC4、2、2、3)以 3 步反应发挥功能,机制与多聚醛酸的碱性降解机制相似:①底物上的羧基与酶活性部分的正电荷氨基酸侧链形成盐键。②形成共振稳定的烯醇酸阳离子中间物,伴随 C-5 为质子的碱性催化。③电子从羧基转移到 C-4 和 C-5 之间形成氢键,导致 4-O-糖苷键形成(图 1-9)。该反应机制的一个结果是无论 β-O-甘露糖醛酸还是 α-L-古洛糖醛酸都产生了 β-消除反应,形成寡聚糖的非还原性末端均生成 4-脱氢-L-次藓基-六-4-烯-吡喃醛酸,因此想要确定断裂糖苷键 4-O-连接侧的醛酸是十分困难的。这一机制与其他多糖水解酶,如与透明质酸水解酶、果胶水解酶机制相似。

虽然我们已熟知 β-消除反应机制,但是在确定海藻酸水解酶活性部位的残基方面的研究很少,从角蝶螺中分离的水解酶,如果经胱氨酸、色氨酸或赖氨酸残基化学修饰则失活。由动力学数据分析得到的临时性结论是酶活性部位至少有 1 个胱氨酸、色氨酸或赖氨酸残基。

海藻酸可能被上述水解酶分两个阶段降解。第一阶段为去聚合,黏度快速下降而且还原物质增加,为内水解酶所催化;第二阶段,黏度进一步减少,但是 4 脱氧-L-赤藓基-六-4 烯-吡喃醛酸和相应的寡糖含量大大增加。在证实这一特殊的海藻酸酶之前,需要纯化和分离这些有机物中各种不同的海藻酸降解酶,虽然其他多聚醛酸被水解酶所裂解,但是对于海藻酸可能是个例外。然而,海藻酸水解酶最可能的来源是褐藻,这是个很大程度上未被开发的资源,它们在褐藻合子发育和组织重塑中起指导性作用。

海藻酸酶的检测和定量有几种方法,将海藻酸掺入固体生长培养基可以检测到产生海藻酸酶的细菌。海藻酸局部去聚合可以用稀盐酸、$CaCl_2$、阳离子变性剂如雷氏红。进一步使用海藻酸的嵌段结构代替完整的多糖,可以判定酶底物的特异性。液体培养基中有一种直接检测细菌海藻酸酶活性的浊度测定法,其原理是未降解海藻酸和酸性血清白蛋白溶液共沉淀。据称该方法比平板分析更灵敏,但是不适于筛选大量的分离物。有几种酶分析方法已经得到成功应用,其中最灵敏但也最难定量的是黏度测量。比较常规的方法是依据测量放出的还原性末端,用硫巴比妥酸分析不饱和糖或直接测量 232 nm 处的紫外吸收,由于其特异性不受粗酶制品中其他化合物的干扰,硫巴比妥酸有最广泛的应用性。底物铺盖法适用于等电聚焦后海藻酸酶活性的测定。

用传统方法如硫酸铵沉淀、离子交换层析和凝胶柱层析可以纯化海藻酸水解酶。固定化海藻酸柱大大便利了从褐球固氮菌和棕色固氮菌中纯化海藻酸水解酶。通过测定粗提取物中海藻酸酶的等电点,可以设计出比经典方法更合理的实验方案。例如,已知等电点色谱聚焦可以用来快速获取纯化的海藻酸水解酶。用凝胶柱层析和 SDS-PAGE 可以判定海藻酸水解酶是分子量 25～100 kDa 大小的单一亚单位酶。然而,最近的报道表明,从土壤细菌混合培养液分离出的两种海藻酸水解酶具有更复杂的结构。

对这些酶分析发现,任何一种酶都是由两个不同分子大小的亚单位组成(E1,35+20 kDa; E2,50+38 kDa)。目前还无证据表明两个亚单位均为酶活性所必需,而且凝胶层析和电泳检测到的分子大小有显著差异,这些结果最可能的解释是酶没有完全纯化。除分子大小外的其他物理性质也因酶来源的不同而显著改变。酶的等电点值为 4.2～9.0,部分制品含几个蛋白带,这就很难说明酶的数重活性或翻译后的物理过程。圆二色光谱有限的数据表明海藻酸水解的二级结构变化很大,海洋细菌中分离出的针对多聚 M 的特异性水解酶有 74% 螺旋结构,而来源于角蝶螺的海藻酸酶却以 β 折叠为主。不同来源的酶,中性 pH 时效力最高,一般酶最适 pH 在 7.6～8.0。部分海藻酸水解酶的最适 pH 随溶液离子强度不同而发生显著的变化,其他多种生物聚合物的水解酶也有这一特点,这是因为低离子强度的微环境 pH 效应。

培养液中的离子组成也会影响酶活性,绝大多数海藻酸水解酶在 1～10 mmol/L 低阳离子浓度时有最大活性。例如,来源于羽状马尾藻的海藻酸水解酶被 Ca^{2+} 激活,而被 Mn^{2+}(特别是低浓度 Mn^{2+})抑制。来源于铜绿假单胞菌的海藻酸水解酶,其最大活性时需要 Ca^{2+},而另有些其他来源的海藻酸酶则需要 Mg^{2+}。绝大多数胞外海藻酸水解酶最大活性时需要中等的离子强度,这与它们生产的海洋环境有关。海藻酸水解酶有许多用途,如分析海藻酸的精细结构和得到褐藻原生质体。Boyd 和 Turvey 曾用海藻酸水解酶来分析海藻酸块聚合度,结果与末端基团的分析结果相一致。海藻酸中 M/G 比可以通过 Km 估计值与标准样品相比较来判定,也可以被用来测定海藻酸中双体频率,但该方法已被 NMR 方法超越。粗制酶制品可以用来制备褐藻原生质体,这是褐藻遗传学修饰的重要一步,另外一个潜在用途是处理囊性纤维化的铜绿假单胞菌感染。体外实验表明,用海藻酸水解酶处理细菌后,巨噬细胞吞噬能力增强。因此,如果能设计出合适的给药途径,海藻酸水解酶将有助于改善病情。另外,选择性酶降解对制备有一定结构和理化性质的海藻酸,特别是满足制药工业中的需要,将有更大、更广泛的用途。

(二) 海藻酸在动物体内的降解

海藻酸在哺乳动物体内是不容易降解的,因为哺乳动物体内缺乏一种酶,即针对能降解海藻酸的海藻酸酶(alginase),该酶能断裂海藻酸聚合物链。二价阳离子(如 Ca^{2+})交联的海藻酸聚合物能向其周围基质中释放其二价阳离子与一价阳离子(如 Na^+)进行离子交换反应后使其溶解。尽管如此,许多商业获得的海藻酸平均分子量都比机体肾脏的肾清除率的阈值要高得多,因而也不能完全从机体内去除。

值得注意的一项探索性研究表明,部分氧化的海藻酸在生理条件下能被降解,即使是轻微氧化的海藻酸也能在水溶液中降解。结果显示,这样的材料可用于药物和细胞释放的载体。用高碘酸钠部分氧化海藻酸就是一个范例,高碘酸钠氧化反应位于海藻酸分子中糖醛酸残基上顺二醇基的碳—碳键,改变了链的构象,产生一种开链产物,导致海藻酸分子骨架的降解。该聚合物的降解速度主要取决于氧化程度以及反应介质中的温度和 pH。一旦从海藻酸中分离获得的 G 嵌段单独形成凝胶,该 G 嵌段的氧化就能降解其形成的凝胶。例如,在 pH 2.85 条件下从海藻酸分离得到聚古洛糖醛酸,然后用高碘酸钠氧化制备聚古洛糖醛(PAG),在离子交联剂存在条件下,用己二酸二酰肼(AAD)共价交联 PAG 以形成凝胶。在醛与酰肼之间的反应非常快并且导致所形成的腙键水解。所以,所形成的凝胶在水介质中就被降解。在此反应中,所加的 AAD 浓度越高,凝胶降解的速度越快。即使在海藻酸分子一端接上大量的 AAD,其所构成的 PAG 凝胶也只显示出缓慢的降解行为,这是由于大量的单端 AAD 分子允许重新穿越连接 PAG 链随之启动的腙键水解。这一发现清楚地表明,海藻酸钠一旦形成了软凝胶就会随着时间慢慢降解,而不像常规凝胶。此外,海藻酸凝胶的降解速率和力学性能可以通过调整海藻酸的分子量分布解耦。无论离子或共价,均使得不论高低分子量的海藻酸部分氧化所形成的二元海藻酸凝胶都会快速降解。在 G 块长度选用大小错位的两种海藻酸制备的凝胶均显示快速的离子交换并导致凝胶分解。

以海藻酸为基础的生物医用材料在人体内降解的主要机制是通过胶体中的钙离子与体液中的钠离子交换作用,从而将凝胶溶解。海藻酸链本身在生理条件下(pH 7.4,37 ℃)相对稳定,糖苷键裂解的反应速率常数(k)被估计为 10^{-6}/小时。分子量与反应速率常数一般关联性为(对于一个随机解聚的线性链来说):

$$\frac{1}{M_w} = \frac{1}{M_{wo}} + \frac{kt}{2M_0} \qquad \text{(式 1-4)}$$

式中:M_{wo} 为开始降解的重量平均分子量;M_0 为每个糖残基的摩尔质量,海藻酸钠的摩尔质量为 198 g/mol。

以上述的反应速率常数,M_{wo} 为 200 000 g/mol 的海藻酸会在 pH 7.4,37 ℃ 的条件下约 80 天内降解为 100 000 g/mol。

海藻酸的糖苷键对酸(酸水解)和碱(碱性 β-消除反应)都很敏感。最理想的稳定性接近 pH 6。实验显示在 pH 7.4 产生的降解反应是由 β-消除反应占主导,相当于新合成的非还原端的糖为 4,5-不饱和衍生物(图 1-9)。

在 pH 7.4,对 β-消除反应的敏感度可借由引入少量的经过碘酸氧化作用的残基而增加(图 1-9)。产生的二醛物相当不稳定,其反应速率常数在 pH 7.4 及 37 ℃ 下高于无过碘酸氧化的海藻酸 1 倍多。值得注意的是,氧化作用明显地影响 Ca^{2+} 对海藻酸的胶化作用,与其他

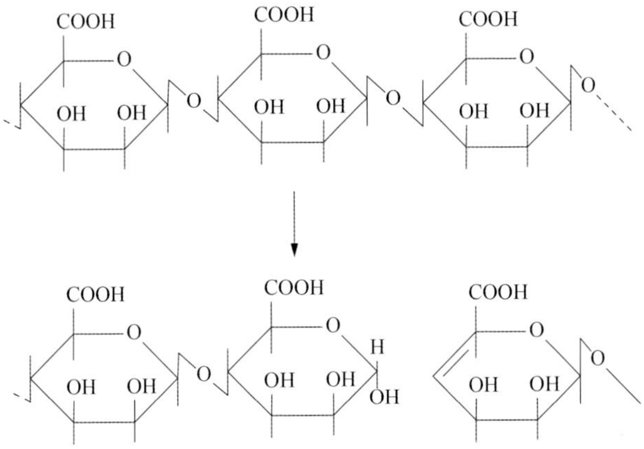

图 1-9　海藻酸的碱性 β-消除反应

在相同条件下进行的胶化反应相比，氧化后的海藻酸会产生较脆弱的凝胶，这似乎可以用因环状结构打开而增加链的弹性度来解释。为了得到可调控的降解速率，氧化的海藻酸可适量放入海藻酸水凝胶中用来培养肌肉母细胞。

前文述及，人体中没有海藻酸专一性降解酶。因此用作为生物医用材料的海藻酸分子链在机体中的降解作用只会借由自发的 β-消除反应解聚。

四、生物学功能

（一）生物骨架样作用

海藻酸在植物褐藻生长与成形中起到了生物骨架样作用，使该类植物组织产生强度和弹性。在菌类中对细菌的菌膜起到结构样作用。实验结果表明，海藻酸对铜绿假单胞菌形成三维菌膜是必需的，而且对膜的构成与结构也是十分重要的。如前所述，假单胞菌感染的致病性与海藻酸产生有关。实验表明，非黏性菌株所分泌的海藻酸能反作用于细菌本身，起到保护细菌的作用，致使抗生素不易进入菌体杀死细菌。

（二）细胞生物学功能

20 世纪 90 年代以来，人们一直在不断探索海藻酸对各种细胞的影响和作用。几十年的基础研究和临床应用业已证实，海藻酸水凝胶在临床相关疾病的治疗和再生组织方面具有巨大的潜能。顾其胜等总结了许多学者采用海藻酸盐基水凝胶包埋各种细胞用以治疗相关疾病（表 1-11）和再生各种组织（表 1-12），同时着重就海藻酸基水凝胶包埋成纤维细胞、胰岛

表 1-11　海藻酸包埋非自体细胞治疗相关疾病

包埋的细胞类型	分泌出治疗性蛋白	治疗相关疾病	作者(年份)
成纤维细胞	人生长激素 血管内皮生长因子	侏儒 心血管疾病	Chang 等(1994) Keshaw 等(2005)
成肌细胞	人凝血Ⅸ因子	血友病	Hortelano 等(1996)
肾细胞	内皮抑制蛋白	肿瘤	Joki 等(2001) Read 等(2001)
胰岛细胞	胰岛素	糖尿病	Calafiore 等(2006) Zimmermamn(2007)

表 1-12　海藻酸包埋细胞再生相关组织

包埋的细胞类型	工程化组织	作者(年份)
神经前体细胞	神经	Zielinski、Aebischer(1994)
背根神经节	神经	Bellamkonda 等(1995)
成骨细胞	骨	Kong 等(2003)
软骨细胞	软骨	Choi 等(2006) Hong 等(2007)
间充质细胞	骨	Smith 等(2007)
干细胞	肝	Khattak 等(2007)
成纤维细胞/角化细胞	皮肤	Hunt(2011)

细胞、肝细胞和软骨细胞,并施加影响后产生的相关作用及直接或间接对免疫细胞的作用与抗肿瘤作用进行了阐述。

1. 海藻酸对成纤维细胞的影响

2011 年,Hunt 用海藻酸钙水凝胶包埋成纤维细胞和在水凝胶表面培养角质细胞构建双层皮肤移植物,进行了人工皮肤的系统性研究。他们使用 5%(w/v,下同)和 2%海藻酸基水凝胶进行研究,通过荧光染色法、免疫化学和噻唑蓝试验(thiazolyl blue assay)等进行评价,结果显示,这两种浓度的水凝胶包埋可使成纤维细胞保持生存能力至少 150 天,并保持可逆的有丝分裂和异化的抑制。通过逆转录聚合酶链反应(RT－PCR)和酶联免疫吸附测定(enzyme-linked immunosorbent assay,ELISA),证实血管新生因子如血管内皮生长因子、白介素-6(IL-6)和神经生长因子在两种水凝胶支架所包埋的成纤维细胞持续表达。组织学染色表明,水凝胶支架降解后,成纤维细胞分泌细胞外基质并促进皮肤修复。通过测量水凝胶支架释放的钙、水凝胶流变学特性的改变、形态和质量,比较随着时间的推移水凝胶支架的降解情况,发现 5%海藻酸水凝胶的降解比 2%海藻酸水凝胶慢。通过逆转录聚合酶链反应,包埋在 5% 海藻酸水凝胶的成纤维细胞显示出表达角化细胞生长因子,以支持角化细胞的增殖和分化。通过组织学、免疫染色和逆转录聚合酶链反应,在 5% 海藻酸水凝胶表面培养的角化细胞看来能形成多层表皮结构。

(1) 对成纤维细胞生存能力和分解代谢活动的影响:包埋在 5% 和 2% 海藻酸水凝胶中的成纤维细胞被证明至少存活了 150 天,而且,这些成纤维细胞基本上都能分泌各种因子以支持角化细胞生长和分化并促进再上皮化,分泌细胞外基质提供真皮修复和分泌因子支持内皮的补充以促进组织血管形成。结果还显示海藻酸包埋会抑制有丝分裂,初步推断这种对有丝分裂的抑制可以通过海藻酸水凝胶支架的降解释放所包埋的成纤维细胞予以逆转,从而进一步确认包埋成纤维细胞是存活的。代谢抑制的可逆性再次确认包埋后细胞的生存能力是一直维持的。同时表明随着体内支架降解,组织代谢的需求将增加,因此,支架应转为血管化是至关重要的因素。

(2) 上皮化再生:RT-PCR 显示,包埋在 5% 海藻酸凝胶中的成纤维细胞能维持角质细胞生长因子的转录,角质细胞生长因子可支持角质细胞增殖与分化以达到表皮替代。角质细胞种在海藻酸凝胶的表面形成多层表皮层与角质细胞种到丝裂霉素 C 处理的饲养层的 Thincert™ 膜进行比较。A/L 培养 14 天后,组织学分析和 PanK 染色表明,角化细胞在海藻酸水凝胶的表面形成了多层表皮,但这些多层并不连续,缺少角质层。

(3) 海藻酸水凝胶支架替代了正常的细胞外基质:组织学评估显示,没有证据表明在包埋期间细胞外基质积聚,但随着海藻酸水凝胶的降解,包埋的成纤维细胞能分泌胶原蛋白,因此,海藻酸水凝胶支架应该能替换正常细胞外基质促进皮肤修复。用电感耦合等离子质谱仪(ICP-MS)测定交联钙离子的释放和流变特性、形态和质量的变化来评估包埋在 2% 和 5% 海藻酸水凝胶中成纤维细胞和非细胞的退化,结果表明,随着时间的推移,海藻酸水凝胶慢慢地降解,但至少在 28 天的培养期间可保持凝胶状形态和力学性能。在开始的 7 天,其海藻酸水凝胶的力学性能急剧下降,接下来的 21 天下降缓慢。开始 7 天的力学性能急剧下降是由于水凝胶支架中细胞的增加所致,但是,非细胞和包埋细胞之间的力学性能差异不能归因于不同细胞之间的钙释放。总体来说,降解分析的结果表明,5% 海藻酸凝胶降解速度低于 2% 海藻酸水凝胶,并在培养时期保留更高的力学性能。

(4) 血管生成:支架的血管化是移植细胞维持生存和正常功能,以及支持组织生长的基础。移植血管化是通过血管生成所致,而血管生成又受诸多因子影响,如成纤维细胞生长因子(FGF-2)、血管内皮生长因子(VEGF)、白细胞介素-6(IL-6)和神经生长因子(NGF)等。RT-PCR 分析表明,包埋在 2% 和 5% 海藻酸水凝胶中的成纤维细胞保持着 VEGF、IL-6 和 NGF 持续的转录,却并没有维持 FGF-2 的转录。酶联免疫吸附测定评估包埋成纤维细胞的 VEGF 表达水平,结果显示,包埋在 2% 和 5% 海藻酸水凝胶中成纤维细胞表达的 VEGF 蛋白水平显示出可比性,大约为单层成纤维细胞培养中所表达水平的 1/4。最终,如此低的血管生成因子的表达水平不足以导致增强内皮细胞补充或迁移到海藻酸水凝胶支架。

2. 海藻酸对胰岛细胞的影响

谈及海藻酸对胰岛细胞的影响,客观地说,针对性研究海藻酸对胰岛细胞的作用与调控等的研究工作所见报道甚少。大多集中在用海藻酸制造微囊包埋胰岛细胞植入机体后,观察其释放胰岛素的多少及胰岛细胞存活时间的长短。

(1)海藻酸钠微囊的制备:早在1986年,O'Shea和Sun制备了海藻酸钠-聚赖氨酸海藻酸钠(APA)微囊并进行了大量的研究后证明,APA微囊化胰岛不但在体外长期培养具有良好的活性和功能,而且在同种或异种动物移植模型研究中显示出有效的逆转动物的高血糖状态,使糖尿病症状得以缓解且没有发生排斥反应。我们知道,单纯海藻酸钠制备的微囊不是十分稳定且存在一些不足,为了稳定海藻酸钠微囊同时调节其微囊的孔径结构而选择了用阳离子的聚赖氨酸。但聚赖氨酸的生物相容性差且其正电荷对机体组织细胞有影响,所以必须再包一层海藻酸钠以形成APA微囊。由于聚赖氨酸是人工合成的阳离子聚合物,不仅需要进口而且价格昂贵。壳聚糖作为制备微囊的生物材料具有与聚赖氨酸类似的反应活性,而且微囊膜有更好的机械强度,在实验动物体内能长时间保持完整的形态和结构,对囊内的细胞有优良的保护作用。也曾有研究人员采用氯化钡替代氯化钙作为交联剂制备海藻酸钠微囊。经猪胰岛移植治疗糖尿病的实验证实,该微囊能有效地抗排斥保护囊内细胞的功能,更重要的是它能克服由聚赖氨酸所致的微囊周围纤维化。

(2)体外及动物实验:自20世纪70年代起,许多动物试验及临床应用均证明进行胰岛移植可以有效地逆转因糖尿病引起的慢性高血糖状态,但由于机体对移植物的免疫排斥,使得移植的胰岛不能在体内长期存活,导致治疗的远期效果不理想。1980年,Lim和Sun首次用APA微囊化胰岛进行动物同种间及异种间移植,使链脲霉素或四氧嘧啶诱导的糖尿病模型动物血糖水平恢复正常,体重增加。海藻酸钠微囊的免疫隔离膜通过免疫隔离作用,抑制了机体对移植物的免疫排斥反应,明显延长了异种胰岛的存活和功能的维持时间。此后,动物胰岛的分离和纯化技术得到改进,使得微囊化异种移植的研究取得了重大进展,在啮齿类、犬类以及灵长类糖尿病动物中获得了成功。

李崇辉等采用Sun的APA微囊胰岛制作技术,分别包裹大鼠胰岛和胰岛素分泌细胞系移植于糖尿病小鼠腹腔。结果表明,APA微囊化大鼠胰岛或胰岛素分泌细胞移植,均可使糖尿病小鼠血糖水平降低至接近正常水平达21～110天,明显高于未包囊组,而且移植微囊无明显组织反应。随后,Sun等通过改善APA微囊膜的特性,将包埋的猪胰岛移植给9只自发性糖尿病猴,其中有7只停用胰岛素而血糖维持正常达120～804天。

(3)人体临床应用:第1例人体临床试验是在38岁患1型糖尿病男性患者身上实施了包埋胰岛的异体移植术。该患者所用的是尸体人胰岛,用海藻酸做微囊植入到该患者腹膜内,患者停止所有外源性胰岛素达 9 个月。需要强调的是,该患者因另施行了肾移植手术并在使用抗排斥药。随后在 2005 年,又有 4 位患 1 型糖尿病的患者移植了微囊化胰岛。结果表明,患者的外源性胰岛素需求明显下降,但跟踪随访 7 年后发现,所有患者的外源性胰岛素的需求量又回到了移植前水平。在 2010 年的 2 例单独试验的患者身上也发现了同样的结果。有一个患者接受了经腹腔镜检查移植的胰岛,研究人员发现虽然该患者体内仍然能检测到 C 肽,但却不能分泌足量的胰岛素以有效地控制糖尿病,其原因是移植的微囊周围已有纤维化且出现了胰岛的坏死,这与以前许多动物试验中所见的基本一样,说明需进一步改进微囊技术及相关内容。总的来说,使用包埋猪的胰岛异种移植获益的患者均可通过暂时减少糖尿病的负担而不需要有毒的抗排斥治疗,然而,最终治疗结果还是失败。目前正在积极研究改进现有技术,以期达到彻底治愈的目的。

3. 海藻酸对肝细胞的影响

Miura 等的研究表明,在海藻酸钙水凝胶中培养的大鼠肝细胞,具有长期的白蛋白、尿素、糖原合成功能,以及对酚类和脂肪酸等肝毒性物质的去毒功能。Wang 等将肝细胞种植在海藻酸钠制成的膜上,通过扫描电镜、免疫学及激光扫描共聚焦显微镜检测,发现肝细胞在海藻酸钠膜上长势良好,功能表现正常,能够分泌白蛋白。说明海藻酸钠是肝细胞增殖潜在的可作为首先选择的生物材料,能有效促进新生肝脏细胞向有功能肝脏组织的成熟,维持和延长肝细胞的功能。Ginzberg 等将新生小鼠的肝细胞和肝干细胞分离后种植在大孔海藻酸的支架中培养,3 天内支架中的细胞就表达出成熟肝脏的酶基因(如色氨酸加氧酶),分泌出高水平的白蛋白,并完成第一阶段的药物代谢,细胞形成紧密的球状,建立起一种同型和异型的细胞与细胞之间的相互作用。到第 6 周,球状体细胞变成类器官,外表有一层被层粘连蛋白覆盖的成熟肝细胞。相反,种植在同样大孔的胶原支架中有活力的黏附细胞却没有表达出成人肝脏的酶类,也没有分泌白蛋白。Lin 等将骨髓间充质干细胞放入海藻酸盐支架里培养几天后,这些细胞显示出肝脏特有的标记和功能,表达编码白蛋白、甲胎蛋白、连接蛋白- 32 和 CYP7A1 的基因。此外,这些细胞还能合成白蛋白和甲胎蛋白,表达 CK18 并能够储存糖原。

广州中山大学附属第三医院肝胆外科林继宗等报道了海藻酸支架骨髓间质干细胞复合物在 70% 肝切除大鼠体内应用的实验研究,目的是评价海藻酸支架骨髓间充质干细胞复合物在急性肝衰竭大鼠体内应用的可能性,为人工肝组织的体内应用提供基础。材料取骨髓间充质干细胞种植于海藻酸支架后形成支架细胞复合物。动物分实验组和对照组,构建 70% 肝切除大鼠模型,实验组大鼠给予支架细胞复合物平铺于肝脏创面上,对照组给予单纯支架。4 周后取出支架细胞复合物后切片行白蛋白免疫组化检查支架上细胞的转归。同时比较两组大鼠生存率及肝功能变化情况。结果发现在体内应用后,骨髓间质干细胞能够在海藻酸支架上分泌白蛋白。实验组大鼠的生存率及肝功能情况优于对照组。结论是海藻酸骨髓间质干细胞复合物在急性肝衰竭大鼠体内能够起到部分肝功能支持的作用。

4. 海藻酸对软骨细胞的影响

许多研究结果表明,软骨细胞在海藻酸钙基质中生长良好,可以不断增殖并分泌软骨基质。Paige 等报道了将海藻酸钙基质上覆盖软骨细胞后成功地在裸鼠皮下构建出软骨组织。他们将缓慢聚合的海藻酸钙水凝胶作为可注射软骨细胞的载体,把刚从牛前肢取得的关节软骨细胞与海藻酸钙水凝胶混合,然后注射到无胸腺小鼠体内。6 周后,在注射部位附近取下新形成的组织,进行组织学分析,结果表明有透明软骨的形成。免疫组织化学显示在海藻酸基质中有黏多糖和Ⅱ型胶原,Ⅱ型胶原的存在证实了透明软骨的形成。

郭全义在其博士毕业论文中,用海藻酸钙凝胶培养羊的关节软骨细胞,发现软骨细胞能在海藻酸钙凝胶中保持表型(分泌 GAG 和Ⅱ型胶原)及增殖;他还利用海藻酸钙介导培养的软骨细胞和分泌的基质,成功地构建了组织工程化软骨,经组织学和免疫组化鉴定,具有正常软骨组织的组织学和生化特性。随后有许多实验表明,海藻酸钙凝胶具有良好的生物相容性,软骨细胞可在其中长期培养分裂增殖并持续分泌软骨特异基质,维持软骨细胞的正常表型。

山西医科大学第二医院骨科黄永波报道了他们探索以海藻酸钠为载体的成年兔软骨细胞构建工程化软骨的可行性。取新西兰兔膝关节软骨,酶消化法得到高纯度软骨细胞与海藻酸钠混合,$CaCl_2$ 溶液中凝胶化后于 24 孔培养板中培养,分别在 2、4、6、8、10、12 周,取细胞盘,用 HE、AB2PAS 染色及免疫组化分析,测定细胞盘中蛋白多糖含量,并做透射电镜观察。结果显示成年软骨细胞在海藻酸钠中呈丛状或球状增殖,4 周时达增殖高峰,盘中Ⅱ型胶原及蛋白多糖的含量随培养时间延长逐渐增加,无Ⅰ型胶原产生。电镜观察软骨细胞超微结构无异常改变,由此可推断,海藻酸钠可保留软骨细胞分泌的基质,可用于工程化软骨的构建。李文辉等通过观察骨髓基质细胞复合海藻酸钠形成的海藻酸钙凝胶珠体外培养扩增后观察其细胞活力、组织形态学和细胞超微结构的变化。结果表明,复合骨髓基质细胞的海藻酸钙凝胶珠亲水性好,营养物质易于渗透,适合细胞生长、增殖,骨髓基质细胞增生分裂能力活跃。通过体外培养,使体内骨髓基质细胞实现数目扩增是可行的,说明海藻酸钙复合骨髓基质细胞用于组织工程方法修复骨软骨缺损具有可行性。

5. 海藻酸对免疫细胞的影响

Otterlei 等发现海藻酸钠能刺激人浆细胞大量产生 TNF - α、IL - 6、IL - 1。Fujihara 和 Naguno 研究发现,海藻酸钠能够增强体液免疫,促进淋巴细胞转化,对大鼠红细胞凝集有明显促进作用,降低胆固醇及对抗由环磷酰胺引起的细胞下降,并能对抗^{60}Co、γ 射线辐射等。

海南医学院谭光宏等发明了"一种可以诱导肿瘤免疫反应的海藻酸基微颗粒的制备方法"并申请了发明专利,他们利用基因工程技术,构建了 MIP-3α 真核表达质粒并转化肿瘤细胞,通过筛选获得稳定表达 MIP-3α 的肿瘤细胞,同时培养大肠埃希菌并溶于海藻酸溶液中,经高温、高压消毒后将 MIP-3α 肿瘤细胞混匀于细菌海藻酸溶液中,然后采用雾化器将"MIP-3α 肿瘤细胞细菌海藻酸盐溶液"进行雾化,并将雾化颗粒喷入氯化钙溶液中。经过纱网过滤后获得可以注射的 MIP-3α 肿瘤细胞细菌海藻酸基微颗粒,MIP-3α 肿瘤细胞细菌海藻酸盐基微颗粒在体外培养环境中可以表达分泌 MIP-3α 蛋白,将微颗粒注入小鼠膜腔,在肿瘤模型中证实能有效抑制肿瘤生长和转移,具有明显的治疗肿瘤的作用。

6. 抗肿瘤效应

海藻酸能抑制各种小鼠肿瘤,如 S180、欧利希腹水肿瘤、同种未成熟骨髓细胞瘤。海藻酸钠中 MM 片段含量水平高,抗肿瘤活性也高,推测海藻酸的抗肿瘤活性受它们构象的影响。甘露糖醛酸残基是海藻酸中活性细胞动素的诱导者。但是 MM 并不增加巨噬细胞的趋化性。因此,富含 GG 海藻酸的抗肿瘤活性较小,可能是因抑制巨噬细胞趋化性造成的。海藻酸中 Ca^{2+} 浓度较高时,对巨噬细胞诱导能力也高,而抗肿瘤活性在 Ca^{2+} 浓度较低时几乎没有。高 GG 片段含量的海藻酸盐加入 3 mmol/L Ca^{2+} 后 CD 光谱接近于高 MM 含量的海藻酸。

第四节 · 海藻酸盐在医疗领域中的应用

海藻酸钠是从海藻中分离出来的一种多糖。因为它是天然的,与合成物相比,它具有良好的生物相容性。在 20 世纪 70 年代初,海藻酸钠即被美国食品药品管理局(FDA)批准为无添加上限的食品添加剂,给出了海藻酸钠作为食品和药物成分"一般认为安全(GRAS)"的地位。它通常被视为是一种无毒、无刺激性的材料。海藻酸钠早在 1938 年就被引入美国药典,并已被制药业广泛用来作为片剂结合剂。海藻酸钙凝胶对细胞无毒,因此适合于药物输送等药物缓释方面应用。在食品工业中,海藻酸钠被广泛作为填充剂和增稠剂使用。就口服而言,海藻酸钠被认为是一种可生物降解的纤维,耐消化酶消化,并可能由结肠细菌对短链脂肪酸乙酸、丙酸和丁酸作用而部分发酵。在一项包含 5 位正常健康受试对象的小群体人体试验中,研究对象以 175 mg/(kg·d) 的剂量服用海藻酸钠 7 天后,再以 200 mg/(kg·d) 的剂量服用 16 天,对血液学指标、血浆生化和尿液分析参数、血糖和血浆胰岛素浓度、呼气氢浓度等没有显著影响,其间未观察到过敏性反应。除了来自评估肌内注射和皮下暴露的自凝胶海藻酸钠小动物研究的初步数据外,在这些研究中,剂量达到 10 mg/kg 时没有观察到死亡或异常临床症状,为海藻酸钠安全性提供了进一步证据。因此,海藻酸作为人体临床上应用的生物医用材料是十分安全且有发展潜力的。目前,海藻酸因具有止血、愈创、缓释、栓塞等生物学功能,已广泛用于临床。

一、医用敷料

由于海藻酸钠是一种水溶性的线型高分子,它可以通过湿法纺丝加工成纤维,并且通过纺织工艺进一步加工成具有良好护理特性的功能性医用敷料。因其是具有很强吸水性能的高分子材料,其独特的成胶性能在功能性医用敷料领域有很高的应用价值。随着伤口"湿润愈合"疗法的普及以及各大医药公司对高科技医用敷料推广应用力度的不断加深,海藻酸纤维与医用敷料的性能被越来越多的人所认识,并在世界各地得到广泛应用。

海藻酸钠医用敷料优良的护理功效来源于其独特的离子交换性能。在纺丝成型过程中,水溶性的海藻酸钠与氯化钙结合后形成不溶于水的海藻酸钙纤维。当与含钠离子的伤口渗出液接触时,海藻酸钙纤维通过离子交换被转换成海藻酸钠纤维并在吸水后形成纤维状的凝胶,因此具有很高的吸湿及保湿性能。由于古罗糖醛酸对钙离子的结合力大于甘露糖醛酸,因此 G 含量高的海藻酸纤维与生理盐水接触时的离子交换性能低于 M 含量高的纤维。高 M 含量的海藻酸纤维比高 G 含量的海藻酸纤维更易形成胶体。

海藻酸医用敷料主要应用于伤口的护理。日常生活中伤口的种类繁多,形成的原因各不相同,其中常见的伤口包括机械损伤、烧伤等急性创伤,以及由于血液循环不良而引起的压疮、溃疡等慢性伤口。不同的伤口在其尺寸大小、所处的人体部位、愈合的进程等方面有很大的变化。针对各种伤口的护理要求,医疗卫生企业开发出了种类繁多的医用敷料以适应临床护理的需要,并且通过合理的临床应用,极大地改善了伤口护理过程。目前,在英、美及西欧市场,海藻酸医用敷料已经成为一种被广为接受的高科技医用材料。海藻酸医用敷料特别适用于有较多渗出液的伤口;对于相对干燥的伤口,临床应用时可以把敷料先用生理盐水润湿,然后覆盖在创面上。

海藻酸医用敷料独特的成胶性能能在临床使用过程中产生一系列特殊的护理功效,与棉纱布等传统伤口护理产品相比具有更好的疗效。棉花、黏胶等纤维制备的传统敷料在吸收伤口上产生的渗出液时,其吸收的液体被包含在纤维与纤维之间的毛细空间内,并且沿着织物扩散到伤口周边的健康皮肤,使皮肤长时间浸渍,严重时引起皮肤腐烂。与此相反,海藻酸钙纤维把液体吸收在纤维的结构中,一方面由于纤维的膨胀而具有很高的吸湿容量;另一方面,纤维的膨胀使纤维与纤维之间的毛细空间堵塞,由此阻断液体的横向扩散,产生"凝胶阻断"效果。这种"凝胶阻断"作用在避免伤口周边健康皮肤受浸渍的同时,通过纤维所吸收的水分使创面保持在一个湿润的愈合环境中。临床实践证明海藻酸医用敷料能有效地为创面提供一个湿润的愈合环境,促进细胞的迁移和繁殖,加快伤口的愈合速度。

二、介入治疗栓塞产品

海藻酸作为一种天然生物材料,具有良好的生物相容性和可控的降解速率,其来源广泛,并且易于加工成型,是一种良好的栓塞材料。海藻酸钠溶液可与钙离子反应形成"蛋格"结构,产生大分子链间交联固化,以根据临床需要加工成各种粒径的固态微球。用于介入治疗栓塞产品时显示出独特的优势:

(1)海藻酸微球具有良好的力学稳定性和生物相容性,对人体无毒,栓塞后不引起化学反应或免疫作用。

(2)可降解的海藻酸微球会与周围血液发生离子交换,在一段时间后以分子链脱解的形式降解,最终产物为不参加人体代谢循环的多糖。

(3)海藻酸微球被导管输送至栓塞部位后吸水可迅速膨胀并嵌顿在栓塞处,不会因血管自身的张力和部分倒流血液的冲击发生移动,可有效避免发生误栓。

(4)海藻酸微球可以对末梢小动脉进行栓塞,栓塞后侧支循环血管两端不存在压力差,也就不易形成继发性的侧支循环,从而保证了栓塞效果,有效地切断了肿瘤部位的主要血供。

(5)堵塞在较大管径血管内的微球随着栓塞时间增加发生降解,在血流的冲击作用下,降解得到的较小微球迁移到达更细小的分支内,产生更均匀彻底的栓塞。直径合适的海藻酸微球还可以阻断肿瘤周边的动静脉瘘,提高治疗效果。

此外,海藻酸微球还可以通过装载化疗药物,利用介入放射医学手段,用负载有抑癌药物的栓塞剂栓塞肝动脉,通过阻断肿瘤主要的血供通路和局部释放抑癌药物治疗肿瘤。由于通过介入手段,可以将载药微球运送到肿瘤局部,从而实现在肿瘤局部的靶向用药效果。因此,这种装载化疗药物的介入栓塞微球既可以通过常规阻断供应肿瘤的血管起到"饥饿疗法"的功效,同时又可通过抗肿瘤药物的局部靶向缓释进一步杀伤肿瘤细胞,达到"双管齐下"的治疗功效。深受临床医生与患者的重视,成为除单纯手术和化疗治疗外的第三种临床应用广泛的抗肿瘤新技术。

北京圣医耀科技发展有限责任公司生产的海藻酸微球是获得中国国家药品监督管理局批准上市销售的血管栓塞剂,分普通型和显影型两种,显影型能够在X线下显影。目前市场上已有海藻酸制成的微球栓塞剂产品,并应用于肝癌、子宫肌瘤等疾病的治疗中,取得了良好的效果。研究者们正在尝试将药物与海藻酸栓塞剂相结合,得到载药海藻酸盐栓塞材料,用于癌症等疾病的治疗。

三、细胞治疗免疫隔离工具

海藻酸基微胶囊的囊膜具有选择透过特性,通过制备工艺参数的控制,将海藻酸基生物微胶囊膜的截留分子量控制在 $80\sim100$ kDa。生物环境中的营养成分(如葡萄糖、氧气等营养物质、生长因子等)和囊内的生物活性物质或细胞分泌的小分子产物可以自由出入微胶囊,同时阻止囊外大于某一分子量的物质不能扩散进入(如淋巴细胞、巨噬细胞等免疫细胞,免疫球蛋白、抗体、补体等免疫分子),从而保证囊内细胞存活和发挥正常生理功能,并实现免疫隔离。20 世纪 80 年代初,Lim 和 Sun 将微囊化技术与组织细胞移植相结合,制备了具有良好生物相容性的海藻酸钠/聚赖氨酸/海藻酸钠(alginate-polylysine-alginate,APA)微胶囊作为免疫隔离工具,包埋猪胰岛细胞并移植至糖尿病大鼠体内。结果证明该微囊化细胞能够成功替代大鼠的胰腺功能实现血糖调节。该研究成果较好地解决了组织细胞移植过程中的免疫排斥问题,避免或减低了免疫抑制剂的使用,为组织细胞替代治疗那些包括帕金森综合征、阿尔茨海默病、甲状腺功能低下、生长激素缺乏性侏儒症等神经/内分泌系统的退行性变疾病开辟了新途径。

2010 年 4 月,美国 NIH、FDA 已经启动微囊化 SPF 猪胰岛移植治疗 1 型糖尿病(T1DM)的临床试验的方案和细节设计。新西兰 LCT 公司(Living Cell Technologies,LCT)已经在 1999 年开展兔、灵长类大动物及志愿者人体试验,于 2009 年正式启动微囊化 SPF 猪胰岛细胞的 I 期临床试验,并已在澳大利亚、新西兰、俄罗斯三国率先启动微囊化猪胰岛治疗 T1DM 的临床试验。结果显示,微囊化胰岛安全性通过。同时在俄罗斯开展 II 期 a 临床试验结果良好,与糖尿病对照组比较有显著效果,并降低了血中三酰甘油含量。2011 年,LCT 公司获得批准在阿根廷布宜诺斯艾利斯开展 DIABECELL 的 II 期 b 临床试验,这是准予该细胞植入物开展人体试验的第三个地区。

四、组织工程等其他应用

使用海藻酸水凝胶移植干细胞已被广泛地用于骨组织工程。通过实验证明,钙离子交联的海藻酸凝胶的厚度可以改变大鼠骨髓细胞的行为,而凝胶不同的形状却不影响细胞的分化。海藻酸凝胶也能与无机材料结合来提高骨组织的形成。由相分离方法得到的海藻酸/羟基磷灰石(HAP)复合支架具有互联的多孔结构,这种支架能够增强骨肉瘤细胞的黏附。封装细胞的海藻酸钙凝胶粒子加入磷酸钙骨水泥中,在适度的承载压力下,表现出良好的骨修复能力。

海藻酸钠与其他可降解生物材料相比,其与软骨基质成分蛋白多糖结构相似,在体内可通过水解和酶解途径降解吸收,其良好的生物相容性及固液型可方便转换的特点,使其成为软骨细胞培养的优良载体,是一种理想的水凝胶载体材料。海藻酸水凝胶以多种形式被应用于组织工程化软骨的构建。软骨的再生和自我修复能力极其有限,关节疾患常造成关节软骨的永久性缺损。

海藻酸钠是一种天然植物性创伤修复材料,用其制作的凝胶膜片或海绵材料,可用来保护创面和治疗烧、烫伤等。海藻酸是近年研究较多的生物材料,具有多种优良的生物学活性和良好的生物安全性,可作用于皮肤创面愈合中的多个环节和因素,包括多种细胞,如血管内皮细胞、成纤维细胞以及这些细胞分泌的表皮生长因子、碱性成纤维细胞生长因子,从而促进组织增生和创面愈合。因此,海藻酸材料也被广泛用于皮肤组织工程领域中。

此外,由于海藻酸水凝胶的仿细胞外基质结构特性,高含水量的水凝胶特性,装载药物实现局部缓释的功效,以及其易于化学修饰制备出具有生物学活性功能的海藻酸衍生物,更大大拓宽了海藻酸在组织工程领域的应用范围,使得其在神经再生、血管组织工程、肌肉肌腱组织工程、肝组织工程等很多软组织工程领域发挥重要作用。

五、载药领域

海藻酸制备的微球具有 pH 敏感性,粒径适宜,具有可防止突释、口服无毒等优点。随着药剂学的迅速发展,海藻酸微球势必会在药物剂型设计中具有广阔的前景。

海藻酸水凝胶通常具有纳米多孔结构(孔径约 5 nm),导致小分子通过凝胶迅速扩散。因此,通过两亲改性、化学交联、层层自组装、与其他高分子共混等多种手段配合,实现蛋白质、多肽、核酸等大分子及疏水小分子的缓控释放。

此外,海藻酸钠与很多二价、三价阳离子可形成水凝胶,由此开发出的水凝胶型透皮制剂具有无刺激性、药效高及速效性、持续性、均一性等特点,成为一些科研者的研究热点。并且海藻酸水凝胶生物功能优良,可使多种药物实现缓控释,在水凝胶型缓控释制剂上有良好的发展空间。

(张德蒙 于炜婷)

参 考 文 献

[1] 段德麟,付晓婷,张全斌,等.现代海藻资源综合利用[M].北京:科学出版社,2016.
[2] R.E.李.藻类学[M].4版.段德麟,胡自民,胡征宇,等译.北京:科学出版社,2012.
[3] 丁兰平,黄冰心,谢艳齐.中国大型海藻的研究现状及其存在的问题[J].生物多样性,2011,19(6):798-804.
[4] 顾其胜,王庆生,位晓娟.海藻酸基生物医用材料与临床医学[M].上海:上海科学技术出版社,2015.
[5] 顾其胜,周则红,关心.医用海藻酸产品标准与质量控制[J].中国修复重建外科杂志,2013,27(6):760-764.
[6] 黄宗国.中国海洋生物种类与分布(增订版)[M].北京:海洋出版社,2008.

［7］粮农组织.2018年世界渔业和水产养殖状况——实现可持续发展目标［R］.2018,罗马,许可：CC BY - NC - SA 3.0 IGO.

［8］柳波,孙彬,马家海.经济海藻资源的开发利用［J］.渔业现代化,2003,3：35 - 36.

［9］栾日孝.中国海藻志［M］.北京：科学出版社,2013.

［10］秦益民,刘洪武,李可昌,等.海藻酸［M］.北京：中国轻工业出版社,2008.

［11］位晓娟,奚廷斐,顾其胜,等.医用海藻酸基生物材料的研究进展［J］.中国修复重建外科杂志,2013,27(8)：1015 - 1020.

［12］中华人民共和国医药行业标准.组织工程医疗产品第8部分海藻酸钠.YY/T 0606.8 - 2008［Z］.北京：中国标准出版社,2008.

［13］Atkins E D T, Nieduszynski I A, Mackie W, et al. Structural components of alginic acid. II. The crystalline structure of poly-alpha-L-guluronic acid. Results of x-ray diffraction and polarized infrared studies［J］. Biopolymers, 1973,12(8)：1879 - 1887.

［14］Atkins E D T, Nieduszynski I A, Mackie W, et al. Structural components of alginic acid. I. The crystalline structure of poly-β-D-mannuronic acid. Results of X-ray diffraction and polarized infrared studies［J］. Biopolymers, 1973,12(8)：1865 - 1878.

［15］Augst A D, Kong H J, Mooney D J. Alginate hydrogels as biomaterials［J］. Macromolecular Bioscience, 2006,6(8),623 - 633.

［16］Ching S H, Bansal N, Bhandari B. Alginate gel particles — A review of production techniques and physical properties［J］. Critical reviews in food science and nutrition, 2015,57(6)：1133 - 1152.

［17］Flores C, Diaz-Barrera A, Martinez F, et al. Role of oxygen in the polymerization and de-polymerization of alginate produced by *Azotobacter vinelandii*［J］. Journal of Chemical Technology & Biotechnology, 2015,90(3)：356 - 365.

［18］Galindo E, Pena C, Nunez C, et al. Molecular and bioengineering strategies to improve alginate and polydydroxyalkanoate production by *Azotobacter vinelandii*［J］. Microbial Cell Factories, 2007,6(1)：7.

［19］Helga Ertesvåg. Alginate-modifying enzymes：biological roles and biotechnological uses［J］. Front Microbiol, 2015, 6：523.

［20］Jonitz A, Lochner K, Peters K, et al. Differentiation capacity of human chondrocytes embedded in alginate matrix［J］. Connective Tissue Research, 2011,52(6)：503 - 511.

［21］Melanie K, Appelalyssa A, Somosami I, et al. Long-term function of alginate-encapsulated islets［J］. Tissue Engineering Part B Reviews, 2016,22(1)：34 - 46.

［22］Lee K Y, Mooney D J. Alginate：Properties and biomedical applications［J］. Progress in Polymer Science, 2012,37(1),106 - 126.

［23］Li L, Yu F, Zheng L, et al. Natural hydrogels for cartilage regeneration：Modification, preparation and application［J］. Journal of Orthopaedic Translation, 2019,17：26 - 41.

［24］Marta S, Agata P, Emilia S, et al. Alginate：Current use and future perspectives in pharmaceutical and biomedical applications［J］. International Journal of Polymer Science, 2016,2016：1 - 17.

［25］Pandolfi V, Pereira U, Dufresne M, et al. Alginate-based cell microencapsulation for tissue engineering and regenerative medicine［J］. Curr Pharm Des, 2017,23(26)：3833 - 3844.

［26］Ramsey D M. Understanding the control of Pseudomonas aeruginosa alginate synthesis and the prospects for management of chronic infections in cystic fibrosis［J］. Mol Microbiol, 2005,56(2)：309 - 322.

［27］Reakasame S, Boccaccini A R. Oxidized alginate based hydrogels for tissue engineering applications：A review［J］. Biomacromolecules, 2018,19(1)：3 - 21.

［28］Remminghorst U, Rehm B H A. Bacterial alginates：from biosynthesis to applications［J］. Biotechnology Letters, 2006,28(21)：1701 - 1712.

［29］Sahana T G, Rekha P D. Biopolymers：Applications in wound healing and skin tissue engineering［J］. Molecular Biology Reports, 2018,45(6)：2857 - 2867.

［30］Saltz A, Kandalam U. Mesenchymal stem cells and alginate microcarriers for craniofacial bone tissue engineering：A review［J］. Journal of Biomedical Materials Research Part A, 2016,104(5)：1276 - 1284.

［31］Sun J Y, Zhao X, Illeperuma W R, et al. Highly stretchable and tough hydrogels［J］. Nature, 2012,489(7414)：133 - 136.

［32］Trincone A. Update on marine carbohydrate hydrolyzing enzymes：Biotechnological applications［J］. Molecules, 2018,23(4)：901.

［33］Venkatesan J, Bhatnagar I, Manivasagan P, et al. Alginate composites for bone tissue engineering：A review［J］. International Journal of Biological Macromolecules, 2015,72：269 - 281.

［34］Wang Y, Song Q H, Zhang X H. Marine microbiological enzymes：Studies with multiple strategies and prospects［J］. Marine Drugs, 2016,14(10)：171.

第二章 · 海藻酸生产工艺

　　海藻酸是一种源于海洋的天然高分子材料,工业上的海藻酸几乎都是从褐藻类植物中提取的。最早见诸报道的是 1881 年苏格兰化学家 Stanford 对海藻酸盐的研究,他发现该海藻提取物有形成凝胶和成膜的性质,有着良好的生物相容性、低毒性以及和二价金属离子的凝胶性。至今,经过 130 多年的研究发展,海藻酸原料已广泛应用于医药、食品、印染行业。1944 年,海藻酸通过湿法纺丝制备得到海藻酸纤维,可以预见在不远的将来,伴随各种海藻酸深加工技术的日趋成熟,海藻酸在医药领域将产生不可估量的价值。本章旨在从工业界视角阐述海藻酸原料生产相关工艺技术。

第一节 · 海藻酸工业概述

一、我国褐藻化工业发展历史

我国进行褐藻综合利用的研究始于1952年。当时,我国的海带等褐藻极少,很难进行工业化开发利用。海带的人工养殖处于起步阶段,年产量只有20多吨,很难进行工业化开发利用。中国科学院海洋研究所经过调查后发现,在我国的北方和南方均有丰富的马尾藻资源,1953年提出了从马尾藻提取海藻酸的方法。在研究其提取条件的同时,配合医院的需要用马尾藻海藻酸试配了牙科弹性印模料,经医院证实可以使用。在当时物资十分紧缺的情况下,满足了医药行业的需求。

1954年,山东省青岛市轻工业局、青岛实业酒精厂、中国科学院海洋研究所等单位协作,进行了从马尾藻提取海藻酸的中型试验,得到的海藻酸半成品供青岛印染厂进行印花浆试验,印花效果良好。在此过程中系统地解决了一些提取前和提取过程中的关键性技术问题,确定了从马尾藻提取海藻酸的提取条件及其含量变化和黏度的季节变化规律。结果表明,我国北方产的海蒿子产量,以及所含海藻酸的质、量在生产工艺上都完全符合其作为提取海藻酸的工业原料的要求。

1954—1956年进行了马尾藻提取海藻酸的应用试验后,1957年初正式在青岛实业酒精厂进行了生产,所得产品仍主要供给青岛印染厂用作印花浆,并且在青岛的几家棉纺厂进行了浆纱试验。1958年,广东省也进行了从马尾藻提取海藻酸的研究,并进行了海藻酸在天然橡胶和火柴生产中的应用研究。

20世纪50年代末,我国著名藻类植物学家曾呈奎先生等率先在世界上创立了海带筏式栽培技术,开创了人工大规模栽培海藻的先河。此后,随着我国人工养殖海带产量的逐年增加,高等院校和科研机构开始采用海带进行提取海藻酸、甘露醇、碘等产品的综合研究。生产单位也开始改用海带作为生产海藻酸的原料。

1959年,人工养殖海带取得大丰收,年产量达3万吨,促进了海带的综合利用和研究。到1960年初,从海带中提取海藻酸、甘露醇、碘等产品的分离条件和各步骤中的产率等方面的研究进入成熟阶段,有了完整的生产流程。

1965年,水产部下达任务并组织山东省青岛市的生产和科研单位共同研究用海带制碘的工艺条件。1968年后,由于制碘任务紧迫,以制碘为中心的海带综合利用厂在沿海各地相继建立,作为副产品的海藻酸的年产量也相应地大幅度增加。

碘是重要战略物资,国外生产碘较多的国家是智利、美国、日本,他们分别从硝矿、油田废水、地下卤水中提取碘。我国却尚未发现类似可开采的碘资源。中华人民共和国成立初期,我国用碘全部依赖进口。20世纪60年代,西方国家对我国实行经济封锁,中断了我国碘的来源。为了打破封锁,中央领导指示国家计划委员会召集有关部门研究我国自己生产碘的问题。经研究论证后认为,我国海带资源丰富,发展海带提碘在我国是最现实和可行的途径。为此,在国家计划委员会主持下,财政部和原石化部、农林部等中央10个部委共同研究制定了海带养殖和制碘发展规划。制碘工业由原石化部归口管理。

1969—1979年的10年间,沿海先后建设了64家制碘厂,年产碘的生产能力达到300吨。同时,水产部门也按照既定方针积极发展海带养殖,到1980年,海带产量达到25万吨,2000年海带产量达到83万吨,满足了制碘业的需要。海带制碘工业的发展,粉碎了西方的封锁和控制,缓和了国内碘的供需矛盾。同时,制碘工业带动了海带养殖业的发展,也解决了沿海数十万渔民的生活出路问题。

海带中只含少量的碘,制碘工业联产大量的褐藻胶、甘露醇产品。发展到了20世纪七八十年代,联产品的出路成为问题,制碘工业落入低谷。为解决这一问题,国务院又召集有关部委共同研究解决办法,最后决定从1982年起将制碘工业归口农业部门管理,并从中央财政中拨付2亿元,支持海藻制碘工业技术改造,并限定5年内实现扭亏为盈。通过水产部门组织科研攻关,实施技术改造,改革工艺路线,提高了产品质量。同时,大力开展产品推广应用,拓宽了褐藻胶等产品的销路,产品从单一印染浆纱助剂发展成为食品添加剂、医药助剂、保健品等多个系列产品,只花了4年时间,就使海藻制碘工业起死回生,保障了国家碘的供应,并实现了全行业扭亏为盈。而且,现在海藻制碘工业每年为国家增加税收不少于5 000万元。不仅如此,中国的海藻工业还逐渐取代美国、日本、挪威等发达国家,成为褐藻胶生产大国,每年出口1.5万~2.0万吨,创汇1亿美元左右,占70%左右国际市场份额。

二、海藻酸提取制备工艺概述

提取褐藻胶的工艺原理主要是一种典型的离子交换过程,迄今为止,还是以此为基础,不同的是在工艺控制、机械化程度和产品结构等方面有了改进。工艺过程如下。

(一)预处理

在提取海藻酸钠之前须对海带进行预处理,以除去海带表面泥沙,通过淡水浸泡使干海带吸水,细胞组织膨胀便于下一步提取。

Whyte等对海囊藻(*Nereocystis luetkeana*)和巨藻(*Macrocystis integrifolia*)的研究认为,在海带经淡水沥洗后,只能除去无机成分及褐藻糖胶等,而结合态的海藻酸盐是不会游离出来,即便经过较为彻底的沥洗,海藻酸盐还是几乎全部保留下来。

1939 年,Le Gloahec 提出加入甲醛溶液之后海带中的水溶叶绿酸会被固定在海藻组织中,提取液的变色会显著减少。

1964 年,Haug 提出多酚的成分与提取液的变色相关,当褐藻在预处理过程中与稀酸作用时,提取液中存在有能使多酚成分下降的物质。

1967 年,Shah 经过酸处理的海藻的提取率为 13.8%,没经过酸处理的为 13.7%,海藻中的海藻酸以自由酸的形式存在而不是其他文献报道的钙盐形式,所以在提取海藻酸时,酸的预处理并不是必需的。

1968 年,Myklestad 提出海藻酸在海藻中是以钙盐为主的,是各种盐的混合物。他给出了在预处理过程中 Ca^{2+}/H^+ 离子交换反应的细节。他指出交换反应速率取决于酸浓度和粒子大小,搅拌和反应时间与交换反应速率遵循一级反应,反应速率与酸的浓度成对数关系。

1974 年,Duville 认为 67% 的海藻酸是与钙离子和镁离子结合,没有酸预处理冷提取产率为 15.5%,50 ℃热提取产率为 16%,经过酸处理热提取产率为 23%。

1987 年,Hernandez 用酸预处理,海藻酸的产量为 35%。1992 年 Hernandez、Reyes 提出在酸预处理过程中,酸是可以被重复使用的,只是会伴随着钙离子交换率的下降,并不会对海藻酸的产量造成大的影响。

1995 年,Arvizu 用 0.006 M 的盐酸预处理产量为 26.5%。Dora Luz Arvizu-Higuera 等指出海藻酸钠的提取过程伴随着一系列的离子交换过程(式 2-1,式 2-2),从而把存在于海藻细胞壁和细胞基质中的海藻酸成分以海藻酸钠溶液形式提取出:

酸预处理过程:

$$M(Alg)n + nH^+ \longrightarrow nHAlg + M^{n+} \quad (M^{n+} \text{ 为 n 价金属阳离子}) \qquad (式 2-1)$$

碱消化过程:

$$HAlg + Na^+ \longrightarrow NaAlg + H^+ \qquad (式 2-2)$$

实验采用连续流装置预处理过程,从而节省盐酸用量。该研究认为,海带需经过酸预处理过程,才能使海藻酸钠不至于在过高的 pH 环境中提出,由于在高 pH 下海带会产生酚类物质,导致提取物颜色较深,黏度降低。

(二) 碱提取

袁秋萍等提出一种海藻酸钠提取的工艺:用 4%甲醛处理 6 小时,用 2% Na_2CO_3 溶液常温消化 5% NaClO 脱色 6 小时,加 6% HCl 凝胶沉淀海藻酸,最后采用醋酸纤维素分离膜分离,得到的海藻酸钠样品纯度、黏度、色泽等质量均有提高,黏度最高达 414 mPa·s。王孝华等以钙凝-离子交换法为基础,使用浓度为 3% 的 Na_2CO_3 溶液 50 ℃消化 3 小时,海藻酸钠的提取率高达 42.6%。李林等用纤维素柱和葡萄糖凝胶柱纯化海藻多糖,用透析膜脱盐,最后对产物分子量、黏度及电导率进行了研究。

周裔彬等用 0.1 M 的 HCl 75 ℃处理干海带粉 4 小时,用过滤、离心、醇析等方法得到四种海带多糖,指出通过酸液的作用,海带细胞壁破裂,从而使海藻多糖游离出来,提高产率。但作者并未研究所得四种多糖的化学成分,也未考查分子量、黏度等指标。

Tara Sankar Pathak 等用 1.5% 的 Na_2CO_3 溶液在 50~60 ℃与干海带反应 2 小时,稀释后浮选分离,然后加入稀盐酸和不同金属离子分别制得海藻酸和海藻酸盐。

Kalle Truss 等用热提取、冷提取等 3 种方法对爱沙尼亚北部海域(波罗的海)的墨角藻(*Fucus vesiculosus*)进行海藻酸钠的提取,并比较了不同方法提取物的黏度及流变学性质。该研究表明,海藻酸钠的黏度与海藻的收获时间及干燥条件密切相关,流变学性质及产率决定于提取过程中的温度,温度稍有升高就会导致提取的海藻酸钠黏度下降,但提取产率有所提高。

Dora Luz Arvizu-Higuera 等用 10% 的 Na_2CO_3 溶液研究分别在常温及 80 ℃消化 12 小时,过滤后用体积比 1:1 的乙醇沉淀得到海藻酸钠。

Camach 等用 30 g 过 30 目筛的两种不同的马尾藻(*Sargassum cymosum*,*Sargassum sp.*)粉浸泡一晚,在 pH 为 4 的盐酸溶液中搅拌 15 分钟,过滤后加入 200 mL pH 为 10 的 Na_2CO_3 溶液搅拌 2 小时,真空抽滤、醇析、洗涤,50 ℃干燥 24 小时,得出海藻酸钠的产率分别为 15.9%、20.9%,黏度分别为 12.3 mPa·s、21.6 mPa·s。

L. E. Rioux 等选用加拿大魁北克省海域三种褐藻(*S. longicruris*,*A. nodosum*,*F. vasiculosus*)进行海藻多糖的提取,首先在 85 ℃下用 85% 乙醇处理(2×12 小时),然后在 70 ℃下处理(2×5 小时),以除去色素和蛋白质,真空过滤,滤液为海藻淀粉和海藻糖胶混合物,海藻滤渣加入 2% $CaCl_2$ 溶液在 70 ℃处理(3×3 小时),以便沉淀海藻酸与混合液中的海藻淀粉及海藻糖胶分离,离心,滤液为海藻糖胶,取沉淀物加入 0.01 M HCl,使 pH=2,在 70 ℃下处理(3×3 小时),离心出海藻酸,加入 3% Na_2CO_3 溶液在 70 ℃反应(3×3 小时),离心,滤液透析 48 小时,冷冻干燥得海藻酸钠样品。最后对三种褐藻所得的海藻酸钠进行了分子量比较,并用 ^{1}H NMR 分析了三种样品 G/M 组成。

Bjorn Larsen 等研究了埃及红海海域 5 种褐藻(*Cystoseira trinode*,*Cystoseira myrica*,*Sargassum dentifolium*,*Sargassum asperifolium*,*Sargassum latifolium*),海藻 30 ℃干燥一晚,磨碎过 20 目筛,加入 0.5 份 37% 甲醛溶液浸泡,然后加入 50 份 0.2 M HCl 处理,加入 100 份蒸馏水调整 pH 至 7~8,过滤,在滤液中加入 NaCl 调整浓度至 1%。加入和滤液等体积的乙醇沉淀得到海藻酸盐粗品。用 50 份 3% Na_2CO_3 溶液处理沉淀物,过滤,透析滤液,用真空浓缩装置浓缩,加入 NaCl 至浓缩液浓度 1%,再次用等体积乙醇沉淀出海藻酸钠。

表 2-1 列举出的海藻酸钠提取实例,碳酸钠溶液浓度为 1%~10%,处理温度为 23~

表 2-1　海藻酸钠提取实例

提取方法	海藻品种/产地	存在形式	作者
Na_2CO_3 常温处理 12 小时乙醇析出海藻酸钠	巨藻(*Macrocystis pyrifera*)/Bahia Tortugas,墨西哥	海藻酸钙为主,还含有钾、钠、镁海藻酸盐	Dora Luz ArviZU. Higuera
10% Na_2CO_3 溶液 80 ℃/20 ℃下搅拌 2 小时	巨藻(*Macrocystis pyrifera*)/Bahia Tortugas,墨西哥		Dora Luz ArviZU. Higuera
10% Na_2CO_3 溶液 80 ℃下搅拌 2 小时,过滤,分别用了 $CaCl_2$ 和 HCl 法沉淀海藻酸钠	巨藻(*Macrocystis pyrifera*)/Tortugas,墨西哥		Dora Luz ArviZU. Higuera
3% Na_2CO_3 溶液 100 ℃水浴搅拌 30 分钟,加入 100 mL 蒸馏水,过滤,加入异丙醇溶液(1∶4 v/v)析出海藻酸钠	墨角藻(*Fucus vesiculosus*)/爱沙尼亚,北部海域	海藻酸盐以结晶的形式与纤维素共同存在在褐藻纲的细胞壁中,同时细胞间基质也含有海藻酸盐	Kalle Truss
1.5%的 Na_2CO_3 溶液在 50~60 ℃与干海带反应 2 小时,稀释后浮选分离,然后加入稀盐酸和不同金属离子分别制得海藻酸和海藻酸盐	裙带菜(*Undaria pinnatifida*)/韩国		Tara Sankar Pathak
3% Na_2CO_3 溶液在 70 ℃反应(3×3 小时),离心,滤液透析 48 小时,冷冻干燥得海藻酸钠样品	泡叶藻、墨角藻(*Nodosum Resiculosus*、*S. longicroris*)/加拿大,魁北克省海域		L. -E. Rioux
pH 为 10 的 200 mL Na_2CO_3 溶液,在 80 ℃,800 rpm/min 下持续搅拌 2 小时,真空抽滤,加入乙醇,醇析,乙醇洗涤 50 ℃干燥 24 小时	马尾藻(*Sargassum cymosum*)/哥伦比亚,加勒比海海域		Camach
用 50 份 3% Na_2CO_3 溶液处理过滤,透析滤液,用真空浓缩装置浓缩,加入 NaCl 至浓缩液浓度 1%,乙醇沉淀出海藻酸钠	褐藻纲囊链藻属和马尾藻属 5 种海藻(*C. trinode*、*C. mynca.*、*S. dentifolium*、*S. asperifolium*、*S. latifolium*)/埃及红海海域	在海水中存在的各种阳离子以海藻酸盐的形式存在于细胞壁及基质中	Bjorn Larsen
浸泡于 4% Na_2CO_3 溶液中,室温下持续搅拌一定时间,定期取提取液用尼龙纱布过滤,加入 H_2SO_4 溶液酸化析出海藻酸	掌状海带(*Laminariadigitata*)/法国布列塔尼半岛(鲜海带)	占海带干重 30%的髓质中海藻酸盐的含量为 19.8%,占海带干重 70%的皮质中海藻酸盐含量为 23.4%	Vauchel
300 mL 3% Na_2CO_3 溶液 1 小时(3 小时,50 ℃),然后加入 250 mL 水浸泡一晚,离心,加入乙醇冰(1∶1 v/v)	羊栖菜等 3 类褐藻(*S. baccularia*,*S. binderi*,*S. siliquosum*,*T. Conoides*)/马来西亚,森美兰,迪克逊	主要以海藻酸的钙盐形式存在,另外也可能含有钠盐等其他海藻酸盐形式	CheeSwee-Yong
0.5 mol/L 的碳酸钠(pH=11.5),60 ℃搅拌 2 小时,加入蒸馏水稀释,加入硅藻土搅拌 15 分钟离心,然后分别用 HCL/CaCh/乙醇 3 种提取纯化路线提取海藻酸钠	巨藻(*Macrocystis pyrifera*)/巴塔哥尼亚,阿根廷沿海	海藻酸盐以海藻酸的钙、钾、钠盐的形式存在于细胞壁中	Gomez, C. G.

100 ℃,所用的褐藻包括：巨藻(*Macrocystis pyrifera*)、墨角藻(*Fucus vesiculosus*)、裙带菜(*Undaria pinnatifida*)及海带(*Laminari*)等。

（三）提取液杂质分离

由于海带经过碱消化后的提取液比较黏稠，包含纤维素、未溶解的藻体组织等物质，所以会十分容易堵塞过滤介质，如不经大量水稀释无法实现过滤分离。工业上一般配合浮选的方法，在稀释后的提取液中鼓入空气，纤维素、海带表皮等较轻的杂质会跟随气泡浮到表层，泥沙、未溶解的海带组织沉入底部完成初步分离，然后经过过滤完成进一步分离。此种方法分离效率较高，但耗水量巨大，这也是海藻酸钠提取产业中一直存在的问题。实验室提取还可以采用离心的方法完成杂液分离，不用稀释提取液直接可以在较高离心因数条件下完成杂液分离。因为离心因数较高的离心机大多为小型管式离心机，大型螺旋离心机离心因数都较小，所以离心分离法尚未应用到海藻酸钠的工业生产中。

（四）纯化

经分离后的海藻酸钠提取液纯化分离的路线有 3 种：酸析、钙析和醇析，分别利用海藻酸的水不溶性、海藻酸钙的水不溶性和海藻酸钠的醇不溶性完成分离纯化。Cesar G. Gomez 认为钙析的方法需要加入酸性介质，与析出的海藻酸钙发生阳离子交换后再加入碳酸钠中和得到海藻酸钠，所得的海藻酸钠分子量较低，凝胶性能也较差，醇析的方法步骤少，海藻酸钠产率较高，产品流变性好。

（五）其他提取方法

马成浩等提出用酶解法提取海藻酸钠，在 pH 为 5，40 ℃下以柠檬酸钠为缓冲液加入 120 U/g 纤维素酶，用 10% $CaCl_2$ 溶液沉淀得到海藻酸钙，在纤维素酶的作用下使海带细胞壁水解，加速海藻酸钠的溶出，大幅度提高提取率，最高可达 49%（以海藻酸钙计）。杨红霞等在 45 ℃加酶量 90 U/g 反应 18 小时，也得出类似结论。张慧玲等在 pH 为 2.0，温度 65 ℃，液固比 40∶1，提取时间为 3 小时得到粗海藻多糖的浸出率为 8%，采用酶辅助提取法加入木瓜蛋白酶之后提取率上升为 13%。同时多糖中蛋白的除去率为 65.5%。但是由于酶解反应耗费时间较长，纤维素并不能全部水解，并且对温度、pH 要求严格，不适于工业连续生产。

三、海藻酸钠的生产

海藻酸主要工业产品包括海藻酸钠、海藻酸钾、海藻酸钙、海藻酸铵等，其中海藻酸钠已经成为全球产销量最大的海藻化工产品。海藻酸盐是 1881 年由英国人 Stanford 首次从狭叶海带中提取发现的，并指出海藻酸盐具有潜在的商业用途。在经过近 50 年发展后，美国 Kelco 公司于 1929 年开始大量生产海藻酸盐工业商品。

此后,欧美、日本和澳大利亚等地区相继拥有海藻酸盐生产企业。随后,以海藻酸盐为主导的海藻化工业不断发展壮大,尤其是在 20 世纪 80 年代之后,海藻酸盐由于独特的凝胶性、增稠性、乳化性和生物活性,其在各个行业的应用范围不断拓展,逐渐成为提高人们生活水平和健康水平的优质海藻化工产品。

海藻酸钠是海藻酸化工业的主要产品(图 2-1),每 5 吨海带原料能产出 1 吨海藻酸钠产品,生产 50~60 吨海藻酸钠的原料可联产甘露醇 20~25 吨,精碘 1 吨。我国海藻酸钠的生产工艺,在 20 世纪 70 年代中期以前有酸化法、钙化法两种,钙化法产品质量和收率优于酸化法。进入 80 年代以后,全部改用钙化法。海藻酸钠有液相、固相两种,按用户要求,对生产工艺和技术指标作不同处理,工艺流程基本相同。海藻酸钠的工业级质量标准分一、二、三等级,食品级、药用级均属优级品。

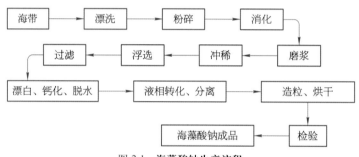

图 2-1　海藻酸钠生产流程

Gustavo Hernandez-Carmona 等对中试规模从巨藻中提取海藻酸钠进行了研究。该研究包括:酸预处理对海藻酸钠产量和品质的影响、碱处理条件和分离提取液中不溶物的方法、沉淀海藻酸盐和漂白海藻酸钙沉淀转变为海藻酸的研究、海藻酸转变为海藻酸钠及干燥粉碎的研究。研究指出,最佳的过滤稀释黏度为 45 mPa·s。在滤液过滤到沉淀釜中的同时,加入 10% $CaCl_2$ 溶液反应得到海藻酸钙,沉淀用 165 cm×80 cm×29 cm(长×宽×高)的金属滤床过滤(过滤面积 1.32 m^2),然后用 700 mL 5% 次氯酸钠漂白脱色,用 pH 为 2、1.8、1.8 的 HCl 处理三次,使海藻酸钙转化为海藻酸。加入乙醇溶液至浓度为 45%,加入 Na_2CO_3 粉末调节 pH 至 7 得到海藻酸钠,所得海藻酸钠黏度为 305~402 mPa·s。

目前我国的海藻酸加工生产企业均分布于沿海一带,主要集中在山东、江苏等省,其中山东省的海藻酸钠产量约占全国总产量的 85%,青岛明月海藻集团有限公司是全球最大的海藻酸盐生产基地,年产海藻酸盐产品 1.6 万吨。目前我国海藻酸盐年生产能力约为 3.5 万吨,占世界总生产能力的 60%,但是大部分产品属附加值较低的工业级产品,食品级及医药级产品生产能力仅 8 000 吨左右,占总产量的 22.8%。相比之下,国外发达国家的海藻酸加工企业的食品级和医药级产品一般占总产量的 60% 以上,产品具有较高的附加值。

目前我国的海藻酸产业还存在着产品种类单一、质量低、效益低的问题。大多数企业自主创新能力差，没有自己的技术力量，很难与国外同类产品竞争。目前国内多数厂家生产的中黏度胶，其售价在几类海藻酸产品中是最低的，加上生产成本高，质量欠优，竞争激烈，效益不理想，已不能适应出口和内销的需求。

第二节 · 海藻酸钠提取分离工艺

海藻酸钠的提取分离方法经过近百年的发展演变，在工业生产中开发出了很多种从海藻植物中提取海藻酸钠的方法。由于海藻原料的复杂多样性，海藻酸钠的生产工艺参数不会一成不变，为了保证生产出符合质量标准的产品，对工艺指标的即时调整和中间控制十分重要。本文所列举的各步工艺指标和参数是根据一个较广泛和普遍的适用范围来制订的。典型的海藻酸钠的提取方法有三种，即酸凝-酸化法、钙凝-酸化法、钙凝-离子交换法。下面简单地介绍一下这三种提取方法的工艺流程及基本原理。

一、酸凝-酸化法

该提取方法的提取过程如下。

（1）浸泡。加 10 倍于海藻重量的水，在常温下浸泡 4 小时。浸泡结束后，取出海藻，用水洗涤直至洗涤液为无色。

（2）消化。将切碎的海藻在一定温度下，加入一定浓度、一定体积的 Na_2CO_3 溶液进行消化，使海藻中不溶性的海藻酸盐转化成水溶性的海藻酸钠后溶解，进入提取液。

（3）过滤。消化后，海藻变成糊状，比较黏稠，此时需加入一定体积的水将糊状液体稀释，再过滤。

（4）酸凝。将过滤后的料液加水稀释，再往料液中缓慢加入稀盐酸至开始有絮状沉淀，调节 pH 为 1～2，海藻酸即凝聚成酸凝块。去清液，留下酸凝块。

（5）中和。在常温下，边搅拌边加入一定浓度的碳酸钠溶液溶解酸凝块，直至 pH 为 7.5 时中和完成。

（6）析出海藻酸钠。往中和后的溶液中加入一定量的浓度为 95% 的乙醇，析出白色的沉淀。由于海藻酸钠易溶于水，不溶于乙醇，为了得到尽可能多的海藻酸钠产品，可以用乙醇将部分溶解在水中的海藻酸钠一并析出，提高提取率。

（7）最后经过滤、干燥、粉碎即可得到海藻酸钠产品。

在以上描述的工艺流程中,酸凝的沉降速度很慢,需要 8～12 小时,而且胶状沉淀的颗粒也很小,不容易过滤。生产的中间产物海藻酸不稳定,易降解,因此所得到的产品收率和黏度都比较低。

二、钙凝-酸化法

该提取方法的提取过程包括浸泡、切碎、消化、稀释、过滤、洗涤、钙析、盐酸脱钙、碱溶、乙醇沉淀、过滤、烘干、粉碎、成品。该提取方法的其他步骤与酸凝-酸化法相同,只有以下两步不同:①钙析,将滤液用盐酸调节至 pH 为 6～7,加入定量 10％的 CaCl₂ 溶液,进行钙析;②盐酸脱钙,将钙凝得到的海藻酸钙经水洗除去残留的无机盐类后,用一定体积的 10％左右的稀盐酸酸化 30 分钟,使其转化为海藻酸凝块,去清液,留下酸凝块。在此工艺流程中,钙析的速度比较快,沉淀颗粒也比较大。但在脱钙过程中,由于采用盐酸洗脱的方式,生产的中间产物海藻酸不稳定,易降解,因此所得到的产品收率和黏度都不是很高。

三、钙凝-离子交换法

该提取方法的提取过程包括浸泡、切碎、消化、稀释、过滤、洗涤、钙析、离子交换脱钙、乙醇沉淀、过滤、烘干、粉碎、成品。该提取方法的其他步骤与钙凝-酸化法相同,只是采用了离子交换脱钙,即将钙析后的产品过滤后,再往里加入一定量浓度为 15％的 NaCl 溶液脱钙,反应方程式如下:

$$(C_5H_7O_4COO)_2Ca + 2NaCl \longrightarrow 2C_5H_7O_4COONa + CaCl_2 \qquad (式 2-3)$$

该方法利用离子交换生成海藻酸钠,由于盐析作用而不溶于交换液中,仍为絮状凝胶。最后经过滤、干燥、粉碎即得成品海藻酸钠。在此工艺流程中,钙析的速度比较快,沉淀颗粒也比较大。采用离子交换脱钙法所得的产品收率较高,可以达到 42.6％。海藻酸钠的黏度可以达到 2 840 mPa·s,远高于目前国际上工业产品的黏度(150～1 000 mPa·s),而且所得产品均匀性好,储存过程中黏度稳定。

四、其他方法

除了以上提到的传统的加碱提取方法外,电解法和电渗析法也以其所得产品的良好的品质在工业生产中占有一席之地。但由于电解法和电渗析法耗能高及设备复杂,而传统加碱法的设备简单、操作方便、耗能低,使其仍有很大的实用价值。目前被普遍承认并为国内外所应用的工业制造海藻酸钠的方法是用碳酸钠处理海带,消化其细胞壁,使海藻酸析出,然后进行进一步分离提纯。

五、经典工艺流程

下面将从海藻植物中提取海藻酸的工业加工过程进行详细介绍,图2-2显示了一个典型的工艺流程图。总的来说,工业上从海藻植物中提取海藻酸的过程包括17道工序,具体为浸泡切菜、水洗、稀释、粗滤、发泡、漂浮、精滤、钙析、脱钙、压榨、中和、捏合、造粒、烘干、粉碎与混配、包装。

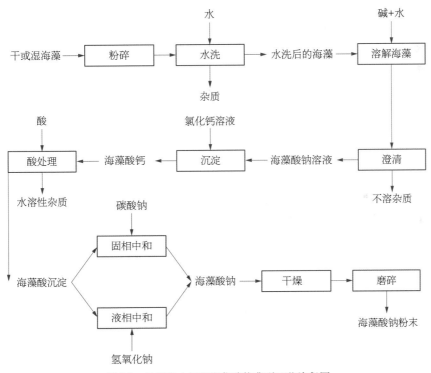

图2-2 从海藻中提取海藻酸的典型工艺流程图

(1)浸泡切菜:浸泡的目的是将海藻软化,同时可将海藻表面所含的碘和甘露醇等可溶性成分浸出,以进行这两类物质的提取。切菜的目的是便于菜和消化处理。

(2)水洗:水洗的目的是洗去海藻中的糖胶和表面的泥砂等杂质,使后续提取更容易进行。水质、水量、洗涤次数和方法都对洗涤效果有影响。

(3)消化:海藻中的海藻酸主要以海藻酸钙和部分镁、铁、铝等金属盐形式存在。加入纯碱可使藻体细胞壁膨胀破坏。同时碳酸钠溶液将不溶性海藻酸钙分解为可溶性的钠盐而被提取出来，这过程在生产上称"消化"。

消化过程的化学反应式如下（以钙盐为例）：

$$[(C_5H_7O_4COO)_2Ca]_n + nNa_2CO_3 \longrightarrow 2[C_5H_7O_4COONa]_n + nCaCO_3 \downarrow \quad （式 2-4）$$

（4）稀释：稀释的目的是使消化后的流动性差的高黏度海藻酸钠浆液通过水的稀释和进一步溶解成为均匀的、流动性好的低黏度的胶液，使过滤和澄清过程更容易进行。稀释过程，必须严格掌握用水量，根据消化液黏度的不同加入不同倍数的水，以便获得同样黏度的稀释液。

（5）粗滤：粗滤的目的是去除胶液中较大的固体颗粒，便于漂浮处理。

（6）发泡：根据空气在水中的溶解度随压力增加而增大的工作原理，大量空气溶于胶液中，一旦压力撤销，溶液胶液中的空气急剧地释放出来，在胶液中形成大量均匀的小气泡，胶液中较小的杂质随气泡悬浮到液面而分离出来。

（7）漂浮：将乳化后的胶液放入漂浮罐中，胶液中的小气泡附着在细小残渣的表面，利用浮力带动其浮到胶液表层，同时相对密度较大的泥沙沉至罐底，达到澄清分离的目的。

（8）精滤：经过漂浮所得的清胶液，还含有少量微小的悬浮残渣或不溶物，必须进一步过滤，才能符合产品的要求。

（9）钙析：经精滤后的胶液含海藻酸钠 0.15% 左右，加入氯化钙溶液使水溶性的海藻酸钠转变为水不溶性的海藻酸钙凝胶而浓缩析出，这个过程称"钙化"。钙化反应是一个可逆反应：

$$2C_5H_7O_4COONa + CaCl_2 \longleftrightarrow (C_5H_7O_4COO)_2Ca + 2NaCl \quad （式 2-5）$$

（10）脱钙：用盐酸与海藻酸钙反应，使其转化为海藻酸，这一反应过程称为脱钙，其反应式如下：

$$(C_5H_7O_4COO)_2Ca + 2HCl \longrightarrow 2C_5H_7O_4COOH + CaCl_2 \quad （式 2-6）$$

（11）压榨脱水：含有大量水分的海藻酸凝胶，在脱水不充分时，会造成后道干燥工序费用提高和干燥时间延长，引起产品黏度下降等弊病。工业上必须采用机械方法尽可能地把水排去。此工序得到海藻酸中间品，可以作为海藻酸成品的原料，也可以转入下一步进行中和，生产海藻酸盐或作为生产藻酸丙二醇酯（propylene glycol alginate，PGA）的原料。

（12）中和：把海藻酸与 Na_2CO_3 或 NaOH 反应后可以得到海藻酸钠，工业上可以采用以下两种方法生产海藻酸钠。

1）固相法是通过加碱中和海藻酸，使其转化为海藻酸钠，反应式为：

$$2C_5H_7O_4COOH + Na_2CO_3 \longrightarrow 2C_5H_7O_4COONa + H_2O + CO_2 \uparrow \quad （式 2-7）$$

2）液相法是以酒精为介质，用 NaOH 中和海藻酸，反应式为：

$$C_5H_7O_4COOH + NaOH \longrightarrow C_5H_7O_4COONa + H_2O \qquad (式 2-8)$$

在此反应过程中，酒精还起到脱水和精制的作用。

（13）捏合：为进一步加强两种物料接触和相互作用而使反应趋于完全程度，应将混合好的物料进行捏合。

（14）造粒：造粒的目的一方面是改变成品的表面特性，使其从纤维状变为颗粒状。另一方面可进一步提高中合转化效果，有利于提高产品的稳定性。

（15）烘干：中和转化好的湿海藻胶含水量在 68% 左右，此物料必须进行干燥，使水分含量降至 15% 以下，以利于产品的长期保藏。

（16）粉碎与混配：将烘干后的半成品通过粉碎与混配达到要求的性能指标，满足不同用户的需要。

（17）包装：经除铁器除铁后包装。产品在存放运输过程中注意防潮、防热、防氧化剂、防暴晒。

第三节 · 海藻酸盐生产设施及过程控制

随着现代技术的发展，海藻酸盐工艺生产中逐渐引入化工单元操作，促进海藻加工工业迅速向大规模、连续化、自动化的生产发展，化工操作中提取、过滤、纯化、脱水、干燥、混合及粉碎等单元在褐藻胶生产中占有相当重要的地位。但由于海藻酸盐加工过程中液体成分及流变性的复杂多变，海藻酸盐生产过程的单元操作与化工的单元操作既有通用性，又有其特殊性，需要经过广泛的实践积累才能广泛应用。

一、海藻酸盐生产设施

目前，世界各国生产海藻酸盐的工艺流程基本相似，主要差别在于单元设备，而设备的性能和处理方式的不同直接影响海藻酸盐的收率和品质。选择设计合理的单元设备是提升海藻酸盐生产水平的关键，下面简要介绍海藻酸盐的主要生产设施。

（一）输送泵

褐藻胶生产过程中通常采用离心泵。离心泵属经流式泵，其叶轮上有若干弯曲的叶片，片与片之间形成液体的流道。叶轮旋转时,叶片将原机械能传给液体,液体以轮为中心沿半径方向流向外周,因流道渐扩,部分动能转化为压力能,达到液体输送目的。一般离心泵都采用封闭式叶轮,效率高,适于输送清洁液体,例如稀释和过滤后的胶液。半开式或敞开式则适用于输送含有杂质的液体,例如海藻消化液和海藻-水混合物等。

(二) 预处理设施

海藻酸盐生产所使用的海藻原料来源与品种不同,藻体自身的形态特征及生长环境的不同使其表面附着的杂质不同,因此原料的浸泡、清洗过程差异明显,在目前工业生产中,原料的预处理环节自动化程度仍然偏低,提高浸泡洗菜效率对后期产品的品质、收率意义重大。

(1) 泡菜、洗菜:藻体的浸泡和冲洗由大型的鼓动式罐、空气管道、输送泵及沥水器等构成。泡菜及冲洗罐底部可通入压缩空气,使洗涤原料产生剧烈翻动,同时罐内带有搅拌叶,可进行多维度搅动,充分洗涤物料。罐底的出口由泵连水带物料一起打入沥水器,排除污水,如此反复操作,达到清洗效果。

(2) 切菜:为了适应洗涤或提取工艺的要求,需要对大型的海藻进行切割或切碎处理。切菜机可使被切物料有比较固定的大小,适合浸洗后海藻物料,处理量大,结构简单。

(三) 消化设施

消化设施主要是由消化罐、泵及磨浆机等构成。消化罐是海藻酸盐生产的重要设备,最常见为附机械搅拌器的容器,多为圆柱体,顶部可开放,底部多为半圆形或锥形,可消除搅拌时造成的液流死角。消化的加热方式通常为直接蒸汽加热或夹层加热。消化后的黏稠物料直接从罐底出料管通过泵输送。

(四) 发泡设施

在进入漂浮之前,一般将胶液进行加压溶气,主要在溶气罐中进行。根据空气在水中的溶解度随压力增加而增大的工作原理,当高压气体与液体进入溶气罐后,经过填料充分混合,大量空气溶于液体中,一旦压力撤销,溶于液体中的空气急剧释放,在液体中形成大量均匀小气泡,使液体呈乳化状态。溶气罐由罐体、填料层、出口减压阀等构成,填料层可扩大液体与空气接触面积,强化溶气效果,缩短时间,使进入溶气罐的高压空气与液体充分混合溶解。

除了加压溶气法外,常用的发泡设施是盘击式发泡器。它的主轴上装有一个固定钢质圆盘,当圆盘高速运转可产生离心作用,使吸入空气与液体密切混合,将非连续的空气破碎成小气泡而均匀分散在液体中,达到乳化的效果。

（五）漂浮设施

实现漂浮分离的设施通常为圆柱形或长方形捎带坡度的水池,其操作方式可分间歇式或连续式。间歇式是将漂浮液注入池内,经一定时间,待悬浮微粒全部浮于池面上,形成明显的漂浮层与澄清液分界时,由池底分别排放出清液和浮渣层。连续式是将被处理的胶液连续流入漂浮池,调整流速与漂浮池长度,保证悬浮颗粒充分浮于池面,澄清液可连续定量自池底释放,而顶面的渣层可用刮板不断刮出。

（六）过滤设施

海藻酸盐生产的过滤设施多种多样,根据过滤介质的不同分为筛网介质过滤、滤布介质过滤、预涂助滤层介质过滤、多孔陶瓷过滤;也可以根据推动力不同,分为重力过滤、加压过滤、真空过滤。目前应用较多的包括履带式过滤机、板框过滤机、预涂料转鼓真空过滤机等。

（七）钙化和脱钙设施

连续钙化和脱钙装置由罐体、搅拌器、流槽、老化池、脱钙罐和沥水器等构成。罐体采用耐酸硬质塑料材料制造,物料流入罐底通过剧烈搅拌反应后,从灌顶流出,经流槽和老化池,使钙析完全,达到胶水分离。废水由老化池底部排出,钙化凝胶由刮板刮出,粉碎后进入一级、二级脱钙罐和沥水器,最后通过水洗后排出。

（八）脱水设施

含有大量水分的海藻酸凝胶,需要充分脱水,便于后面中和工序反应顺利进行。工业上采用螺旋脱水机,物料从进料箱均匀加入,进机后的物料在螺旋旋转叶片推动下延轴向前进,在挤压力作用下进行机械脱水。

（九）中和反应设施

1. 液相中和反应

液相中和反应罐是由平底罐体、搅拌器和导流筒构成。搅拌器旋桨直径约为罐体直径的一半,其高速转动可造成料液的螺旋状运动,并使其受到强烈的切割或剪切,促进反应介质的充分接触。

2. 固相中和反应

固相中和采用捏合机是利用机体内两只以相反方向转动的元件的混合运动,达到物料移动和局部捏合、拉延及折叠的效果。机体可以为矩形或锥形,矩形底部可容纳两只转动桨叶的两个半圆槽,数个机体装在另一个固定转轴上,可以倾侧,以便卸空;锥形在容器底部装有搅拌桨,转速较高,可充分切割、破碎、混合物料,达到中和的目的。

（十）造粒设施

造粒一方面改变物料的表面特性,使其从纤维状变为颗粒状,有利于后续干燥,另一方面进一步提高捏合转化效果,提高产品的黏度稳定性。

（十一）干燥设施

海藻酸盐生产中的干燥设备常采用流化床干燥器,又称沸腾床干燥器,是一种使颗粒固体与气体接触而转变成类似流体态的设备。空气既是流化介质,又是干燥介质。这种方法干燥速度快,干燥均匀,容易控制。

（十二）粉碎设施

粉碎是利用机械力使物料破碎成一定粒度大小的操作。海藻酸盐的粉碎与其强度、硬度、韧性、含水量等物理性质有关。选用的粉碎设备需要综合考虑上述因素,不同的设备粉碎能力不同,同时工作过程中产生热量不同,会对海藻酸盐的黏度有明显的影响。目前常用的粉碎设备包括冲击剪切式的锤式粉碎机、盘击式的粉碎机或挤压剪切式的辊磨机等设备。

二、海藻酸盐生产的过程控制

海藻酸盐生产中间控制是为了保证工序质量,根据全过程控制的原理,工序质量是下工序质量和产品质量及产量的保证。同时在实际生产过程中,各工序的控制都需要从原料特色和产品需求出发,灵活调整控制指标,制备产品。

浸泡控制点主要为浸泡时间,其目的是确保藻体遇水溶胀,同时藻体表层的物质溶解于水中,便于作为副产物分离出来。

消化是海藻酸盐生产工艺非常关键的一步,其控制点为消化时间、消化温度以及 Na_2CO_3 的浓度,通过消化,藻体的细胞壁膨胀破坏,同时不溶性的海藻酸盐复分解为可溶性的钠盐,这样海藻酸盐就被初步提取出来了。不同品种的海藻消化条件不同,需要根据海藻原料表皮的坚韧程度、库存的时间等因素,来预估消化参数,实现海藻酸盐的充分释放。

过滤的目的是除去消化液中的杂质,根据采用的过滤设备不同,其控制点也不同,传统的海藻酸盐提取工艺通过稀释、粗滤、发泡、漂浮、精滤的控制点较多,比如稀释过后胶液的稠度、过滤采用的滤网目数等,都是过滤中不可忽略的中间控制点。

为了进一步处理过滤过后仍是不纯的海藻酸钠胶液,我们通常会使用钙析的方式加入适量的氯化钙使海藻酸转化成为水不溶行的海藻酸钙,我们在生产中称这个过程为钙化,钙化的控制点为氯化钙的浓度。通常情况下,物料的黏度不同,所消耗的氯化钙物质的量也不同,一般来说,高黏度的物料所消耗的氯化钙高于低黏度的物料所消耗的氯化钙。

脱钙的控制点为盐酸的浓度及用量,可以采取检测废酸水 pH 的方式得知盐酸的消耗,在生产过程中应当注意的是所使用的盐酸的 pH 通常在 2 左右。

脱水无论是采用油压机压榨还是螺旋压榨等方式,一般来说通常要求酸块的含水量在70%左右,酸块水分的含量将直接决定后续生产过程中各项化工原料以及能源的消耗情况,同时也会影响产品的相关质量指标。

中和分为固相中和与液相中和,无论是液相中和还是固相中和,它们的控制点都是加碱量以及最终点的真实 pH,值得说明的是液相中和乙醇(酒精)的浓度和用量也是重要的中间控制点之一。

在海藻酸钠后续的生产中主要是将产品烘干以及磨粉,后续生产不再涉及化学变化,烘干的中间控制点为温度、烘干时间以及终点产品的水分,磨粉的中间控制点为产品的细度。

我国海藻酸盐工艺的控制同发达国家相比比较落后,许多的企业生产对工艺过程的控制点仍采用检测和间歇式手控方式,采用连续自动化控制是海藻酸盐工业技术进步的重要发展方向。目前国内最大的海藻酸盐生产企业青岛明月海藻集团新建的海藻酸盐加工生产线,已经实现了泡菜、洗菜、消化、钙化脱钙等工序的自动化控制,工艺技术水平居世界前列。

第四节 · 海藻酸盐的质量控制

我国海藻酸盐产业发展迅速,产量日益增加,目前国内已有全球最大的还是酸盐生产企业,全球市场占有率达到 30%,国内市场占有率达到 40%。同时海藻酸盐产品的应用领域不断扩展,这对海藻酸盐的产品品质要求日益提高,对海藻酸盐的质量控制日益严格,导致其检验分析任务日益繁重。为了解决这个问题,保证产品数据的及时、准确、可靠,检测方法需不断升级,向精准、简便、快捷的方向发展,并充分利用高端仪器设备,缩短检测时间,提高分析准确性。

一、海藻酸盐在各行业中的质量标准

海藻酸盐在各行业中的质量控制是对生产过程中的原辅料、半成品和成品进行定性、定量以及仪器分析,保证产品的质量与规格要求,同时对生产过程中重点关键工序进行中间控制或指标分析,提高原料的利用率,减少不合格产品。

（一）工业级海藻酸盐的质量标准

海藻酸盐在工业中主要应用在印染、造纸、电工和化工等行业,在这些工业用途中的质量控制标准为中国农业部颁布的 SC/T 3401-2006,该标准用于控制工业级海藻酸盐产品的质量,具体内容见表 2-2。在该标准的基础上,依据自身产品的特点,企业可以确定相应的产品标准。如表 2-3 为海藻酸盐作为印染添加剂的企业质量标准。

表 2-2 SC/T 3401-2006 标准的具体要求

序号	项目	指标
1	黏度(mPa·s)	标准中未规定
2	色泽	白色至浅黄色或浅黄褐色
3	水分(%)	≤15.0
4	水不溶物(%)	≤0.6
5	黏度下降率(%)	≤20.0%
6	pH	6.0~8.0
7	含钙量(%)	≤0.4

表 2-3 海藻酸盐作为印染添加剂的企业质量标准

序号	技术项目	技术要求
1	粒度	40 目筛能够 100%通过(通过时间为 1 分钟)
2	黏度(1%浓度的溶液)	低黏度:50~<150 mPa·s 中黏度:≥150~400 mPa·s 高黏度:≥400~800 mPa·s
3	水分含量(%)	≤15.0
4	灰分含量(%)	≤30.0
5	pH	6.0~8.0
6	含钙量(%)	≤0.4

（二）食品级海藻酸盐的质量标准

食品级海藻酸盐在食品领域中的应用主要利用了海藻酸盐的四种性质：稳定性、增稠性、水合性和凝胶性。食品是一种直接关系到人民身体健康的产品,海藻酸盐作为食品中的添加剂必须进行有效的质量控制。我国颁布的用于控制作为食品添加剂的海藻酸盐产品的标准为 GB 1976–2008，具体内容见表 2-4。

表 2-4　GB 1976–2008 的具体内容

序号	技术项目	技术要求
1	色泽及性状	乳白色至浅黄色或浅黄褐色粉粒或粒状
2	黏度(mPa · s)	标准中未做规定
3	pH	6.0～8.0
4	水分含量(%)	≤15.0
5	灰分(以干基计)(%)	18～27
6	水不溶物(%)	≤6.0
7	透光率(%)	应符合规定(依据要求而定)
8	铅(mg/kg)	≤4.0
9	砷(mg/kg)	≤2.0

在该国家标准的基础上，国家对海藻酸钠、藻酸丙二醇酯的质量控制又做了进一步的要求，分别颁布了 GB 1886.243–2016 和 GB 1886.226–2016 来控制这两种添加剂的质量。

（三）药物辅料用海藻酸盐的质量标准

海藻酸盐在医药领域的应用有制作牙科印模材料、止血剂、对放射性元素及有害金属的阻和排作用、药膏、药片及其制剂等。我国将海藻酸盐产品应用于医药领域的时间较晚，目前主要执行《中国药典》(2010 年版)药用辅料部分新增品种和修订[9005–38–3]中的规定，具体内容见表 2-5。

表 2-5　《中国药典》(2010 年版)[9005–38–3]海藻酸钠的具体内容

序号	项目	指标
1	性状	白色至浅棕黄色粉末，几乎无臭，无味 在水中溶胀成胶体溶液，在乙醇中不溶
2	鉴别试验	与氯化钙溶液混合生成胶状沉淀 与稀硫酸混合生成胶状沉淀 与含 1,3-二羟基萘的乙醇＋盐酸＋异丙醚混合后的溶液显深紫色 炽灼残渣加水后显钠盐的鉴别反应
3	氯化物	≤1.0%
4	干燥失重	≤15.0%

续 表

序号	项目	指标
5	炽灼残渣	30.0%～36.0%
6	重金属(以铅计)	0.004%
7	砷盐	0.000 2%
8	微生物限度	细菌总数≤1 000 个/g；霉菌及酵母菌≤100 个/g；大肠埃希菌 0 个/g；沙门菌 0 个/10 g

该药典标准的内容与食品级国家标准 GB 1976 - 2008 中控制项目大致相似，两份标准均对海藻酸盐产品中可能存在的各种有害健康的杂质含量进行了限定。

（四）组织工程用海藻酸盐的质量标准

目前国内市场上还没有声称符合医疗器械级的海藻酸钠产品，表 2-6 中列出了海藻酸钠作为组织工程医疗产品的产品标准。

表 2-6　用作组织工程医疗产品的海藻酸盐产品标准

序号	项目	指标
1	性状	白色或淡黄色粉末状固体
2	鉴别	傅里叶变换红外光谱典型特征峰(cm^{-1})：3 375～3 390(b)，1 613(s)，1 416(s)，1 320(w)，1 050～1 125(b)，903(m)，600～710(b)
3	结构组成	^{1}H-核磁共振图谱与对照图谱一致
4	平均分子量及其分子量分布	平均分子量应符合产品标示值并注明检测方法 分子量分布值在 1.0～3.0
5	干燥失重	≤15.0%
6	灰分	18.0%～27.0%
7	重金属含量	总含量(以铅计)≤0.004%，其中：砷含量≤0.001 5%，铅含量≤0.001%
8	蛋白质含量	≤0.3%
9	细菌内毒素	≤0.5 EU/mL
10	微生物限度	细菌总数≤200 CFU
11	细胞毒性实验	≤1 级
12	皮内刺激试验	原发性刺激指数(PⅡ)应不大于 0.4
13	致敏试验	应无皮肤致敏反应
14	急性全身性毒性	应无急性全身性毒性

续 表

序号	项目	指标
15	溶血试验	溶血率≤5%
16	植入试验	皮上植入 14 天、30 天和 90 天,组织反应与阴性对照无显著差异
17	遗传毒性试验	应无遗传毒性

该行业标准之所以对生物相容性试验指标做出规定,原因在于该标准适用于制备组织工程医疗产品及外科植入物的海藻酸钠,至于其他非植入性的医疗器械产品,企业可参考 GB/T 16886.1 选择相应的评价试验项目,从而确保作为医疗器械产品的生物安全性要求。

随着各国对海洋资源及产物的开发和研究的大力支持,国际社会对海藻酸盐类医用产品的重视度越来越高,为便于对各种医用海藻酸盐产品进行有效的质量控制并促进海藻酸盐医用产品行业的健康有序发展,美国和欧盟相继提出了对海藻酸盐的技术控制指标。表 2-7 是欧洲、美国和中国药典的药品级海藻酸钠标准的对比,表 2-8 是国内外医疗器械级海藻酸钠标准的对比。

表 2-7 海藻酸盐国内外药品标准比较

检测项目	《欧洲药典》(EP7.0 版)	《美国药典》(USP35 - NF30)	《中国药典》(2010 年版,二部)
性状鉴别	白色至浅棕黄色粉末,缓慢溶于水形成黏性胶体溶液,几乎不溶于乙醇(96%)	—	白色至浅棕黄色粉末,几乎无臭,无味。在水中溶胀成胶体溶液,在乙醇中几乎不溶
	取 0.2 g 本品溶解于 20 mL 水中,于 5 mL 上述溶液中加 1 mL 氯化钙溶液生成大量胶状沉淀	往 5 mL 1%的本品溶液中加入 1 mL 氯化钙溶液,立即生成大量胶状沉淀	取本品 0.2 g,加水 20 mL,时时振摇至分散均匀。取溶液 5 mL,加 5%氯化钙溶液 1 mL,生成大量胶状沉淀
	10 mL 上述溶液中加 1 mL 稀硫酸生成大量胶状沉淀	往 10 mL 1%的本品溶液中加入 1 mL 4N(2 mol/L)硫酸,生成大量胶状沉淀	取上述鉴别项下供试品溶液 5 mL,加稀硫酸 1 mL,生成大量胶状沉淀
	5 mL 本品加水 5 mL,加新制 1,3-二羟基萘乙醇溶液(10 g/L)1 mL 和盐酸 5 mL,煮沸 3 分钟,冷却。加水 5 mL 与异丙醚 15 mL,振摇。同时做空白试验。与空白组比较,实验组异丙醚萃取层呈现紫色较深		取本品约 10 mg,加水 5 mL,加新制的 1% 1,3-二羟基萘乙醇溶液 1 mL 和盐酸 5 mL,煮沸 3 分钟,冷却。加水 5 mL 与异丙醚 15 mL,振摇。同时做空白试验。上层溶液应显深紫色
	硫酸灰分溶于 2 mL 水中,溶液显钠盐鉴别反应		取炽灼残渣项下的残渣,加水 5 mL 使溶解,显钠盐的鉴别反应
含量	—	90.8%～106.0%(平均当量 222.00,按干燥品计算)	—
	浊度不超过Ⅱ号浊度标准液;颜色不深于相应颜色		

检测项目	《欧洲药典》(EP7.0 版)	《美国药典》(USP35－NF30)	《中国药典》(2010 年版,二部)
溶液外观	6 号色	—	—
钙	≤1.5%	—	—
干燥失重	≤15%	≤15%	≤15%
灰分	硫酸灰分 30.0%～36.0%(按干燥品计算)	总灰分 18.0%～27.0%(按干燥品计算)	按干燥品计算,遗留残渣应为 30.0%～36.0%
重金属	≤20×10⁻⁶	砷盐≤1.5×10⁻⁶,铅≤0.001%,以铅计的重金属总量≤0.004%	以铅计的重金属总量≤40×10⁻⁶,砷盐≤0.000 2%
氯化物	≤1.0%	—	≤1.0%
微生物限度	总需氧菌≤10³ CFU/g;总霉菌及酵母菌≤10² CFU/g;不得检出大肠埃希菌和沙门菌	细菌总量≤200 CFU/g,不得检出沙门菌和大肠埃希菌	每 1 g 供试品中细菌数≤1 000 个,霉菌及酵母菌≤100 个,不得检出大肠埃希菌;每 10 g 供试品不得检出沙门菌
表观黏度(可选)	配制 10 g/L 的溶液(按干燥品计算),在 20 ℃以 20 r/min 的转速测其动态黏度	—	—

表 2-8　国内外海藻酸钠医疗器械标准比较

检测项目	ASTM F2064－2006	YY/T 0606.8－2008
性状	—	白色或淡黄色粉末状固体
鉴别	方法一:《美国药典》中的方法 方法二:傅里叶变换红外光谱典型特征峰(cm⁻¹):3 375～3 390(b),1 613(s),1 416(s),1 320(w),1 125(b),1 089(b),1 031(s),948(m),903(m),811(m)	傅里叶变换红外光谱典型特征峰(cm⁻¹):3 375～3 390(b),1 613(s),1 416(s),1 320(w),1 050～1 125(b),903(m),600～710(b)
组成与序列结构	高分辨率¹H 和¹³C-核磁共振光谱(NMR)法:典型的核磁共振图谱	¹H-核磁共振图谱与对照图谱一致
平均分子量	方法一:依据特性黏度测定 方法二:分子排阻色谱法结合多角度激光散射仪测定	平均分子量应符合产品标示值并注明检测方法
多分散性	取决于最终用途和分子量的影响程度,通常范围为 1.5～3.0	分子量分布值在 1.0～3.0
水溶液黏性	测试需控制温度、浓度、离子强度、分子量等	—
干物质含量	重量分析法:105 ℃干燥 4 小时	≤15%
灰分	重量分析法:800 ℃灼烧至少 6 小时	总灰分:18.0%～27.0%(基于干物质计算)
内毒素含量	凝胶法、终点分析法、动力学分析法	≤0.5 EU/mL
蛋白质含量	基于荧光的 NanoOrange™ 蛋白质定量分析法	≤0.3%

续 表

检测项目	ASTM F2064 - 2006	YY/T 0606.8 - 2008
重金属	《美国药典》中的方法：比色法,重金属含量(以铅计)不能超过一定限值	以铅计的重金属总量≤0.004%,砷盐≤0.00015%,铅≤0.001%(质量分数)
微生物限度	微生物测试相关方法	细菌总量≤200 CFU
细胞毒性试验	—	细胞毒性反应不大于1级
皮内刺激试验	—	原发性刺激指数(PH)不大于0.4
致敏试验	—	应无皮肤致敏反应
急性全身性毒性	—	应无急性全身毒性
凝血试验	—	溶血率不大于5%
植入试验	—	皮下植入14天、30天和90天,组织反应与阴性对照无显著差异
遗传毒素试验	—	应无遗传毒性

二、海藻酸盐的检测分析

海藻酸盐的检验分析包括物理、化学和微生物三个方面,物理性质的检测包括色泽、粒度、黏度、透明度、pH等;化学方面的检测包括重要成分含量的检测,如重金属含量、钙含量、不溶物含量等;微生物方面的检测包括致病菌、细菌、霉菌总数等。本节主要依据《中国药典》(2010年版)、GB/T 16886、ISO 10993和GB/T 14233等一系列标准中介绍的检测方法对海藻酸盐质控中每一项检测方法予以详细的介绍,以便读者可以依据并直接引用这些检测方法进行检测。下面详细介绍海藻酸盐的常用检测方法及其检测分析过程。

（一）基本性质检测

1. 外观

随机抽取样品,在自然光照下用正常视力或矫正视力观察,海藻酸盐应为白色或浅棕黄色粉末,几乎无臭、无味。

2. 溶解性

在水中溶胀成胶体溶液,在乙醇中不溶。

3. 分子量

海藻酸钠的分子量可影响其理化性能如黏度和(或)胶体拉伸率等,而上述性能则影响产品的最终用途。海藻酸钠是一个确定分子量范围的多散体系,分子量可用数均分子量(M_n)和重均分子量(M_w)表示。采用直接或间接的方法均可测定海藻酸钠的分子量,企业质量控制中多采用乌氏黏度计法和凝胶渗透色谱(GPC)与多角度激光散射测定仪(SEC-MALLS)测定。

● 黏度计法:试验原理为海藻酸盐溶液属于非牛顿流体,流动时所需剪应力随流速的改变而改变。特性黏度是描述一个聚合物在溶液中流体力学体积,表征聚合物在特定溶剂和温度条件下的一种特性,即与浓度无关、与聚合物的平均分子量成比例。特性黏度的计算公式为:

$$\text{Mark-Houwink-Sakurada(MHS) 方程} [\eta] = KM^{\alpha} \tag{式 2-9}$$

式中:K 为常数;

  M 为平均分子量;

  α 为描述聚合物组成的经验常数,通常为 $0.5 \sim 1$。

当 $\alpha = 1$ 时,$M_{\eta} = M_w$。

对海藻酸钠而言,在离子强度为 0.1(0.1 mol/L NaCl 溶液)时,其指数接近 1。通过测定特性黏度,并已知样品的 K 和 α 值时,则可确定聚合物的黏均分子量。特性黏度可以通过马氏黏度计测定。整个测定过程应确保温度恒定为 20 ℃,含有 0.1 mol/L NaCl 溶液和足够低的海藻酸钠浓度等条件下进行。

【试验方法】精密称取 105 ℃ 干燥 6 小时的海藻酸钠 0.2 g,置于约 50 mL 0.1 mol/L 的 NaCl 溶液中(内含 0.05% 乙二胺四乙酸二钠),放置 24 小时溶解并稀释至 100 ml、用 3 号垂熔玻璃漏斗滤过,弃去初滤液(约 1 mL),取续滤液(不得少于 7 ml)沿洁净、干燥乌氏黏度计的管 2 内壁注入 B 中,将黏度计垂直固定于恒温水浴(水浴温度应为 25±0.05 ℃)中。并使水浴的液面高于球 C,放置 15 分钟后,将管口 1、3 各接一个乳胶管,夹住管口 3 的胶管,自管口 1 处抽气,使供试品溶液的液面缓缓升高至球 C 的中部,先开放管口 3,再开放管口 1,使供试品溶液在管内自然下落。用秒表准确记录液面自测定线 m1 下降至测定线 m2 处的流出时间,重复测定两次,两次测定值相差不得超过 0.1 秒,取两次的平均值为供试品溶液的流出时间(T)。取经 3 号垂熔玻璃漏斗滤过的溶剂同样操作,重复测定两次,两次测定值应相同,为溶剂的流出时间(T_0)。

【试验结果计算】

$$\text{特性黏数} [\eta] = \frac{\ln \eta r}{c} \tag{式(2-10)}$$

式中:r 为 T/T_0;

  c 为供试液的浓度(g/ml)。

平均分子量计算是利用特性黏度与分子量的相关性按经验公式计算。

• 凝胶渗透色谱(GPC)与多角度激光散射测定仪(SEC‐MALLS)测定：多角度激光散射测定仪作为测定分子量用的附加检测器,不需标准品校准,克服了样品与标准品的化学组成、分子结构及大小不同带来的误差。由于通常无法获得海藻酸钠的标准品,GPC结合SEC‐MALLS方法为测定其平均分子量提供了新的途径。

色谱条件如下：采用TSK G4000Pwx色谱柱;多角度激光检测器及示差折光检测器;流动相为0.1 mol/L NaNO₃溶液;流速为0.5 ml/min。

采用GPC结合SEC‐MALLS,在690.0 nm波长和25℃下测定散射光强。海藻酸钠溶液的溶剂为超纯水。将样品按上述色谱条件进样,测定分子量及其分子量分布。由Z_{imm}图用外推法计算M_n、M_w及分子量分布指数M_w/M_n。

4. 黏度

【试验原理】黏度系指流体对流动的阻抗能力,黏性通常又被称为动力黏度。流体以1 cm/s的速度流动时,在每1 cm²平面上所需剪应力的大小称为动力黏度(η),以Pa·s为单位。在相同温度下,液体的动力黏度与其密度(kg/m³)的比值,再乘以10^{-6},即得液体的运动黏度,以m²/s为单位。

【仪器与用具】旋转式黏度计、小样适配器、循环式恒温水浴装置。

【试验方法】

(1)供试品溶液的制备方法：用去离子水制备接近最终用途的浓度(质量分数,干燥物品含量)的溶液,若假设分子量高于50 000 g/mol,则制备溶液浓度为1%,若假设分子量低于50 000 g/mol,则制备溶液浓度为10%。

(2)试验过程

1)将小样适配器和循环水浴装置相连,以准确地控制供试品溶液的温度(25±0.05)℃,恒温30分钟。

2)仔细调整仪器水平,检查仪器的水准器气泡是否居中,保证仪器处于水平的工作状态。

3)估算供试品溶液的黏度,选择适宜的转子和转速。当估算不出供试品溶液的大致黏度时,应视为较高黏度,选用由小到大的转子(转子号由高到低)和由慢到快的转速。原则上高黏度的溶液选用小转子(转子号高)、慢转速,低黏度的溶液选用大转子(转子号低)、快转速。

4)缓慢调节升降旋钮,调整转子在供试品溶液中的高度,使转子与供试溶液充分接触,恒温15分钟左右。

5)开启旋转式的黏度计进行测定,测定时间应恒定。

【试验结果的判定】试验结果直接从黏度仪上读取,应该注意的是该种黏度仪上还显示动力黏度与转速的百分比,为了确保测量精度,测量时量程百分比读数应在 10%～100%。

(二)结构组成检测

1. 傅里叶变换红外光谱法

【试验原理】傅里叶变换红外光谱(FI‐IR)的原理是化合物受红外辐射照射后,分子的振动和转动运动由较低能级向较高能级跃进,从而导致对特定频率红外辐射的选择性吸收,形成特征性很强的吸收光谱。

【步骤】

(1)取供试品 1～1.5 mg,置玛瑙研钵中,加入干燥的溴化钾或氯化钾细粉 200～300 mg(与供试品的比约为 200∶1)作为分散剂,充分研磨混匀,置于直径为 13 mm 的压片模具中,使铺展均匀,抽真空约 2 分钟,加压至 0.8×10^6 kPa($8 \sim 10$ t/cm²),保持压力 2 分钟,撤去压力并放气后取出制成的供试片,目视检测,片子应呈透明状,其中样品分布应均匀,无明显的颗粒状样品。

(2)将制成的供试品压片用 128 扫描,在分辨率为 4 cm⁻¹ 下记录在 4 000～400 cm⁻¹ 的背景光谱。记录一张空白 IR 卡的 IR 光谱,然后用 128 扫描在 4 cm⁻¹ 的分辨率下记录样品的 IR 光谱,用透光率的方式表示,标记峰。

(3)海藻酸盐的典型频率(cm⁻¹)为 3 375～3 390(b)、1 613(s)、1 416(s)、1 320(w)、1 050～125(b)、903(m)和 600～710(b)。其中,s 表示强带,m 表示中级带,w 表示弱带,b 表示宽带。

(4)结果的判定在定性鉴别中,主要着眼于供试品光谱与对照光谱全谱谱形的比较,即首先是潜带的有无,然后是各谱带的相对强弱。若供试品的光谱图与对照光谱图一致,通常可判定两化合物为同一物质,若两光谱图不同,则可判定两化合物不同。但下此结论时,应考虑各种因素可能造成的影响。

2. 化学鉴别法

利用海藻酸盐与氯化钙、稀硫酸等混合产生特定化学反应,以对检品进行鉴别定性,《中国药典》中规定了以下几种。

(1)取海藻酸钠样品 0.2 g,加水 20 mL,时时振摇至分散均匀。取溶液 5 mL,加 5% 氯化钙溶液 1 mL 即生成大量胶状沉淀。

(2)取海藻酸钠样品 0.2 g,加水 20 mL,时时振摇至分散均匀。取溶液 5 mL,加稀硫酸 1 mL,生成大量胶状沉淀。

（3）取海藻酸钠样品约 10 mg，加水 5 mL，加新制的 1‰ 1,3-二羟基萘的乙醇溶液 1 mL 与盐酸 5 mL，摇匀，煮沸 3 分钟，冷却，加水 5 ml 与异丙醚 15 mL，振摇。同时做空白试验。上层溶液应显深紫色。

（4）取海藻酸钠样品 0.5 g，置已炽灼至恒重的坩埚（若供试品分子中含有碱金属或氟元素，则应使用铂坩埚）中，精密称定，缓缓炽灼至完全炭化，放冷；除另有规定外，加硫酸 0.5～1.0 mL 使湿润，低温加热至硫酸蒸汽除尽后，在 700～800 ℃ 炽灼使完全灰化，移置干燥器内，放冷，精密称定后，再在 700～800 ℃ 炽灼至恒重，即得炽灼后的残渣，加水 5 mL 使溶解，显钠盐的鉴别反应。

3. 核磁共振法

核磁共振（NMR）波谱法主要用于有机化合物的定性和定量分析。采用 ^1H-NMR 的方法进行测定时，海藻酸钠溶液的黏性有可能导致 NMR 谱线加宽，从而影响测定结果。因此在测定前，需要先通过条件温和的部分水解降低海藻酸钠样品的溶液黏性。把海藻酸钠溶解于 99% D_2O 中之后冻干，再将其溶解于 99.9% D_2O，再冻干，从而制备成低 H_2O 含量的样品。三乙烯四胺六乙酸（TTHA）被用作螯合剂以防止二价阳离子与海藻酸钠反应，这种反应可以导致谱线加宽及信号强度的选择性丢失。

【步骤】

（1）制备 100 mL 1 mg/mL 海藻酸钠水溶液。

（2）HCl 溶液（1 mol/L，0.1 mol/L）调 pH 为 5.6，将其置于 100 ℃ 水浴中 1 小时。

（3）HCl 溶液（1 mol/L，0.1 mol/L）调 pH 为 3.8，将其置于 100 ℃ 水浴中 30 分钟。

（4）NaOH 溶液（1 mol/L，0.1 mol/L）调 pH 为 7～8，冻干样品过夜。

（5）在 99%～99.9%，D_2O 5 mL 中溶解海藻酸钠样品，再次冻干。

（6）在 99.9% D_2O 1 mL 中溶解海藻酸钠样品，再次冻干。

（7）在 NMR 样品管中加入 0.7 mL 海藻酸钠样品，再加入 20 μL 0.3 mol/L TTHA。

【试验结果判定】将获得的核磁共振光谱图与海藻酸盐的标准核磁共振光谱图进行比对，比对结果一致就表明待检物质为海藻酸盐。

（三）杂质含量检测

1. 含水量

海藻酸盐含水量的检测有三种方式：干燥失重法、费休水分测定法和甲苯法。

● 干燥失重法

【试验原理】供试品在规定条件下干燥后所减失重量的百分率。由减失的重量和取样量计算供试品的干燥失重。

【试验仪器与用具】扇形称量瓶、烘箱、干燥器、分析天平。

【试药与试液】干燥器中常用的干燥剂为硅胶、五氧化二磷或无水氯化钙,干燥剂应保持在有效状态,硅胶应显蓝色,五氧化二磷应呈粉末状,如表面呈结皮现象时应除去结皮物。无水氯化钙应呈块状。

【试验方法】

(1) 称取供试品混合均匀(如为较大的结晶,应先迅速捣碎成 2 mm 以下的小粒),称取约 1.0 g 精密称定。置于与供试品相同条件下干燥至恒重的扇形称量瓶中(供试品平铺厚度不可超过 5 mm,如为疏松物质,厚度不可超过 10 mm)、精密称定。干燥失重在 1.0% 以下的品种可只做一份,1.0% 以上的品种应同时做平行实验两份。

(2) 在 105 ℃ 干燥至恒重,干燥时称量瓶的瓶盖取下,置称量瓶旁或将瓶盖半开进行干燥;取出时,须将称量瓶盖好。

(3) 置烘箱内干燥的供试品,应在干燥后取出置于干燥器内放冷至室温(一般需 30～60 分钟),然后称定重量。

(4) 由减失的重量和取样量计算供试品的干燥失重。

【记录】记录干燥时的温度、压力、干燥剂的种类、干燥与放冷至室温的时间、称重及恒重数据、计算结果(如做平行试验,取其平均值)等。

【试验结果计算】

$$干燥失重 = (1 + w_2 - w_3)/w_1 \times 100\% \qquad (式 2-11)$$

式中:w_1 为干燥前供试品的重量(g);

$\quad\quad w_2$ 为称量瓶恒重的重量(g);

$\quad\quad w_3$ 为干燥后(称量瓶+供试品)恒重的重量(g)。

【试验结果与判定】计算结果按"有效数字和数值的修约及其运算"修约,使其与标准中规定限度的有效数位一致。其数值小于或等于限度值时,判为符合规定;大于限度值时,判为不符合规定。如规定为高低限度范围,而测得的数值介于高低数值范围之内,判为符合规定。

● 费休水分测定法

【试验原理】利用碘在吡啶和甲醇溶液中氧化二氧化硫时需要定量的水参加反应的原理来测定样品中的水分含量。

【容量滴定法】根据碘和二氧化硫在吡啶和甲醇溶液中能与水起定量反应的原理;由滴定溶液颜色变化(由淡黄色变为红棕色)或用永停滴定法指示终点;利用纯化水首先标定出每 1 ml 费休试液相当于水的重量(mg),再根据样品与费休试液的反应计算出样品中水分含量。

【试验条件与要求】配制、标定及滴定中所用仪器均应洁净干燥。试液的标定、储存及水分滴定操作均应在避光、干燥环境处进行。

【试验仪器与器具的处理】分析天平(感量 0.1 mg)、大台秤、水分测定仪或磨口自动滴定管(最小分度值 0.05 ml)、电磁搅拌器。凡与试剂或费休试液直接接触的物品,玻璃仪器需在 120 ℃至少干烤 2 小时,橡皮塞在 80 ℃干烤 2 小时,取出置于干燥器内备用。

【试验用具与装置】1 000 ml 干燥的锥形称量瓶一个、500 ml 干燥量筒一个,以及用作安全、洗气和放置干燥剂瓶 4 个(配有双孔橡皮塞),载重 1 000 g 的架盘天平及配套砝码。

【试剂】碘(将碘平铺于干燥的培养皿中置硫酸干燥器内干 48 小时以上,除去碘表面吸附的水分)、无水乙醇(AR,含水量<0.1%,原包装)、吡啶、浓硫酸、无水氯化钙。

【费休试液的配制】用大台秤称得 1 000 ml 锥形称量瓶的重量,再分别称取碘 110 g、吡啶 158 g 至锥形瓶中,充分振摇。加入吡啶后,溶液会发热,应注意给予冷却。用 500 ml 量筒量取无水甲醇 300 ml,倒入锥形瓶中,塞上带有玻璃弯管的双孔橡皮塞,称其总重量。将锥形瓶置于冰水浴中,缓缓旋开二氧化硫钢瓶的出口阀,气体流速以洗瓶中的硫酸和锥形瓶中溶液内出连续的气泡为宜,直至总重量增加至 72 g 为止,再用无水甲醇稀释至 1 000 ml,摇匀,避光放置 24 小时备用。

【费休试液的标定】精密量取纯化水 10～30 mg,用水分测定仪直接标定。

精密量取纯化水 10～30 mg(视费休试液滴定度和滴定管体积而定),置干燥的具塞玻璃瓶中,除另有规定外,加无水甲醇适量,在避免空气中水分浸入的条件下,用本液滴定至溶液由浅黄色变为红棕色,或用电化学法[如《中国药典》(2010 年版、二部)附录ⅦA 永停滴定法等]指示终点;另做空白试验,按下式计算:

$$F = W/(A - B) \qquad (式 2 - 12)$$

式中:F 为每 1 ml 费休试液相当于水的质量(mg);

$\quad$ W 为称取重蒸馏水的质量(mg);

$\quad$ A 为滴定所消耗费休试液的量(ml);

$\quad$ B 为空白所消耗费休试液的量(ml)。

标定应取 3 份以上,3 次连续标定结果应在±1%以内,以平均值作为费休试液的强度。

【样品制备】由于海藻酸盐产品不溶于甲醇,所以在测定时应称取一定量的待检样品,用无水甲醇萃取 12 小时,振摇均匀后用卡尔费休试液滴定至溶液由浅黄色变为红棕色。

$$供试品中水分含量(\%) = (A - B) \times F/W \times 100\% \qquad (式 2 - 13)$$

式中:A 为供试品所消耗的费休试液的体积(ml);

$\quad$ B 为空白所消耗的费休试液的体积(ml);

F 为每 1 ml 费休试液相当于水的质量(mg);

W 为供试品质量(mg)。

容量滴定法测定待测样品中水分可食用卡尔费休水分测定仪。

● 甲苯法

【试验原理】通过测定供试品在甲苯加热回流条件下被蒸馏出的水量,根据水量和取样量计算供试品的含水量(%)。

【仪器与用具】分析天平、水分测定仪(由 500 ml 的短颈圆底烧瓶、水分测定管和外管长约 40 cm 的直形冷凝管三部分组成)、电热套(可调节温度)、防爆沸物品(玻璃珠或瓷片碎块)。

【试验方法】

(1) 取供试品适量(相当于含水量 1～4 ml),精密称定,置 500 ml 短颈圆底烧瓶中,加甲苯约 200 ml,必要时加入干燥、洁净的沸石或玻璃珠数粒,将仪器各部分连接,自冷凝管顶部加入甲苯,使甲苯充满水分测定管的狭细部分。

(2) 将圆底烧瓶置电热套中缓缓加热,待甲苯开始沸腾时,调节温度,使每秒馏出 2 滴,待水分完全馏出,即测定管的刻度部分的水量不再增加时,将冷凝管内部先用甲苯冲洗,再用饱蘸甲苯的长刷或其他适宜方法将管壁上附着的甲苯推下,继续蒸馏 5 分钟,放冷至室温。

(3) 拆卸装置,如有水黏附在水分测定管的管壁上,可用蘸甲苯的铜丝推下,放置,使水分与甲苯完全分离(可加亚甲蓝粉末少量,使水染成蓝色,以便分离观察),检读水量。

【记录】记录供试品的重量、环境温度、蒸馏时间、检读水量等。

【试验结果计算】

$$水分(\%) = V/W \times 100\% \tag{式 2-14}$$

式中:W 为供试品的重量(g);

V 为检读的水的体积(ml)。

【结果与判定】计算结果按"有效数字和数值的修约及其运算"修约,使其与标准中规定限度的有效数位一致。其数值小于或等于限度值时,判为符合规定大于限度值时,判为不符合规定。如规定为高低限度范围,而测得的数值介于高低数值范围之内时,判为符合规定。

2. 灰分含量

【试验原理】灰分的检测方法只有一种,就是高温燃烧法。高温燃烧的工作原理就是海藻酸盐中能够燃烧的物质通过高温得以充分燃烧,剩余物质的量就是海藻酸盐中存在的无机物质的量。

【试验仪器与试剂】仪器有马弗炉、坩埚、坩埚钳、通风柜、分析天平。试剂为硫酸(分析纯)。

【试验方法】试验方法取洁净坩埚置马弗炉内,将坩埚盖斜盖于坩埚上,经加热至700~800 ℃炽灼30~60分钟,停止加热,待马弗炉温度冷却至约300 ℃,取出坩埚,置适宜的干燥器内,盖好坩埚盖,放冷至室温(一般约需60分钟),精密称定坩埚重量(应精确至0.01 g)。再以同样条件重复操作,直至恒重,备用。取供试品1.0 g倒于坩埚中,然后精密称量(精确至0.01 g),缓缓炽灼至完全炭化,放冷滴加硫酸0.5~1 ml,使炭化物全部湿润,继续在电炉上低温加热至硫酸蒸气除尽,应在通风柜内进行。将坩埚置马弗炉中,坩埚直斜盖于坩埚上,在700~800 ℃炽灼至完全灰化,移至干燥器内,放冷,取出精密称量即可。

【试验结果计算】

$$N = (m_2 - m_0)/(m_1 - m_0) \times 100\% \qquad (式2-15)$$

式中:m_1 表示燃烧前的质量(坩埚质量+适量的海藻酸盐);

m_2 表示燃烧后的质量(坩埚质量+燃烧后的剩余物质量);

m_0 表示坩埚的质量;

N 表示灰分含量。

【试验结果与判定】计算结果按"有效数字和数值的修约及其运算"修约,使其与标准中规定限度的有效数位一致。其数值小于或等于限度值时,判为符合规定(当限度规定为≤0.1%,而实验结果符合规定时,报告数据为"小于0.1%"或为0.1%);其数值大于限度值时,判为不符合规定。

3. 重金属含量

重金属杂质包括铅、汞、铋、砷、锑、锡、钙、银、铜和钼。重金属杂质含量的检测方法一般有比色法、原子吸收光谱法以及电感耦合等离子质谱法。

• 比色法

【试验原理】重金属是指在规定实验条件下能与显色剂作用显色的金属杂质,《中国药典》(2010年版,二部)附录ⅧH采用硫代乙酰胺试液或硫化钠试液作为显色剂,以铅(Pb)的限量表示。

【试验仪器与用具】纳氏比色管50 ml,应选择外表面无划痕、色泽一致、无瑕疵、管的内径和刻度线的高度均匀一致的质量好的玻璃比色管进行实验。配制与储存标准铅溶液用的玻璃容器均不得含铅。

【标准铅溶液的制备】称取在105 ℃干燥至恒重的硝酸铅0.159 9 g,置于1 000 ml量瓶中,加硝酸5 ml与水50 ml溶解后,用水稀释至刻度,摇匀,作为储备液。临用前,精确量取储备液10 ml,置100 ml容量瓶中,加水稀释至刻度,摇匀即得,限当日使用(1 ml相当于10 μg铅)。

【试验方法与结果】取0.5 g海藻酸盐按炽灼残渣检查法进行炽灼处理,然后取遗留残渣；或直接取炽灼残渣项下的遗留残渣（炽灼温度 500～600 ℃）；加硝酸 0.5 ml 蒸干，至氧化氮蒸气除尽后，放冷，加盐酸 2 ml，置水浴上蒸干后加水 15 ml，滴加氨试液至对酚酞指示液显微红色，再加醋酸盐缓冲液（pH 3.5）2 ml 与水 15 ml，微热溶解后，移至纳氏比色管中，加标准铅溶液一定量，再加水稀释成 25 ml，作为甲管；另取配制供试液溶液的试剂，置蒸发皿中蒸干后，加醋酸盐缓冲液（pH 3.5）2 ml 与水 15 ml，微热溶解后，移至纳氏比色管中，加标准铅溶液一定量，再加水稀释成 25 ml，作为乙管；再在甲乙两管中分别加硫代乙酰胺试液各 2 ml，摇匀，放置 2 分钟，同置白纸上，自上向下透视，乙管中显出的颜色与甲管比较，不得更深。

【试验结果判定】甲管与乙管比较，乙管呈现颜色浅于甲管，判为符合规定。

● 原子吸收光谱法

【试验原理】待检供试品经过处理后，铅离子在一定 pH 条件下与 DDTC（二乙基二硫代氨基甲酸钠）形成配位化合物，经过 4 -甲基戊酮- 2 萃取分离，导入原子吸收光谱仪中，火焰原子化后，吸收 283.2 nm 共振线，其吸收量与铅含量成正比。与标准系列比较进行定量。

【试验仪器】原子吸收分光光度计（包括火焰原子化器、原子吸收光谱仪）、马弗炉、干燥恒温箱、瓷坩埚、压力消化器和可调试电热板。

【试剂】试剂 A（4 份硝酸与 1 份高氯酸进行充分混合）；

试剂 B（称取 30 g 硫酸铵，用水溶解并加水至 100 ml）；

试剂 C（称取 25 g 枸橼酸铵，用水溶解并加水至 100 ml）；溴百里酚蓝水溶液（1 g/L）；

试剂 D（称取 5 g 二乙基二硫代氨基甲酸钠，用水溶解并加水至 100 ml）；

试剂 E（取 50 ml 氨水加入 50 ml 蒸馏水充分混合）；4 -甲基戊酮- 2（MIBK）；

试剂 F（取 50 ml 硝酸慢慢加入 50 ml 水中）；

试剂 G（取 3.2 ml 硝酸加入 50 ml 水中，稀释至 100 ml）；

铅标准储备液［准确称取 1.000 g 金属铅（纯度为 99.99％），分次加少量试剂 F，加热溶解，总量不超过 37 ml，移入 1 000 ml 容量瓶，加水至刻度。混匀，此溶液每 1 ml 含 1.0 mg 铅］；

铅标准使用液（每次吸引铅标准储备液 1.0 ml 于 100 ml 容量瓶中，加试剂 G 至刻度。如此经过多次稀释成每毫升含 10.0 ng、20.0 ng、40.0 ng、60.0 ng、80.0 ng 铅的标准使用液）。

【试验方法】将待检海藻酸盐产品精确称取 1.0～2.0 g 于烧杯中，加入试剂 A 消化完全后，转移、定容于 50 ml 容量瓶中。

精确吸取 25～50 ml 上述待检样品液及试剂空白液，分别置于 125 ml 分液漏斗中，补加水至 60 ml。加入试剂 C 2 ml，试剂 D 3～5 滴，用试剂 E 调节 pH 至溶液由黄变蓝，加试剂 B 10 ml，试剂 D 10 ml，摇匀。放置 5 分钟左右，加入 MIBK 10 ml，剧烈振摇萃取 1 分钟，静置分层后，弃去水层，将 NIBK 层放入 10 ml 带塞刻度管中，备用。分别吸取铅标准使用液

0 ml、0.25 ml、0.5 ml、1.00 ml、1.50 ml、2.00 ml(相当 0 μg、2.5 μg、5.0 μg、10.0 μg、15.0 μg、20.0 μg 铅)于 125 ml 分液漏斗中。

开启设备(设备的相关参数为：空心阴极灯电流 8 mA；共振线 283.3 nm；狭缝 0.4 nm；空气流量 8 L/min；燃烧器高度 6 mm；BCD 模式)进行检测。

【试验结果计算】

$$X = (m_1 - m_2) \times 1\,000/(m_3 \times V_2)/(V_1 \times 1\,000) \qquad \text{(式 2 - 16)}$$

式中：X 表示待检样品中铅的含量(mg/kg)；

　　　m_1 表示测定的样品液中铅的质量(μg)；

　　　m_2 表示试剂空白液中铅的质量(μg)；

　　　m_3 表示样品质量(g)；

　　　V_1 表示样品处理液的总体积(ml)；

　　　V_2 表示测定用样品处理液的总体积(ml)。

● 电感耦合等离子体质谱法

【试验原理】试样经消解后,由电感耦合等离子体质谱仪测定,以元素特定质量数(质荷比,m/z)定性,采用外标法,以待测元素质谱信号与内标元素质谱信号的强度比与待测元素的浓度成正比进行定量分析。

【试验仪器与试剂】电感耦合等离子体质谱仪(ICP-MS)；

天平：感量为 0.1 mg 和 1 mg；

微波消解仪：配有聚四氟乙烯消解内罐；

压力消解罐：配有聚四氟乙烯消解内罐；

恒温干燥箱；

控温电热板；

超声水浴箱；

样品粉碎设备：匀浆机、高速粉碎机；

硝酸(HNO_3)：优级纯或更高纯度；

氩气(Ar)：氩气(≥99.995%)或液氩；

氦气(He)：氦气(≥99.995%)；

金元素(Au)溶液(1 000 mg/L)；

元素贮备液(1 000 mg/L 或 100 mg/L)：铅、镉、砷、汞、硒、铬、锡、铜、铁、锰、锌、镍、铝、锑、钾、钠、钙、镁、硼、钡、锶、钼、铊、钛、钒和钴,采用经国家认证并授予标准物质证书的单元素或多元素标准贮备液；

内标元素贮备液(1 000 mg/L)：钪、锗、铟、铑、铼、铋等采用经国家认证并授予标准物质证书的单元素或多元素内标标准贮备液。

【试剂配制】硝酸溶液(5+95)：取 50 mL 硝酸,缓慢加入 950 mL 水中,混匀。

汞标准稳定剂：取 2 mL 金元素(Au)溶液,用硝酸溶液(5+95)稀释至 1 000 mL,用于汞标准溶液的配制。

注 · 汞标准稳定剂亦可采用 2 g/L 半胱氨酸盐酸盐＋硝酸(5+95)混合溶液,或其他等效稳定剂。

混合标准工作溶液：吸取适量单元素标准贮备液或多元素混合标准贮备液,用硝酸溶液(5+95)逐级稀释配成混合标准工作溶液系列。

注 · 依据样品消解溶液中元素质量浓度水平,适当调整标准系列中各元素质量浓度范围。

汞标准工作溶液：取适量汞贮备液,用汞标准稳定剂逐级稀释配成标准工作溶液系列。

内标使用液：取适量内标单元素贮备液或内标多元素标准贮备液,用硝酸溶液(5+95)配制合适浓度的内标使用液。

注 · 内标溶液既可在配制混合标准工作溶液和样品消化液中手动定量加入,亦可由仪器在线加入。

【试样制备】样品经粉碎后混匀进行消解处理。可根据试样中待测元素的含量水平和检测水平要求选择相应的消解方法及消解容器。消解方法包括微波消解法和压力罐消解法。

微波消解法：称取固体样品 0.2~0.5 g(精确至 0.001 g)于微波消解内罐中,加入 5~10 mL 硝酸,加盖放置 1 小时或过夜,旋紧罐盖,按照微波消解仪标准操作步骤进行消解。冷却后取出,缓慢打开罐盖排气,用少量水冲洗内盖,将消解罐放在控温电热板上或超声水浴箱中,于 100 ℃加热 30 分钟或超声脱气 2~5 分钟,用水定容至 25 mL 或 50 mL,混匀备用,同时做空白试验。

压力罐消解法：称取固体干样 0.2~1 g(精确至 0.001 g)于消解内罐中,加入 5 mL 硝酸,放置 1 小时或过夜,旋紧不锈钢外套,放入恒温干燥箱消解,于 150~170 ℃消解 4 小时,冷却后,缓慢旋松不锈钢外套,将消解内罐取出,在控温电热板上或超声水浴箱中,于 100 ℃加热 30 分钟或超声脱气 2~5 分钟,用水定容至 25 mL 或 50 mL,混匀备用,同时做空白试验。

【测定】将混合标准溶液注入电感耦合等离子体质谱仪中,测定待测元素和内标元素的信号响应值,以待测元素的浓度为横坐标,待测元素与所选内标元素响应信号值的比值为纵坐标,绘制标准曲线。

将空白溶液和试样溶液分别注入电感耦合等离子体质谱仪中,测定待测元素和内标元素的信号响应值,根据标准曲线得到消解液中待测元素的浓度。

【试验结果计算】

(1) 试样中低含量待测元素的含量按下式计算：

$$X = (\rho - \rho_0) \times V \times f / m / 1\,000 \qquad \text{(式 2 - 17)}$$

式中：X 为试样中待测元素含量,单位为 mg/kg 或 mg/L;

ρ 为试样溶液中被测元素质量浓度,单位为 μg/L;

ρ_0 为试样空白液中被测元素质量浓度,单位为 μg/L;

V 为试样消化液定容体积,单位为 mL;

f 为试样稀释倍数;

m 为试样称取质量或移取体积,单位为 g 或 mL;

1 000 为换算系数。

计算结果保留三位有效数字。

(2) 试样中高含量待测元素的含量按下式计算:

$$X = (\rho - \rho_0) \times V \times f / m \qquad \text{(式 2 - 18)}$$

式中：X 为试样中待测元素含量,单位为 mg/kg 或 mg/L;

ρ 为试样溶液中被测元素质量浓度,单位为 mg/L;

ρ_0 为试样空白液中被测元素质量浓度,单位为 mg/L;

V 为试样消化液定容体积,单位为 mL;

f 为试样稀释倍数;

m 为试样称取质量或移取体积,单位为 g 或 mL。

计算结果保留三位有效数字。

4. 氯化物含量

【试验原理】微量氯化物在硝酸性溶液中与硝酸银作用生成氯化银浑浊液,与一定量的标准氯化钠溶液在同一条件下生成的氯化银浑浊液比较,以检查供试品中氧化物的限量。

【试验仪器与用具】纳氏比色管 50 ml,应选择外表面无划痕、色泽一致、无瑕疵、管的内径和刻度线的高度均匀一致的质量好的玻璃比色管进行实验。

【标准氯化钠溶液的配制】称取氯化钠 0.165 g,置 1 000 ml 量瓶中,加水适量使其溶解并稀释至刻度,摇匀,作为储备液。临用前,精密量取储备液 10 ml,置 1 000 ml 量瓶中,加水稀释至刻度,摇匀即得(每 1 ml 相当于 10 μg Cl)。

【试验方法】取海藻酸盐样品 2.5 g,加水溶解使成 25 ml(溶液如显碱性,可滴加硝酸使成中性),再加稀硝酸 10 ml,溶液如不澄清,应过滤,至 50 ml 纳氏比色管中,加水使成约 40 ml,摇匀即得供试品溶液。另取品种项下规定量的标准氯化钠溶液,置 50 ml 纳氏比色管中,加稀硝酸 10 ml,加水使成 40 ml,摇匀即得对照溶液。于供试品溶液与对照溶液中,分别加入硝酸银试液 1.0 ml,用水稀释成 50 ml,摇匀,在暗处放置 5 分钟,同置黑色背景上,从比色管的上方向下观察,比较所产生的浑浊。

供试品溶液如带颜色,除另有规定外,可取供试品溶液两份,分置 50 ml 纳氏比色管中,一份中加硝酸银试液 1.0 ml,摇匀,放置 10 分钟,如显浑浊,可反复过滤,至完全澄清,再加规定量的标准氯化钠溶液与适量水使成 50 ml,摇匀,在暗处放置 5 分钟;与对照溶液同置黑色背景上,从比色管上方向下观察,比较所产生的浑浊。

【结果与判定】供试品管的浑浊浅于对照管的浑浊,判为符合规定;如供试品管的浑浊浓于对照管,则判为不符合规定。

5. 钙含量

【试验原理】Ca^{2+} 能定量与 EDTA 生成稳定的配合物,其稳定性较钙与钙指示剂所形成配合物强。在适当的 pH 范围内,Ca^{2+} 先与钙指示剂形成配合物,再用 EDTA 滴定,达到定量点时,EDTA 从指示剂配合物中夺取钙离子,使溶液呈现游离指示剂的颜色(终点)。根据 EDTA 的消耗量,即可计算出钙的含量。

【试验仪器与用具】分析天平、马弗炉、坩埚。

【试液】0.1 mol/L 乙二胺四乙酸二钠(EDTA)标准滴定溶液的配制:取乙二胺四乙酸二钠 40 g,加水 1 000 ml,加热溶解,冷却,摇匀。

0.1 mol/L 乙二胺四乙酸二钠标准滴定溶液的标定:称取于 800 于 50 ℃马弗炉中灼烧至恒重的工作基准试剂氧化锌 0.3 g,用少量水湿润,加 2 ml 盐酸溶液(20%)溶解,加 100 ml 水,用氨水溶液(10%)调节溶液 pH 至 7~8,加 10 ml 氨-氯化铵缓冲溶液(pH≈10)及 5 滴铬黑 T 指示液(5 g/L),用配制好的乙二胺四乙酸二钠溶液滴定至溶液由紫色变为纯蓝色,同时做空白试验。

乙二胺四乙酸二钠标准滴定溶液的浓度按下式计算:

$$c(\text{EDTA}) = m \times 1\,000/(V_1 - V_2)/M \quad\quad\quad (\text{式 2-19})$$

式中:m 为氧化锌质量(g);

V_1 为乙二胺四乙酸二钠的体积(ml);

V_2 为空白试验乙二胺四乙酸二钠溶液的体积(ml);

M 为氧化锌摩尔质量(g/mol,81.39 g/mol)。

临用前取 0.1 mol/L 乙二胺四乙酸二钠标准滴定溶液 10 ml 加水稀释成 100 ml,即得 0.01 mol/L 乙二胺四乙酸二钠标准滴定溶液。

【试验方法】精确称取 0.5~1 g 供试品,将精确称取后的样品置于称量瓶中,放入烘箱或干燥箱中进行干燥(50 ℃下干燥 2 小时),干燥时称量瓶的瓶塞应打开。将干燥后试样置于坩埚内,缓缓炽灼约 20 分钟,放冷,加过氧化氢(双氧水)少许,继续灼烧至无块状物存在,在 700~800 ℃使完全灰化,由暗红色完全转变成白色。放冷,加盐酸溶液 10 ml,浓硝酸数滴,小心煮沸,转入 100 ml 容量瓶中,用蒸馏水稀释至刻度,摇匀,作为试验液。

准确移取上述试验液 5 ml 于 250 ml 锥形瓶中,加蒸馏水 50 ml、氢氧化钠溶液 5 ml、10%三乙醇胺溶液 1 ml,加钙红指示剂 0.1 g,用 EDTA 标准溶液(c=0.01 mol/L)滴定由酒红色突变为亮蓝色,即为终点。按下式计算钙含量:

$$钙含量(\%) = CV \times 0.040\,08/m/(5/100) \times 100\% \qquad (式\ 2\text{-}20)$$

式中:C 为 EDTA 滴定液浓度(mol/L);

   V 为滴定所消耗的 EDTA 体积(ml);

   m 为样品质量(g)。

6. 蛋白质含量

不同品种应针对自身蛋白质特性选择适宜的测定方法并做相应的方法学验证,同时应尽可能选用与待测品种蛋白质结构相同或相近的蛋白质作为对照品。

● 考马斯亮蓝法

【试验原理】依据在酸性溶液中考马斯亮蓝 G250 与蛋白质分子中的碱性氨基酸(精氨酸)和芳香族氨基酸结合形成蓝色复合物,在一定范围内其颜色深浅与蛋白质浓度成正比,以蛋白质对照品溶液做标准曲线,采用比色法测定供试品中蛋白质含量。

【试验仪器】分析天平、分光光度计、旋涡式混合器。

【试剂】考马斯亮蓝 G250 试液(酸性染色剂):称取考马斯亮蓝 G250 100 mg 溶解于 50 ml 95%乙醇中,再加入 85%(体积分数)的磷酸 100 ml,并用蒸馏水稀释至 1 000 ml,混匀,滤过,取滤液即得。置棕色瓶内,如有沉淀产生,使用前再过滤。

蛋白质标准液:精确吸取 5%人血清白蛋白标准液 0.2 ml 于 1 000 ml 称量瓶中,用蒸馏水稀释至刻度,4 ℃下储存。

【样品的制备】取海藻酸钠约 5 mg,精确称重,置于试管中,加 1 000 ml 蒸馏水后精确称重。充分振荡混匀,使其完全溶解,按以下公式计算样品管中海藻酸钠含量(μg/g)。

$$\rho = m_1 \times c/m_2/d \qquad (式\ 2\text{-}21)$$

式中:m_1 为海藻酸钠的质量(μg);

   m_2 为海藻酸钠和蒸馏水的质量(g);

   c 为海藻酸钠测定浓度值(%);

   d 为该浓度下测得的海藻酸钠密度(g/ml)。

【测定步骤】

(1) 按表 2-9 制备蛋白质标准液系列。

表 2-9　制备蛋白质标准液

试管号	0	1	2	3	4	5
蛋白质标准溶液(ml)	0	0.1	0.2	0.4	0.8	1.0
蒸馏水(ml)	1.0	0.9	0.8	0.6	0.2	0
蛋白质浓度(μg/ml)	0	1	2	4	8	10

(2) 在标准液系列的各试管及样品试管中分别加入 5 ml 考马斯亮蓝 G250 溶液。用旋涡式混合器使试管中溶液充分混合,并在(20±10)℃放置 15 分钟。用 0 号管作对照,用分光光度计测定 595 nm 处各标准管和样品管的吸光度。

(3) 用标准管绘制吸光度-浓度曲线,根据样品的吸光度值从曲线上查样品管的蛋白含量。

(4) 结果表示按下式计算海藻酸钠蛋白质含量(ρ_4,％)

$$\rho_4 = \rho_2 / \rho_1 \times 100\% \qquad\qquad (式 2 - 22)$$

式中:ρ_1 为样品管中海藻酸钠含量($\mu g/g$);

　　　ρ_2 为样品管中蛋白质含量($\mu g/g$)。

第五节 · 组织工程用海藻酸钠原料的生产

一、概述

海藻酸钠是从天然植物中提取的多糖盐,是一种线性大分子。其水和能力强,可溶于水形成黏稠胶体,并能与钙离子等多价离子交联固化形成水凝胶。其优异的保水性、胶凝性及良好的生物相容性在医药及生物领域表现出广阔的应用前景。目前,海藻酸钠基组织工程医用制品已经应用于骨移植、组织再生、创面修复、血管栓塞、心衰治疗等领域,国内外均有相关商品销售,如 PROGENIX™ DBM Putty、Emdogain®、FOREseal[168] 以及我国的海藻酸钠微球血管栓塞剂、海藻酸盐敷料等。另有 GLP - 1 CellBeads®、IK - 5001、Algisyl - LVR™ 等处于临床 II / III 期及临床双盲试验期。上述产品中植入医疗制品或 III 类医疗器械要求其制备原材料海藻酸钠必须为高纯材料,尤其对原材料中引起机体免疫反应的重金属、杂质蛋白、内毒素等(如:蛋白质可引发海洋多糖生物医用产品移植后的炎症反应及纤维化反应,多酚对宿主的肝、肾脏、黏膜组织、神经系统等可造成严重损伤,内毒素可使机体发热、组织缺氧甚至休克、肝肾损伤等)杂质的含量有严格要求。美国材料学会(ASTM)制定了海藻酸盐的组织工程相关医疗产品的指南[ASTM F2064 - 00,ASTM F2064 - 00(2006),ASTM F2064 - 17],详细指导了组织工程用高纯海藻酸钠的检测指标检测方法。我国国家食品药品监督管理局(SFDA)也颁布了组织工程用的高纯度海藻酸盐质量标准(YY/T 0606.8 - 2008组织工程医疗产品:海藻酸钠),对组织工程级海藻酸盐材料及其医用制品的品质与具体指标设定了具体要求并进行规范。

二、海藻酸钠纯化工艺的国内外进展

按照美国材料学会的指南,FMC Biopolymer 于 2002 年在美国 FDA 登记了超纯海藻酸钠商品,2007 年登记了基于超纯海藻酸钠的衍生产品。日本于 2008 年也首次报道了超纯海藻酸钠。国内目前尚无符合上述产品原材料要求的高纯海藻酸钠原料,高纯海藻酸钠全部依赖进口。而随着基于海藻酸钠医疗器械产品的研发及产业化,国内外对高纯海藻酸钠的需求越来越大。因此,研发海多糖材料分离纯化技术及相应新方法以获得自主知识产权,建立规模化制备技术及工艺以打破国外垄断、降低组织工程级海洋多糖材料成本,将是实现海洋多糖临床应用的关键和趋势。

20 世纪 90 年代,国外研究者就致力于海藻酸盐中杂质的脱除研究,美国、英国及欧洲药典中均规定了海藻酸盐的质量控制标准。目前报道的海藻酸盐纯化方法有过滤、萃取、沉淀等,制备工艺复杂、纯化效果不尽相同,例如:1991 年,美国学者通过亲和过滤及超滤的方法获得用于整形及关节润滑的生物材料(WO1993013136);1992 年,德国学者通过电泳法制备了无免疫反应的纯化海藻酸钠(Electrophoresis 1992,13:269 - 274);1997 年,荷兰学者通过酸化、有机溶剂萃取除杂等方法制备了高纯海藻酸钠;2001 年,俄罗斯学者将海藻原料酸凝胶化,经消化后,利用有机溶剂将海藻酸盐沉出,然后用无菌盐溶液溶解、离心、醇沉,得到药用级海藻酸钠(RU2197249);2002 年,韩国学者利用传统消化处理方法,从海藻中直接提取海藻酸盐,经有机溶剂与螯合剂的反复多次沉淀、溶解后,制备用于在体组织移植的组织工程海藻酸钠(KR2004005166);2008 年,意大利学者通过亲水性及亲脂性膜的交替过滤纯化得到无组织反应的纯化海藻酸钠。国外从事组织工程级海藻酸钠研究的概况总结在表 2-10 中。

国内有关海藻酸钠纯化的研究较少,其中大多仅采用简单的过滤、沉淀等手段对海藻酸盐粗品进行初步除杂处理,未涉及海藻酸盐中的杂蛋白、内毒素等杂质的定量检测和脱除方

表 2-10　国外从事相关研究的主要机构

序号	机构名称	相关研究内容	相关研究成果	成果应用情况
1	FMC Biopolymer	海藻酸钠纯化及检测	高纯海藻酸钠商品	商品化
2	Kimica	海藻酸钠纯化及检测	高纯海藻酸钠商品	商品化
3	Vanderbilt University	海藻酸钠纯化及检测	文章	无
4	University of Wurzburg	海藻酸钠纯化及检测	专利	无
5	University of Groningen	海藻酸钠纯化及检测	文章	无

法研究。目前仅有中国科学院大连化学物理研究所报道一种制备组织工程级海藻酸钠的方法(ZL200910010654.1),采用吸附、膜分离、超速离心、选择性沉淀等方法为主,建立海洋多糖材料分离纯化工艺,高效去除蛋白质、多酚、内毒素等杂质。其纯化制备的高纯海藻酸钠已委托中国食品药品检定研究院依据国家标准要求对内毒素等杂质进行了检测,纯化后的海藻酸钠指标均符合国家标准要求。

三、组织工程用海藻酸钠原料的研究现状

表 2-11 为中国药典中海藻酸钠的质量标准。

表 2-11　中国药典中组织工程用的高纯度海藻酸盐质量标准

项目	《中国药典》(2015,四部)	YY/T 0606.8-2008
性状	白色至浅棕黄色粉末;几乎无臭,无味。本品在水中溶胀成胶体溶液,在乙醇中不溶	白色或淡黄色粉末状固体
鉴别	(1) 取本品 0.2 g,加水 20 ml,时时振摇至分散均匀。取溶液 5 ml,加 5%氯化钙溶液 1 ml,即生成大量胶状沉淀 (2) 取鉴别(1)项下的供试品溶液 5 ml,加稀硫酸 1 ml,即生成大量胶状沉淀 (3) 取本品约 10 mg,加水 5 ml,加新制的 1% 1,3-二羟基萘的乙醇溶液 1 ml 与盐酸 5 ml,摇匀,煮沸 3 分钟,冷却,加水 5 ml 与异丙醚 15 ml,振摇。同时做空白试验。上层溶液应显深紫色 (4) 取炽灼残渣项下的残渣,加水 5 ml 使溶解,显钠盐的鉴别反应	傅里叶红外光谱典型特征峰(cm^{-1}):3 375～3 390(b),1 613(s),1 416(s),1 320(w),1 050～1 125(b),903(m),600～710(b)
组成及序列结构		^{1}H-核磁共振图谱与标准图谱一致
平均分子量		应符合产品标示值
多分散性		1.0～3.0
干燥失重	≤15.0%	≤15.0%

续 表

项目	《中国药典》(2015,四部)	YY/T 0606.8-2008
灰分(灼烧残渣)	依法检查,按干燥品计算,遗留残渣应为30.0%~36.0%	18.0%~27.0%
内毒素含量		≤0.5 EU/mL
杂质蛋白含量		≤0.3%
氯化物	≤1.0%	
钙	≤1.5%	
铅	≤0.001%	≤0.001%
重金属	≤0.002%	以铅计的重金属总量≤0.004%
砷	≤0.000 15%	≤0.000 15%
微生物限度		细菌总量≤200 CFU
细胞毒性试验		细胞毒性反应不大于1级
皮内刺激试验		原发性刺激指数(PII)应不大于0.4
致敏试验		应无皮肤致敏反应
急性全身毒性试验		应无急性全身毒性反应
溶血试验		溶血率应不大于5%
植入试验		皮下植入14天、30天和90天,组织反应与阴性对照无显著差异
遗传毒性试验		应无遗传毒性

与国外的药典等标准对比发现,中国药典各指标参照欧洲药典制定,而国家食品药品监督管理局(SFDA)颁布的组织工程用的高纯度海藻酸盐质量标准(YY/T 0606.8-2008组织工程医疗产品:海藻酸钠)参照了美国药典制定。各标准在测定同一指标时采用的测试方法不一致,指标存在差异。如灰分,灰分是衡量产品中所含杂质的一个控制指标。在一定条件下,产品中有机物燃烧挥发,剩下的是无机盐和不被燃烧的杂质。在海藻酸钠灰分的测试中,样品处理流程(加硫酸与否)和燃烧温度至关重要。同一样品不同测试条件得到的灰分成分可能不一致。欧洲药典和中国药典测试硫酸灰分,要求灰分为30.0%~36.0%;美国药典测试总灰分,要求灰分为18.0%~27.0%。

国外美国药典、英国药典、欧洲药典以及日本药局方注解对海藻酸钠的质量控制都分别做了规定。其检测项目主要包括:重金属、干燥失重、灰分以及微生物限量,其中美国药典对砷和铅的含量作了具体要求,英国药典和欧洲药典中则包括了表观溶解度、氯化物以及钙含量的检测。

产品中重金属检测通常包括两部分,一是以铅计的重金属总量,另一部分是重金属物质含量,如砷、镉、汞、铅等。重金属在体内积聚过多易造成中毒,需进行控制。2种药典标准要求的侧重点各不一致：欧洲药典要求总量≤$20×10^{-6}$,美国药典要求重金属总量≤0.004%,另对砷(铅)限量作出了规定(表 2-12)。

表 2-12　欧洲与美国药典中组织工程用的高纯度海藻酸盐质量标准

项目	《欧洲药典》(EP7.0)	《美国药典》(USP35 - NF30)
性状	白色至浅棕黄色粉末。缓慢溶于水形成黏性胶体溶液,几乎不溶于乙醇	
鉴别	(1) 取 0.2 g 本品溶解于 20 ml 水中 (2) 10 ml 上述溶液加 1 ml 稀硫酸,生成大量胶状沉淀 (3) 5 mg 本品加水 5 ml,加新制的 1%1,3-二羟基萘的乙醇溶液 1 ml 与盐酸 5 ml,摇匀,煮沸 3 分钟,冷却,加水 5 ml 与异丙醚 15 ml,振摇。同时做空白试验。上层溶液应显深紫色 (4) 取炽灼残渣项下的残渣,加水 5 ml 使溶解,显钠盐的鉴别反应	5 ml 本品溶液加 1 ml 氯化钙溶液,生成大量胶状沉淀 10 ml 本品溶液加 1 ml 4N(2 mol/L)硫酸,生成大量胶状沉淀
干燥失重	≤15.0%	≤15.0%
灰分(灼烧残渣)	硫酸灰分 30.0%～36.0%	总灰分 18.0%～27.0%
氯化物	≤1.0%	
重金属	≤0.002%	以铅计的重金属总量≤0.004%
砷		≤0.000 15%
铅		≤0.001%
微生物限度	总需氧菌≤1 000 CFU 总霉菌及酵母菌≤100 CFU 不得检出沙门菌和大肠埃希菌	细菌总量≤200 CFU,不得检出沙门菌和大肠埃希菌

在美国食品药品管理局文件(FDA 21CFR184.1724)中,海藻酸钠被批准作为增稠剂和凝胶剂的应用材料,但是没有正式批准其作为制药领域和生物医学领域的应用,相关这方面的规定可以参考美国材料实验协会的相关文件规定(ASTM F 748)。

在医疗器械方面,美国材料学会(ASTM)制定了海藻酸盐的组织工程相关医疗产品的指南[ASTM F2064-00, ASTM F2064-00(2006), ASTM F2064-17],详细指导了组织工程用高纯海藻酸钠的检测指标检测方法。美国材料与试验协会标准 ASTM F2064-2006 作为生物医学和组织工程医疗产品应用原料的海藻酸钠表征和测试标准指南,主要阐述了与产品安全性和有效性有关的物理、化学及生物学检测方法,未列出更多具体控制指标。YY/T 0606.8-2008 组织工程医疗产品第 8 部分:海藻酸钠标准是参照美国 ASTM F2064-2006 标准略加修改而制定的行业标准。两者除生物学性能外,在要求项目上无明显不同,但国内标准明确了各相关的具体要求。

按照美国材料学会的指南,FMC Biopolymer 于 2002 年在美国 FDA 登记了超纯海藻酸钠商品,2007 年登记了基于超纯海藻酸钠的衍生产品。日本于 2008 年也首次报道了超纯海藻酸钠。国内目前尚无符合上述产品原材料要求的高纯海藻酸钠原料,国内高纯海藻酸钠全部依赖进口。目前国际市场上有美国 NOVAMATRIX 的超纯海藻酸钠和日本 KIMICA 的超纯海藻酸钠出售,其各指标见表 2-13,表 2-14 为美国 NOVAMATRIX 的相关指标,表 2-15 为日本 KIMICA 的相关指标。

表 2-13 美国 NOVAMATRIX 的超纯海藻酸钠的标准

项目	标准	项目	标准
颜色	白色~淡黄色	蛋白含量	$\leqslant 0.3\%$
干物质含量	$\geqslant 85\%$	内毒素含量	$\leqslant 100$ EU/gram
pH	5.5~8.5	微生物含量	$\leqslant 100$ CFU/g
溶液	澄清:无色~浅黄色	酵母菌和霉菌	$\leqslant 100$ CFU/g
重金属含量	$\leqslant 40 \times 10^{-6}$		

表 2-14 美国 NOVAMATRIX 的超纯海藻酸钠的产品种类

产品	黏度 (mPa·s)	分子量 (kDa)	G/M	内毒素含量 (EU/g)	微生物含量 (CFU/g)
PRONOVA SLM20	20~99	75~150	$\leqslant 1$	$\leqslant 100$	无菌
PRONOVA SLM100	100~300	150~250	$\leqslant 1$	$\leqslant 100$	无菌
PRONOVA SLG20	20~99	75~150	$\geqslant 1.5$	$\leqslant 100$	无菌
PRONOVA SLG100	100~300	150~250	$\geqslant 1.5$	$\leqslant 100$	无菌

表 2-15 日本 KIMICA 超纯海藻酸钠的相关指标

产品种类	规格	黏度 (mPa·s)	平均分子量	M/G	内毒素含量 (EU/g)	微生物含量 (CFU/g)
Standard	AL500	450~600	2.15~2.45 million	0.8~1.6	$\leqslant 50$	$\leqslant 100$
	AL100	50~200	0.80~1.5 million	0.8~1.6	$\leqslant 50$	$\leqslant 100$
	AL20	20~50	0.55~0.8 million	0.8~1.6	$\leqslant 50$	$\leqslant 100$
	AL10	5~20	0.3~0.55 million	0.8~1.6	$\leqslant 50$	$\leqslant 100$
High-G	ALG300	250~400	1.65~2.05 million	<0.6	$\leqslant 50$	$\leqslant 100$
	ALG100	50~200	0.8~1.5 million	<0.6	$\leqslant 50$	$\leqslant 100$
	ALG20	20~50	0.55~0.8 million	<0.6	$\leqslant 50$	$\leqslant 100$
	ALG10	5~20	0.3~0.55 million	<0.6	$\leqslant 50$	$\leqslant 100$
High-M	ALM100	50~200	0.8~1.5 million	>2.0	$\leqslant 50$	$\leqslant 100$
	ALM20	20~50	0.55~0.8 million	>2.0	$\leqslant 50$	$\leqslant 100$

(赵丽丽 张德蒙 谢红国)

参 考 文 献

［1］安丰欣,王长云.甲壳胺对褐藻胶胶液的絮凝作用及其在漂浮工艺中的应用研究[J].海洋湖沼通报,1998,4：43－47.

［2］陈正霖.褐藻胶[M].青岛：中国海洋大学出版社,1989.

［3］甘纯玑,施木田,彭时尧.海藻工业废料的组成及其利用价值[J].天然产物研究与开发,1994,6(2)：88－91.

［4］高晓玲,廖映.从海藻中提取海藻酸钠条件的研究[J].四川教育学院学报,1999,15(7)：104－105.

［5］国家食品药品监督管理局中检所医疗器械质量监督检验中心.YY/T 0606.8－2008 组织工程医疗产品第 8 部分：海藻酸钠[S].中国标准出版社,2008.

［6］国家水产品质量监督检验中心.SC/T 3401－2006 印染用褐藻酸钠[S].农业出版社,2006.

［7］国家药典委员会.中华人民共和国药典(二部)[S].化学工业出版社,2010.

［8］顾其胜,周则红,关心.医用海藻酸盐产品标准与质量控制[J].中国修复重建外科杂志,2013,6：760－764.

［9］侯振建,刘婉乔.从马尾藻中提取高黏度海藻酸钠[J].食品科学,1997,18(9)：47－48.

［10］纪明侯.海藻化学[M].北京：科学出版社,1997.

［11］纪明侯,史升耀.海带褐藻胶提取条件的研究[J].海洋科学季刊,1962(8)：188－195.

［12］梁振江,奚干卿.马尾藻制取褐藻酸钠[J].海南师范学院学报,1996,9(1)：69－73.

［13］梁振江,奚干卿,王红心.影响褐藻酸钠粘度因素的研究[J].海南师范学院学报,1999,12(1)：57－61.

［14］李可,李嘉诚,黄俊浩,等.响应面法优化海藻酸钠消化工艺及结构分析[J].日用化学工业,2015,45(3)：143－148.

［15］美国药典委员会.美国药典[M].35 版.USP35－NF30,2012.

［16］马成浩,彭奇均,于丽娟.海藻酸钠生产工艺降解情况研究[J].中国食品添加剂,2004(2)：17－19.

［17］欧洲药品质量管理局.欧洲药典(EP7.0 版)[M].2010.

［18］宋彦显,闫玉涛,张秦,等.海带中海藻酸钠的提取及纯化工艺优化[J].食品科技,2015,40(6)：289－293.

［19］王孝华.海藻酸钠的提取及应用[J].重庆工学院学报(自然科学版),2007,21(5)：124－128.

［20］王孝华.海藻酸钠的提取及应用研究[D].重庆大学,2004.

［21］王孝华,聂明,王虹.海藻酸钠提取的新研究[J].食品工业科技,2005,26(11)：146－148.

［22］张善明,刘强,张善垒.从海带中提取高粘度海藻酸钠[J].食品加工,2002,23(3)：86－87.

［23］赵淑璋.海藻酸钠的制备及应用[J].武汉化工,1989,1：11－14.

［24］中国水产科学研究院黄海水产研究所.GB 1886.243－2016 食品添加剂：海藻酸钠[S].中国标准出版社,2016.

［25］中国药品生物制品检定所,中国药品检定总所.中国药品检验标准操作规范[S].中国医药科技出版社,2010.

［26］中国水产科学研究院黄海水产研究所.GB 1886.226－2016 食品添加剂：海藻酸丙二醇酯[S].中国标准出版社,2016.

［27］中华人民共和国国家质量监督检验检疫总局,中国国家标准化管理委员会.GB/T 16886.1－2011 医疗器械生物学评价 第 1 部分：风险管理过程中的评价与试验[S].中国标准出版社,2011.

［28］中华人民共和国国家质量监督检验检疫总局,中国国家标准化管理委员会.GB/T 16886.1－2011 医疗器械生物学评价 第 11 部分：全身毒性试验[S].中国标准出版社,2011.

［29］周家华,崔英德,杨辉,等.食品添加[M].北京：化学工业出版社,2001.

［30］Aleya B, Asm S, Afzal K M A, et al. The quality of alginate impressions for fabrication of fixed partial dentures received by Commercial Dental Laboratories in Bangladesh [J]. Update Dental College Journal, 2013,2(1).

［31］Calumpong H P, Maypa A P, Magbanua M. Population and alginate yield and quality assessment of four Sargassum species in Negros Island, central Philippines [J]. Hydrobiologia, 1999,398/399：211－215.

［32］Costello M J. Dental alginates and quality control [J]. Australian Dental Journal, 1989,34(6)：577.

［33］Fertah M, Belfkira A, Dahmane E M, et al. Extraction and characterization of sodium alginates from Moroccan Laminaria digitata brown seaweed [J]. Arabian Journal of Chemistry, 2017,10(2)：S3707－S3714.

［34］Green H C. Process for making alginic acid and product：US, 2036934 [P]. 1936－04－07.

［35］Gustavo H C, Dennis J M H, Dora L A H, et al. Pilot plant scale extraction of alginate from Macrocystis pyrifera. 1. Effect of pri-extraction treatments on yield and quality of alginate [J]. Journal of Applied Phycology, 1999 10：507－513.

［36］Gomez C G, Lambrecht M V P, Lozano J E, et al. Influence of the extraction-purification conditions on final properties of alginates obtained from brown algae (Macrocystis pyrifera). [J]. International Journal of Biological Macromolecules, 2009,44(4)：365－371.

［37］ Nishide E, Anzai H, Uchida N, et al. Changes in M：G ratios of extracted and residual alginate fractions on boiling with water the dried brown alga Kjellmaniella crassifolia (Laminariales, Phaeophyta) ［J］. Hydrobiologia, 1996,326 - 327(1)：515 - 518.

［38］ Qisheng G U, Zehong Z. Product standard and quality control of medical alginates ［J］. Chinese Journal of Reparative & Reconstructive Surgery, 2013.

［39］ Rostami Z, Tabarsa M, You S G, et al. Relationship between molecular weights and biological properties of alginates extracted under different methods from colpomenia peregrina ［J］. Process Biochemistry, 2017,58：289 - 297.

［40］ Taratra A F, Ghina A, Cedric D, et al. Extraction and characterization of an alginate from the brown seaweed Sargassum turbinarioides Grunow ［J］. Journal of Applied Phycology, 2010,22(2)：131 - 137.

［41］ Zvered D I, Afonin B P, Sendzimerzh A L, et al. Recovery of alginates from brown algae：US, 229213 ［P］. 1980 - 06 - 22.

第三章·海藻酸基生物材料的物理化学修饰

海藻酸钠是无毒食品,并且早在 1938 年就被收入美国药典。由于它含有大量的 COO^-,在水溶液中可表现出聚阴离子行为,具有一定的黏附性,因此可用作治疗黏膜组织的药物载体。在酸性条件下,COO^- 转变成 $COOH$,电离度降低,海藻酸钠的亲水性降低,分子链收缩,pH 增加时,$COOH$ 基团不断地解离,海藻酸钠的亲水性增加,分子链伸展。因此,海藻酸钠表现出明显的 pH 敏感性。在药物制剂领域,由于海藻酸微溶于水,放入水中会膨胀,因此海藻酸钠通常被用作片剂的黏合剂,与淀粉相比,海藻酸钠成片的机械强度更大。在组织工程研究领域,海藻酸类材料也得到了较为深入的研究和开发。迄今为止,虽然海藻酸基材料作为 ECM 已被广泛地用于组织工程的研究,但是距离理想的 ECM,它还有一段距离,这主要是由其自身的一些缺陷决定的。这些问题主要包括:①海藻酸材料表面带有大量负电荷,且缺乏能黏附细胞的生化基团,因此导致细胞难以贴附在其表面,不利于细胞的生长;②海藻酸依靠二价阳离子通过物理交联形成凝胶,对单价阳离子、柠檬酸根离子、螯合剂、磷酸根离子等敏感,易于膨胀,从而导致其构建的结构不稳定;③非生物降解性,哺乳动物体内的酶不能降解海藻酸凝胶。基于天然海藻酸材料所存在的问题,研究者常通过材料改性弥补海藻酸盐材料的性能。本章将着重从海藻酸盐材料的修饰方法及其修饰后赋予海藻酸盐材料更优良的力学性能、体内降解性能和生物学活性等方面分别阐述。

第一节 · 海藻酸的化学修饰方法

对海藻酸材料的修饰无外乎两种：物理作用和化学作用。物理作用即通过物理的方法，建立分子间的物理键合作用（静电作用、离子键、氢键、范德华力等），这类作用通常较弱；化学作用即通过化学反应，建立分子间的共价键，通常共价键具有较强的作用力。天然海藻酸钠分子含有大量的羟基和羧基基团，这为改性其分子结构提供了修饰位点，每个海藻酸的单体结构含有两个次级羟基（C-2位和C-3位）和一个羧基（C-6位），这些基团可以与小分子交联剂或其他聚合物的活性官能团发生反应，在本节中我们主要介绍海藻酸盐化学修饰的方法。

一、羟基的修饰

海藻酸钠的糖醛酸单元含有两个羟基，能与海藻酸分子上羟基发生的反应有：氧化反应、氧化海藻酸的还原胺化反应、硫化反应、磷酸化反应、共聚反应等（图3-1）。

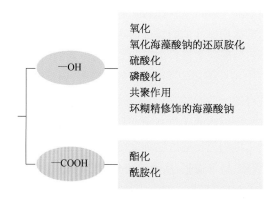

图 3-1 海藻酸盐分子上的羟基和羧基，以及可能与之发生的反应类型

1. 氧化反应

近年来，海藻酸盐的氧化引起了人们的广泛关注。海藻酸钠醛基C-2和C-3位置的—OH基团与高碘酸钠发生氧化反应，高碘酸钠通过破坏碳—碳键，导致每个氧化单体单元中形成两个醛基，因此，获得了更大的旋转自由度和新的反应基团（图3-2）。一方面会导致聚

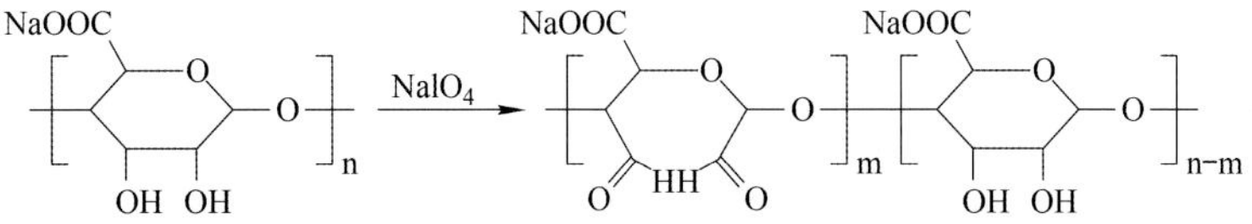

图 3-2　海藻酸盐的羟基被氧化的过程示意图(He，Carbohydrate Polymers，2011)

合物刚度的下降，有研究发现氧化程度超过 10％的海藻酸盐，即使有过多钙离子的存在，也不会形成凝胶；另一方面，氧化后的海藻酸盐，其生物可降解性得到很大程度的提高。

在氧化过程中，需要注意两点：为了限制副反应的发生，必须避免光的照射；通过改变氧化剂的浓度，可以控制海藻酸盐的氧化程度。

2. 还原胺化反应

准确来说是氧化海藻酸盐的还原胺化反应。被氧化海藻酸盐分子链上的醛基为化学改性，特别是还原性氨基化提供了新的反应位点，以 NaCNBH$_3$ 为还原剂与烷基胺进行后续还原性胺化反应，其反应活性和选择性都优于常用的硼氢化钠(NaBH$_4$)，NaCNBH$_3$ 的优点是在 pH 为 6～7 时，CNBH$_3^-$ 阴离子对亚胺中间体的还原速度较快，醛或酮的还原在这个 pH 范围内可以忽略不计(图 3-3)。

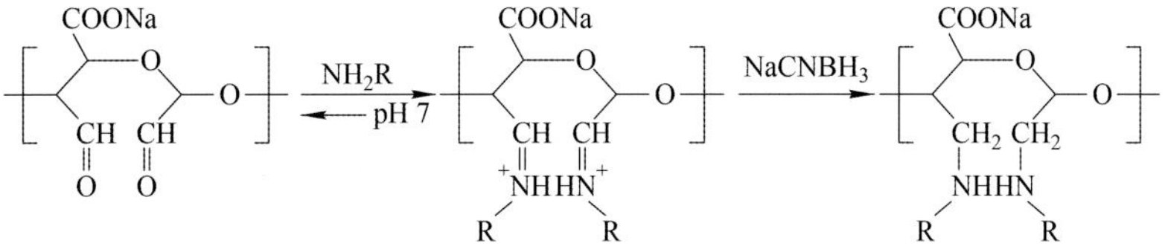

图 3-3　氧化海藻酸盐被还原胺化的过程示意图(He，Carbohydrate Polymers，2011)

通常人们用这种方法制备海藻酸盐聚合物表面活性剂。在海藻酸盐中加入长烷基链，从而赋予海藻酸盐两亲性的特征，例如低表面张力、固体偶氮苯的增溶、实际应用中重金属吸附等。

有人用海藻酸盐衍生的高分子表面活性剂制备了微球，并将疏水性的布洛芬装载在其中，考察了该药物的体外控释，结果显示，药物的装载量不但得到很大的提升，而且药物的释放过程能够得到很好的控制。

3. 硫化反应

海藻酸盐经硫酸处理后具有较高的血液相容性，这是因为硫酸化海藻酸盐具有类似于肝素的结构，而肝素在抗凝治疗中的应用已有 60 多年的历史。有人报道了以海藻酸钠为原料,在甲酰胺中与 ClSO₃H 反应制备海藻酸硫酸盐(图 3-4)。反应过程如下:将 10 g 海藻酸钠加入含有 80 mL 甲酰胺和 20 mL ClSO₃H 的硫酸盐试剂中,混合物在 60 ℃下反应 4 小时,得到棕色溶液,加入 200 mL 丙酮沉淀溶液,沉淀在蒸馏水中再溶解,用 0.1 mol/L NaOH 将溶液 pH 调整到 10～11,然后透析 72 小时,浓缩得到海藻酸硫酸盐。含硫酸盐的人血浆体外凝血实验表明,海藻酸盐硫酸盐具有较高的抗凝血活性,特别是对凝血途径的抗凝血活性。

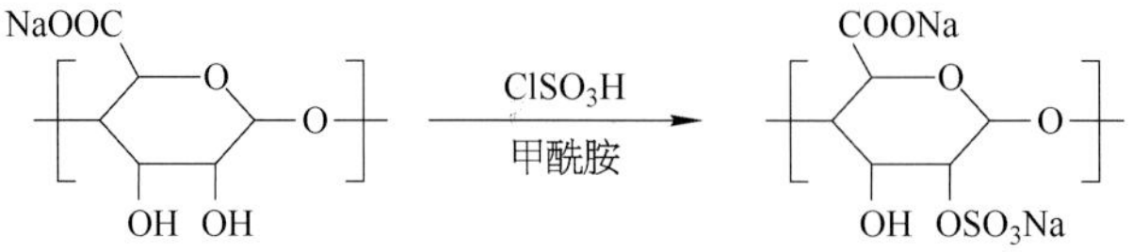

图 3-4　海藻酸盐的羟基被硫酸化的过程示意图(He,Carbohydrate Polymers,2011)

4. 磷酸化反应

有报道称磷酸化的海藻酸盐衍生物具有诱导羟基磷灰石成核和生长的能力。如图 3-5 所示,通过与尿素/磷酸试剂反应形成磷酸化的海藻酸盐衍生物。控制海藻酸盐、磷酸和尿素三者的比例(1∶20∶70),能够获得最大接枝度为 0.26 的磷酸化产物。有趣的是,这些磷酸化的海藻酸盐不能与钙离子交联形成凝胶。除了磷酸化导致构象变化外,反应中分子量的降低被认为是这些海藻酸盐衍生物不能形成凝胶的原因。

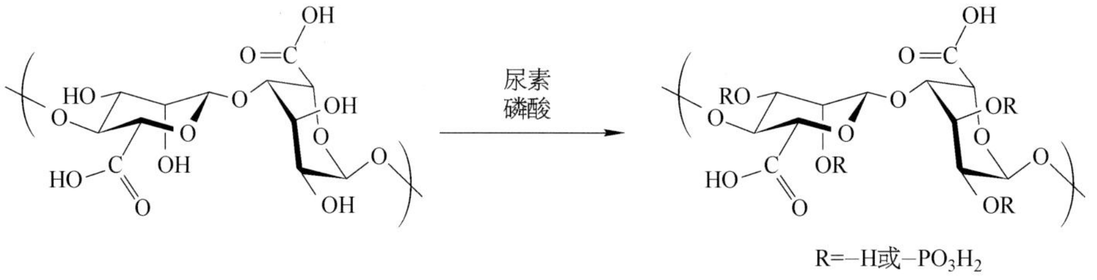

R=—H或—PO₃H₂

图 3-5　海藻酸盐的羟基被磷酸化的过程示意图(Edgar KJ,Biomaterials,2012)

5. 乙酰化反应

乙酰化反应过程如图 3-6 所示,首先在水介质中制备海藻酸钙凝胶珠,然后通过溶剂交换用吡啶取代水,再然后将珠粒悬浮在 38 ℃的吡啶-乙酸酐混合物中进行乙酰化反应。当海藻酸钙凝胶形成时,乙酰化会严重削弱钙离子诱导构象顺序的能力,因此,强度较低的凝胶是由乙酰化海藻酸盐造成的。海藻酸钙凝胶珠在干燥和再膨胀过程中,乙酰化接枝度为 0.65 的海藻酸盐衍生物,其膨胀度比对照增加了 500 倍,这是由于添加的乙酰基破坏了协同

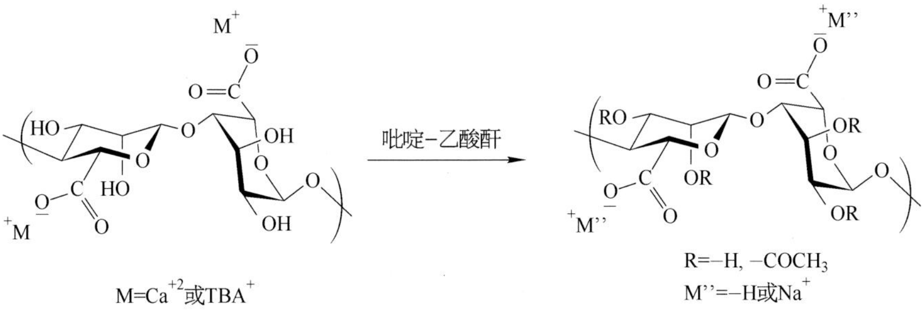

图 3-6　海藻酸盐的羟基被乙酰化的过程示意图（Edgar KJ，Biomaterials，2012）

结合，造成每个聚合物链有更多的解离反离子，并进一步使得正渗透压增加的结果。

6. 共聚反应

能接枝到海藻酸盐分子上的聚合物有很多，在这里主要列举两个常见的离子。有人将丙烯酸钠共聚物接枝到海藻酸钠分子链上，形成了一个耐盐的高吸水性材料，合成过程如图 3-7A 所示。通过 CNBr 法在海藻酸盐的羟基处设计了环糊精与海藻酸盐的偶联反应，以不影响羧基，而羧基是形成海藻酸钙凝胶珠所必需的，其反应过程如图 3-7B 所示，经修饰的环糊精-海藻酸盐显示出具有形成主客体复合物的能力。

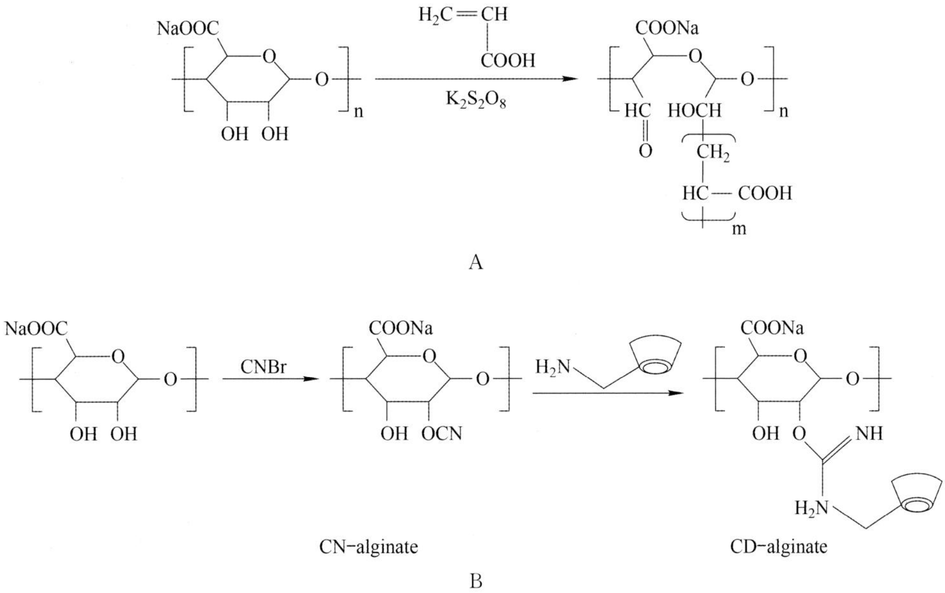

A

B

图 3-7　海藻酸盐分别接枝丙烯酸钠共聚物（A）和环糊精（B）的过程示意图（He，Carbohydrate Polymers，2011）

二、羧基的修饰

能与海藻酸盐分子的羧基发生的反应主要有：酯化反应和酰胺化反应。

1. 酯化反应

酯化常作为烷基与分子相连的简单方法，被研究人员成功地用于修饰天然海藻酸盐，通过在其骨架上添加烷基基团来增加其疏水性。目前酯化过程主要有两种途径，一种是在催化剂的存在下与几种醇直接酯化反应（图 3-8A），并且醇要过量，以确保平衡有利于产物的生成。在过去的几十年里，在酯化的海藻酸衍生物中只有一种衍生物具有工业价值，它是藻酸丙二醇酯（PGA），通过海藻酸盐与环氧丙烷的酯化反应获得。另一种酯化反应是卤代烷和海藻酸羧基合成的海藻酸酯（图 3-8B），在反应前需要将海藻酸与四丁基氢氧化铵（TBA - OH）转变成 TBA 盐。

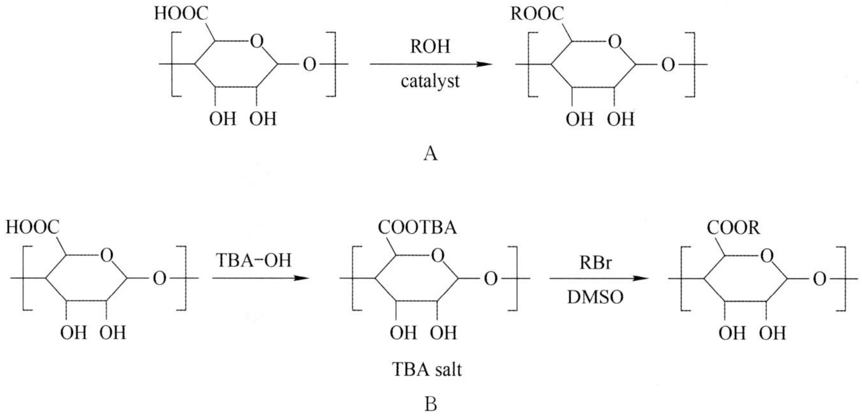

图 3-8　海藻酸盐的羧基发生酯化反应的方式

A. 在催化剂的作用下直接与醇发生反应；B. 卤代烷和海藻酸羧基反应（He, Carbohydrate Polymers，2011）

2. 酰胺化反应

目前酰胺化过程主要有两种途径，一种是利用偶联剂 1 - 乙基- 3 -（3 -二甲氨基丙基）盐酸卡二亚胺（EDC - HCl）对海藻酸盐进行疏水改性，使含有胺的分子与海藻酸盐聚合物骨架上的羧酸基团形成酰胺键（图 3-9A），具体过程是首先将海藻酸钠水溶液加入盐酸调整至 pH 3.4，再加入一定量的 EDC - HCl，反应 5 分钟后加入辛胺，室温搅拌 24 小时，产物经十六酮沉淀分离，经过滤收集，为了去除低分子量杂质，该聚合物经过彻底的水透析和分离，最后通

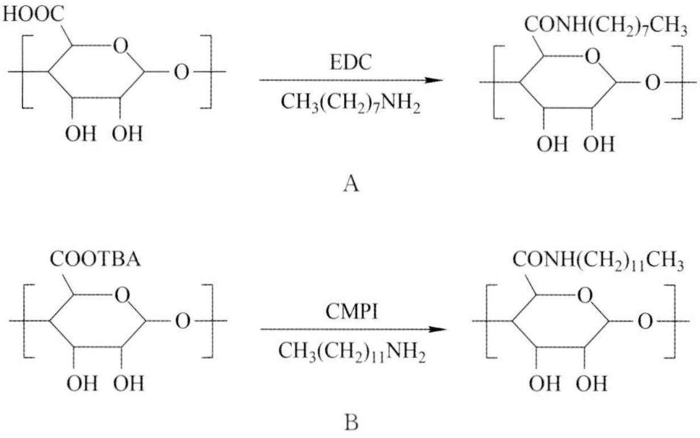

图 3-9 海藻酸盐的羧基发生酰胺化反应的方式

A. EDC 参与；B. TBA 和 CMPI 参与（He, Carbohydrate Polymers, 2011）

过冷冻干燥获得。另一种方法是以 2 - 氯- 1 - 甲基吡啶碘化铵（CMPI）为偶联剂，烷基胺以不同取代率通过酰胺键与海藻酸盐共价连接，形成海藻酸钠两亲性衍生物（图 3-9B）。

综上所述，基于海藻酸盐分子骨架上含有大量的羟基和羧基，为化学修饰提供了活性位点，通过上述的化学反应对该位点进行接枝和修饰，形成新的海藻酸盐衍生物，而接枝的基团赋予衍生物一些新的性能或特质，例如两亲性、力学强度、细胞黏附性、高吸水性等。目前，海藻酸盐衍生物的改造技术已发展比较成熟，并不断涌现出新的方法，然而，真正投入工业化生产并商业化的产品不多，因此，海藻酸盐衍生物在各领域的应用和推广有待进一步开发。

第二节 · 海藻酸优化力学性能的修饰

通常情况下，海藻酸依靠二价阳离子通过物理交联形成凝胶，对单价阳离子、柠檬酸根离子、螯合剂、磷酸根离子等敏感，易于膨胀，从而导致所形成的凝胶结构不稳定。

具体来说，该部分可以拆解成两个问题，一个是如何控制海藻酸凝胶的基质硬度（弹性模量）和强度问题，即海藻酸分子通过与二价阳离子交联形成凝胶（图 3-10），基质的硬度受到多种因素的影响，例如海藻酸 M/G 比及序列结构、分子量、浓度、二价阳离子、交联过程等因素，在掌握影响海藻酸凝胶硬度的基础上，开发高强度和具有拉伸性能的海藻酸凝胶，成为当前研究的一个热点；另一个问题是海藻酸凝胶的稳定性问题，即单纯依靠物理交联形成的海藻酸凝胶，对环境中的众多因素敏感，容易发生膨胀，因此，解决该问题的关键就是通过

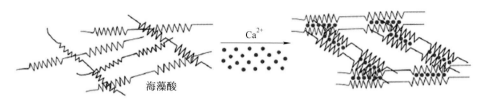

图 3-10 海藻酸分子与钙离子交联形成水凝胶示意图(Granja，Acta Biomaterialia，2014)

物理或化学修饰，以提高海藻酸凝胶网络的结构稳定性。

一、海藻酸基凝胶的力学性能

1. 影响海藻酸基凝胶力学性能的因素

我们首先介绍海藻酸材料自身的参数对其所形成凝胶力学性能的影响。海藻酸凝胶的力学性能可以调整，以涵盖各种器官组织的一系列刚度，例如海藻酸盐凝胶的压缩模量分布在 $1\sim1\,000$ kPa 之间，剪切模量在 $0.02\sim40$ kPa 之间。海藻酸凝胶的力学性能可以通过改变不同的参数来控制，如聚合物的来源、分子量、浓度、二价阳离子、交联的类型等。

海藻酸的 M/G 比和序列结构受其来源决定，MG 模块(MGMGMGM)形成的凝胶强度相对较弱，而 GG 模块(GGGGGGG)形成相对强硬的凝胶(图 3-11)。海藻酸的分子量分布在一个较为宽广的范围($10\sim10^3$ kDa)，相对于低分子量的海藻酸，高分子量的海藻酸所形成凝胶的硬度较高。海藻酸凝胶化和交联最常用的方法是古洛糖醛酸基上的钠离子与二价阳离子交换，由于海藻酸盐对不同的二价离子具有不同的亲和力，因此根据所使用的阳离子，海藻酸盐会产生具有不同稳定性、渗透性和强度的凝胶，有很多二价阳离子都能参与海藻酸盐凝胶的形成，这些离子与海藻酸分子中的 G 残基的亲和程度不同，Pb>Cu>Cd>Ba>Sr>Ca>Co，Ni，Zn>Mn，其中 Ca 是最为常用的离子交联剂。

另外，海藻酸凝胶的离子交联过程可以通过两种方式实现，即外部凝胶化和内部凝胶化。外部凝胶化是将海藻酸钠溶液滴入钙离子水溶液中，得到凝胶珠，虽然凝胶化几乎是瞬间发生的，但这一过程会导致凝胶内部不平衡的交联密度和梯度。为了促进原位水凝胶的形成，内凝胶化方法正在被广泛研究，特别是可注射水凝胶的研究，通过这种方法，可以将聚合物溶液与细胞结合，以液态方式注入，然后在机体内的特定部位形成水凝胶。最常见的策略是使用低溶解度的二价阳离子盐，使凝胶化速率减慢，从而更好地控制凝胶化时间。碳酸钙($CaCO_3$)和硫酸钙($CaSO_4$)已被广泛用于这一目的。在中性 pH 下，它们在纯水中的溶解度很低，但在酸性条件下是可溶解的，所以在凝胶形成之前，它们在海藻酸盐溶液中均匀分

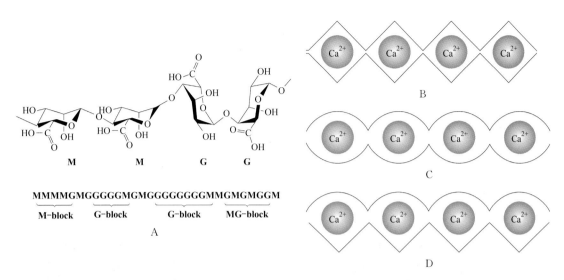

图 3-11　海藻酸分子中甘露糖醛酸(M)和古洛糖醛酸(G)的分布情况,及其交联钙离子的示意图

A. M 和 G 在海藻酸分子链中的分布情况;B. GG/GG 连接;C. MG/MG 连接;D. MG/GG 连接(Edgar, Biomaterials, 2012)

布。在凝胶体系中加入弱酸,例如葡萄糖基内酯(GDL),它能轻微地降低溶液的 pH,使得钙离子从这些盐中释放出来,从而允许逐渐凝胶化。在使用 $CaCO_3$ 作为交联剂的情况下,将 $CaCO_3$/GDL 的摩尔比设置为 0.5,可以合理地控制体系的 pH,并且通过该方法所得到的海藻酸钙凝胶体系内部力学性能分布均匀。

作为 GDL 的替代物,一种光产酸激活剂(PAG)被提出,它在紫外光下电离,释放 H^+ 离子,与 $CaCO_3$ 反应生成 Ca^{2+}。尽管这种光诱导水凝胶作为细胞传递系统在生物医学领域有着巨大的潜力,但其细胞相容性有待进一步验证。另一种光激活内部凝胶化的方法是使用水溶性 Ca^{2+} 螯合剂,该螯合剂可以与海藻酸盐溶液混合,在光照下会发生不可逆的分子变化,降低它们对 Ca^{2+} 的亲和力,导致 Ca^{2+} 释放,从而引发交联,使用该方法,可使得海藻酸凝胶的机械性能和均匀性得到显著改善。

2. 提高海藻酸基凝胶强度的方式

即使通过上述的各种调控,海藻酸凝胶的机械性能依旧较差,例如其拉伸强度仍然没有达到生物组织的强度(10 MPa),很大程度限制了其在生物医用领域的应用,而通过在凝胶网络结构中构筑高度有序的内部结构,或者通过化学交联引入其他的交联结构,是获得高强度海藻酸凝胶的最佳选择之一。

大多数水凝胶不具有高拉伸性能,例如,海藻酸水凝胶仅拉伸到原来长度的 1.2 倍时就会破裂。大多数水凝胶是脆性的,断裂能约为 10 Jm^{-2},而软骨的断裂能为~1 000 Jm^{-2},天然橡胶的断裂能为~10 000 Jm^{-2}。

　　Mooney 课题组于 2012 年在 Nature 上报道了一项研究,他们我们通过混合两种交联聚合物:离子交联海藻酸盐和共价交联聚丙烯酰胺,合成了极具弹性和韧性的水凝胶,在海藻酸-聚丙烯酰胺混合凝胶中,这两种聚合物网络相互交织,并通过聚丙烯酰胺链上的氨基与海藻酸盐链上的羧基形成共价交联(图 3-12)。有研究比较了海藻酸凝胶、聚丙烯酰胺凝胶和复合水凝胶的力学性能,发现在凝胶破裂的临界点,三者对应的压力分别为 3.7 kPa、11 kPa 和 156 kPa,三者对应的张力分别为 1.2 kPa、6.6 kPa 和 23 kPa,复合水凝胶远超过二者之和。

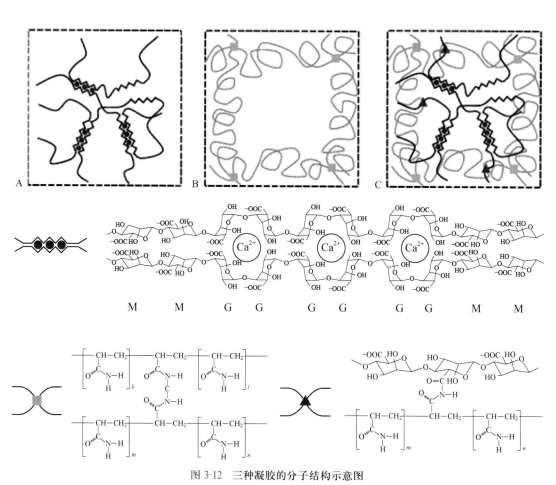

图 3-12　三种凝胶的分子结构示意图

A. 海藻酸钙凝胶;B. 聚丙烯酰胺凝胶;C. 由海藻酸钙和聚丙烯酰胺复合构成的凝胶(Sun,Nature,2012)

　　另外,比较了弹性形变,海藻酸凝胶最大仅能被拉伸超过原尺寸的 1.2 倍,聚丙烯酰胺凝胶是 7 倍,而二者形成的复合物水凝胶能够拉伸超其原始尺寸的 20 倍,并且通过改变聚丙烯酰胺的含量可以控制复合水凝胶的弹性模量(图 3-13A～C)。当复合凝胶受到较小的拉伸时,杂化凝胶的弹性模量几乎等于海藻酸盐凝胶和聚丙烯酰胺凝胶的弹性模量之和。这两个网络的负载分配可以通过聚合物之间的纠缠,以及聚丙烯酰胺链上的氨基与海藻酸盐链上的羧基之间形成的共价交联来实现。随着拉伸力的增加,海藻酸盐网状逐渐打开,而聚丙烯酰胺网状保持完整,因此复合凝胶表现出明显的滞后性和较小的残留变形。由于只有离子交联断裂,海藻酸链本身保持完整,离子交联可以重新恢复,从而导致内部损伤的愈合。

相对于海藻酸盐凝胶和聚丙烯酰胺凝胶的断裂能($10\sim250\ \mathrm{Jm}^{-2}$),二者形成的复合水凝胶的断裂能得到了显著的提高($9\,000\ \mathrm{Jm}^{-2}$)(图 3-13D、E)。当一个有缺口的复合凝胶被拉伸时,聚丙烯酰胺网络连接起裂缝并稳定变形,使得海藻酸盐网络能够在凝胶的大部分区域展开,海藻酸盐网络的解开反过来又降低了缺口前聚丙烯酰胺网络的应力集中。

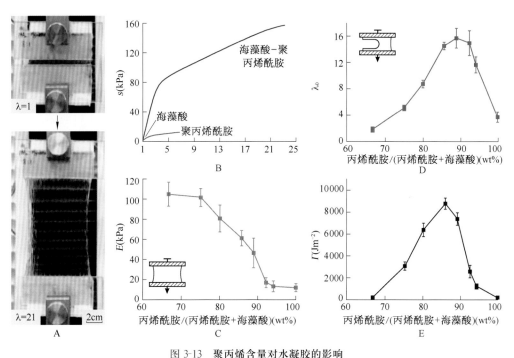

图 3-13　聚丙烯含量对水凝胶的影响

A、B. 凝胶的拉伸力学性能评价,包括凝胶的最大拉伸倍数;C. 聚丙烯酰胺含量对复合水凝胶弹性模量的影响;
D. 聚丙烯酰胺含量对复合水凝胶临界张力的影响;E. 聚丙烯酰胺含量对复合水凝胶断裂能的影响(Mooney,Nature,2012)

将弱键和强键混合可以使凝胶强度增强的想法已经在多种途径上得到了应用,包括疏水缔合、颗粒填充凝胶和超分子化学。然而,海藻酸-聚丙烯酰胺混合凝胶的断裂能要比之前报道的合成水凝胶($100\sim1\,000\ \mathrm{Jm}^{-2}$)大很多,研究者将这一发现归因于两种机制的协同作用:共价交联网络的裂纹桥接和离子交联网络的解链滞后。该复合凝胶已被作为一种模型系统,用来探索变形和能量耗散的机制,研究构建高强度水凝胶的理论和方法。

二、海藻酸基凝胶的稳定性

在生理条件下,海藻酸凝胶的稳定性很容易受到影响,例如,钙交联海藻酸盐水凝胶在 0.9 wt%氯化钠中迅速失去稳定性,这是由于钙通过与去凝胶化作用的单价钠离子进行交换,以及含有螯合剂(如柠檬酸盐或磷酸盐)的溶液也能去除钙离子。

为了确保海藻酸钙凝胶在细胞培养基的稳定性,通常要在细胞培养基中添加足够量的钙浓度来抵消上述影响,但是,过量的钙很可能给培养基溶液带来沉淀,甚至造成细胞毒性。

根据目前的研究现状,主要有两种途径来提高海藻酸凝胶的稳定性,即物理交联和化学交联。

1. 物理交联

考虑到海藻酸盐是一种天然多糖,具有丰富的羧基和负电荷,通过静电相互作用,可为改善海藻酸凝胶稳定性提供一个简便有效的途径(图 3-14)。在带有正电荷的天然聚合物中,壳聚糖是一种典型的天然多糖,具有丰富的氨基和正电荷,虽然它能够与海藻酸分子发生静电作用形成稳定的支架复合物,并且其氨基具有增强细胞附着的作用,但是,壳聚糖在水溶液中的溶解性较差,在酸性条件下才能溶解,这样往往会造成细胞或生长因子的活性损伤。

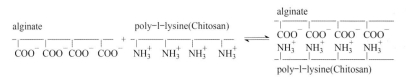

图 3-14　通过静电络合反应形成海藻酸基复合物

除了壳聚糖,聚赖氨酸(PLL)也是一类带正电荷的多聚物,其中的 α-多聚赖氨酸(α-poly-l-lysine,α-PLL)的支链上有大量带正电荷的氨基,通过正、负电荷吸引所产生的静电相互作用,可在海藻酸凝胶表面形成一层聚电解质膜,该复合物具有稳定的结构。ε-聚赖氨酸(ε-PLL)是另一种含有 25~30 个赖氨酸残基的同型单体聚合物多肽,它是由赖氨酸残基通过 α-羧基和 ε-氨基形成的酰胺键连接而成,由于其固有的良好的生物相容性、生物降解性和水溶性,ε-PLL 被广泛用于生物医学领域。

Ruan 等利用 ε-PLL 与海藻酸的静电络合反应,构建了一类海藻酸基复合物(图 3-15),该复合物可以被用作生物 3D 打印的墨水材料,ε-PLL 不但能够起到维持复合物的空间结构的作用,而且还能促进细胞的黏附和生长,有利于组织在打印支架体系内的再生。通过调整复合物

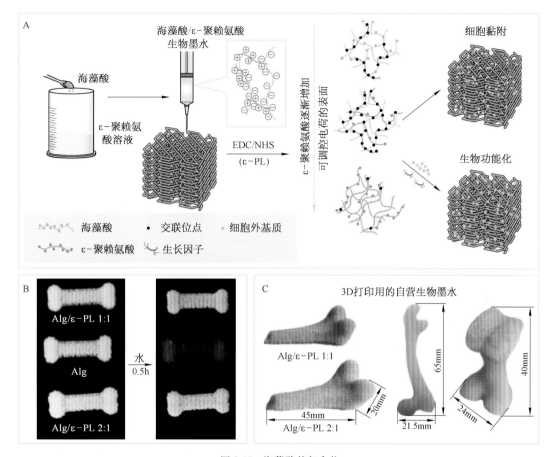

图 3-15　海藻酸基复合物

A. 通过 ε-PLL 的静电络合反应,修饰海藻酸材料,构建一类海藻酸基生物墨水;B. ε-PLL 对海藻酸基凝胶复合支架稳定性
的影响;C. ε-PLL 赋予海藻酸基凝胶复合支架自支撑的性能(Ruan, Advanced Functional Materials, 2018)

中海藻酸和 ε-PLL 的比率,可以实现对复合物支架的力学性能和生物降解性能的控制,此外,支架表面的电荷也可以被 ε-PLL 所调控,从而促进 ECM、生长因子和细胞的黏附。

由此可见,通过静电络合作用,在海藻酸分子上复合一类带正电荷的聚合物,形成机械强度更为稳定的复合水凝胶,相对于离子交联,静电络合的作用更强,是维持海藻酸基水凝胶结构稳定性的一条有效途径。

2. 化学交联

到目前为止,已有多种化合物被用作海藻酸基水凝胶的共价交联剂,例如有:环氧氯丙烷、戊二醛、二元胺、2-氨乙基甲基丙烯酸酯、己二酰阱等。这些交联剂通过与海藻酸分子上的羟基、羧基和醛基(氧化海藻酸上)的反应,形成稳定的共价交联。

海藻酸分子上羟基参与的共价交联。环氧氯丙烷是一类交联高分子聚合物的交联剂,曾被报道用于淀粉和纤维素的交联,在此处,海藻酸分子上的羟基与环氧氯丙烷发生反应,形成共价交联,反应过程如图 3-16 所示。环氧氯丙烷交联的海藻酸凝胶在 pH 1～13 和 100 ℃以内都能保持其完整的形态,表现出超强的稳定性。基于其稳定的性质,它可以吸水膨胀到原体积(干燥后)的 100 倍以上,并且不会发生物质丢失,因此,它通常被用作超级溶胀材料。

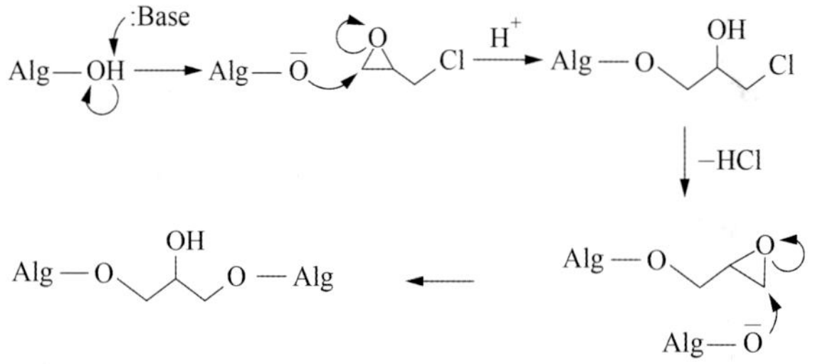

图 3-16　海藻酸分子与环氧氯丙烷发生共价交联的反应过程(Edgar,Biomaterials,2012)

　　戊二醛也是一类非常广泛的交联剂,它的醛基能与海藻酸分子上相邻的两个羟基发生缩醛反应,从而化学交联,其反应过程如图 3-17 所示,戊二醛的两个醛基分别与海藻酸分子上的羟基发生反应,将两个海藻酸分子链连接起来。戊二醛交联的海藻酸材料也可作为吸附材料,用作一次性尿布和卫生巾的吸水材料。除此之外,该材料亦可作为手性化合物的分离材料,或者装载药物的缓释材料,保护化学敏感型药物分子免受降解,并实现药物的缓释。

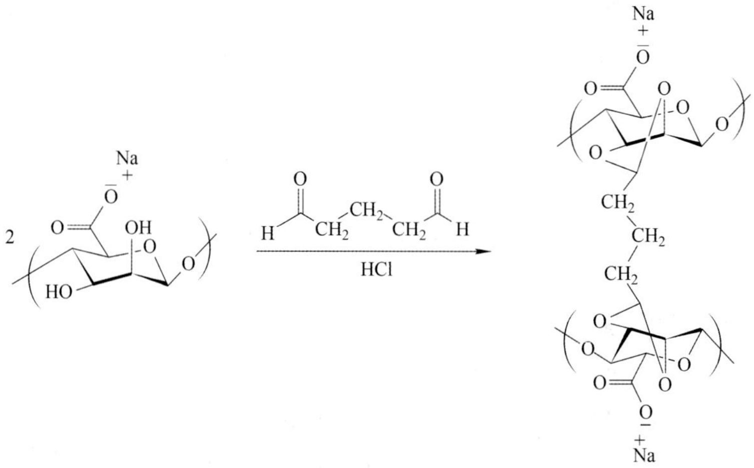

图 3-17　海藻酸分子与戊二醛发生共价交联的反应过程(Edgar,Biomaterials,2012)

　　海藻酸分子上羧基参与的共价交联,通常与交联剂上的氨基形成酰胺键,其反应机制如图 3-18 所示,以 CMPI 作为活化剂,使二元胺的氨基与海藻酸分子的羧基发生反应,形成酰胺键交联。相对于普通海藻酸凝胶,通过该方法所形成的海藻酸衍生物具有较高的强度和

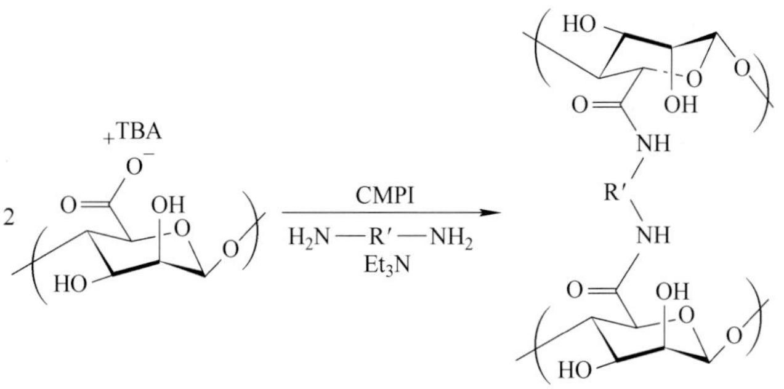

图 3-18　海藻酸分子与二元胺发生共价交联的反应过程(Edgar，Biomaterials，2012)

稳定性,可以被作为修复椎间盘创伤的材料,椎间盘的重要组成部分是髓核,它由二型胶原包埋的软骨细胞和蛋白聚糖构成。使用其他水凝胶作为修复材料很容易被机体内的酶降解,而通过酰胺键交联的海藻酸凝胶具有很好的稳定性,不被酶降解,因此,它可作为一种理想的材料,用于椎间盘创伤的修复。

另外,以聚乙二醇二胺(PEG-二胺)作为共价交联剂,其反应机制亦是与海藻酸分子的羧基形成酰胺键,形成共价交联,从而制备出具有广泛力学性能的海藻酸盐水凝胶。该水凝胶的弹性模量决定于 PEG 的分子量(图 3-19),水凝胶的性能可以通过多功能交联分子作用水凝胶体系,从而能够在更大程度上控制凝胶的机械刚度,这种多链交联策略是实现更强水凝胶的有力保障,同时也是维持水凝胶结构和刚度的有效手段,降低外部环境因素对水凝胶体系交联结构破坏的风险。这种思路也在其他水凝胶体系的研究中得到了验证,例如,有人在聚丙烯酰胺凝胶体系内用己二酸二酰阱作为双功能交联分子,从而大大提高了聚丙烯酰胺凝胶的机械强度。

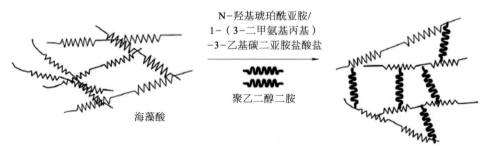

图 3-19　聚乙二醇二胺作为交联剂对海藻酸基水凝胶共价交联(Mooney，Macromolecules，1999)

以光引发的化学交联也是改善海藻酸基水凝胶的一条重要途径,其反应过程如图 3-20 所示,首先是修饰海藻酸分子,在 1-乙基-3-(3-二甲胺丙基)-羧二亚胺(EDC)和 N-羟丁二酰亚胺(NHS)存在的条件下,通过形成酰胺键,将 2-氨乙基甲基丙烯酸酯接枝到海藻酸分子上,所制备的海藻酸衍生物具有光交联的特性。然后在其中加入光引发剂,在紫外光的

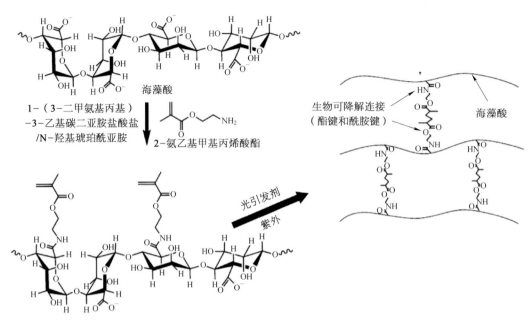

图 3-20 甲基丙烯酸基海藻酸盐的修饰改性及其光交联过程示意图(Alsberg，Biomaterials，2009)

刺激下,氨乙基甲基丙烯酸酯分子间发生反应,形成化学交联,在海藻酸分子间形成网状交联。通过改变接枝度,可实现对其所形成水凝胶弹性模量和溶胀性能的控制。

分别将普通海藻酸钙水凝胶和光交联海藻酸钙水凝胶植入动物体内,4 周后发现,大部分的普通水凝胶已经发生了溶解,而光交联水凝胶仍然保持与原初相同形态结构(图 3-21),光交联不但赋予了海藻酸基水凝胶具有光响应性能特质,也通过化学交联使得其力学性能更加稳定。另外,改性后的光交联海藻酸盐水凝胶具有良好的细胞相容性,能够促进软骨细

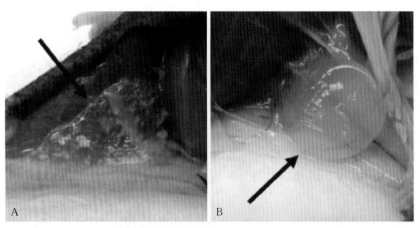

图 3-21 体内植入实验考察不同海藻酸基水凝胶的结构稳定性

A. 通过离子交联构建的普通海藻酸钙水凝胶;B. 通过光交联构建的
甲基丙烯酸基海藻酸钙水凝胶(Chou, Osteoarthritis Cartilage, 2009)

胞的生长和代谢活性,在再生医学和生物活性因子传递等领域具有广阔的应用前景。

除了利用海藻酸分子的羟基和羧基外,被氧化的海藻酸分子上的醛基也是容易被接枝的基团。海藻酸分子被高碘酸钠氧化后形成两个醛基,醛基与己二酰肼反应形成化学交联(图3-22)。随着海藻酸分子氧化程度的增加,其交联程度增加,最终所形成凝胶的强度和稳定性得到了显著提高。

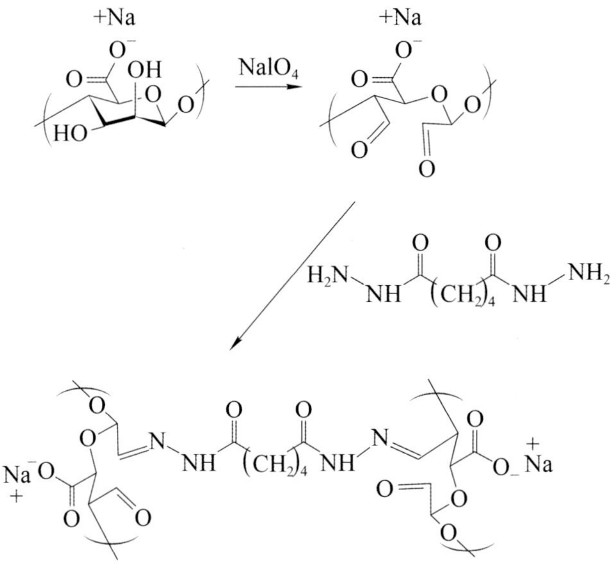

图 3-22 己二酰肼化学交联氧化海藻酸分子的示意图(Edgar,Biomaterials,2012)

综上所述,无论是物理交联还是化学交联,都能在一定程度上提高海藻酸基水凝胶的结构力学性能,二者各有优劣。物理交联通常是以形成复合物的形式来改观原材料,分子间作用力主要依靠物理键合,包括离子交联、静电作用、物理缠绕等,其作用原理和形成过程简单,但由于需要第二种物质的加入,往往会产生"喧宾夺主"的效果;化学交联通常是通过化学反应将某一化学基团引入到海藻酸的基团上,所引入的基团再通过化学反应形成共价交联,具有较高的键能,相对于物理键合,以共价键交联的水凝胶具有更强的结构力学性能。但是,化学交联过程往往需要有机化合物的参与,操作过程烦琐,很可能会带来细胞损伤作用,也很可能给改性海藻酸基水凝胶在生物医用领域的审批带来困难。

第三节 · 海藻酸调控降解性能的修饰

虽然哺乳动物体内的酶不能降解海藻酸基凝胶,但是,依靠离子交联的海藻酸基凝胶在机体内并不稳定,很容易被体液中的钠离子置换,或被磷酸根离子螯合,从而将凝胶中的二价阳离子(钙离子)置换出来,很快使得凝胶解离,释放出海藻酸钠分子。即使海藻酸基凝胶结构被瓦解,但其所释放的海藻酸钠大分子却难以被降解并从体内清除。

因此,海藻酸基水凝胶的降解过程可以被理解为两步,第一步是海藻酸基水凝胶由于离子置换形成海藻酸钠分子,第二步是海藻酸钠大分子被水解。

一、海藻酸基水凝胶结构稳定性的修饰

一个理想的组织工程水凝胶,在机体内的降解速率应该能与新组织的形成速率达到完美的匹配,或者至少能够实现对水凝胶降解速率的控制。而目前海藻酸基水凝胶作为组织工程材料的问题之一就是凝胶不稳定容易解离,难以控制其在机体内的降解速率。这主要是由于凝胶中的二价阳离子很容易被机体中的钠离子置换,或被磷酸根离子螯合,从而导致凝胶解离。

有人研究发现,甲基丙烯酸基修饰的海藻酸盐材料,不但具有光响应交联形成凝胶的特性,而且所形成的凝胶的溶胀行为、弹性模量和降解速率都与甲基丙烯酸基的接枝度有关,即受光交联的程度影响。在该凝胶体系中有两种交联方式,一种是海藻酸分子内古洛糖醛酸残基的二价阳离子形成的离子交联,是物理交联;另一种是光介导下的甲基丙烯酸基交联,属于化学交联。

之所以甲基丙烯酸基修饰的海藻酸基水凝胶具有可控的降解性能,主要是得益于作为交联剂的甲基丙烯酸甲酯具有可生物降解的酯基,研究结果显示,该水凝胶溶胀率的变化和降解速率与海藻酸酯甲基丙烯酸酯的降解程度有关,改性后的海藻酸基凝胶的溶胀随时间增加是由于酯键水解导致凝胶崩解(图 3-23)。凝胶的这种可控崩解行为可为细胞生长和沉积新的细胞外基质创造空间。

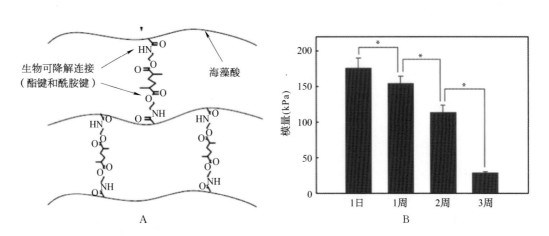

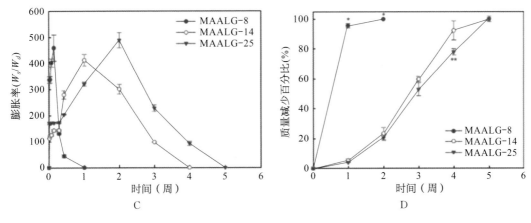

图 3-23　凝胶崩解

A. 交联剂的断裂是导致光交联水凝胶可控降解的主要原因;B. 光交联水凝胶在降解过程中弹性模量的变化;
C. 不同交联度的水凝胶在降解过程中溶胀率的变化情况;D. 不同交联度的水凝胶的降解过程(Alsberg, Biomaterials, 2009)

二、海藻酸分子可控降解的修饰

在阐述海藻酸分子在机体内的降解之前,有必要简单介绍一下该物质在体外环境中有可能被降解的情况。二者的主要区别在于,体外降解的反应过程剧烈,而体内的降解过程通常在酶的作用下发生,其反应过程温和。

1. 体外环境中海藻酸分子的水解

能够影响海藻酸分子降解的一些因素有:酸水解、碱水解、酶降解、还原剂、高温、环氧乙烷、γ射线等。

酸性条件下,多糖类物质通常容易发生水解分裂,糖苷键的酸解过程可分为三步(图 3-24):糖苷氧质子化形成共轭酸,共轭酸发生异裂形成一个非还原的端基和正电离子-水合氢离子,正电离子-水合氢离子加水形成还原端基。通常情况下,酸解发生在 pH 低于 5 的水溶液中,海藻酸钠干粉在冷藏下不会发生降解,货架期可以保存数年。

海藻酸分子的碱解和酶解情况类似(图 3-25),其发生机制都是通过 β-消除生成不包含化合物,能发生碱解的 pH 通常大于 10,并且随着 pH 的提高,发生碱解的速率明显增大。β-消除的机制涉及 C-5 位质子的抽离,而 C-6 位羧基的吸电子作用增强了这一过程,当 C-6 羧基被电离时,电子的抽离作用减弱,C-5 质子的抽离不像羧基被质子化时那么容易。然而,在高 pH 的条件下,质子的提取速率足够高,从而导致相对快速的降解。

除了酸、碱和酶降解外,还原剂也是导致海藻酸分子发生降解的因素之一,来自褐藻的海藻酸中都含有酚类物质,酚类物质的含量决定于褐藻的品种,酚类越多,海藻酸的降解速

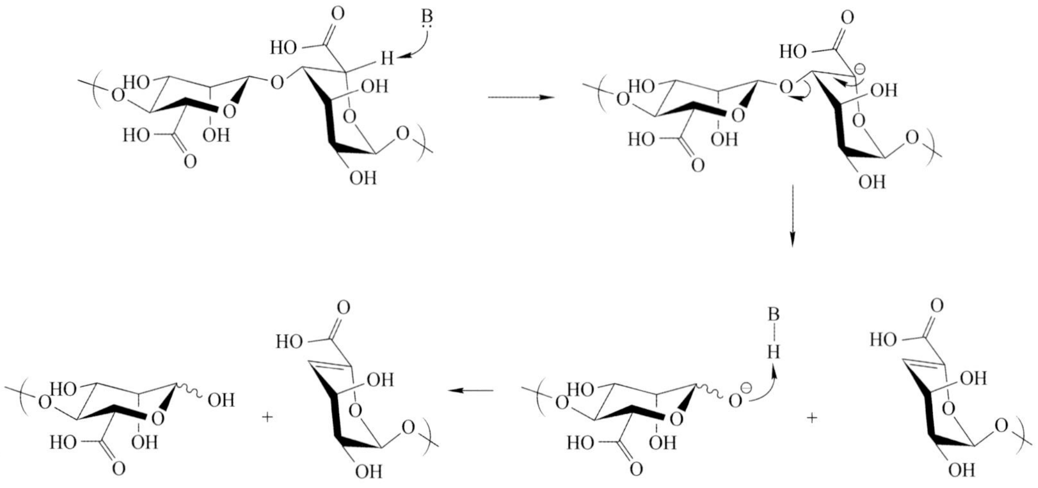

图 3-24　酸水解降解海藻酸分子的机制示意图（Edgar，Biomaterials，2012）

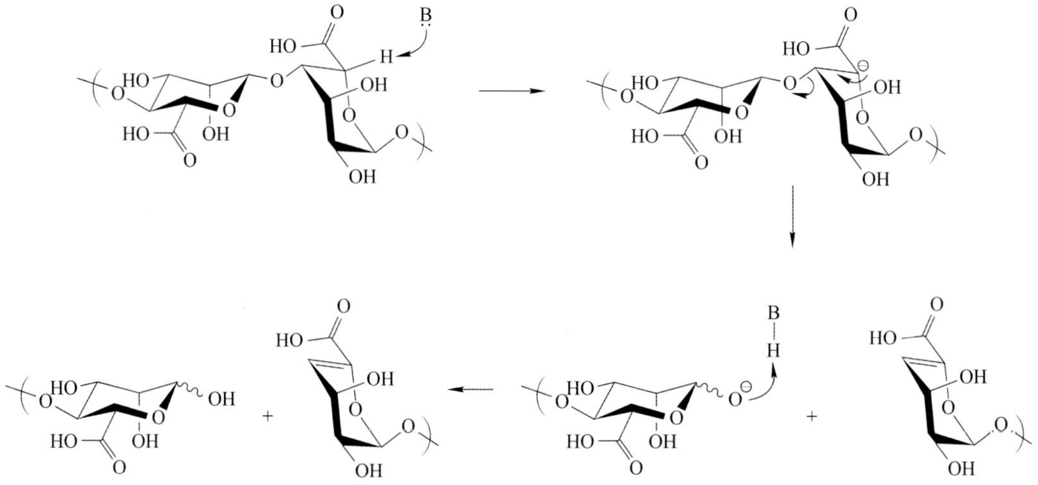

图 3-25　碱水解降解海藻酸分子的机制示意图（Edgar，Biomaterials，2012）

率就越快。另外还有一些还原剂也能导致海藻酸的水解,这些物质有对苯二酚、半胱氨酸、抗坏血酸、硫酸肼、亚甲蓝等,其降解机制是形成过氧化氢,产生自由基,最终导致海藻酸分子链的断裂。

2. 体内环境中海藻酸分子的水解

作为组织工程支架材料,海藻酸基凝胶通常需要被植入到机体内,因此,我们在本节主要关注的是海藻酸分子在机体内的降解情况,以及如何修饰海藻酸分子达到可控降解的目的。

海藻酸大分子不能够被哺乳动物体内的酶水解,因此它作为组织工程材料不具有降解特性,要想实现其在机体内的可控降解,就需要对其结构进行改性。目前,通过氧化处理海藻酸钠是实现其具有降解性能的有效途径之一。通常使用高碘酸钠与之发生反应,反应发生在海藻酸分子 C-2 和 C-3 位置的羟基,导致 C-C 键断裂,生成两个醛基,在避光条件下进行反应,以防止副反应的发生,另外,通过改变氧化剂的浓度可以控制海藻酸分子的氧化程度。

Mooney 等利用高碘酸钠来氧化处理海藻酸钠,高碘酸钠氧化可以打开顺式二醇基团的碳—碳键,改变分子中残基的构象,使其成为一种易水解的开链加合物,从而促进海藻酸盐在水溶液中的水解,其行为类似于易水解的缩醛基团。氧化程度 5% 的情况下,海藻酸盐的降解速率取决于溶液的 pH 和温度,氧化后的海藻酸盐聚合物仍然能够与钙离子交联形成凝胶,在 PBS 溶液中放置 9 天可被完全降解(图 3-26)。另外,与普通海藻酸盐水凝胶相比,部分氧化的海藻酸盐水凝胶还能改善体内软骨样组织的形成。

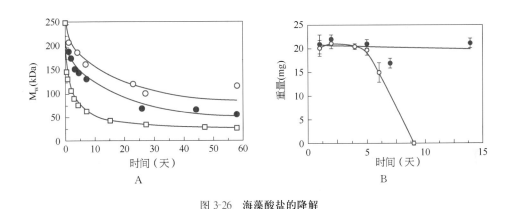

图 3-26　海藻酸盐的降解

A. 不同温度下(从上往下:4 ℃、20 ℃和 37 ℃),被修饰海藻酸盐的水解过程;B. 两种海藻酸分子水解过程比较
(黑色代表普通海藻酸,白色代表被部分氧化的海藻酸)(Mooney,Biotechnol Prog,2001)

在此基础上,Zhang 等考察了海藻酸钠的氧化程度对其降解速率的影响,通过控制古洛糖醛酸残基与高碘酸盐的反应比例(10:1、10:3 和 10:5),制备出了具有不同氧化程度的海藻酸钠,氧化程度分别为 9.60%、28.05% 和 47.88%。研究发现,氧化使得海藻酸盐的微观结构发生了变化,如图 3-27 所示,低氧化度和未被氧化的海藻酸盐呈现出片层结构,而在高氧化度的海藻酸盐中出现了网状结构,并且随着氧化度的提高,氧化海藻酸盐的溶解度也呈现升高的趋势,这可能与氧化作用导致的解聚使得海藻酸分子链变得更加柔韧。

Christensen 等报道了一种改性海藻酸凝胶的方法,反应过程如图 3-28 所示,他们首先通过高碘酸盐的氧化作用处理海藻酸分子,氧化导致 C2 —C3 键断裂,并在 C2 和 C3 初分别形成一个醛基,使得分子链变得更加柔韧,新生成的醛基可作为进一步化学修饰的活性基团。

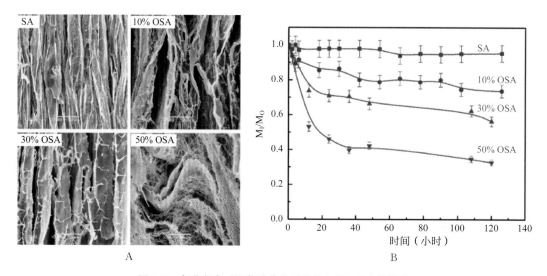

图 3-27 氧化程度对海藻酸盐微观结构和降解速率的影响

A. 氧化程度对海藻酸支架微观结构的影响；B. 不同氧化程度的海藻酸分子的降解
过程（Zhang，Polymer Degradation and Stability）

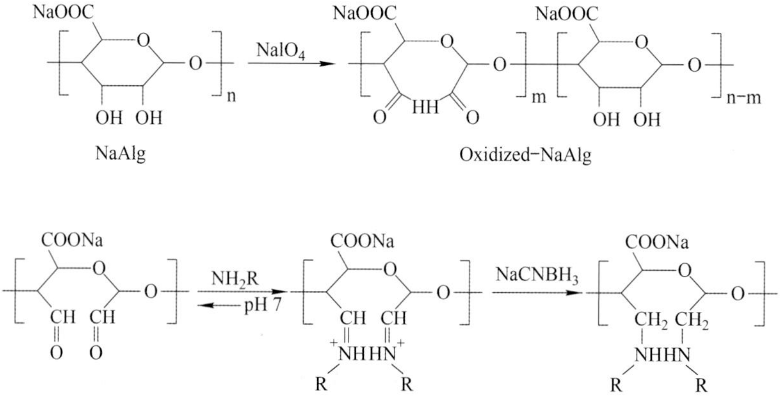

图 3-28 一种改性海藻酸凝胶的方法

海藻酸分子首先被部分氧化，氧化导致 C2—C3 键断裂，并在 C2 和 C3 分别形成一个醛基，
然后再通过还原胺化反应，将其他基团接枝到海藻酸分子（Yang，Carbohydrate Polymers，2016）

然后再进行还原胺化反应，这是一个发生在羧基和胺基之间的两步反应，先形成席夫碱，再还原成稳定的仲胺。在还原胺化反应过程中，所使用的还原剂通常是硼氢化钠或氰基硼氢化钠，但是二者在反应过程中容易形成有毒的氰化氢，为了避免有毒物质的产生，有人尝试用甲基吡啶硼烷来替代氰基硼氢化钠，甲基吡啶硼烷曾被作为还原胺化反应的还原剂，被用来介导氨基酸接枝到氧化纤维素的反应。

通过该反应，可以将具有细胞黏附性能的 RGD 短肽接枝到氧化海藻酸分子上，海藻酸分子的氧化度可达到 8%，RGD 短肽的取代度为 6.9%，通过该方法修饰的海藻酸凝胶，不但能够显著改善细胞的活性，而且还具有在机体内可控降解的潜能。

第四节 · 海藻酸赋予生物学功能的修饰

由于细胞没有与海藻酸基质结合的特异性受体,导致细胞不能贴附在其表面,因此,如果要以海藻酸基质作为组织工程支架培养细胞,就需要对其结构进行改性,改善其与细胞黏附的性能。

一、物理改性

在海藻酸材料中添加胞外基质(ECM),天然的 ECM 中含有大量的蛋白质、蛋白多糖、糖蛋白等物质,特别是 ECM 蛋白,如层粘连蛋白、胶原蛋白、纤维粘连蛋白等,这些蛋白有一个共同的特征,即它们的分子结构中含有能够识别细胞表面基团的特殊氨基酸序列,例如精氨酸-甘氨酸-天冬氨酸(RGD)序列,是最早用于促进细胞黏附生物材料的肽段之一,目前仍是应用最广泛的肽段之一。

通常的做法是将上述 ECM 蛋白与海藻酸钠溶液混合,形成一个复合物,然后再将该复合物制备成一个包埋有 ECM 蛋白的海藻酸基凝胶。迄今为止,已有很多研究通过该方法用于改善海藻酸材料的生物惰性,并应用于各种器官组织工程的研究,用于促进细胞的黏附、生长增殖和功能,包括肝细胞、成骨细胞、软骨细胞、内皮细胞、神经细胞等,例如有研究报道,在海藻酸钙凝胶微球内添加胶原,能够促进肝实质细胞在三维基质中的生长、部分极性的构建和部分功能的修复,并且随着胶原含量的增加,肝细胞的活性和功能得到显著增强。

虽然通过添加 ECM 蛋白能够促进细胞在海藻酸凝胶中的黏附和生长,但是,ECM 的添加也带来一系列的问题。首先,ECM 蛋白通过物理纠缠混合在海藻酸凝胶基质中,二者之间几乎没有发生键合作用,作用力很弱,另外再加上海藻酸凝胶结构的不稳定性,从而导致 ECM 蛋白很容易从凝胶中流失;其次,由于整个蛋白的偶联难以控制,在机体内很可能引发免疫应答反应;最后,ECM 蛋白很容易被机体内的蛋白酶水解,从而失去作用。

二、化学改性

如果将这些具有细胞识别的单元接枝到海藻酸材料上,将能够促进细胞在其表面的黏附。目前,具有能促进细胞黏附的基团有 RGD 短肽、PVGLIG 短肽、含有半乳糖残基的分子、胶原肽等。接枝方式主要是通过酰胺化反应,可以将这些基团接枝到海藻酸分子的羧基上，从而赋予海藻酸分子具有黏附细胞的特性。酰胺化反应通常需要碳化二亚胺的介导作用，其作用机制如图 3-29 所示。

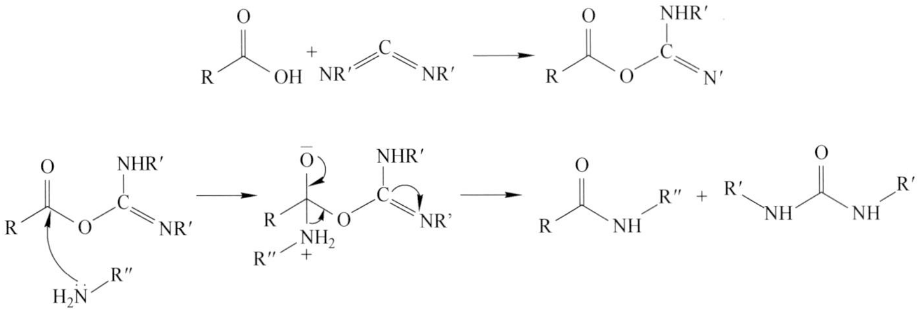

图 3-29　碳化二亚胺的介导羧基基团与氨基基团形成酰胺键的过程示意图（Edgar，Biomaterials，2012）

1. 接枝 RGD 短肽

精氨酸-甘氨酸-天冬氨酸（RGD）序列是最早用于促进细胞黏附生物材料的肽段之一，该序列能够识别细胞膜表面的整合素，存在于很多胞外基质蛋白中，包括纤维粘连蛋白、胶原蛋白、层粘连蛋白、骨桥蛋白、玻璃粘连蛋白等。在碳化二亚胺的活化作用下，将 RGD 短肽接枝到海藻酸分子上，形成共价键，发生在海藻酸盐的羧基和短肽的 N 端（图 3-30）。

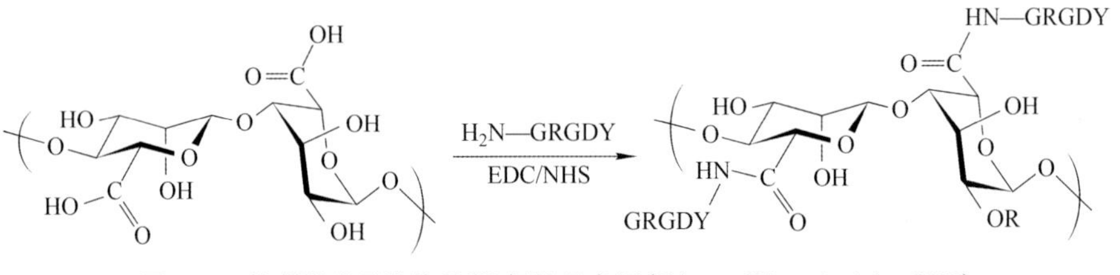

图 3-30　海藻酸分子接枝 RGD 短肽示意图（Edgar，Biomaterials，2012）

由于细胞-ECM 之间相互作用在细胞黏附、增殖和分化中的重要性，Bidarra 等首次探索了利用 RGD 修饰的海藻酸凝胶包埋成骨细胞 MC3T3 - E1，研究结果显示，与未加修饰的海藻酸盐相比，RGD-海藻酸盐在 16 周和 24 周后明显增强了体内骨形成。后来又有人证明了该短肽不仅能够促进细胞的黏附，而且在促进成骨分化方面也发挥着重要作用。

骨髓间充质干细胞（BMSC）是一类重要的细胞，是骨修复过程中必不可少的细胞，在骨组织工程中具有巨大的应用潜力。有报道从骨髓中分离的 hMSC 包裹在海藻酸- GRGDY 微球中，细胞形态致密，其存活率得到了显著提高。通过微阵列分析研究了基因表达情况，发现三维 RGD-海藻酸基质中的 hMSC 与二维培养的 hMSC 相比，具有更多的相似性。在该体系中，通过成骨刺激，hMSC 能够沿成骨细胞谱系分化，并刺激邻近的内皮细胞在基质凝胶上形成管状结构,从而显示其促血管生成能力。

　　在血管组织工程领域,人们尝试通过海藻酸基质作为内皮样细胞的载体来诱导细胞形成新的血管。事实上,以细胞为基础的治疗方法,已被证明在治疗心肌梗死以及其他血管化不足的情况下是有帮助的。有报道使用 RGD 修饰的海藻酸凝胶包埋血管内皮细胞,结果证明,该基质为血管细胞体外存活、迁移和增殖提供了良好的三维微环境(图 3-31)。与未经修饰的海藻酸凝胶基质相比,RGD 修饰的凝胶基质能够促进细胞生长形成网络结构。在此基础上,有人构建了光交联的 RGD-海藻酸凝胶,将内皮细胞和其他类型细胞共培养在该基质中,结果加速了血管化的进程。

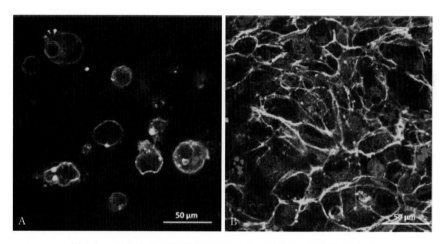

图 3-31　血管内皮细胞在不同基质中的三维培养,培养了 48 小时

A. 海藻酸钙凝胶基质;B. RDG 修饰的海藻酸钙凝胶基质(Bidarra, Biomaterials, 2011)

　　目前,RGD 修饰的海藻酸盐凝胶已被广泛地用作体外细胞培养基质。海藻酸盐凝胶中 RGD 多肽的存在能够与成肌细胞、软骨细胞、成骨细胞、卵泡,以及骨髓间充质干细胞(BMSC)相互作用控制细胞的表型。与未改性的海藻酸盐凝胶相比,通过 RGD 多肽与海藻酸盐主链的化学结合,使得在凝胶中培养的成肌细胞的黏附性和增殖能力明显提高。

　　细胞在凝胶中的黏附以及细胞的生长速率,都很大程度上依赖于凝胶中 RGD 多肽的密度。RGD 多肽和海藻酸盐分子链之间的间隔臂的长度是对细胞应答调控的关键参数。用正(甘氨酸)-精氨酸-甘氨酸-天冬氨酸-丝氨酸-脯氨酸(GnRGDSP)多肽序列改性的海藻酸盐水凝胶培养的人体成纤维细胞的黏附与生长,也很大程度上受到多肽和海藻酸盐分子链之间的间隔臂长度的影响,却与凝胶中多肽的浓度关系不大。至少由 4 个甘氨酸单元作为间隔臂可以允许细胞受体适当黏附,而当使用多于 12 个甘氨酸单元时,将不再能改善细胞的黏附和生长。RGD 修饰海藻酸盐凝胶中,每条海藻酸盐链中 RGD 的含量和 RGD 团簇之间的距离,以及 RGD 浓度的变化都将显著影响凝胶中细胞的表达,这可能是由于这些因素对整合素受体团簇产生了不同的影响。而凝胶中存在的 RGD 配体促进细胞黏附和分化的能力,促进软骨细胞基因表达的能力,以及在体外试验中对装载在三维 RGD-海藻酸盐凝胶中 BMSC 的基质堆积的影响,都因 RGD 浓度的增加受到抑制。

细胞黏附多肽细胞受体的亲和力对细胞应答也是非常重要的,研究表明含有环形 RGD 多肽的材料具有更高的细胞亲和力。相对于含有线形 RGD 多肽的海藻酸盐水凝胶,含有环形 RGD 多肽(甘氨酸 4-半胱氨酸-精氨酸-甘氨酸-天门冬氨酸丝氨酸-脯氨酸-胱氨酸,G4CRGSPC)的海藻酸盐水凝胶能够更好地促进干细胞(主要为人体骨髓基质细胞和小鼠骨髓基质 D1 细胞系)向成骨细胞分化。环形 RGD 肽能够抵抗蛋白水解,并且比线形 RGD 肽具有更高的结合亲和力和选择性。合成的具有合适环状 RGD 多肽的海藻酸盐衍生物,能够促进干细胞分化,并可以通过减少外源可溶性因子增强组织再生。

当海藻酸盐用细胞黏附配体改性后,即使在没有化学交联剂的作用下,细胞结合多种聚合物链的能力,也能使得凝胶保持长期的稳定性,具有可逆的交联网络。利用碳二亚胺将细胞黏附配体 RGD 序列接枝到海藻酸钠分子链上,由于 RGD 能够与细胞膜上的受体特异性结合,当接枝 RGD 的海藻酸钠与细胞混合时,细胞就成为聚合物网络的交联点,形成可注射型水凝胶。该方法有利于细胞在凝胶内部黏附,生物相容性好,同时 RGD 的引入解决了海藻酸钠分子链缺少细胞识别位点的缺陷。进一步将细胞交联与离子交联结合,在细胞交联的基础上添加钙离子,可得到剪切可逆的可注射水凝胶,混合软骨细胞注射入鼠背部,6 周后凝胶体积增大 20%,无明显炎症反应,并有大量糖胺多糖(GAG)分泌,有软骨样组织生成,避免了软骨细胞直接注入鼠背部的细胞坏死和组织纤维化反应。在组织工程中这种交联方式可能成为理想的细胞输送系统。

利用海藻酸盐凝胶作为 3D 细胞培养基质的研究显示出其在干细胞培养和癌症生物学中具有重要意义。实验证明,封装间充质干细胞的 RGD-海藻酸盐凝胶的弹性模量能够有效控制间充质干细胞的分化方向,如随凝胶硬度的不同,在硬度较低的凝胶中分化成脂肪细胞,而在硬度较高的凝胶中分化成骨细胞。

大多数三维细胞培养系统中的一个重要的限制是对细胞-基质相互作用的分析和定量上,特别是以一种无创的、实时监控的方式来监测则难度更大。然而最近的几种荧光共振能量转移技术的发展,已具有来定量探测细胞黏附与实施方案之间的关系的能力。在荧光共振能量转移技术中,以荧光分子对细胞膜预先染色(例如受体),且不同的荧光分子(即供体)可偶合到细胞黏附多肽上,而缀合到聚合物链上。这种荧光共振能量转移技术允许一定量的细胞受体-配体结合,且类似的荧光共振能量转移技术能够从纳米尺度上提供凝胶上黏附配体的细胞介导的重排信息。使用荧光共振能量转移技术,在含有 RGD 多肽的海藻酸盐凝胶中,通过包封前体成骨细胞(MC3T3-E1)或成肌细胞(C2C12)对细胞行为和受体配体键的数目之间的关系进行研究。通过荧光可以直接观察到黏附的相互作用,例如将细胞封装在罗丹明-G4RGDASSKY-海藻酸盐凝胶中时，由于荧光共振能量转移，使得在细胞膜上的绿色荧光被大大降低，而罗丹明的红色荧光在细胞和凝胶之间的界面上增加。使用荧光共振能量转移信号可以看到两种类型细胞的增殖和分化都显著依赖于受体-配体键的数目。研究者通过这种类型的分析可以预测细胞行为，特别是在三维培养中的细胞行为，以此设计出更加适合的 3D 细胞培养基质，并为其提供多种用途。

2. 接枝 PVGLIG 短肽

除了 RGD，海藻酸凝胶还能与 PVGLIG 短肽（脯氨酸-缬氨酸-甘氨酸-亮氨酸-异亮氨酸-甘氨酸）共价交联，它是一类对基质金属蛋白酶（matrix metalloproteinase，MMP）非常敏感的短肽，可被 MMP 水解，断裂位点发生在甘氨酸和亮氨酸连接的共价键。接枝 PVGLIG 的海藻酸水凝胶对 MMP 敏感，可以通过细胞驱动的蛋白水解机制对该水凝胶进行部分重构，从而促进细胞的逃避或入侵，对转运细胞来说是一个很好的策略。

Barrias 等报道了在海藻酸分子上接枝 GGYGPVGLIGGK 短肽，该短肽在序列的两端各有一个氨基，终点的 α 氨基和赖氨酸上的 ε-氨基提供了两个被碳化二亚胺活化的位点，从而能够接枝到海藻酸的羧基基团上，这种双端接枝策略的目的是提供一个由 PVGLIG 介导的低程度交联，从而能够保证海藻酸材料的水溶性和原位离子交联成凝胶的特性，这种交联过程在添加螯合剂后是可逆的，可以在不需要任何机械或酶处理的情况下恢复细胞，也是这类水凝胶作为 3D 培养基质的特性。

在三维培养 hMSC 过程中，MMP 敏感的海藻酸凝胶能够促进基质和细胞间的相互作用，并刺激细胞在基底和成骨条件下分泌蛋白酶（最有可能是 MMP-2）。当使用 MMP 敏感的海藻酸凝胶作为细胞载体时，该凝胶的优势更加明显，它不仅会为移植的细胞提供更加接近生理的微环境，还会促进细胞向外迁移到周围的宿主组织中，从而更积极地参与细胞的再生过程（图 3-32）。

3. 接枝半乳糖残基

利用细胞表面的受体与配体的特异性结合方式，可用于指导设计生物材料的表面配体。肝细胞表面的脱唾液酸糖蛋白受体（ASGPR）是一种跨膜糖蛋白，它存在于哺乳动物的肝细胞膜以及腹膜巨噬细胞膜上，也被称为肝凝集素。ASGPR 可特异性识别半乳糖配体，这种配体与受体之间的特异性结合可以有效地提高细胞与生物材料基质间的相互作用，影响肝细胞的生物学行为。肝细胞与含半乳糖分子的基质材料作用的具体过程是：①肝细胞与材料发生物理接触；②感知半乳糖分子，并与半乳糖配体发生特异性结合，即肝细胞与材料相互作用；③激活整合素介导的信号通路，诱导细胞黏附；④由信号分子激发一系列从细胞骨架至细胞核的生化生理反应，导致细胞形状的改变（伸展）和某些基因的表达（图 3-33）。由

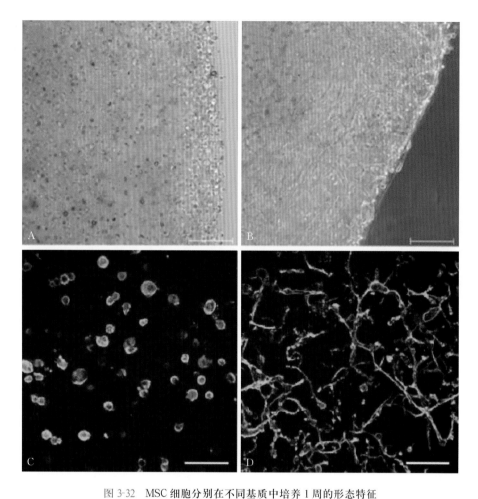

图 3-32   MSC 细胞分别在不同基质中培养 1 周的形态特征

A、C. 细胞在 MMP 不敏感的海藻酸凝胶基质中；B、D. 细胞在 MMP 敏感的海藻酸凝胶基质中
（A 和 B：光镜下细胞形态；C 和 D：细胞骨架结构）（Barrias，Soft Matter，2013）

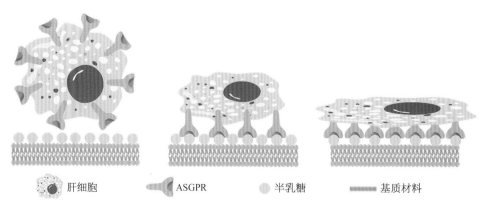

图 3-33   半乳糖基团诱导细胞黏附原理

此可见,去唾液酸糖蛋白受体(ASGPR)能够识别含有半乳糖的特异性配体,虽然 ASGPR 在生理上并不具有黏附受体的功能,但是含有半乳糖的聚合物已被用于诱导原代肝细胞的选择性黏附,哺乳动物的 ASGPR 是肝细胞表面受体介导内吞作用的肝凝集素,它以钙依赖的方式与配体末端的半乳糖/N-乙酰半乳糖胺结合。

通过酰胺化反应,可以将氨化半乳糖接枝到海藻酸分子的羧基上(图 3-34),形成含有半乳糖残基的海藻酸衍生物,该衍生物极大地促进了肝细胞的黏附和增殖。半乳糖的修饰会影响海藻酸凝胶的强度,因为半乳糖残基占据了海藻酸分子上的羧基,使得没有充足的钙离子与羧基结合,从而导致凝胶强度降低。有人通过控制接枝反应过程,将半乳糖接枝在 M 片段的羧基上,G 片段上没有羧基的介入,因为 M 片段本身不能与钙离子交联,从而对所凝胶的强度没有影响。

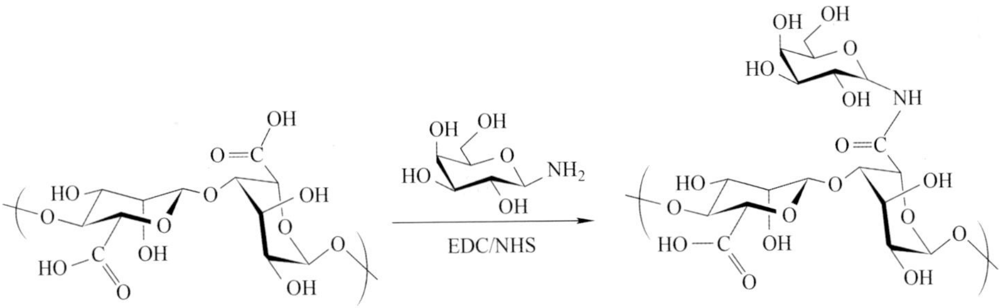

图 3-34   海藻酸分子接枝半乳糖示意图(Edgar,Biomaterials,2012)

如前所述,海藻酸盐基微胶囊技术为生物人工肝系统及肝细胞体外三维培养、肝组织工程提供了一种非常易于规模化培养的细胞载体。为同时满足肝细胞功能维持又不影响微胶囊制备技术,中国科学院大连化学物理研究所马小军研究团队提出采用溴化氰活化法,将半乳糖基团成功接枝到海藻酸钠羟基位点(L-NH$_2$-OH-alginate),并制备出半乳糖修饰的海藻酸钠-聚赖氨酸微胶囊。通过比较羧基、羟基修饰的半乳糖基海藻酸钠与 Ca^{2+} 之间的反应结合热(图 3-35)以及它们所制备微胶囊机械稳定性、通透性等基本性质,证明海藻酸钠羟基位点接枝后对微胶囊的基本性质没有显著性影响,而羧基位点接枝的海藻酸钠所形成的微胶囊机械稳定性显著降低,免疫隔离性遭到破坏。大鼠原代肝细胞实验结果也充分证实,与未修饰的传统海藻酸钠-聚赖氨酸微胶囊相比,羟基接枝的半乳糖基海藻酸钠制备的微胶囊利于肝细胞黏附,肝细胞活性维持时间更长,肝细胞合成尿素、分泌白蛋白和药物代谢功能均显著增强。

另外,也可以将含有半乳糖的物质添加到海藻酸基质中,例如,木葡聚糖是一类还有半乳糖残基的多聚糖,通常作为食品添加剂使用,有人用它作为诱导肝细胞黏附的生物材料,

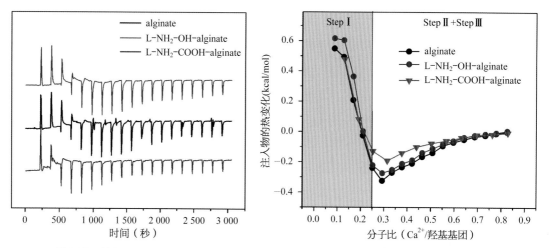

图 3-35 Alginate、L-NH$_2$-OH-alginate 和 L-NH$_2$-COOH-alginate 与 Ca^{2+} 的结合等温量热曲线

将它添加到海藻酸凝胶内,能够很大程度提高肝细胞的功能。因此,接枝由半乳糖的海藻酸基质,将很有可能在肝组织工程领域具有重要的应用前景。

4. 接枝胶原肽

在上述的物理改性部分,我们提到在海藻酸凝胶中添加具有黏附细胞活性的大分子,例如胶原是一类广泛存在于皮肤、肌腱、软骨、血管等组织的蛋白质大分子,它具有良好的生物相容性和可降解性,能够促进细胞的黏附和增殖,但是,由于其不能与海藻酸分子形成牢固的结合,导致胶原分子容易从支架结构中流失。相对于胶原,胶原的水解产物,即胶原肽,它具有较低的分子量,能够被人体直接吸收,具有广泛的生理功能,例如趋化性、抑制血管紧张素转化酶、血小板聚集、刺激成骨细胞的生长和分化、抑制破骨细胞的分化、抑制脂质过氧化作用、保护 DNA 免受氧化自由基的攻击等。如果将其接枝到海藻酸材料,不但能够避免分子的流失问题,而且还能赋予海藻酸材料更多的功能,例如抗氧化作用和促进细胞生长作用。

Nie 等成功地将一类胶原肽(M_w 800)接枝到海藻酸分子上,在 EDC 和 NHS 存在的前提下,通过酰胺键将海藻酸分子和胶原肽连接在一起(图 3-36),通过调整胶原肽和海藻酸分子的比例,以及反映的温度和时间,可控制胶原肽的接枝度(0.071~0.56),接枝胶原肽的海藻酸材料表现出良好的清除过氧化氢性能和促细胞生长的能力,并且随着接枝度的增加,这两种性能都呈现递增的趋势。

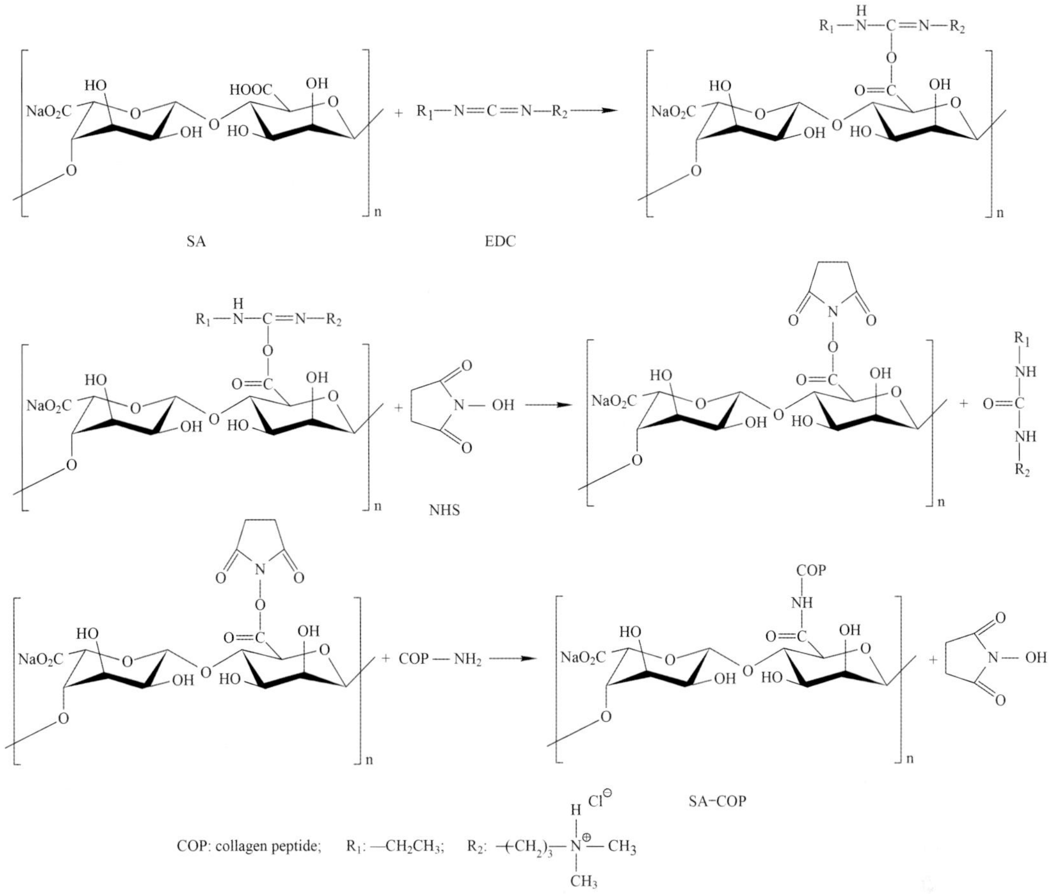

图 3-36　海藻酸分子接枝胶原肽示意图（Nie，Carbohydrate Polymers，2013）

第五节 · 海藻酸基载药系统的构建

　　海藻酸盐具有无毒、生物相容性好、成凝胶性和无免疫原性等特点，是优良的药物载体材料。但同时，海藻酸盐的强亲水性、凝胶孔径大、机械强度差和降解性也影响其在药物载体材料方面的应用，尤其对疏水性药物载药量低和突释性，需要对海藻酸盐进行必要的改性，改进机械强度、疏水性、孔隙率及孔径性质，以提升药物载体对药物的载药量和包封率，改变控缓释药性能。天然的海藻酸钠分子，由于含有大量的羟基和羧基基团，给海藻酸钠的改性提供了很多修饰位点，为海藻酸钠的改性提供了有利的条件。通常对海藻酸盐的改性方法有两种：物理共混和化学改性。化学改性主要有氧化、酰胺化、酯化、交联、接枝聚合和点击化学等。经改性的海藻酸盐无论是物理性能还是化学性能都有很大的提高，如稳定性、吸附性、疏水性、包埋性等。

一、物理共混

物理共混是开发新型聚合物材料的一种简便而重要的方法。海藻酸钠中丰富的羟基与羧基可以与其他聚合物形成分子间氢键，增强共混材料的相容性，将纳米材料、合成类聚合物、天然大分子等共混改性海藻酸盐，可以赋予其特定的功能，拓展应用领域。

1. 静电作用

海藻酸盐可由二价金属离子与 G 片段上的羧基发生络合反应形成蛋壳结构的水凝胶，让海藻酸盐在药物缓控释体系中应用广泛，但是这种络合作用力弱且容易与一价碱金属离子发生置换而溶胶，稳定性差，机械强度差，网络结构疏松，空隙大，不利于小分子药物包埋。即使在包载大分子药物存在释放速度快，易突释问题，但海藻酸盐是聚阴离子多糖，在海藻酸盐载体表面用阳离子聚合物通过静电作用与海藻酸盐成膜。所用的阳离子聚合物包括壳聚糖、聚-L-赖氨酸、聚-L-精氨酸、聚-L-鸟氨酸、聚醚砜等。

海藻酸钠和壳聚糖共混制备以海藻酸钠为核心、壳聚糖为壳的微球是最常见的物理共混改性。海藻酸钠和壳聚糖均属天然大分子多糖，通过静电吸引形成稳定壳核结构，通常用于成膜包埋海藻酸钙微球。并且，以壳聚糖为壳、海藻酸为核的载药微球缓释性要优于以海藻酸钠为壳、壳聚糖为核的载药微球。离子交联法、聚电解质复合法和乳化法是最常见的制备海藻酸钠-壳聚糖微球的方法，制备过程温和，且能有效地保留高分子生物活性，应用很广泛。Mukhopadhyay 等采用离子预凝胶技术先制备有胰岛素的海藻酸钠内核，再通过与壳聚糖的聚电解质作用制备包埋胰岛素的 pH 敏感性核壳结构的球形壳聚糖/海藻酸钠纳米粒子，用于胰岛素释放，粒径 100～200 nm，载药量达到 85%，且体外实验表明该纳米粒子无毒，能改善胰岛素的生物利用度，可作为口服胰岛素载体，应用前景广阔。在各种胶体给药系统中，采用乳化法制备的载药纳米乳液，其制备方法与溶液自组装法比较容易实现工业化。颗粒尺寸可达 10～1 000 nm，对疏水性药物的载药量大，且载药纳米乳液能够增强生物利用度和药物稳定性。Kafshgari 等以异辛烷和正己醇为油相，溴化十六烷基三甲铵为乳化剂，采用反相乳液法制备了海藻酸钠和壳聚糖纳米粒子，粒径分别是 220～490 nm 和 210～1 050 nm，粒径随着海藻酸钠和壳聚糖浓度的增加而增加。

除壳聚糖外，海藻酸盐与聚赖氨酸、聚鸟氨酸等聚氨基酸在海藻酸钙胶珠外层依靠静电作用成膜，增强胶珠的机械强度，控制药物释放，消除突释现象，是良好的药物载体材料。

2. 互穿网络结构

海藻酸凝胶含有的大量羧基与羟基,能够在不同的 pH 环境中发生质子化或者去质子化反应,凝胶体积出现不同程度的膨胀或者缩小,因而表现出一定的 pH 敏感性。如胃的 pH 为 1.2 左右,肠道的 pH 为 6.8 左右,可以用 pH 响应性的材料做成定向结肠给药的载体;肿瘤等病灶部位的温度一般要比正常体温高,可以用对温度敏感的材料制成温敏型药物载体,实现药物的靶向释放。将具有 pH 敏感性的海藻酸钠与温敏型材料复合制得互穿网络结构的共混材料,从而制得智能型载体材料。Muniz 等用两步法制得温敏型海藻酸基的互穿网络凝胶,首先在有 N-异丙基丙烯酰胺与 N,N-亚甲基双丙烯酰胺和海藻酸钠的混合溶液中形成 N-异丙基丙烯酰胺 N,N-亚甲基双丙烯酰胺交联的膜,再用钙离子对已形成的膜进行交联,得到温敏型 PNIPAAm/SA 聚合物网络,用于 BSA 的释放研究,分别在 22 ℃和 37 ℃表现出不同的释放效果。

3. 物理混合

将海藻酸盐与具有特殊官能团的化合物进行简单的物理混合,形成靶向给药的纳米颗粒,所得材料具有特定功能,如将海藻酸钠与叶酸改性的壳聚糖共混制备纳米颗粒,对癌症药物的包埋效率以及对癌细胞靶向给药效果都很好。海藻酸钠与疏水材料通过简单的物理共混即可得到能包载疏水药物的载体材料。Josef 等将 O/W 型乳液包载在海藻酸钙凝胶中,利用乳液的疏水核包载疏水药物酮洛芬,实现了海藻酸盐对疏水药物的运载。海藻酸盐与特殊材料组合能够得到具有智能性的载体材料,如将海藻酸钠与锂皂石共混制备载药水凝胶,给药系统具有良好的 pH 触发性。

物理共混改性海藻酸盐虽然能在一定程度上改善海藻酸钠的机械性能和稳定性,但是并未改变海藻酸盐的化学结构,没能有效解决海藻酸盐亲水性强的问题,因此采用化学方法对海藻酸盐的结构进行修饰赋予其更强的理化性能。

二、化学改性

海藻酸盐化学修饰涉及三个重要因素:溶解性、反应性和表征方法。海藻酸盐发生化学反应时,需要溶解于水、有机溶剂或水-有机溶剂混合液中,溶剂不同,用于海藻酸盐改性反应的试剂类型不同。海藻酸盐在溶剂中的溶解度也直接影响取代反应的取代度和反应难易度。海藻酸盐分子中,C-2、C-3 位上的羟基和 C-6 位上的羧基是参与反应的主要基团。利用这两种官能团间的反应差异可进行选择性改性。C-2 和 C-3 位的羟基反应活性差异不大,选择性改性较为困难。也可通过对 M 或 G 单元的选择改性控制反应的进行,例如 G

单元的选择性螯合作用;海藻酸盐在一些溶剂中的部分溶解性。在改性反应过程中,需要密切关注海藻酸盐与酸、碱和还原试剂的反应,这些反应会导致海藻酸盐的分子降解。以多种不同 M/G 比的海藻酸盐为样品来研究海藻酸盐的取代结构,需要制备单一结构的样品、先进的分析技术和仪器设备,确保结构分析和表征的准确性。

海藻酸盐具有高亲水性,在疏水性药物传递中存在一些缺陷,例如低载药容量由于没有疏水相互作用的黏附力易发生突释。海藻酸盐的疏水改性方法包括乙酰化、酯化、酰胺化、Ugi 反应等(Pawar S N,Edgar K J,Alginate derivatization: A review of chemistry, properties and applications [J]. Biomaterials,2012,33:3279 - 3305)。改性中需要活化海藻酸羟基或羧基的催化剂,海藻酸钠的酯化通常需要 N,N-二环己基碳二亚胺(DCC)活化;酰胺化需要 2 - N - 1 -甲基碘代吡啶(CMPI)或者 1 -(3 -二甲基氨丙基)- 3 -乙基碳二亚胺盐酸盐(EDC - HCl)催化;Ugi 反应无需催化剂。

1. 氧化

海藻酸盐的糖醛酸单元具有顺二醇结构,当两个相邻的羟基(C - 2 和 C - 3)与强氧化剂(如高碘酸)反应时,顺二醇结构中的 C—C 键断裂,被氧化,生成两个活性较高的醛基。具有双醛结构的氧化海藻酸盐对氨基和酰肼具有较高的反应活性,有类似戊二醛的交联性能,生物相容性良好且对人体无毒、无害,是一种更新型生物高分子交联剂。

氧化海藻酸盐作为运载载体可用于软骨细胞和生长因子的输送和传递,与未改性的海藻酸盐相比,可促进细胞浸润和皮下给药体系形成。采用氧化海藻酸钠与钙离子交联制备的水凝胶,可负载血管内皮生长因子、脂肪干细胞等,即可促进体内类软骨组织形成,也可作为体内药物传递系统。将氧化海藻酸盐水凝胶作为骨成形蛋白(BMP - 2)的经皮给药体系,发现氧化海藻酸盐运载 BMP - 2,可导致骨缺损中骨密度增加。采用氧化海藻酸钠为交联剂,制备聚磷酸钙-壳聚糖交联复合材料,并利用冷冻干燥法制备载药微球复合体系,可观察到微球均匀分布在复合体系中,明显改善载药微球的缓释效果。

氧化海藻酸盐链上的醛基与氨基反应形成席夫碱结构,随后用氰基硼氢化钠还原,只还原亚胺中间体,而海藻酸链上的醛基不受影响,具有高度选择性。Li 等通过此方法得到海藻酸钠衍生物,研究其对药物布洛芬负载和控释效果,结果表明,载药率明显增加,释放率得到良好控制。海藻酸盐的席夫碱反应具有无需催化、快速、高效的特点,反应更容易进行。

2. 酰胺化

酰胺化是海藻酸盐的羧基与氨基化合物发生酰胺化反应的过程,反应前需要对羧基进行活化。常用的活化剂有 1 -(3 -二甲氨基丙基)- 3 -乙基碳二亚胺盐酸盐(EDC - HCl)、N,N-二环己基碳化亚胺(DCC)和 N -羟基琥珀酰亚胺(NHS)。碳化二亚胺上活泼的碳原子在酸性条件下与海藻酸钠上的羧基反应生成 O-酰基脲中间体,然后与氨基化合物发生酰胺化反应。Yao 等将聚甲基丙烯酸丁酯进行氨基化反应,接上末端氨基,然后与海藻酸的羧基进行酰胺化反应,将其接枝到海藻酸的羧基上,得到疏水性增强的改性海藻酸。经疏水修饰的海藻酸以 BSA 为药物模型,钙离子为交联剂制备载 BSA 微粒,药物释放时间延长。Li 等将油酰氯化物在无有机溶剂的条件下,通过酰基化反应接枝到海藻酸盐的羟基上,得到疏水海藻酸衍生物。油酸海藻酸酯在低浓度水溶液介质中自组装形成纳米粒,该纳米粒在模拟肠液和模拟胃液中能够保持完整性。用维生素 D 作为模型药物研究得到该纳米粒具有良好的载药和释放性质。也有学者用碳化二亚胺为催化剂,将庚胺或者辛胺通过氨基与羧基的酰胺化作用接枝到海藻酸上,控制接枝率来得到不同程度的疏水改性。

3. 硫酸化

海藻酸经硫酸化后形成海藻酸硫酸酯,抗凝血活性与肝素相仿。Cohen 等对比研究了硫酸化前后海藻酸与肝素结合蛋白的结合作用,发现海藻酸硫酸酯与肝素结合蛋白结合紧密,而未改性的海藻酸则无结合作用,可用于防止肝素蛋白水解。以钙离子为交联剂,制备的海藻酸-海藻硫酸酯复合微球,能长效、持续地实现 bFGF 生长因子的缓释。

4. 酯化反应

酯化反应是将烷基链接枝到分子链上。通过加入烷基基团,增加海藻酸盐疏水性。藻酸丙二醇酯就是由海藻酸与环氧丙烷酯化反应而得。利用 N,N-二环己基碳化二亚胺作为偶联剂,4-(N,N-二甲氨基)吡啶作为催化剂,通过酯化反应合成了胆固醇-g-海藻酸衍生物。两亲性的海藻酸胆固醇酯,通过分子内和分子间的疏水作用,可自组装成稳定且致密的纳米胶束。也可以用卤代烷制备海藻酸酯。

由于酯化过程会产生副产物水促使反应向相反方向进行,降低反应效率,因此该反应一般在非水体系中进行,为了提高反应的酯化率,反应时通常加入过量的醇。酯化反应可以消灭亲水性羧基,被认为是提高海藻酸钠疏水性的优异办法。然而酯化法存在着操作烦琐、反应时间长、产物难分离、产率低等问题,这是该方法需改进的方向。

5. 接枝共聚反应

海藻酸盐的接枝共聚是在引发剂作用下,以海藻酸盐上被引发的羟基为活性自由基,与小分子单体进行自由基聚合反应,在海藻酸盐上引入聚合物大分子的过程。在海藻酸主链上接枝合成高分子聚合物不仅增加疏水性,大分子基团的空间阻隔效应还可以阻碍海藻酸大分子的快速溶解和降解,从而使包封于其中的活性分子持续释放。将海藻酸钙于聚丙烯酸通过 UV 聚合形成中空水凝胶,包载万古霉素,在模拟胃液中的释放量约为 9%,而在模拟大肠液中释放率可达67%，说明该水凝胶材料是良好的胃肠道释药载体。海藻酸盐可以通过化学反应与丙烯酸盐聚乙二醇、丙烯酰胺、聚丙烯酰胺、甲基丙烯酰胺等接枝，形成对药物具有缓控释能力的接枝共聚材料。海藻酸盐也可以通过中间无作为桥梁，与另一个不易发生反应的物质接枝。用半胱氨酸作为中间桥梁，将海藻酸分子与聚乙二醇丙烯酰胺连接，形成接枝共聚物，结合了二者的优势，有黏膜黏附性和凝胶能力，且不会引起细胞毒性效应。

6. 共价交联反应

海藻酸盐的交联是在交联剂存在作用下，将大分子物质交联到海藻酸盐上实现功能化的过程。海藻酸盐容易与二价金属离子（除镁离子）和小分子交联剂交联形成三维网状结构，在水溶液中表现出聚阴离子行为。常用的交联剂是戊二醛和氯化钙。海藻酸盐的 G 单元的羧基可以与二价金属离子发生络合反应而交联形成凝胶，也可以通过双官能团的物质，如戊二醛，进行海藻酸盐自身的交联或与其他物质交联得到具有新功能的物质。仅用氯化钙作为交联剂制备包载萘普生的海藻酸钙凝胶微丸，载药量63%，在模拟胃液中释放率小于3%，在模拟肠液中释放率达到95%以上。用戊二醛交联海藻酸盐制备交联海藻酸钠微胶囊，戊二醛与海藻酸钠中的羟基发生羟醛缩合反应，在乙醇溶液中对卡托普利具有缓释作用。

7. 点击化学反应

点击化学是一种通过小单元分子的拼接，快速可靠地完成各类分子化学合成的合成方法。与传统的化学交联方法相比，具有反应条件简单、反应速度快、产率高、副产物无害、高选择性等特点，在化学合成、药物开发和生物医药材料领域应用广泛。张桥等研究人员先合成叠氮基和炔基海藻酸钠，在亚铜离子的催化作用下，利用叠氮与炔基的环加成点击化学反应制备了海藻酸钠水凝胶，相比传统方法，该水凝胶有较大的孔径和 pH 敏感性，可作为药物控释的载体材料。

三、海藻酸基载药制剂

1. 海藻酸基载药微球

海藻酸盐微球指用海藻酸盐载体包裹或吸附其他成分（高分子、药物或标记物）而制成的球形或类球形微粒。使用海藻酸盐制备的微球具有 pH 敏感性，粒径适宜，具有可防止突释、口服无毒等优点。随着药剂学的迅速发展，海藻酸盐微球势必会在药物剂型设计中具有广阔的前景。

海藻酸盐微球可以作为生物大分子的缓释载体 DNA 疫苗。蛋白质类生物大分子在制备成微球给药剂型后可以靶向抗原细胞,保护 DNA 疫苗不受胃酸环境的影响,从而可达到提高转运效率、增强免疫效果的目的,具有很好的发展应用前景。海藻酸盐为天然高分子多糖,可生物降解,生物相容性好,并且具有一定的免疫佐剂作用,可通过乳化离子交联法制备海藻酸钠微球。刘铮等将交联海藻酸钠微球应用于固定化胰蛋白酶,酶的稳定性和催化性能均有所提高。Liu 等合成了高磁化的 γ-Fe_2O_3 海藻酸钠硅胶微球用来分离血浆中 DNA,这类高磁化微球将成为分离 DNA、癌症诊断及治疗、药物运载的最佳选择。

海藻酸盐具有血液相容性和体内降解清除的特点,是靶向给药的很好载体材料。可以将磁性微粒包入微球,利用体外磁场效应,可引导药物在体内定向移动和定位浓集,制成靶向微球。Ciofani 等制备了载神经生长因子的磁靶向海藻酸钠微球,研究发现该磁性微球可以诱导神经细胞 PC12 的体外分化,细胞最终会沿着微球排布生长而愈合。还可以在制备的微球上加载靶向性的药物或因子,主动引导微球在体内靶向。张闯年等将具有肝靶向性分子甘草次酸偶联在海藻酸钠上,合成了甘草次酸改性的海藻酸钠,用其对广谱抗癌药物多柔比星(阿霉素)进行包封,制备了肝靶向载药纳米粒,此载药纳米微球在模拟生理条件下可持续释药 20 天,且对 7703 肝癌细胞具有明显的杀伤作用。

2. 海藻酸基载药水凝胶

海藻酸盐上的 G 单元与二价阳离子键合,堆积形成交联网络结构,形成水凝胶,是典型的离子交联水凝胶。当海藻酸盐水凝胶作为药物的释放载体时,通常选用钙离子作为交联剂,无生物毒性。常见的方法有直接滴加法、反滴法和原位释放法。这是物理交联法,还有海藻酸盐利用羧基和羟基与其他聚合物活性官能团反应,制备化学交联水凝胶。

羟基交联法,糖醛酸含有的两个羟基可以与戊二醛、环氧氯丙烷、硼砂、乙酸酐等小分子交联剂反应,比钙离子交联的水凝胶对药物突释现象有所改善,还可以加入亲水性的非离子聚合物瓜尔胶等,提高载药率和缓释效率。海藻酸盐中羧基的反应活性较低,需要加 1-乙基-(3-二甲基氨基丙基)碳二亚胺或 N-羟基琥珀酰亚胺将羧基活化,再与带有伯胺的分子发生缩合反应,如蛋白质等,与羧基交联,负载蛋白类药物。还有通过氧化海藻酸盐与二胺或多胺类物质发生席夫碱交联反应;利用己二酸二酰肼交联氧化海藻酸盐,也可以得到机械强度可调节的水凝胶体系,用于药物缓控释。研究海藻酸钠-钙离子水凝胶、聚己内酯-g-海藻酸钠-钙离子水凝胶和聚己内酯-g-海藻酸钠-钙离子-壳聚糖水凝胶这三种载药水凝胶的缓释动力学,发现由于聚己内酯的引入,疏水缔合作用使其在模拟肠液中的溶胀率明显提高,表现出更好的缓释性能;而加了壳聚糖的凝胶,除了在模拟肠液中溶胀率提高,能保护药物活性不受破坏,在模拟胃液中呈弱膨胀和弱释放。这是由于壳聚糖链上的氨基与海藻酸盐上的羧基之间存在强静电作用,形成保护膜,延长了缓释时间。精氨酸接枝改性的海藻酸钠水凝胶热稳定性更好,改善了凝胶形貌,具有良好的 pH 触发性,在酸性溶液中能大大延长释药时间，可用于口服给药聚合物载药系统。用精氨酸-甘氨酸-天冬氨酸序列修饰的海藻酸盐凝胶包埋 VEGF，让其持久释放治疗受伤组织，还能增加内皮细胞的黏附和增长。

3. 海藻酸基载药纳米粒

纳米粒子一般粒径是 10～1 000 nm，包括纳米球、纳米囊、纳米粒和纳米棒四种，由于尺寸小，比表面积大，作为药物载体时，更容易渗透到组织内部，同时能携带多种化学药物，实现缓释效果，载药率高，可增加药物对生物膜透过性，利于药物吸收以及减小副作用。纳米粒已经发展为药物载体研究的主流方向。运用海藻酸盐纳米粒这种新型载体的药物包括小分子药物和大分子药物，例如维生素和多柔比星（阿霉素）、胰岛素和蛋白质等。目前制备海藻酸盐纳米粒的方法主要有离子交联法、乳化法、静电络合法和自组装法。

离子交联法是制备海藻酸盐纳米粒最简单的常用方法，就是利用海藻酸盐与二价钙离子的交联聚集形成纳米粒。操作简单，反应迅速，关键在于海藻酸盐与氯化钙的浓度，浓度过高，二者形成凝胶微粒，浓度过低，产生胶体，因此使用过程中一定要严格控制海藻酸盐与氯化钙的浓度。

乳化法是在表面活性剂作用下，两种互不相溶的溶剂混合形成油包水或水包油乳液。乳化法制备纳米粒粒径普遍较小且分布均匀，但乳化过程中乳化时间、表面活性剂的选择对纳米粒粒径及产量等有很大影响，且需要反复清洗掉油相才能获得纳米粒。

海藻酸钠属于直链阴离子聚合物，因此在制备纳米粒时，常应用壳聚糖天然阳离子聚合物与海藻酸钠通过分子间静电相互作用形成纳米粒。在制备海藻酸钠-壳聚糖纳米粒时，常应用到三聚磷酸钠作为交联剂。当负载药物在体内循环时，电位的不同将导致载体在生物体内的分布及进入细胞机制的差异。离子交联法与乳化法制备的粒子通常呈现负电位，而静电络合法制备的纳米粒电位则呈现出多样化。

两亲性聚合物在水相中为使表面自由能降至最低，分子间与分子内自发相互交联形成胶束或自聚集体，此即为自组装。该法中常常采用超声辅助促进纳米粒的形成。目前，用于改性海藻酸盐并制备纳米粒的接枝物主要分为 3 种：醇类，如胆甾醇；羧酸类如脱氧胆酸、半胱氨酸；酯类如苯丙氨酸乙酯。自组装方法以合成改性的海藻酸钠制备纳米粒胶束，具有亲水的表面，避免被网状内皮系统吞噬清除掉，胶束疏水性的核具有较高的疏水药物装载能力，方法简单，易于操作。

4. 海藻酸基载药纳米纤维和胶束

以羧甲基壳聚糖和海藻酸丙二醛为原料在聚氧化乙烯的辅助下通过静电纺丝过程制备得到 100～900 nm 的纳米纤维，在 pH 7.4 的磷酸盐缓冲液中浸泡，依旧能保持结构完整性。聚氧化乙烯能促进骨髓基质细胞黏附、增殖及碱性磷酸酶活性。通过碳二亚胺化学反应将 N-异丙基丙烯酰胺接枝到海藻酸盐骨架上,利用静电自组装法制备获得含有羟基红比霉素的纳米胶束,此胶束聚集在肿瘤部位,增强药物保留效果,具有优良的抗癌疗效且没有副作用。利用二价金属离子交联制备获得海藻酸盐接枝 N-异丙基丙烯酰胺的温敏性胶束,具有良好的分散性和优良的药物包封和释放能力。

5. 海藻酸基载药乳液

乳液是一种或多种液相以微液滴的形式均匀分散在另一种互不相溶的液相中而形成的一种热力学不稳定的分散体系。常见的乳液有水包油型水乳液、油包水型水乳液、水包油包水型水乳液和油包水包油型水乳液。由于水乳液的不稳定性,需要在乳液中加入助剂以稳定水乳液,改性后的海藻酸盐具有两亲性,同时在乳液液滴表面吸附使得液滴之间具有一定的空间位阻,防止液滴之间聚集沉降。Yang 等研究人员通过酰胺化反应利用十二烷基接枝改性海藻酸盐制备两亲性海藻酸盐衍生物,乳液浓度增大,稳定性增强,乳液液滴保护层增厚,从而使乳液稳定。

(黄晓波 申培丽 娄如云)

参 考 文 献

[1] Dalheim M O, Vanacker J, Najmi M A, et al. Efficient functionalization of alginate biomaterials [J]. Biomaterials, 2016, 80: 146 – 156.

[2] Desai R M, Koshy S T, Hilderbrand S A, et al. Versatile click alginate hydrogels crosslinked via tetrazine-norbornene chemistry [J]. Biomaterials, 2015,50: 30 – 37.

[3] Diaz-Rodriguez P, Rey-Rico A, Madry H, et al. Effective genetic modification and differentiation of hMSCs upon controlled release of rAAV vectors using alginate/poloxamer composite systems [J]. International Journal of Pharmaceutics, 2015,496(2): 614 – 626.

[4] Du T, Chen Z, Li H, et al. Modification of collagen-chitosan matrix by the natural crosslinker alginate dialdehyde [J]. International Journal of Biological Macromolecules, 2016,82: 580 – 588.

[5] Fan L, Cao M, Gao S, et al. Preparation and characterization of sodium alginate modified with collagen peptides [J]. Carbohydrate Polymers, 2013,93(2): 380 – 385.

[6] Gao C, Liu M, Chen J, et al. Preparation and controlled degradation of oxidized sodium alginate hydrogel [J]. Polymer Degradation and Stability, 2009,94(9): 1405 – 1410.

[7] Hu Y, Liu L, Gu Z, et al. Modification of collagen with a natural derived cross-linker, alginate dialdehyde [J]. Carbohydrate Polymers, 2014,102: 324 – 332.

[8] Jack A A, Khan S, Powell L C, et al. Alginate oligosaccharide-induced modification of the lasI-lasR and rhlI-rhlR quorum-sensing systems in pseudomonas aeruginosa [J]. Antimicrobial Agents and Chemotherapy, 2018,62(5).

[9] Khuathan N, Pongjanyakul T. Modification of quaternary polymethacrylate films using sodium alginate: film characterization and drug permeability [J]. International Journal of Pharmaceutics, 2014,460(1 – 2): 63 – 72.

[10] Kirdponpattara S, Khamkeaw A, Sanchavanakit N, et al. Structural modification and characterization of bacterial cellulose-alginate composite scaffolds for tissue engineering [J]. Carbohydrate Polymers, 2015,132: 146 – 155.

[11] Li Y, Rodrigues J, Tomas H. Injectable and biodegradable hydrogels: gelation, biodegradation and biomedical applications [J]. Chemical Society Reviews, 2012,41(6): 2193 – 2221.

[12] Menon J U, Ravikumar P, Pise A, et al. Polymeric nanoparticles for pulmonary protein and DNA delivery [J]. Acta Biomaterialia, 2014,10(6): 2643 – 2652.

[13] Moradali M F, Donati I, Sims I M, et al. Alginate polymerization and modification are linked in pseudomonas aeruginosa [J]. mBio, 2015,6(3): e00453 – 15.

[14] Pan H, Jiang B, Chen J, et al. Blend-modification of soy protein/lauric acid edible films using polysaccharides [J]. Food Chemistry, 2014,151: 1 - 6.

[15] Pawar S N, Edgar K J. Alginate derivatization: a review of chemistry, properties and applications [J]. Biomaterials, 2012,33(11): 3279 - 3305.

[16] Shen G, Hu X, Guan G, et al. Surface modification and characterisation of silk fibroin fabric produced by the layer-by-layer self-assembly of multilayer alginate/regenerated silk fibroin [J]. PloS One, 2015,10(4): e0124811.

[17] Soledad Lencina M M, Iatridi Z, Villar M A, et al. Thermoresponsive hydrogels from alginate-based graft copolymers [J]. European Polymer Journal, 2014,61: 33 - 44.

[18] Wang W, Huang X J, Cao J D, et al. Immobilization of sodium alginate sulfates on polysulfone ultrafiltration membranes for selective adsorption of low-density lipoprotein [J]. Acta biomaterialia, 2014,10(1): 234 - 243.

[19] Wang Y, Peng W, Liu X, et al. Study of bilineage differentiation of human-bone-marrow-derived mesenchymal stem cells in oxidized sodium alginate/N-succinyl chitosan hydrogels and synergistic effects of RGD modification and low-intensity pulsed ultrasound [J]. Acta Biomaterialia, 2014,10(6): 2518 - 2528.

[20] Xie M, Zhang F, Liu L, et al. Surface modification of graphene oxide nanosheets by protamine sulfate/sodium alginate for anti-cancer drug delivery application [J]. Applied Surface Science, 2018,440: 853 - 860.

[21] Yang J S, Xie Y J, He W. Research progress on chemical modification of alginate: A review [J]. Carbohydrate Polymers, 2011,84(1): 33 - 39.

[22] Zahran M K, Ahmed H B, El-Rafie M H. Surface modification of cotton fabrics for antibacterial application by coating with AgNPs-alginate composite [J]. Carbohydrate Polymers, 2014,108: 145 - 152.

[23] Zhang J, Liu W, Schnitzler V, et al. Calcium phosphate cements for bone substitution: Chemistry, handling and mechanical properties [J]. Acta Biomaterialia, 2014,10(3): 1035 - 1049.

[24] Bidarra S J, Barrias C C, Fonseca K B, et al. Injectable in situ crosslinkable RGD-modified alginate matrix for endothelial cells delivery [J]. Biomaterials, 2011,32: 7897 - 7904.

[25] Yu N N, Li G Y, Gao Y R, et al. Thermo-sensitive complex micelles from sodium alginate-graft-poly (N-isopropylacrylamide) for drug release [J]. International Journal of Biological Macromolecules, 2016,86: 296 - 301.

[26] Yang J S, Jiang B, He W, et al. Hydrophobically modified alginate for emulsion of oil in water [J]. Carbohydrate Polymers, 2012,87(2): 1503 - 1506.

[27] Ahn D G, Lee J W, Park S Y, et al. Doxorubicin-loaded alginate-g-poly (N-isopropylacrylamide) micelles for cancer imaging and therapy [J]. ACS Apply Materials Interfaces, 2014,6: 22069 - 22077.

[28] Zhao X J, Chen S, Lin Z F, et al. Reactive electrospinning of composite nanofibers of carboxymethyl chitosan cross-linked by alginate dialdehyde with the aid of polyethylene oxide [J]. Carbohydrate Polymer, 2016,148: 98 - 106.

[29] Silva E A, Kim E S, Kong H J, et al. Material-based deployment enhances efficacy of endothelial progenitor cells [J]. Proceedings of the National Academy of Sciences of USA, 2008,105: 14347 - 14352.

[30] Eldin M S M, Kamoun E A, Sofan M A, et al. L-Arginine grafted alginate hydrogel beads: A novel pH-sensitive systems for specific protein delivery [J]. Arabian Journal of Chemistry, 2015,8: 355 - 365.

[31] Colilnet I, Dulong V, Mocanu G, et al., Effect of chitosan coating on the swelling and controlled release of a poorly water-soluble drug from an amphiphilic and pH-sensitive hydrogel [J]. International Journal of Biological Macromolecules, 2010,47: 120 - 125.

[32] Ciofani G, Raffa V, Menciassi A, et al. Magnetic alginate microspheres: system for the position controlled delivery of nerve growth factor [J]. Biomedical Microdevices, 2009,11(2): 517 - 527.

[33] 刘铮,林原斌,吕慧丹. 交联海藻酸钠磁性微球的制备及固定化胰蛋白酶研究[J].材料导报,2006,20(12): 137 - 147.

[34] Liu J W, Zhang Y, Chen D, et al. Facile synthesis of high-magnetization [gamma]-Fe$_2$O$_3$/alginate/silica microspheres for isolation of plasma DNA [J]. Colloids and Surfaces, A: Physicochemical and Engineering Aspects, 2009,341(1 - 3): 33 - 39.

[35] 张桥,鄢国平,程巳雪.点击化学反应原位制备海藻酸钠水凝胶[J].武汉工程大学学报,2011,33(7): 14 - 16.

[36] 高健.交联海藻酸钠微囊的制备及其在药物缓释中的应用[J].连云港师范高等专科学校学报,2010(2): 93.

[37] 孙淑萍,李高,沈灵佳,等.萘普生海藻酸钙凝胶微丸的制备及体外释药[J].中国医院药学杂志,2007(4): 485.

[38] Chou A I, Nicoll S B. Characterization of photocrosslinked alginate hydrogels for nucleus pulposus cell encapsulation [J]. Journal of Biomed Mater Research A, 2009,91A(1): 187.

[39] Lin H R, Ou L H. pH-Sensitive calcium alginate/poly(acrylic acid) hydrogel beads as drug carriers for vancomycin release [J]. Journal of Apply Polymer Science, 2010,18(4): 1878.

[40] Yang L Q, Zhang B F, Wen L Q, et al. Amphiphilic cholesteryl grafted sodium alginate derivative: Synthesis and self-assembly in aqueous solution [J], Carbohydrate Polymers, 2007,68: 218 - 225.

［41］ Boisseson M R D, Leonard M, Hubert P, et al. Physic alginate hydrogels based on hydrophobic or dual hydrophobic/ionic interactions: Bead formation, structure, and stability [J]. Journal of Colloid and Interface Science, 2004,273: 131 - 139.

［42］ Babak V G, Skotnikova E A, Lukina I G, et al. Hydrophobically associating alginate derivatives: Surface tension properties of their mixed aqueous solutions with oppositely charged surfactants [J]. Journal of Colloid and Interface Science, 2000,225: 505 - 510.

［43］ Yang L Q, Zhang B F, Wen L Q, et al., Amphiphilic cholesteryl grafted sodium alginate derivative: Synthesis and self-assembly in aqueous solution [J]. Carbohydrate Polymers, 2007,68: 218 - 225.

［44］ Li Q, Liu C G, Huang Z H, et al. Preparation and characterization of nanoparticles based on hydrophobic alginate derivative as carriers for sustained release of vitamin D [J]. Journal of Agric Food Chemistry, 201,59(5): 1962.

［45］ 王宏丽,张利,左奕,等.海藻酸钠的疏水改性及其对药物的缓释[J].功能材料,2010(9): 1568.

［46］ 熊诚.海藻酸钠的疏水改性及其在药物控释中的应用[D].无锡: 江南大学,2008.

［47］ Yao B, Ni C, Xiong C, et al. Hydrophobic modification of sodium alginate and its application in drug controlled release [J]. Bioprocess Biosystems Eng, 2010,33(4): 457.

［48］ Li Z, Ni C, Xiong C, et al. Preparation and drug release of hydrophobically modified alginate [J], Chemistry, 2009,1: 93 - 96.

［49］ Yang J S, Xie Y J, He W. Research progress on chemical modification of alginate: A review [J]. Carbohydrate Polymers, 2011,84: 33 - 39.

［50］ Nam Y S, Bae M S, Kim S, et al. Mechanism of albumin release from alginate and chitosan beads fabricated in dual layers [J]. Macromol Research, 2011,19(5): 476.

［51］ Mukhopadhyaya P, Chakrabortya S, Bhattacharyab S, et al. pH-sensitive chitosan/alginate core-shell nanoparticles for efficient and safe oral insulin delivery [J]. International Journal of Biological Macromolecules, 2015,72(1): 640 - 648.

［52］ Kafshgari M H, Khorram M, Mansouri M. Preparation of alginate and chitosan nanoparticles using a new reverse micellar system [J]. Iranian Polymer Journal, 2012,21(2): 99 - 107.

［53］ DeMoura M R, Aouada F A, Favaro S L, et al. Release of BSA from porous matrices constituted of algin ate-Ca2 + and PN IP AAm-interpenetrated networks [J]. Mater Science Eng C: Mater Biological Applied, 2009,29(8): 2319.

［54］ Yang S J, Lin F H, Tsai H M, et al. Alginate-folic acid-modified chitosan nanoparticles for photodynamic detection of intestinal neoplasms [J]. Biomaterials, 2011,32(8): 2174.

［55］ Josef E, Zilberm an M, Bianco-Peled H. Composite alginate hydrogels: An innovative approach for the controlled release of hydrophobic drugs [J]. Acta Biomater, 2010.6(12): 4642.

［56］ Li Y, Maciel D, Tomas H, et al. pH sensitive Laponite/alginate hybrid hydrogels: Swelling behaviour and release mechanism [J]. Soft Matter, 2011,7(13): 6231.

［57］ Vallee F, Muller C, Durand A, et al. Synthesis and rheological properties of hydrogels based on amphiphilic alginate-amide derivatives [J]. Carbohydrate Research, 2009,344: 223 - 228.

第四章·海藻酸盐纤维敷料

在褐藻植物中,海藻酸与纤维素一样起到强化海藻细胞壁的作用,因此,提示了将其开发成纤维敷料的可能性。图 4-1 显示了以褐藻为原料制备海藻酸盐纤维与医用敷料的流程。在纤维的生产过程中,水溶性的海藻酸钠溶解在水中形成黏稠的纺丝溶液,通过细小的喷丝孔挤入氯化钙水溶液后得到不溶于水的海藻酸钙纤维。以这种方法制备的海藻酸钙纤维具有优良的亲水性和生物相容性,通过进一步的纺织加工可以制备具有特殊使用性能的海藻酸盐医用敷料。大量的临床使用结果证明海藻酸盐医用敷料具有高吸湿性、保湿性、止血、促进伤口愈合等优异性能,在伤口护理领域具有很高的应用价值及广阔的市场前景。

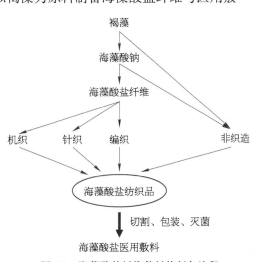

图 4-1　海藻酸基纤维敷料的制备流程

第一节 · 海藻酸盐纤维敷料的制备

一、海藻酸盐材料用于敷料的优势

（一）海藻酸盐结构特点

海藻酸最早由英国化学家 Stanford 发现。在工业革命发展的初期，随着科技的日益进步，人们对许多自然资源的成分和应用做了很多的研究。在 1884 年 4 月 8 日的一次英国化学工业协会的会议上，Stanford 对英国海岸线上广泛存在的海藻植物的应用做了详细的总结，同时报道了他采用稀碱溶液从海藻中提取海藻酸的方法。Stanford 把用碱溶液处理海藻后提取出的胶状物质命名为 Algin，把这种物质加酸后生成的凝胶称为 Alginic Acid，即海藻酸。在此后的研究中，世界各地科研人员从掌状海带（*Laminaria digitata*）、巨藻（*Macrocystis pyrifera*）、泡叶藻（*Ascophyllum nodosum*）、极北海带（*Laminaria hyperborea*）等各种海藻中提取出具有特殊结构和性能的海藻酸，并在食品、日用化工、纺织、医药等领域得到广泛应用，成为海洋生物资源利用的一个成功案例。图 4-2 显示了用于提取海藻酸盐的各种褐藻。

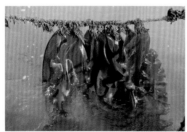
海带（*Saccharina japonica*）

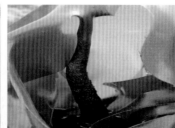
极北海带（*Laminaria hyperborea*）

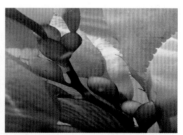
泡叶藻（*Ascophyllum nodosum*）

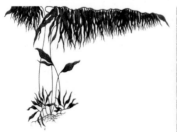
巨藻 MP（*Macrocystis pyrifera*）

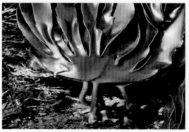
掌状海带（*Laminaria digitata*）

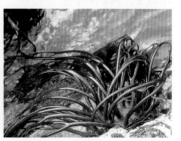
巨藻 LN（*Lessonia nigrescens*）

图 4-2　用于提取海藻酸盐的各种褐藻

从化学的角度看,海藻酸是一种高分子羧酸。自 Stanford 发现海藻酸以后的很长一段时间内,研究人员仅了解到海藻酸是由一种糖醛酸组成的高分子材料,不同来源的海藻酸只在分子量上有所不同。1955 年,Fischer 和 Dorfel 在对海藻酸进行水解后发现海藻酸中有两种同分异构体,除了甘露糖醛酸(mannuronic acid,以下简称 M),他们发现海藻酸分子结构中还含有古罗糖醛酸(guluronic acid,以下简称 G)。图 4-3 显示了海藻酸中两种单体的化学结构及其在海藻酸高分子链中的分布。

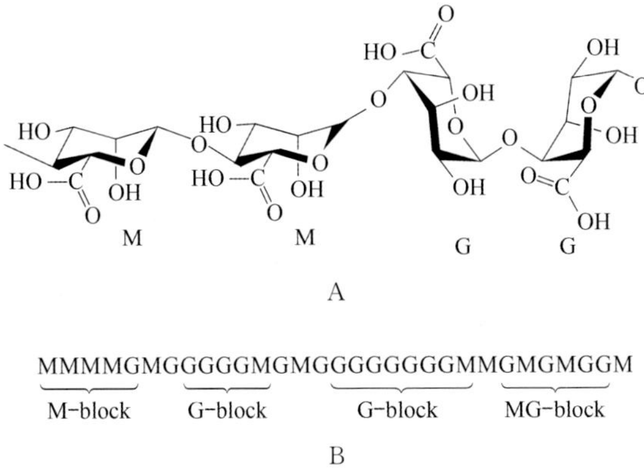

图 4-3 甘露糖醛酸(β-D-mannuronic acid, M)和古罗糖醛酸(α-L-guluronic acid, G)
的化学结构(A)及其在海藻酸高分子链中的分布(B)

作为一种由 β-D-甘露糖醛酸和 α-L-古罗糖醛酸组成的共聚物,海藻酸可以被看成是一种嵌段共聚物。Haug 等通过一系列研究发现海藻酸的高分子结构中含有三种链段,即 MM、GG 和 MG/GM。他们把海藻酸用酸水解后得到的低分子量海藻酸经过分离、检测,显示这些低分子量的海藻酸有很不相同的链段结构。从化学的角度看,海藻酸分子结构中的 M 和 G 两种醛酸是同分异构体,它们的主要区别在于 C5 位上的—OH 基团位置的不同,其成环后的构象,尤其是进一步聚合成高分子链后的空间结构有很大的差别。当相邻的两个 M 单体间以 1e—4e 两个平状键相键合,形成的 MM 链结构如"带"状;而当相邻的两个 G 单体以 1α—4α 两个直立键相键合,形成的 GG 链结构如"脊柱"状。如图 4-3 所示,GG、MM 和 MG/GM 链段有很不相同的立体结构。

在同一棵海藻上,根子上提取的海藻酸含有较高的 G 和 GG,而叶片上的海藻酸含有较多的 M 和 MM。平静的海洋可以给海藻提供一个稳定的生长环境,使海藻的结构刚硬,提取出的海藻酸多为高 G 型。而在风浪大的海岸线上,海藻的结构比较柔软,可生产高 M 型的海藻酸。世界各地生产的海藻酸由于海洋气候和海藻种类的不同在 M、G、MM、GG 和 MG/GM 的含量上有很大的变化。表 4-1 总结了从不同褐藻中提取出的海藻酸的化学组成。

表 4-1 商业用褐藻中提取的海藻酸的 G、M、GG、MM 和 MG/GM 的含量

褐藻种类	F_G	F_M	F_{GG}	F_{MM}	$F_{MG, GM}$
海带(*Laminaria japonica*)	35%	65%	18%	48%	17%
掌状海带(*Laminaria digitata*)	41%	59%	25%	43%	16%
极北海带的叶子(*Laminaria hyperborea*, blade)	55%	45%	38%	28%	17%
极北海带的菌柄(*Laminaria hyperborea*, stipe)	68%	32%	56%	20%	12%
极北海带的皮层(*Laminaria hyperborea*, outer cortex)	75%	25%	66%	16%	9%
巨藻(*Macrocystis pyrifera*)	39%	61%	16%	38%	23%
泡叶藻的新生组织(*Ascophyllum nodosum*, fruiting body)	10%	90%	4%	84%	6%
泡叶藻的枯老组织(*Ascophyllum nodosum*, old tissue)	36%	64%	16%	44%	20%
巨藻 LN(*Lessonia nigrescens*)	38%	62%	19%	43%	19%

作为一种高分子羧酸,海藻酸可以与金属离子结合后形成各种海藻酸盐,包括其与钠、钾、铵等一价金属离子结合形成的水溶性海藻酸盐,以及海藻酸钙、海藻酸锌、海藻酸铜等具有特殊性能的海藻酸化合物。海藻酸本身是一种不溶于水的高分子,它的钠、钾、铵盐以及藻酸丙二醇酯是水溶性的。工业上海藻酸钠是最常用的一种海藻酸盐,它可以溶解在水中形成缓慢流动的滑溜溶液。由于海藻酸钠的分子量很高并且其分子具有刚性结构,在低浓度下,海藻酸钠溶液即具有非常高的表观黏度。

(二)海藻酸盐成凝胶特性

海藻酸钠的水溶液在与钙离子等高价阳离子接触后,通过大分子间形成交联结构而形成凝胶。如图 4-4 所示,海藻酸盐形成的水凝胶通过其亲水结构包含大量水分,其独特的凝胶特性在制作仿形食品、健康食品、黏合剂、水处理剂等各类产品中具有重要的应用价值。

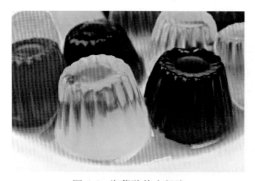

图 4-4 海藻酸盐水凝胶

由于立体结构不同,β-D-甘露糖醛酸和 α-L-古罗糖醛酸对钙离子的结合力有很大的区别。两个相邻的 G 单体之间形成的空间在成胶过程中正好可以容纳一个钙离子,在与另外一个 GG 链段上的羧酸结合后,钙离子与 GG 链段的海藻酸可以形成稳定的盐键。MM 链段

的海藻酸在空间上呈现出一种扁平的立体结构,与钙离子的结合力弱,其成胶性能较 GG 链段差。当海藻酸钠水溶液与钙离子接触后,海藻酸钠分子链上的 GG 链段与钙离子结合,形成一种类似"鸡蛋盒"的稳定结构,大量的水分子被锁定在分子之间的网络中,形成含水量极高的冻胶。图 4-5 显示了海藻酸钠水溶液与钙离子接触时形成的"鸡蛋盒"状的凝胶结构。

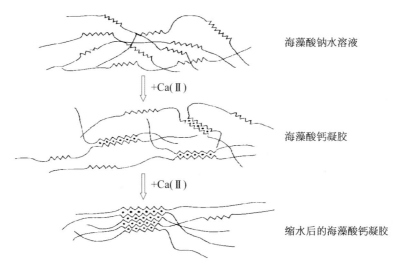

图 4-5　海藻酸钠水溶液与钙离子接触时形成的"鸡蛋盒"状凝胶结构

工业上形成海藻酸盐水凝胶的方法包括渗析扩散法、原位法、冷却法、交联法等制备方法。

(1) 渗析扩散法:使用这个方法时,海藻酸钠水溶液在与外部渗透进来的钙离子接触后形成凝胶。这样形成的凝胶一般是不均匀的,与钙离子接触较早的一部分海藻酸钠成胶后凝固缩水,比后面形成的胶体的固含量高。钙离子浓度越低、海藻酸钠分子量越小、浓度越高、G 酸的含量越高,这种不均匀性就越强。由于成胶速度受钙离子扩散速度的限制,这个方法的应用范围有限,主要适用于制备较薄的片状凝胶。

(2) 原位法:这个方法一般采用溶解度比较低的钙盐或者是与其他材料配位的钙离子作为交联剂,在与海藻酸钠水溶液充分混合后,加入具有缓释作用的弱酸使钙离子在酸的作用下释放出来后与海藻酸钠结合成凝胶。这样形成的胶体很均匀,并且可以制备未被充分交联的胶体,即海藻酸钙钠混合胶体。

(3) 冷却法:因为高温下溶液中的钙离子不能与海藻酸充分结合,把钙离子与海藻酸钠在高温下混合,冷却后可以得到海藻酸盐水凝胶。

(4) 交联法:采用环氧氯丙烷等交联剂与海藻酸反应,通过分子结构中的羟基实现交联,使海藻酸在交联后失去溶解性能而在遇水后形成高度膨胀的凝胶体。这样形成的胶体结构稳定并且含水量高,可以吸收干重 50～200 倍的水分。

（三）海藻酸盐纤维的吸水特性

海藻酸盐纤维是一类具有很强吸水性能的高分子材料,其独特的成胶性能在功能性医用敷料领域有很高的应用价值。随着伤口"湿润愈合"疗法的普及以及各大医药公司对高科技医用敷料推广应用力度的不断加深,海藻酸盐纤维与医用敷料的性能被越来越多的人所认识,并在世界各地得到广泛应用。2012 年英国市场上已经有 19 种在售的海藻酸盐医用敷料产品。

海藻酸盐医用敷料优良的护理功效来源于其独特的离子交换性能。在纺丝成型过程中,水溶性的海藻酸钠与氯化钙结合后形成不溶于水的海藻酸钙纤维。当与含钠离子的伤口渗出液接触时,海藻酸钙纤维通过离子交换被转换成海藻酸钠纤维并在吸水后形成纤维状的凝胶,因此具有很高的吸湿及保湿性能。由于古罗糖醛酸对钙离子的结合力大于甘露糖醛酸,因此 G 含量高的海藻酸盐纤维与生理盐水接触时的离子交换性能低于 M 含量高的纤维。高 M 含量的海藻酸盐纤维比高 G 含量的纤维更能形成胶体。

表 4-2 显示了三种含不同 M/G 单体的纤维的释钙率和吸湿性。高 G 纤维中的海藻酸含有约 70％的 G 单体和 30％的 M 单体,其 M/G 比例约为 0.4,而高 M 纤维中 M/G 的比例约为 1.8,纤维含有约 65％的 M 单体。在与含有 142 mmol 氯化钠和 2.5 mmol 氯化钙的水溶液(即英国药典规定的 A 溶液)接触,并在 37 ℃下放置 30 分钟后,高 G 纤维所在的溶液中含有 317.5×10^{-6} 的钙离子,而高 M 纤维所在的溶液中的钙离子浓度高达 560×10^{-6},几乎是高 G 纤维的 2 倍。这里可以清楚地看出,高 M 纤维对钙离子的结合力远低于高 G 纤维,其与伤口渗出液中的钠离子发生离子交换的能力大大高于高 G 纤维,形成凝胶体的能力也明显优于高 G 纤维。

表 4-2　三种海藻酸盐纤维的释钙率和吸湿性

样品	高 G 纤维	中 G 纤维	高 M 纤维
M/G 单体的比例	约 0.4	约 1.6	约 1.8
接触液中 Ca^{2+} 的含量($\times 10^{-6}$)	317.5	450	560
钙离子释放率(％)	0.9	1.43	1.87
纤维的吸水倍率($g \cdot g^{-1}$)	2.69	6.0	5.69
纤维吸收生理盐水倍率($g \cdot g^{-1}$)	8.49	14.51	15.89

图 4-6 显示了高 G 和高 M 海藻酸钙纤维接触生理盐水后的结构变化。由于高 G 海藻酸与钙离子的结合力强,在与生理盐水接触时,溶液中的钠离子较难与纤维中的钙离子发生离子交换,从而抑制了水分进入纤维。高 M 海藻酸与钙离子的结合力弱,当纤维与生理盐水接

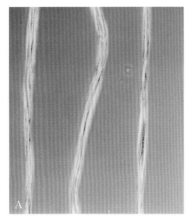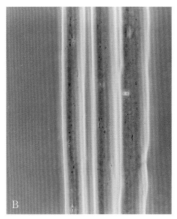

图 4-6　高 G(A)和高 M(B)海藻酸钙纤维接触生理盐水后的结构变化

触时,通过离子交换,很快被转换成水溶性的海藻酸钠,使大量的水分进入纤维而形成凝胶体。

　　表 4-3 比较了棉纱布和海藻酸钙无纺布在 A 溶液中的吸湿性能。海藻酸钙无纺布的吸液率达 $19.635\text{ g}\cdot\text{g}^{-1}$,而棉纱布仅为 $5.975\text{ g}\cdot\text{g}^{-1}$。在对两种材料进行离心脱水后发现,棉纱布的吸湿性不仅很低,而且其吸收的水分基本被保留在纤维与纤维之间形成的毛细空间内,离心脱水后每克纤维所保持的水分仅为 $0.218\text{ g}\cdot\text{g}^{-1}$。相比之下,海藻酸钙纤维的亲水性强,所吸收水分中的一大部分被保留在纤维内部,很难通过离心脱水去除,纤维本身吸收的水分为 $8.145\text{ g}\cdot\text{g}^{-1}$。从这些数据可以看出,海藻酸钙无纺布比棉纱布吸液率高的原因有两个,即纤维与纤维之间松散的结构比棉纱布中的机织结构更能持水,而且纤维本身有很好的亲水性。

表 4-3　棉纱布与海藻酸钙无纺布在 A 溶液中的吸液率

产品	纤维与纤维之间的液体量($\text{g}\cdot\text{g}^{-1}$)	纤维结构中的液体量($\text{g}\cdot\text{g}^{-1}$)
棉纱布	6.026	0.218
海藻酸钙无纺布	16.614	8.145

　　在用显微镜观察棉纱布和海藻酸钙无纺布吸收液体的效果时可以看出,棉纱布所吸收的液体被保留在相邻纱线所交织成的毛细空间内,这种情况下的液体基本为自由流体,能沿着织物结构很快扩散。而在海藻酸钙无纺布中可以观察到,纤维吸湿后高度膨胀,无纺布结构中的毛细空间被膨胀后的纤维所堵塞,液体很难沿着织物扩散。

二、海藻酸盐纤维的生产方法

化学纤维是以天然高分子或人工合成高分子为原料,经过纺丝原液的制备、喷丝孔挤出成型和纤维后处理等工序制成的具有纺织性能的纤维材料,其主要工艺包括用溶剂溶解高分子后形成纺丝溶液或在加热下使高分子材料熔融后形成纺丝熔体,然后经过过滤、计量、喷丝孔挤出、凝固、牵伸、水洗、干燥、卷曲等工艺制成纤维。熔融纺丝通过高分子的熔融-冷却、湿法纺丝通过高分子的溶解-沉淀之间的转变形成纤维材料。

由于海藻酸钠是一种水溶性的线型高分子,它可以通过湿法纺丝加工成纤维,并且通过纺织工艺进一步加工成具有良好护理特性的功能性医用敷料。

1944 年,英国人 Speakman 和 Chamberlain 发表了海藻酸盐纤维的研究结果,对纯海藻酸盐纤维的制备工艺进行了详细的研究。它们把海藻酸钠水溶液通过喷丝孔挤入氯化钙水溶液后得到了与黏胶纤维相似的性能。从 6 组具有不同分子量的海藻酸钠中加工出的纤维显示,当纺丝液的落球时间从 2.0 秒增加到 174.0 秒,得到的纤维强度的最小值为 1.45 g/d,最大值为 1.68 g/d,说明海藻酸钠的分子量对纤维强度有一定的影响,但其影响程度不很大。表 4-4 显示了由不同分子量的海藻酸钠加工成的海藻酸钙纤维的性能。

表 4-4　由不同分子量的海藻酸钠加工成的海藻酸钙纤维的性能

样品序号	纺丝液的黏度(25 ℃下落球时间,秒)	纤维的断裂伸长(%)	纤维的断裂强度(g/d)
1	2.0	9.2	1.48
2	17.6	11.1	1.51
3	20.9	12.9	1.45
4	42.1	12.6	1.68
5	57.7	12.5	1.65
6	174.0	10.5	1.60

Speakman 和 Chamberlain 研究了由不同固体含量的海藻酸钠溶液加工成的纤维的性能。当溶液的固体含量太高时,溶液的黏度太高,纺丝变得困难,纤维的强度也有很大程度的下降。研究结果表明,随着纺丝液中固体含量的提高,纤维的手感有很明显的改善,纤维的截面更趋向圆形。表 4-5 显示由不同固体含量的海藻酸钠溶液加工成的海藻酸钙纤维的性能。

图 4-7 显示了在不同的纺丝液浓度下加工成的海藻酸钙纤维的截面形状。可以看出,当纺丝液中的固体含量从 2.25% 提高到 8.88% 时,纤维的截面由条状转变成圆形。

表 4-5　由不同固体含量的海藻酸钠溶液加工成的海藻酸钙纤维的性能

纺丝液的固体含量（%）	纺丝液的黏度 （25 ℃下落球时间,秒）	纤维的断裂伸长（%）	纤维的断裂强度（g/d）
2.25	1.83	7.9	1.44
3.92	17.6	11.1	1.51
5.93	56.5	13.1	1.37
7.48	159.3	12.5	1.23
8.88	610.0	14.5	1.23

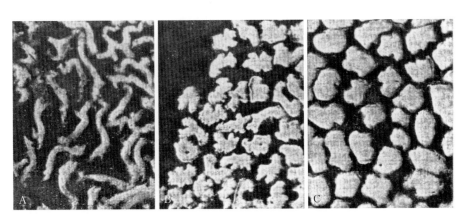

图 4-7　在不同的纺丝液浓度下加工成的海藻酸钙纤维的截面形状

A、B、C 中的纺丝液浓度分别为 2.25%、5.93% 和 8.88%

在合成纤维大规模应用于纺织行业以前,英国的 Courtaulds 公司曾商业化生产海藻酸钙纤维。由于纤维中富含钙离子,海藻酸钙纤维具有良好的防火性能,可以应用在室内装饰行业。同时,由于海藻酸钙纤维能溶解于碱性水溶液中,它被用在生产袜子的连接线上。

三、海藻酸盐纤维敷料的生产方法

1980 年代初,在传统的用途被合成纤维替代的情况下,Courtaulds 公司成功地把海藻酸盐纤维加工成医用敷料引入伤口护理中的"湿法疗法"市场,应用于慢性伤口的护理。当海藻酸盐医用敷料与脓血接触时,纤维中的钙离子与人体中的钠离子发生离子交换,使不溶于水的海藻酸钙慢慢转换成水溶性的海藻酸钠,从而使大量的水分进入纤维内部而形成一种纤维状的水凝胶体。这给予了海藻酸盐医用敷料极高的吸湿性、容易从创面上去除等优良性能。

应该指出的是,在海藻酸盐纤维应用于医疗卫生行业之前,早期的航海家们曾使用海带护理伤口,并且取得良好的疗效。在第一、二次世界大战期间,由于物资紧缺,英国人把干燥的海带做成纱布送往前线,用在战地医院中。第二次世界大战后期,英国人 Blaine 研究了海藻酸盐纤维产品对人体组织的反应,并报道了其作为一种止血材料的良好性能。1951 年,Blaine 探讨了使用海藻酸盐纤维作为手术中可吸收性止血材料的可能性。他在实验中发现,植入体内 10 天后,只有很少的海藻酸盐纤维残留在体内,说明海藻酸盐纤维可以被人体吸收。Blaine 也报道了海藻酸盐纤维对细菌的增长没有促进作用。

Blaine 的研究结果促进了海藻酸盐纤维在英国医疗领域中的应用。由于在湿法纺丝过程中可以直接形成长丝,并且通过针织加工可以把长丝直接加工成织物,早期的海藻酸盐纱布是一种针织的海藻酸钙织物。这种材料在与血液接触后能通过离子交换慢慢地转换成海藻酸钠,并最后溶解。此后随着纺织技术的不断进步,各种类型的织物被应用于医用敷料的生产。通过纤维铺网和针刺形成的无纺布具有疏松的结构,可以吸收大量的伤口渗出液,是目前海藻酸盐医用敷料生产中普遍采用的材料结构。

四、含银海藻酸盐纤维敷料的制备方法

在元素周期表中,银是 I b 组的金属元素。银有两种同位素,即 ^{107}Ag 和 ^{109}Ag,两者以相同的比例存在。在溶液中,银以三种氧化态形式存在,即 Ag^+、Ag^{++} 和 Ag^{+++},每一种都可以与有机和无机化合物形成复合物。由于含有 Ag^{++} 或 Ag^{+++} 的化合物在水中是不稳定的,在医用敷料中所涉及的银一般为 Ag^+。

医用敷料中所采用的银化合物大致可以分为以下的三大类:①元素银,例如纳米银颗粒、银箔等;②无机化合物或复合物,例如硝酸银、磺胺嘧啶银、氧化银、磷酸银、氯化银、银锆化合物等;③有机复合物,例如胶状银、银锌尿囊素、蛋白质银等。

1960 年前所使用的银基本上是以胶状银的形式使用的。在胶状银中,纯银颗粒在静电的作用下互相排斥,以 3~5 mg/L 的浓度被悬浮在溶液中。这种材料的抗菌性能很高,并且没有细菌抵抗性。但是由于暴露在阳光下后的稳定性很差,它的实用价值不高。当银与小分子量的蛋白质结合后,在溶液中变得更稳定,但是抗菌性能比纯银差。

20 世纪 60 年代,许多银的无机盐被开发出来。当与 $AgCl$、$AgNO_3$、Ag_2SO_4 等结合后,银变得更为稳定。$AgNO_3$ 是使用得最多的银盐,但是在浓度超过 2% 后有一定的毒性。0.5% 的 $AgNO_3$ 水溶液一度是治理烧伤患者的标准溶液。但是,硝酸基团对伤口和人体细胞有毒性,它能降低伤口的愈合速度。

磺胺嘧啶银是在 20 世纪 70 年代被引入烧伤患者的治理中。在含 1% 磺胺嘧啶银的乳液中,银离子与丙二醇、硬脂醇、异丙基十四烷酯等结合。使用在伤口上后,银离子被缓慢地释放出来,起到抗菌的作用。

许多研究证明纯银离子的抗菌性能比银的复合物强,并且能够在一定程度上促进伤口愈合。正因为这样,目前所使用的含银医用敷料中的银化合物能在伤口上持续地释放银离子。美国 Milliken 公司开发出的 Alphasan 系列含银磷酸锆钠化合物在与体液或伤口渗出液中的钠离子接触后能持续地释放银离子。在正常状态下,由于银离子被包含在磷酸锆钠化合物中,它能保护载体材料,使其避免被氧化变黑。Alphasan 在欧洲、美国和日本已经得到广泛应用,并且已经得到美国 FDA 的许可,可以被使用在与人体直接接触的产品中。

海藻酸纤维和医用敷料是一种重要的高科技医用材料。由于它们有很高的吸湿性能,在欧美市场上这类材料已经被广泛地应用于渗出液多的伤口上。而由于这类伤口比较潮湿,伤口的感染也比较普遍。通过在海藻酸纤维和医用敷料中加入具有抗菌性能的银离子,可以使海藻酸敷料在具有高吸湿性的同时具有很好的抗菌性能。

(一)通过化学反应在海藻酸纤维上加入银

由于海藻酸是一种高分子酸,它可以与银离子结合成盐。但是,由于银离子是一价金属离子,当海藻酸钠水溶液通过喷丝孔挤入硝酸银水溶液后,海藻酸钠并不像在挤入氯化钙水溶液时那样可以形成纤维。为了使纤维在挤出成形后含有银离子,凝固浴中应该同时含有钙离子和银离子。表 4-6 显示了在使用氯化钙和硝酸银混合水溶液为凝固液时得到的海藻酸纤维中的钙和银离子含量。

表 4-6 海藻酸钙银纤维的制备条件及性能

样品序号	纺丝液中海藻酸钠浓度(%)	凝固时间(秒)	纤维中银离子含量(%)	纤维中钙离子含量(%)	纤维强度(cN/dtex)	断裂伸长(%)
1	6	30	5.12	4.98	1.09	10.5
2	6	600	7.30	6.18	1.15	8.9

为了使纤维含有银离子,海藻酸钙纤维可以与硝酸银水溶液反应,使溶液中的银离子替代纤维中的钙离子。反应后产生的海藻酸钙银纤维有很强的抗菌性能,但是由于银离子有很强的氧化性,这种纤维遇光后很容易变黑,影响了产品的美观。

在海藻酸纤维中加入不溶于水的银化合物的颗粒,可以避免纤维氧化变黑。Le 等开发出了在海藻酸纤维中加入磺胺嘧啶银的方法。他们在纺丝溶液中加入水溶性的磺胺嘧啶钠,然后把这个纺丝液挤入含硝酸银的 2% 氯化钙水溶液。在成纤过程中,海藻酸钠与钙离子反应后形成丝条,而磺胺嘧啶钠与硝酸银反应后在纤维内形成磺胺嘧啶银颗粒。在另一个方法中,在把磺胺嘧啶钠和海藻酸钠一起溶解后,在溶液中加入硝酸银,使纺丝液中含有磺胺嘧啶银的颗粒。这些颗粒在纺丝过程中与海藻酸钠一起挤出后形成丝条,所形成的纤维内含有具有抗菌性能的磺胺嘧啶银颗粒。

（二）通过混合法在海藻酸盐纤维中加入银

就如前面已经指出的，尽管银有很强的抗菌性能，它也是一种具有很强的氧化性的材料。在与有机物接触时，银离子可以很容易地使载体材料氧化变黑。为了使载体材料保持其白色的外观，市场上出现了载银离子的无机盐的纳米材料。这些载银颗粒可以与海藻酸钠的水溶液混合后形成纤维，使纤维在含有银离子的同时具有白色的外观。

美国 Milliken 公司生产的 AlphaSan RC5000 是一种含银的磷酸锆钠盐。这是一种无机高分子材料，它的银含量大约为 3.8%。由于 AlphaSan RC5000 的颗粒很细，当与海藻酸钠溶液在高剪切下混合时，这些细小的颗粒可以均匀地分布在黏稠的纺丝溶液中。如图 4-8 所显示的，这样形成的纤维中均匀地分布着含银颗粒，而且纤维即使在用 γ 射线灭菌后也能保持其白色的外观。

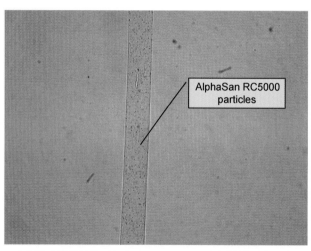

图 4-8　含银的磷酸锆钠盐颗粒（AlphaSan RC5000）在海藻酸盐纤维内的分布

（三）银离子在海藻酸纤维的释放

当含 AlphaSan RC5000 颗粒的海藻酸纤维与伤口渗出液接触时，银离子可以通过三种途径进入伤口渗出液。第一，纤维中的银离子可以与溶液中的钠和钙离子发生离子交换。第二，伤口渗出液中的蛋白质分子可以螯合纤维中的银离子，从而加快了银离子的释放。第三，附带在纤维表面的含银颗粒可以直接接触伤口渗出液。

表 4-7 和表 4-8 显示了当含 1% 的 AlphaSan RC5000 颗粒的海藻酸盐纤维在与生理盐水和血清接触时银离子的释放性能。溶液中银离子的浓度随着时间的延长而增加，说明银离

表 4-7 1 g 含银海藻酸盐纤维与 40 ml 生理盐水接触后的银离子浓度

样品	接触时间	接触液中银离子浓度($mg \cdot L^{-1}$)
1	30 分钟	0.50
2	48 小时	0.40
3	7 天	1.32

表 4-8 1 g 含银海藻酸盐纤维与 40 ml 血清接触后的银离子浓度

样品	接触时间	接触液中银离子浓度($mg \cdot L^{-1}$)
A	30 分钟	2.18
B	48 小时	2.74
C	7 天	3.74

子被缓慢地释放出来。血清中的银离子含量比生理盐水中的更高,说明血清中的蛋白质对银离子的释放有促进作用。

第二节 · 海藻酸盐纤维敷料的疗效与副作用

海藻酸盐医用敷料独特的成胶性能使其在临床使用过程中产生一系列特殊的护理功效,与棉纱布等传统伤口护理产品相比具有更好的疗效。棉花、黏胶等纤维制备的传统敷料在吸收伤口上产生渗出液时,其吸收的液体被包含在纤维与纤维之间的毛细空间内,并且沿着织物扩散到伤口周边的健康皮肤,使皮肤长时间浸渍,严重时引起皮肤腐烂。与此相反,海藻酸钙纤维把液体吸收在纤维的结构中,一方面由于纤维的膨胀而具有很高的吸湿容量;

另一方面,纤维的膨胀使纤维与纤维之间的毛细空间堵塞,由此阻断液体的横向扩散,产生如图 4-9 所示的"凝胶阻断"效果。这种"凝胶阻断"作用在避免伤口周边健康皮肤受浸渍的同时,通过纤维所吸收的水分使创面保持在一个湿润的愈合环境中。临床实践证明海藻酸盐医用敷料能有效地为创面提供一个湿润的愈合环境,促进细胞的迁移和繁殖,加快伤口的愈合速度。

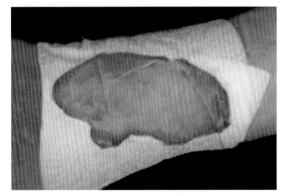

图 4-9 "凝胶阻断"效果图

一、海藻酸盐纤维敷料促进伤口愈合

Berven 等的研究结果显示,作为一种海洋生物活性物质,海藻酸具有细胞趋化活性,通过促进细胞的增长繁殖改善伤口的愈合速度。世界各地大量的临床研究结果显示,在伤口上使用海藻酸盐医用敷料可以有效促进伤口愈合。一项在 107 个患者的 130 个供皮区伤口上得到的临床试验结果表明,伤口愈合时间由传统纱布的 10 天减少到海藻酸盐敷料的 7 天。另一项 Sayag 等的研究结果显示,在同样的情况下,74% 的患者在使用海藻酸盐敷料后伤口面积缩小 40%,而只有 42% 的患者在使用传统纱布后能达到同样的疗效。

Doyle 等研究了海藻酸盐敷料对成纤维细胞、微血管内皮细胞和角质形成细胞的繁殖速度与活性的影响。结果表明海藻酸盐敷料能加快成纤维细胞的繁殖速度,但是降低微血管内皮细胞和角质形成细胞的繁殖速度。它能减小成纤维细胞的活性而对微血管内皮细胞和角质形成细胞的活性没有影响。这些结果表明海藻酸盐敷料对伤口的愈合有一定的促进作用。

此外,含银海藻酸盐纤维敷料也显示出明显的促进伤口愈合特性。最近几年来,随着医疗界对伤口愈合的过程和机制的认识的不断深入,人们对银离子促进伤口愈合的作用也有了更多的认识。在伤口的愈合过程中,金属蛋白酶(metalloproteinase)起到很重要的作用。金属蛋白酶在伤口愈合的第一阶段把伤口上的坏死的组织消化。而后在伤口愈合的第二阶段,生长因子(growth factor)刺激胶原细胞的合成,产生新生的皮肤组织。

在使用含银医用敷料时,从伤口上释放出来的银离子在被吸收进细胞后,可以影响细胞内的电解质浓度,并且由于它和钙调蛋白、金属硫蛋白等一些可与金属结合的蛋白质结合而影响微量元素的新陈代谢。这使伤口局部的锌、铜和钙离子的含量增加。由于锌离子在几乎所有的金属蛋白酶中存在,锌离子含量的提高使金属蛋白酶的合成加快,因而加快了伤口的愈合过程。伤口表面钙离子含量的增加可以加快伤口的上皮化过程。

Kirsner 等的研究指出,在伤口上使用含银的 Acticoat 可以通过影响金属蛋白酶的活性而影响伤口的愈合速度。从敷料上释放出来的银离子通过发炎细胞活素(IL-1 和 TNF-α)抑制中性白粒细胞的大量进入,增加了伤口上的锌离子含量。这个作用缩短了伤口愈合过程中的发炎期,因此缩短了整个愈合周期。

二、海藻酸盐纤维敷料的止血性能

海藻酸盐医用敷料具有良好的止血性能。研究结果显示,敷贴在伤口上后的 5 分钟内,海藻酸盐敷料即可产生止血效果。Segal 等对几种不同结构的海藻酸盐敷料的止血性能做了详细的研究,他们发现使海藻酸盐敷料止血的原因主要有两个,即凝血效应和对血小板活性的增强作用。海藻酸盐敷料的凝血效应比其他纱布更好,而且当纤维中含有锌离子时,敷料的凝血效应和对血小板活性的增强作用比一般的海藻酸钙敷料更好。

Davies 等比较了海藻酸盐敷料和普通手术纱布的止血效果。他们发现使用普通手术纱布时每个手术中的平均流血量为 139.4 mL,而使用海藻酸盐敷料时的平均流血量为 98.8 mL。手术后平均血液流失普通纱布为 158.4 mL,而海藻酸盐敷料为 96.6 mL。这个结果明显地显示了海藻酸盐敷料优越的止血性能。

三、海藻酸盐纤维敷料减轻伤口疼痛

Butler 等研究了海藻酸盐敷料在护理供皮区伤口时患者的舒适性。他们发现当海藻酸盐敷料用次氯酸溶液浸润后使用在伤口上时,患者的疼痛明显下降。Bettinger 等也发现在用海藻酸盐敷料护理烧伤患者时,伤口的疼痛比使用其他纱布有明显下降。

四、海藻酸盐纤维敷料的抗菌性能

由于海藻酸盐敷料中的纤维在吸湿后高度溶胀,纤维与纤维之间的空间在吸湿后被压缩。如果伤口渗出液中带有细菌,它们很容易被固定在纤维与纤维之间而失去活性和繁殖能力,这是海藻酸盐敷料减少感染发生的一个主要原因。

Bowler 等对海藻酸盐敷料的抗菌性能作了试验。他们把海藻酸盐敷料与含有细菌的溶液接触一定时间后测试溶液中细菌的含量,结果表明海藻酸盐敷料有保持并隔离细菌的功能。Young 也成功地把海藻酸盐敷料应用在感染的并且渗出液很多的伤口上。

而含银海藻酸盐纤维敷料的抗菌优势更加明显。从化学的角度来看,金属银是一种惰性的金属。但是在与皮肤上的水分以及伤口渗出液接触后,银离子可以被释放出来。在与伤口上的细菌接触时,它可以与细菌细胞中酶蛋白上的活性部分疏基(—SH)、氨基(—NH$_2$)等发生以下所示的反应。这个反应使酶蛋白沉淀而失去活性,使病原细菌的呼吸代谢被迫终止,细菌的生长和繁殖因而得到抑制。

$$\text{酶}\begin{array}{c} \diagup \text{SH} \\ \diagdown \text{SH} \end{array} + 2\,Ag^+ = \text{酶}\begin{array}{c} \diagup S\,Ag \\ \diagdown S\,Ag \end{array} + 2H^+$$

银离子也可以与 DNA 和 RNA 结合,因而阻止了它们的复制。有研究证明银离子可以通过与蛋白质中的半胱氨酸结合而使 6-磷酸甘露糖异构酶失去活性。由于 6-磷酸甘露糖异构酶在细菌的细胞壁的合成过程中起重要的作用,它的破坏使细胞内的磷酸盐、谷氨酰胺以及其他一些重要的氧分流失,因此而破坏细菌细胞的繁殖。正因为银可以与细胞中的很多部位结合,它对几乎所有的细菌都有很强的抗菌性能,并且不会产生抵抗性。

由于细菌的细胞膜具有从溶液中富集银离子的作用,银在很低的浓度下即具有抗菌性能。被银离子杀死的细胞内可能会含有 $10^5 \sim 10^7$ 个 Ag^+，与每个细胞内的酶蛋白分子的数量基本相同。

五、海藻酸盐纤维敷料的充填作用

Barnett 和 Varley、Dealey 以及 Chaloner 等研究了海藻酸盐医用敷料对护理深度伤口和洞穴型伤口的作用。在护理这类伤口时，海藻酸盐医用敷料的主要功能是它具有很高的吸湿性，能把伤口渗出液从伤口上去除，同时起到充填洞穴的作用。海藻酸盐敷料用于鼻内填塞也具有很好的疗效。谢民强等比较了凡士林纱条、瑞纳凝胶快速止血材料、海藻酸钙敷料和膨胀海绵的疗效。结果显示鼻腔胀痛率分别为 87.5%、5.7%、4.3% 和 47.4%，取出填塞物后鼻腔再出血率为 95%、8.6%、4.3% 和 50%。

六、含银海藻酸盐纤维敷料的副作用

银质沉着病(argyria)是使用含银产品时最常见的副作用。在伤口上使用含银医用敷料后，随着银离子从敷料上释放进入伤口，在光照下形成黑色的硫化银沉淀。这类硫化银颗粒(直径在 $30 \sim 100$ nm)最容易聚集在汗腺和毛囊周围，以及甲床等人体部位。图 4-10 显示了在皮肤上使用三种含银敷料后皮肤颜色的变化。可以看出，在使用 Acticoat7 和硝酸银后皮肤的颜色均变黑，而含银低的 SilvaSorb 基本没有变化。

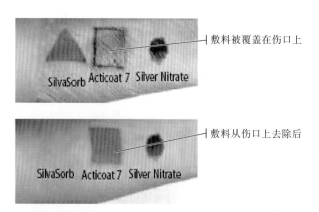

图 4-10　皮肤上使用 SilvaSorb、Acticoat 7 和 Silver Nitrate 后的颜色变化

尽管银质沉着病所产生的黑色影响了患者的美观，在去除敷料后皮肤一般能恢复原来的颜色。目前还没有证据显示这种颜色变化给患者的健康带来任何危害。

在伤口上使用含银产品后，从敷料上释放出来的一部分银以硫化银或氯化银的形式沉淀出来,另一部分与伤口渗出液中的蛋白质结合后形成稳定的复合物。有研究表明在人体的所有部位,从健康的皮肤上吸收的银离子的量是很少的。在使用含 $0.5\%\sim2\%$ 的硝酸银水溶液时,$24\sim48$ 小时内只有 4% 的银被人体吸收。

在受伤的皮肤上,银被人体吸收的量高于健康的皮肤。人体吸收银的量与伤口的深度和宽度、敷料的使用方法和更换频率、敷料中银的含量、伤口上渗出液的多少等因素有关。在使用硝酸银时,由于它很快就离子化,在伤口上使用后很快就和人体中的半胱氨酸反应后形成硫化银沉淀,所以银的吸收比较低。在使用磺胺嘧啶银时,10% 的银可以被人体吸收,高度血管化的伤口上的吸收会更高。

陈炯等对纳米银用于烧伤患者创面后银的代谢的变化进行了研究。结果显示正常人血清中银的浓度和 24 小时尿银量分别为 $1.54\pm1.04\ \mu g \cdot L^{-1}$ 和 $1.00\pm0.71\ \mu g \cdot L^{-1}$。在使用纳米银敷料后,患者的血清银和尿银都有明显的提高,5 天后分别达到 $3.88\pm4.42\ \mu g \cdot L^{-1}$ 和 $3.68\pm4.99\ \mu g \cdot L^{-1}$。而在停用后第 9 天,银含量能恢复到正常人的水平。在一个 30% 面积烧伤患者上使用 Acticoat 后,血液中和尿液中的银含量分别提高到 $107\ \mu g \cdot L^{-1}$ 和 $28\ \mu g \cdot L^{-1}$。在停止使用 Acticoat 90 天后,血液中和尿液中的银含量恢复了正常,伤口也愈合。

Coombs 等在一个有 22 位烧伤患者参加的临床试验中发现,使用磺胺嘧啶银 6 小时后,血液中银的含量已经达到 $50\ \mu g \cdot L^{-1}$,最高的可达 $310\ \mu g \cdot L^{-1}$。患者每天从尿液中排出的银的范围在 $100\sim400\ \mu g/d$,而正常人的排出量在 $1\ \mu g$ 左右。从伤口上吸收进入人体的银通过血液进入人体的循环并分布到肝、肾、大脑、眼睛以及其他器官。Coombs 等发现在使用磺胺嘧啶银后,22 个患者中有 15 个的肝细胞酶升高。测试数据表明患者在使用磺胺嘧啶银 8 天后肝中的银含量达到 $14\ \mu g \cdot g^{-1}$。

银本身不是人体所需要的微量金属元素,但是正常的人体内含有一定量的银离子。正常人体的血液中银的浓度一般小于 $2.3\ \mu g \cdot L^{-1}$,在职业性地暴露在银的工人的血液中银的含量可以高达 $11\ \mu g \cdot L^{-1}$,说明人体有吸收银的功能。尽管如此,文献资料显示药物或职业性接触银对人体产生的健康危害是很小的。银离子对孤独的哺乳类动物细胞有毒性,但是由于受到金属硫蛋白的保护作用,银离子对人体的毒性很小。

第三节 · 海藻酸盐纤维敷料的临床应用

海藻酸盐医用敷料主要应用于伤口的护理。日常生活中伤口的种类繁多,形成的原因各不相同,其中常见的伤口包括机械损伤、烧伤等急性创伤,以及由于血液循环不良而引起的褥疮、溃疡等慢性伤口。不同的伤口在其尺寸大小、所处的人体部位、愈合的进程等方面有很大的变化。针对各种伤口的护理要求,医疗卫生企业开发出了种类繁多的医用敷料以适应临床护理的需要,并且通过合理的临床应用,极大地改善了伤口护理过程。

目前,在英美及西欧市场,海藻酸盐敷料已经成为一种广为接受的高科技医用材料。海藻酸盐敷料在伤口的护理中有很广泛的应用,特别适用于有较多渗出液的伤口。对于相对干燥的伤口,临床应用时可以把敷料先用生理盐水润湿,然后覆盖在创面上。图 4-11 显示了海藻酸盐敷料的主要应用领域。

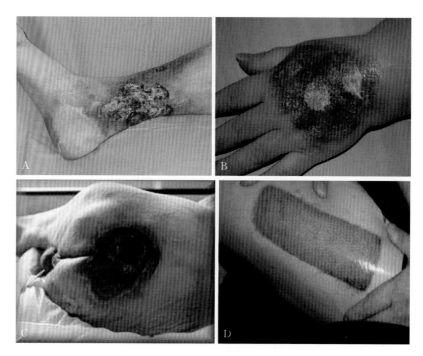

图 4-11　海藻酸盐医用敷料的主要应用领域

A. 下肢溃疡伤口;B. 烧伤;C. 压疮;D. 烧伤供皮区

一、在溃疡创面修复的应用

海藻酸盐医用敷料是一种广为接受的高科技医用材料,已经广泛应用于下肢溃疡的治疗。1989 年,Thomas 等首次报道了海藻酸盐敷料应用于 64 例下肢溃疡患者,实验组使用海藻酸盐敷料,对照组则使用凡士林纱布。结果发现实验组伤口愈合率达到 31%,伤口好转率高达 73%;而对照组仅 4% 患者伤口愈合,伤口好转率则为 43%。海藻酸盐敷料在溃疡伤口上的疗效明显优于传统的凡士林纱布。

（一）下肢静脉溃疡

Scurr 等利用 3 级压力弹力袜联合经典换药方法治疗 40 位下肢静脉溃疡患者，在使用海藻酸盐敷料换药的患者中，6 例患者痊愈，70% 患者病情好转（溃疡面积较前缩小 40% 以上）；而在使用传统方法换药的患者中，2 例患者痊愈，45% 患者好转。治疗过程中，使用海藻酸盐敷料的患者疼痛较对照组明显减轻。Limova 的研究结果也显示海藻酸盐医用敷料具有吸液率高、舒适、容易去除、不粘连创面、使用方便等特性，适用于下肢溃疡伤口的护理。

国内学者对海藻酸盐敷料应用于下肢溃疡伤口也进行了大量研究与临床试验。2003 年，刘立等报道了新型敷料用于下肢慢性溃疡的效果观察，对 11 例下肢慢性溃疡患者采用透明膜类敷料、水胶体类敷料、水凝胶类敷料、海藻酸盐类敷料和海绵类敷料等不同新型敷料进行护理，具体如下：

（1）对有黑痂及坏死腐肉的干性伤口选择水凝胶类敷料。使用方法：用生理盐水清洁伤口，用纱布轻轻蘸干，在黑痂和黄色腐肉上覆盖 0.5 cm 厚的水凝胶，外用透明膜类敷料覆盖，24～48 小时换药 1 次。待黑痂浮起、黄色腐肉溶解，用外科清创法去除黑痂和腐肉。

（2）对于伤口基底部有部分黄色腐肉且渗出液较多的伤口，选用海藻酸盐类敷料。使用方法：清洁伤口后，对基底部较深的伤口选用海藻酸盐填充条填塞，对浅平的伤口用片状海藻酸盐敷料覆盖，并加用外层敷料覆盖。根据伤口渗出液情况更换敷料。

（3）对感染且渗出液很多的伤口选用海绵类敷料。使用方法：清洁伤口后，先用抗生素溶液冲洗伤口，然后用海绵类敷料填塞。结合全身抗感染治疗，24～48 小时更换敷料。

（4）对肉芽组织较新鲜的红色基底的伤口和有少量黄色腐肉、渗出液不多的伤口，选用水胶体类敷料。使用方法：清洁伤口后，对基底有一定深度的伤口选用糊状水胶体敷料。将糊状水胶体填塞伤口深度的 1/2～1/3，因为水胶体吸收渗液后会膨胀，需覆盖外层敷料，48～72 小时更换敷料。对于浅平新鲜肉芽的伤口，选用片状水胶体敷料，根据伤口渗液吸收情况，3～7 天更换敷料。

最终本组全部愈合，愈合时间为 14～50 天，平均 27.6 天。

慢性下肢溃疡的传统护理多采用药条湿敷，其中湿敷的药条易干燥，伤口易脱水结痂，导致伤口疼痛，且敷料与新生肉芽组织粘连，更换时易损伤创面，愈合速度较慢。刘立等研究的 11 例患者就是经过 1～2 个月的传统换药方法，伤口不仅未愈合，反而更加严重。

2013 年，王发圣等报道了使用海藻酸钙敷料治疗下肢黄期创面的研究，并与传统凡士林纱布敷料进行比较。国际上常用的创面评估方法 RYB 分类法（Red-Yellow-Black System）

将Ⅱ期或延期愈合的开放创面(包括急性和慢性创面)分为红、黄、黑及混合型,其中红色创面可能处于创面愈合过程中的炎症期、增生期或成熟期;黄色创面是感染创面或含有纤维蛋白的腐痂,无愈合的准备;黑色创面含有坏死组织,同样无愈合倾向。此类方法的优点在于按创面愈合过程中的时期进行治疗,黄期创面在临床中十分常见,恰当的治疗能使坏死物逐渐吸收,转为红期创面。

王发圣等在试验中将 10 例挤压伤或挫裂伤后出现下肢皮肤黄期创面的患者随机分为两组,实验组 5 例(挤压伤 2 例,挫裂伤 3 例),创面平均面积 32.5 ± 12.2 cm^2;对照组 5 例(挤压伤 3 例,挫裂伤 2 例),创面平均面积 33.1 ± 13.1 cm^2。两组患者均隔日换药,镊子剔除游离的黄色坏死组织,以双氧水和生理盐水交替冲洗伤口 3 遍。实验组采用海藻酸钙敷料作为一级敷料,对照组以凡士林纱布作为一级敷料,二级敷料均为普通医用纱布。两组患者在治疗期间均未出现感染,试验结果显示,在修复时间、疼痛程度、创面愈合程度等方面,海藻酸钙敷料均优于凡士林纱布。在换药过程中发现,坏死物能够黏附于海藻酸钙敷料之上,换药时可轻易揭下,不损伤新生肉芽,亦无需再行镊子剔除。随着治疗进展,坏死物在每次更换敷料时逐渐清除干净,红色新鲜肉芽覆盖创面。

在另一项研究中,杭州市第三人民医院采用海藻酸盐敷料加绷带包扎治疗下肢溃疡 22 例,取得了满意的疗效。临床护理时以 3% 双氧水和 0.9% 生理盐水冲洗创面,75% 酒精消毒周围皮肤,剪去坏死组织,并用无菌干棉球揩干创面。选择感染较重创面洒一薄层氯霉素粉,裁剪与溃疡创面同样大小的海藻酸盐敷料覆盖创面,渗液较多者可盖两层海藻酸盐敷料,外加无菌纱布覆盖。用弹性绷带从肢体远端向近端作螺旋反折式加压包扎,压力为下紧上松,根据渗出情况 2~5 天换药 1 次。

经治 22 例患者中,1 个月内愈合 13 例,2 个月内愈合 5 例,3 个月内愈合 4 例,未愈合 1 例。22 例患者中有 19 例是一些久治难愈的溃疡患者,能够在较短的时间内治愈,说明海藻酸盐敷料确有独特的疗效。

2015 年,郭春兰等报道了银离子海藻酸盐抗菌敷料对腿部静脉性溃疡的减痛促愈效果。80% 的腿部溃疡患者存在中到重度的持续或间歇性疼痛,并主诉取下与伤口粘连的敷料是最痛苦的事情。溃疡常因感染使疼痛加剧并形成一触即痛的红肿区域,大量感染性渗出还会造成周围皮肤组织浸渍、软化、产生恶臭和渗漏等不良反应,影响溃疡的愈合和患者的生活质量。

郭春兰等的研究选择宜昌市中心人民医院伤口治疗门诊就诊的腿部静脉溃疡患者 75 例,其中男 35 例,女 40 例,共有中等渗出 49 例,重度渗出 26 例。将患者分为 A、B、C 三组,A 组使用银离子海藻酸盐抗菌敷料,B 组使用普通纳米银抗菌敷料,C 组使用常规浸有 0.5% 的聚维酮碘(碘伏)敷料覆盖或填塞。表 4-9 显示了三种敷料护理下肢溃疡的疗效。

表 4-9　三种敷料护理下肢溃疡的疗效

组别	伤口面积缩小率(%)	二次创伤积分	疼痛评分	
			更换敷料时	两次更换敷料期间
A	79.66±10.07	1.18±0.27	1.72±0.15	1.34±0.10
B	57.78±12.53	1.95±0.32	3.97±1.24	2.74±0.46
C	43.29±9.57	2.10±0.35	5.15±2.73	4.53±2.12

研究结果显示,三组患者不同时间的面积缩小率、疼痛评分和敷料二次创伤积分,A 组患者明显优于 B 组和 C 组,B 组的面积缩小率和疼痛评分也明显优于 C 组。使用中观察到,A 组患者下肢溃疡及周围皮肤改善比 B、C 组明显,感染性水肿、渗出及炎性反应得到了及时控制,敷料与伤口不粘连,去除容易,患者感觉舒适无痛或轻微疼痛,B 组和 C 组的伤口床改善较慢,周围皮肤存在不同程度的浸渍损伤,敷料与伤口床粘连,揭除敷料时需湿润后取下,部分有出血损伤,因此 A 组敷料的减痛促愈效果和使用的安全性更优越,这主要得益于海藻酸盐敷料成胶后不粘连伤口的特点。

黄国宝等根据难愈皮肤慢性溃疡的创面特点,从外用药物促进慢性溃疡自我修复,最终达到消灭皮肤缺损的目的出发,将海藻酸盐敷料与重组人粒细胞-巨噬细胞刺激因子(recombinant human granulocyte-macrophage stimulating factor,rhGM-CSF)联合应用于难愈皮肤慢性溃疡创面。rhGM-CSF 是由骨髓分化而成,并可由骨髓前提细胞分离得到,是一种非糖基化水溶性蛋白质,由 127 个氨基酸组成,其主要作用是对粒细胞系和单核细胞系细胞的维持存活、促进生长、诱导分化和增强功能等,临床研究应用中发现 rhGM-CSF 应用于烫伤、烧伤等疾病领域显示出良好的疗效。rhGM-CSF 发挥作用需要一定的时间,该药物只有持续作用于创面,其促进愈合的作用才能发挥到最大限度。海藻酸盐敷料可以持续有效地吸收创面渗液,在创伤表面形成一层稳定的网状凝胶,保证了 rhGM-CSF 不会很快流失,能够持久作用。同时,该凝胶能保持创面湿润并使创面与外界环境隔绝,在创面周围形成一个相对密闭的环境,加速肉芽组织及其毛细血管生长,促进创面各种修复细胞增殖,加速创面上皮化。

黄国宝等的试验共选择 60 例患者,其中压迫性溃疡(压疮)25 例,静脉曲张性溃疡 12 例,糖尿病足 23 例,溃疡面积 11~85 cm^2,平均 17.2±8.0 cm^2。按照随机分组的原则,将患者分为海藻酸盐敷料与 rhGM-CSF 联合治疗组(A 组)、rhGM-CSF 治疗组(B 组)、对照组(C 组)。研究结果显示,海藻酸盐敷料与 rhGM-CSF 联合应用治疗下肢溃疡等难愈皮肤慢性溃疡,对减少创面渗液量、促进肉芽组织生长、加速再上皮化具有明显协同作用;同时,二者联合应用,可有效减轻创面疼痛,提高患者对治疗的满意度。

陈千益等观察了外用重组牛碱性成纤维细胞生长因子(rb-bFGF)联合海藻酸盐敷料治

疗老年人慢性溃疡创面的临床效果。碱性成纤维细胞生长因子(bFGF)是一种具有多种生理功能的多肽因子,在创伤愈合过程中扮演重要的角色。该研究分别采用 rb-bFGF 联合海藻酸盐敷料、rb-bFGF 和常规换药治疗慢性溃疡创面,并对 3 种方法的疗效进行比较。共选择 90 例患者,包括压疮 34 例、下肢静脉曲张性溃疡 27 例、糖尿病足 29 例,按收治的先后顺序随机将 90 例患者分为联合组(采用 rb-bFGF 联合海藻酸盐敷料治疗)、bFGF 组(采用 rb-bFGF 治疗)和常规组,每组 30 例。3 组患者常规清创、生理盐水冲洗创面后,均先用聚维酮碘(碘伏)消毒。联合组将外用 rb-bFGF 喷雾剂均匀喷洒于合适大小的海藻酸盐敷料,然后覆盖创面上,以药液不溢出为准。bFGF 组将 rb-bFGF 喷洒于合适大小的普通消毒纱布上,并覆盖创面。常规组则仅用凡士林纱布覆盖创面。完毕后各组均覆以消毒纱布适当包扎,创面渗出较多者每日换药,渗出减少后隔日换药。

结果显示联合组愈合率最大,为 57.2%±7.1%,使用过程中患者疼痛感最轻。外用重组牛碱性成纤维细胞生长因子联合海藻酸盐敷料能明显减少创面渗液,减轻疼痛,加速愈合,缩短病程,提高患者生活质量,适用于全身情况较差、伴随疾病较多、非手术治疗为主的老年人慢性难愈溃疡创面。

(二) 糖尿病足溃疡感染

1999 年,世界卫生组织把糖尿病足定义为:糖尿病患者合并神经病变及各种不同程度末梢血管病变而导致下肢感染、溃疡形成和(或)深部组织破坏。糖尿病足是糖尿病慢性且严重的并发症之一,主要表现为间断性跛行、夜间疼痛性痉挛、神经性水肿、皮肤慢性溃疡、下肢肌肉萎缩、皮温减低、足背脉搏微弱等,是糖尿病患者致残、致死的主要原因。糖尿病足往往是周围神经病变、缺血、足部畸形、感染共同作用的结果。

按照美国感染病协会和糖尿病足国际工作组关于糖尿病足感染的临床分类指南,糖尿病足溃疡感染严重程度的分级方法包括:

无感染——1 级:无局部化脓或全身任何炎症征象。

轻度感染——2 级:化脓、红肿、疼痛、触痛、局部发热、硬结中,有 2 个或 2 个以上,或蜂窝织炎直径、溃疡边缘红肿<2 cm,同时感染局限于皮肤和皮下组织,没有局部和全身并发症。

中度感染——3 级:患者全身情况包括糖代谢稳定,有下列征象之一:直径>2 cm 的蜂窝织炎、淋巴管炎、筋膜下感染扩散、深部组织脓肿、坏疽,累及肌肉、肌腱、关节、骨骼。

重度感染——4 级:有全身毒血症状,代谢不稳定。

如图 4-12 所示,临床常用的 Wagner 分级方法将糖尿病足溃疡病情严重性分为:

0 级:目前无溃疡,但伴有足溃疡危险因素。

1 级:足皮肤表面溃疡,临床上无感染,典型表现为神经性溃疡。

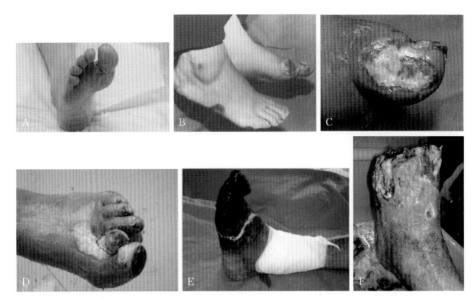

图 4-12　糖尿病足溃疡病情严重性

A. 0 级溃疡；B. 1 级溃疡；C. 2 级溃疡；D. 3 级溃疡；E. 4 级溃疡；F. 5 级溃疡

2 级：较深的、穿透性溃疡，常合并软组织感染，累及肌肉、筋膜或关节。

3 级：深部溃疡，常影响到骨组织，并有深部脓肿或骨髓炎。

4 级：局部或足特殊部位的坏疽。

5 级：坏疽影响到整个足，大部分或全部坏疽。

海藻酸盐敷料在吸收伤口渗液后转化成凝胶状，对于渗出性的糖尿病足溃疡创面具有高度的渗液吸收和保持湿润的能力，对创面愈合具有促进作用，还能有效抑制细菌增长。敷料能够保持创伤面的环境湿润、气体流通，营造创口健康愈合的有利环境，针对糖尿病足溃疡使用海藻酸盐敷料不仅能够减轻患者痛苦，减少其经济负担，而且护理过程易操控，能有效避免细菌感染。

Lalau 等研究了海藻酸盐敷料与凡士林纱布在糖尿病足溃疡护理中的应用。在 4 周的疗程内，比较使用两种敷料达到使创面 75% 肉芽化及创面缩小 40% 的患者的比例。结果显示，海藻酸盐敷料组的成功率为 42.8%，而凡士林纱布组的成功率为 28.5%，临床试验中观察到患者在换药过程中的疼痛程度，海藻酸盐敷料组明显低于凡士林纱布组。

Bale 等在 Wagner 分类法的Ⅰ级和Ⅱ级糖尿病足溃疡伤口上应用了海藻酸盐医用敷料，观察了渗出液水平、伤口床情况、创缘状况、使用便捷性、敷料的舒适性、去除敷料的方便性以及临床感染等指标。从 39 例完成试验的患者看，28.2% 的患者在接受治疗的 6 周内伤口得到愈合，创面的面积从开始治疗的 2.8 cm² 下降到 6 周后的 1.02 cm²，显示出良好的疗效。

　　国内广东省深圳市龙华人民医院周红菊等研究了海藻酸盐敷料对糖尿病足溃疡的疗效,将 36 例糖尿病足溃疡患者随机分为两组,对照组 18 例,采用内科治疗加普通纱布换药治疗;观察组 18 例,采用内科治疗加海藻酸盐敷料换药治疗,比较其在肉芽组织成熟度、创面愈合速度、换药次数、换药时间、创面愈合时间和疗效方面的差异。患者入院后均对创面进行清创处理,彻底清除分泌物及坏死组织后行溃疡局部分泌物或坏死组织细菌培养加药敏,如有感染,针对性地使用抗生素;予胰岛素治疗,使血糖降至或接近正常范围;予丹参注射液、西洛他唑等改善下肢血液循环。对照组在溃疡局部用凡士林油纱布覆盖后,予 0.9%NS 加胰岛素混合液(每 10 mL 生理盐水加短效胰岛素 2U)外敷,清创后前 3 天每天换药 1～2 次,之后视伤口情况予以换药;观察组采用海藻酸盐敷料外敷,清创后前 3 天每天换药 1 次,之后视伤口情况予以换药。

　　表 4-10、4-11、4-12 分别比较了两组患者肉芽组织的成熟程度、创面愈合速度、换药次数、换药时间及创面愈合时间。结果显示,在创面愈合早期,观察组使用的海藻酸盐敷料有促进创面修复的趋势,虽然与对照组比较仅在第 10 天和第 13 天(相当于愈合的中期)出现了统计学差异,但是这正是其早期作用的体现。从创面愈合速度看,观察组在第 14 天创面愈

表 4-10　两组患者肉芽组织成熟程度比较

组别	时间	肉芽成熟度				Ridit 值	u 值	P 值
		(一)	(+)	(++)	(+++)			
观察组	第 1 天	17	1	0	0	0.50	0.00	1.00
对照组		17	1	0	0	0.50		
观察组	第 4 天	13	4	1	0	0.54	1.29	0.20
对照组		16	2	0	0	0.46		
观察组	第 7 天	8	6	4	0	0.56	1.34	0.18
对照组		12	4	2	0	0.44		
观察组	第 10 天	4	4	8	2	0.61	2.34	0.02
对照组		10	4	4	0	0.39		
观察组	第 13 天	3	4	7	4	0.60	2.20	0.03
对照组		8	5	4	1	0.40		

表 4-11　两组患者创面愈合速度比较(%)

组别	例数	治疗时间			
		第 7 天	第 14 天	第 21 天	第 28 天
观察组	18	10.2±3.8	51.1±14.6	82.6±10.3	88.7±8.6
对照组	18	7.3±3.5	20.8±11.5	42.4±8.3	68.3±12.1

表 4-12 两组患者创面换药次数、换药时间及创面愈合时间比较

组别	例数	换药次数(次)	换药时间(min/次)	创面愈合时间(天)
观察组	18	7.31±2.06	10.68±3.22	28.32±4.53
对照组	18	13.78±3.39	14.57±4.13	35.27±4.62

合率达 51%、第 21 天达 80%、第 28 天达 92%，均明显优于对照组，说明海藻酸盐敷料在治疗的全程均对创面修复有促进作用。

表 4-13 比较了两组患者治疗 4 周后的疗效，观察组治愈率为 77.8%，优于对照组的 33.3%，无效率为 5.6%，亦低于对照组的 16.7%。这些结果说明海藻酸盐敷料可以缩短创面愈合时间，提高疗效。另外，观察组的全程换药次数及每次换药时间均明显少于对照组，说明该敷料可减少护理工作量、提高护理工作效率，值得临床推广。

表 4-13 两组患者治疗 4 周后的疗效比较

组别	例数	治愈	显效	好转	无效
治疗组	18	14	2	1	1
对照组	18	6	4	5	3

在另一项试验中，海南省中医院内分泌科的王银荣和王巧凡研究了海藻酸盐敷料与其他新型医用敷料治疗糖尿病足溃疡的临床疗效，将 123 例住院糖尿病足溃疡患者随机分为两组，常规组 60 例采用常规治疗及局部换药方法，新型医用敷料组 63 例在常规治疗的基础上针对创面不同的愈合阶段，应用不同类型敷料。试验中的糖尿病足溃疡患者 123 例，包括男性 64 例、女性 59 例，溃疡面积 9.9～10.3 cm²，深可达肌腱及骨膜。部位分别在足背部、足底、足趾，足部皮肤呈暗紫色或黑褐色，糜烂、破溃，甚至有脓性分泌物及恶臭味。

在一般治疗中，两组均采用糖尿病健康教育、饮食疗法、胰岛素控制血糖。有针对性地控制感染，口服阿司匹林降低血液黏稠度，静推甲钴胺，静滴硫辛酸及口服维生素 B_1、维生素 B_6 改善神经病变。静滴丁洛地尔、丹参、银杏达莫等扩张四肢血管改善微循环等治疗。常规取创面分泌物进行细菌培养加药物敏感试验。

局部处理包括：①常规组：去除坏死组织，用 3% 过氧化氢液冲洗创面后再用生理盐水或呋喃西林液冲洗；盐酸山莨菪碱(654-2)喷洒；胰岛素湿敷局部；按药物敏感结果选用相应抗生素研粉撒于创面，用无菌纱布包扎，换药 1～2 次/天。②新型医用敷料治疗组：在常规治疗的基础上针对创面不同的愈合阶段，应用不同类型敷料，促进创面愈合。具体如下：敷料的选择要根据伤口溃疡的情况，如果患者的溃疡表面干燥，或者溃疡基底组织颜色暗淡，存在供血不足时，先应用水凝胶进行自溶性清创，软化伤口黑痂，外用泡沫敷料，敷料吸收饱

和后更换,一般为1～3天换药一次,后根据伤口情况彻底或分次清除炎性分泌物和坏死组织,注意无菌操作;当渗液增多时,可以选择海藻酸盐敷料,外用泡沫敷料;感染严重的溃疡伤口,选择银离子敷料,在抗菌的同时能够吸收感染伤口所产生的大量渗出液,根据皮损面积裁剪银离子敷料,其大小与创面相同,敷料与创面直接接触使敷料与皮肤紧贴,形成一个相对密闭的区域,外用泡沫敷料,敷料更换视创面渗液量而定。若浸渍使敷料外观颜色改变超过1/2～2/3时需重新更换敷料,一般前3～4天渗液量较多,需每日更换敷料,更换敷料时动作轻柔,避免损伤创面新生的肉芽组织。待脓性分泌物渐无,创面色泽转为鲜红色,伤口感染得到控制后,改用保湿敷料;愈合困难的溃疡伤口选择溃疡糊或溃疡粉含生长因子的敷料,能促进肉芽组织形成。在清创后的创面使用,每次换药前先用生理盐水清洗创面及残留凝胶,将溃疡糊或溃疡粉挤涂在创面,占创面1/3～1/2即可,外用泡沫敷料,每2～4天更换一次;干燥的溃疡创面选择水胶体敷料,在创面周围有粉色上皮形成时使用,每次换药前先使用生理盐水清洗创面及残留水胶体凝胶,将敷料直接贴敷创面即可,每3～5天更换敷料一次,直到创面愈合。

试验中的疗效判定依据 Wagner 分级下降情况及自觉症状(伤口疼痛)改善程度评价疗效。显效为病变下降2级,创面愈合>80%,自觉症状消失或不明显;有效为病变下降1级,创面愈合50%～80%,自觉症状明显减轻;无效为病变无改善;显效加有效为总有效。治疗40天观察两组疗效及伤口愈合时间。

表4-14比较了两组患者的疗效。常规组显效24例,占40%;治疗组显效51例,占81%;两组疗效比较,差异有统计学意义($P<0.05$)。

表 4-14　两组患者疗效比较

组别	例数	显效	有效	无效	总有效
常规组	60	24	12	24	36
治疗组	63	51	10	2	61

表4-15比较了两组患者的各级愈合时间。治疗组各级糖尿病足溃疡愈合时间显著缩短,明显优于常规组($P<0.05$)。治疗组各级糖尿病足溃疡愈合时间均显著缩短,明显优于常规组($P<0.05$)。由此可见,新型敷料组针对创面不同的愈合阶段应用不同类型敷料,可以有效促进创面愈合,为临床治疗提供方便。

表 4-15　两组患者各级愈合时间比较

组别	例数	Ⅰ级(天)	Ⅱ级(天)	Ⅲ级(天)	Ⅳ级(天)
常规组	60	6.62±0.91	9.92±1.07	21.66±1.63	36.50±2.12
治疗组	63	3.01±1.05	6.53±1.72	14.00±2.09	20.50±0.70

陈如贤等在 2014 年 4 月至 2015 年 4 月期间针对糖尿病足溃疡患者共 42 例，随机分为对照组与实验组，对照组采取糖尿病常规治疗与普通纱布换药，实验组采取糖尿病常规治疗与海藻酸盐敷料治疗，比较两组治疗效果、治疗时间、换药次数、伤口愈合时间。结果显示实验组有效率 76.2%，明显高于对照组，差异具有统计学意义，$P<0.05$。实验组治疗时间与换药次数、伤口愈合时间少于对照组，差异有统计学意义，$P<0.05$。海藻酸盐敷料与适当的护理方法相结合治疗糖尿病足溃疡有较好的临床效果，可以缩短治疗时间、换药时间与伤口愈合时间，安全性好，值得临床推广。表 4-16 和表 4-17 分别比较了两组患者的治疗效果以及治疗时间、换药次数、伤口愈合时间。

表 4-16　治疗效果比较

组别	例数	有效	无效	有效率
实验组	21	16	5	76.2%
对照组	21	9	12	42.9%

表 4-17　治疗时间、换药次数、伤口愈合时间比较

组别	例数	治疗时间（天）	换药次数	伤口愈合时间（天）
实验组	21	15±2.13	3±1.07	18±2.92
对照组	21	18±3.43	6±1.43	24±3.45

在糖尿病足溃疡治疗中，传统的治疗手段是在凡士林纱布包扎后，利用创面的自然愈合能力使创面逐步成熟。但是凡士林纱布包扎后局部敷料的湿度会逐步降低，导致伤口修复时间大大延长。相对于凡士林纱布包扎，海藻酸盐敷料能形成湿性环境，给创面补水，极大程度保留蒸发液，利于创面上皮细胞的形成。有学者证实在湿润环境下，糖尿病足的伤口愈合时间可以提前 5～7 天，而且还有研究者指出海藻酸盐敷料可加快免疫细胞迁徙，促进吞噬细胞吞噬坏死组织、细菌及其他微生物。海藻酸盐敷料吸收渗液能力强大，能吸收被敷料水化的坏死组织，不让渗液外漏，且能给创面补水，软化硬痂，又能防止外界空气中的污染进入创面，在维持良好愈合环境的同时，加快糖尿病足溃疡伤口的愈合。

二、在烧伤创面修复的应用

烧伤创面的愈合是组织连续修复的过程，其基础是炎性细胞、成纤维细胞、内皮细胞等组织修复细胞的一系列活动。这些活动受全身和局部因素影响，其中局部因素更为重要。比较而言，烧伤难愈创面的修复时间更长，愈合更困难，所受的影响因素也更多，创面微环境

包括创面的湿度、温度、pH等,都会对创面愈合造成影响。另外,烧伤难愈创面多为耐药细菌感染,细菌繁殖快,人体体温、创面渗出液、坏死组织是细菌良好的生存条件。及时清洁创面渗出液、坏死组织是阻断细菌生长的有效途径。因此,治疗烧伤难愈创面的关键在于控制创面感染,为创面愈合提供适宜的微环境,从而促进细胞再生修复,并提高全身抵抗力。烧伤后若有一种性能优良的创面覆盖物极其重要,此时敷料可起到保护创面、防止体液和蛋白质流失、防止细菌侵入引起炎症的作用,并对增殖细胞提供支撑。

目前临床上常用的传统敷料有各种纱布、棉垫等。传统敷料成本低,原料来源广泛,质地柔软,有较强的吸收能力并可防止创面渗液积聚,对创面有一定的保护作用,至今仍在各种类型的创伤中广泛应用。但随着伤口愈合理论和实践的进一步发展,传统敷料已日益显出它的局限性。例如凡士林纱布是一种传统的干性敷料,制作简单,能在一定程度上保护创面,具有透气性和一定的吸湿性。但敷料中的凡士林成分对创面有一定的刺激作用,敷料表面粗糙、干燥,易摩擦创面造成损伤。此外,创面的新生肉芽易长入敷料的网眼中,换药时引起疼痛并损伤创面,凡士林纱布吸收性差,对于创面渗出较多的患者不易接受。

临床上理想的烧伤敷料应该具备的功能包括:

(1) 黏附性好,既与创面贴合良好,又不与创面黏合以免更换敷料时带来二次损伤。

(2) 既能保持水和热量的正常通透率,又可防止水分和体液的过度散失。

(3) 生物相容性好,无毒性,无抗原性,具有促进伤口愈合的功能。

(4) 具有持久性并具有柔韧性。

(5) 对细菌具有屏障作用,可以抵御细菌的入侵,防止感染。

海藻酸盐敷料的主要功能是吸收渗出液后形成凝胶,在创面上形成柔软、湿润、类似凝胶的半固体物质,使伤口与外界隔绝,形成一个密闭的无大气氧环境,加速新生微血管增生,对维持湿润环境、提高表皮细胞的再生能力、加快表皮细胞移动、促进创面愈合有重要意义。在烧伤创面护理中,海藻酸盐敷料具有透气性良好、无毒、无刺激、无抗原性,并兼具机械压迫止血和促进凝血的功效,可减少创面水、盐与营养物质的丢失,限制细菌在创面上生长繁殖,使创面保持湿润,有利于上皮生长。与传统的凡士林纱布相比,海藻酸盐敷料能显著缩短烧伤后难愈创面的愈合天数,减轻局部炎症反应,提高创面愈合质量。应用海藻酸盐敷料使平均换药时间和次数极大减少,缩短了患者住院天数,因此从整体来说不仅为患者减轻了痛苦,也减少了患者的治疗费用。

叶臻等分析了海藻酸盐敷料在烧伤护理中的应用优势,包括:

(1) 高吸湿性:海藻酸盐敷料可大量吸收创面渗出液,渗出液在与海藻酸盐敷料接触后,膨化形成柔软的水凝胶,以湿热盐水淋洗便可轻易去除,膨化片体积也较小,易于揭除,且减少更换敷料次数,减轻护理负担,降低护理费用。对于烧伤创面而言,频繁更换敷料可增加创面暴露时间,进而增加感染风险,更换敷料所造成的疼痛也让患者难以忍受。海藻酸盐敷料可有效保留渗出液,维持湿润环境,加速表皮细胞迁移速度,促各类生长因子释放,刺激肉芽形成,增强白细胞功能,增强创面抵御病原菌侵袭能力。

(2)生物相容性好、可降解:海藻酸盐是一种天然提取的多糖,无毒、无致敏性,具有较好的生物相容性,可降解,属于环境友好性材料。相较于普通敷料,可有效减轻对皮肤的刺激,甚至可用于亲属间移植皮肤创面处理,烧伤患者亲属皮肤移植并不少见,生物相容性显得尤为重要。海藻酸盐的美容、美白效果较好,对于暴露部位的创面,美容效果也是敷料选择的重要标准之一。

(3)凝胶具有一定的填充效果:海藻酸盐敷料与渗出液作用形成的凝胶具有较强的膨化特性,渗出液被凝胶纤维束缚,使海藻酸盐敷料具有"凝胶阻断"特性,可减少渗出物的扩散,减少脓液渗出,降低感染风险,这对于烧伤患者而言非常重要。

(4)高透氧性:海藻酸盐纤维在吸取渗液后形成的凝胶具有较好的亲水性,含有大量自由基的凝胶成为氧气传递通道,氧气经凝胶吸附、扩散进入创面,可避免伤口缺氧,预防厌氧菌感染。

(5)可联合其他疗法:海藻酸盐产生的凝胶存在大量的—OH基团,纤维具有较好的药物缓释作用,可与多价金属离子配位,根据需要可将海藻酸盐敷料制备成各类含其他离子的敷料,赋予其抗感染、杀菌、除臭、防静电与紫外线等功能。

海藻酸盐敷料在烧伤创面护理中也有一些弊端。例如,海藻酸盐敷料需要一定的湿度才可发挥作用,并不适用于干燥伤口、坚硬坏死组织覆盖创面,普通的海藻酸盐敷料抗菌杀菌效果差,不利于感染的预防。此外,单纯海藻酸盐敷料促烧伤创面愈合能力有限,常需联合其他疗法。

临床上,海藻酸盐敷料特别适用于渗液较多、创面较深、愈合时间较长、对银离子敏感、创面平面不整齐的烧伤创面,如深度Ⅱ、Ⅲ级烧伤,还适用于清创后、引流后的创面处理。对于浅度烧伤,海藻酸盐敷料无明显的比较优势。海藻酸盐敷料还适用于易发生厌氧菌感染的创面处理,如伴有深度创口的创面。

三、在覆盖填充伤口的应用

(一)压疮的治疗

压疮的治疗方法很多,目前还是以局部治疗方法为主。临床上主要应用清创后外敷药物并配合红外线灯等局部照射或吸入氧气后再敷药物等疗法,所用的药物一般以抗菌消炎、去腐生肌为主。

海藻酸盐敷料具有高吸湿性、止血性、成胶性、促进伤口愈合的特点,接触伤口渗液时释放的钙离子能促进凝血酶原激活物的形成,加速血凝过程;创面上形成的网状凝胶为伤口营造一个利于组织生长的微酸、无氧或低氧、适度湿润的微环境,能促进生长因子释放,刺激细胞增殖,提高表皮细胞的再生能力和细胞移动,促进伤口愈合。伤口表面形成的水凝胶体能有效保护神经末梢,避免外界刺激,换药时不易与伤口粘连,易移除,从而减少伤口疼痛。在湿性的伤口环境中,创面疼痛也明显缓解,并且不产生过敏或其他不良反应。图 4-13 显示海藻酸盐医用敷料在压疮上产生的疗效。

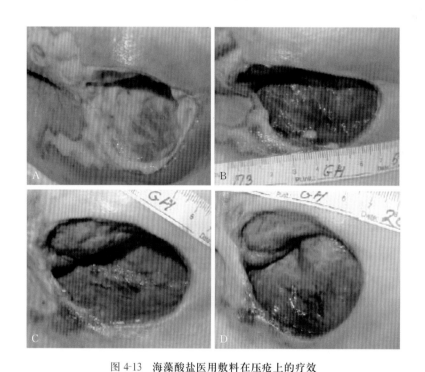

图 4-13　海藻酸盐医用敷料在压疮上的疗效

A.骶尾部压疮,清洗后;B.使用海藻酸盐敷料 1 周后,伤口床更清洁,肉芽组织生长,感染得到控制;
C.使用海藻酸盐敷料 2 周后,100%为健康的肉芽组织;D.使用海藻酸盐敷料 3 周后,肉芽组织生长良好

根据作用机制与患者使用的部位不同,海藻酸盐敷料可分为表面用敷料和填充条两种类型。如图 4-14 所示,前者敷于伤口表面,适用于开放式伤口;后者填充于伤口内,适用于孔洞式腔隙伤口。

海藻酸盐医用敷料在压疮治疗中有很好的疗效。Belmin 等的研究显示,Ⅱ期和Ⅲ期压疮的老年患者使用海藻酸盐敷料 4 周后再使用水胶体敷料 4 周,压疮面积比单纯使用水胶体敷料 8 周的患者明显缩小。Sayag 等也报道,皮肤全层损伤的压疮患者使用海藻酸盐敷料后,创面平均愈合时间短于使用聚糖苷的患者。

孟宝亲等对Ⅱ期压疮表皮破损患者的创面清创后使用海藻酸盐敷料,研究结果显示,换

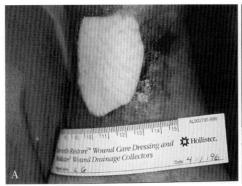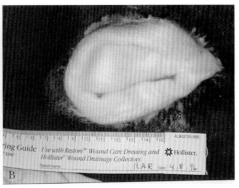

图 4-14　海藻酸盐敷料的两个用途

A.覆盖;B.充填

药间隔时间明显延长,换药次数、愈合时间、直接费用明显减少,且护士劳动强度相对减少,医疗工作效率明显提高。海藻酸盐敷料治疗压疮的效果明显,但需要注意的是,使用海藻酸盐敷料时应直接覆盖压疮创面或充填溃疡腔后再覆盖创面,且压疮创面敷料选择还应根据压疮的分级、创面大小、有无感染、分泌物量、疼痛程度、周围皮肤情况、患者体位等,选择与之适应而有效的湿性敷料。

重庆医科大学附属第一医院神经内科的黄承红等通过对比试验,发现用海藻酸盐敷料换药后黄色腐肉组织逐渐转化为红色组织,溃疡面出现新生肉芽组织,换药清洗时局部毛细血管出血明显,创面面积逐渐缩小。创面较深、渗液较多者,渗液逐渐减少,创面逐渐干燥,10 天左右新生肉芽组织开始生长,1 个月可痊愈。在换药过程中,敷料易揭除,患者大多无痛感,翻身时敷料不易脱落。

李凤宜通过与传统方法对比,探讨海藻酸盐敷料对压疮的疗效和成本效益。随机将 38 例压疮患者分为实验组与对照组,每组 19 病例。实验组为海藻酸盐敷料治疗组,对照组为传统的 1∶5 000 呋喃西林溶液湿敷治疗组。观察两组患者的疼痛程度、愈合时间、换药次数、换药所花的时间和费用。结果显示,实验组创面完全愈合时间平均为 20 天,对照组为 35 天,实验组创面完全愈合时间明显短于对照组。实验组换药时及换药后 30 分钟内创面疼痛程度明显轻于对照组。根据平均换药次数计算平均换药时间和费用以及广东省佛山市物价收费标准,计算两组换药方法所需费用,实验组所用敷料以实际消耗计算,两组换药费用相当。而实验组换药次数减少,愈合时间缩短,住院天数减少,节省了护理工作时间,节约了大量的护士人力资源。此外,并未发现实验组应用海藻酸盐敷料后患者出现毒性、过敏和其他不良反应。由此可见,实验组治疗压疮效果明显优于传统换药疗法,具有换药时疼痛较轻、治愈率高、伤口愈合快、护理总时数少等优点。

罗新花观察了海藻酸盐敷料治疗溃疡期压疮的效果,溃疡期压疮患者 28 例随机分为治疗组和对照组各 14 例,治疗组采用海藻酸盐敷料加生物半透膜换药,对照组采用常规外科换药,两组在年龄、性别、压疮面积与深度上差异无显著性意义,具有可比性。治疗后将创面进行评估的标准为:

(1) 治愈:溃疡结痂并脱落,局部组织完全修复。

(2) 好转:创面缩小,肉芽组织新鲜。

(3) 无效:局部无变化或加重,渗出液增多。

从表 4-18 可见,使用海藻酸盐敷料的治疗组的疗效明显高于对照组,有统计学意义,海藻酸盐敷料治疗溃疡期压疮的疗效明显。

表 4-18　两组患者疗效比较

组别	例数	治愈	好转	无效	总有效率(%)
海藻酸盐敷料	14	9	4	1	92.86
常规外科换药	14	3	7	4	71.43

江汉大学附属医院刘曲探讨了海藻酸盐敷料治疗Ⅱ、Ⅲ期压疮的临床效果,将 30 例(42 处)老年Ⅱ、Ⅲ期压疮患者随机分为对照组 15 例(Ⅱ期 12 处、Ⅲ期 8 处)和观察组 15 例(Ⅱ期 12 处、Ⅲ期 10 处)。常规处理创面后,对照组采用聚维酮碘(碘伏)和莫匹罗星(百多邦)软膏先后涂擦创面,观察组采用海藻酸盐敷料贴于创面,外层用普通型美皮康敷料覆盖。均根据疮面情况按需换药,直至创面愈合。

表 4-19 显示使用海藻酸盐敷料的观察组治疗效果显著优于对照组。表 4-20 显示观察组治愈时间明显短于对照组,差异有统计学意义。结果证明海藻酸盐敷料治疗Ⅱ、Ⅲ期压疮疗效显著,可明显加快创面愈合、缩短治疗时间,适合长期卧床的老年患者Ⅱ、Ⅲ期压疮的治疗。

表 4-19　两组治疗效果比较

组别	压疮数	治愈	显效	好转	无效
海藻酸盐敷料	22	16 (72.7%)	4 (18%)	2 (9.09%)	0 (0)
聚维酮碘＋莫匹罗星软膏	20	8 (40%)	4 (20%)	6 (30%)	2 (10%)

表 4-20　两组压疮治愈时间比较

组别	压疮数	治愈时间	组别	压疮数	治愈时间
海藻酸盐敷料	22	8.50±1.57	聚维酮碘＋莫匹罗星软膏	20	14.78±2.01

顾许儿等对透明敷料联合海藻酸盐敷料在Ⅲ～Ⅳ期压疮中的疗效进行了观察,根据创面处理方法的不同分为观察组和对照组各 21 例,其中观察组 36 处创面,对照组 31 处创面。研究结果显示,海藻酸盐敷料联合透明敷料应用于Ⅲ～Ⅳ期压疮患者的平均治愈时间明显短于对照组,总有效率明显高于对照组。表 4-21 显示海藻酸盐敷料联合透明敷料组在换药第 10 天和第 21 天创面 PUSH 评分均明显低于对照组,说明海藻酸盐敷料联合透明敷料对Ⅲ～Ⅳ期压疮创面的愈合有明显促进作用,提示Ⅲ～Ⅳ期压疮患者使用海藻酸盐敷料联合透明敷料进行换药能促进创面肉芽组织的生成及血管和神经的再生,加速创面愈合,提高愈合率,还可以改善创面愈合质量。

表 4-21　两组患者换药前后创面 PUSH 评分比较

组别	换药前	换药第 10 天	换药第 21 天
海藻酸盐敷料	14.17±1.50	10.14±1.79	4.67±3.20
凡士林纱布	14.10±1.51	12.16±2.04	8.68±3.20

刘晓俊观察了海藻酸盐敷料加美皮康联合治疗老年患者压疮的临床效果。将 91 例老年压疮患者随机分为观察组和对照组,对照组采用传统敷料换药治疗,观察组采用海藻酸盐敷料加美皮康联合治疗。表 4-22 显示观察组比对照组压疮治疗效果显著,差异有统计学意义。

表 4-22　两组压疮患者疗效比较

组别	例数	治愈	好转	无效	总有效率(%)
海藻酸盐敷料	46	34	10	2	95.65
庆大霉素纱条	45	15	17	13	71.11

中山大学附属肿瘤医院张海英等观察了海藻酸盐敷料加安普贴联合治疗溃疡期压疮的临床效果,将 16 例溃疡期压疮患者随机分为实验组和对照组,对照组采用传统敷料换药治疗,实验组采用海藻酸盐敷料加安普贴联合治疗。由表 4-23 可见,实验组的痊愈时间为(7.0±5.1)天,对照组为(15.1±5.9)天,两组比较具有统计学意义。海藻酸盐敷料加安普

表 4-23　两组患者的压疮溃疡面愈合情况比较

组别	例数	愈合情况			总痊愈时间(天)
		痊愈	显效	有效	
海藻酸盐敷料	8	7	1	0	7.0±5.1
对照组	8	5	2	1	15.1±5.9

贴联合治疗溃疡期压疮能明显减少换药次数，缩短创面愈合时间，减轻患者经济负担和护理的工作量，且换药时海藻酸盐敷料很容易完整地脱离创面，不易损伤新生组织，无疼痛，易被患者接受。

总的来说，使用海藻酸盐敷料治疗压疮，对皮肤黏膜无损伤，使用方便，方法简单，可避免损伤肉芽组织，节省护士操作时间，同时具有换药时疼痛较轻、治愈率高、伤口愈合快、护理总时数少的特点，患者、护士均乐意接受，值得推广。

（二）在鼻腔填塞中的应用

鼻腔填塞主要用于鼻出血、鼻中隔黏膜下切除、鼻甲部分切除、鼻外伤后固定、鼻窦手术等过程中的止血。鼻腔填塞材料多种多样，每种材料都有各自的特点。随着鼻科学特别是鼻内镜技术的发展，对鼻腔填塞，特别是填塞材料的选择提出了更高的要求。理想的填塞材料应该止血作用明显，能促进创面愈合，利于术后恢复，患者痛苦小，并发症少，使用方便。

用传统的油纱条填塞鼻腔，虽然止血效果确切，但填塞和抽除时粗糙的纱条对鼻黏膜造成较重损伤，给患者带来痛苦，抽除后较易出血。临床上需要一种止血效果好、对鼻黏膜创伤小、患者所受痛苦少的材料来替代传统的油纱条。

1989 年，Sirimanna 首次将海藻酸钙敷料用于鼻甲切除后的止血填塞，并取得了满意的效果。与传统的填塞材料不同，当海藻酸钙敷料与血或创面接触后，敷料中的钙离子与创面血清或渗出液中的钠离子进行交换，使与创面接触部分的敷料局部溶解，变成凝胶状。该凝胶状物在对鼻黏膜形成保护作用的同时，可加快血小板、红细胞的黏附和聚集，促进创面止血。

余洪猛等在 2000 年 1 月至 2003 年 4 月将海藻酸盐敷料用于慢性鼻窦炎、鼻息肉行鼻内镜手术的患者 2 013 例，比较了海藻酸盐敷料与金霉素纱条填塞后的止血效果。在用海藻酸盐敷料填塞的 2 013 例患者中，除 5 例因填塞方法不当或填塞过松致术后出血需加填敷料外，其余患者均无明显需要处理的出血，而且在抽除填塞物时一般不会有活动性出血。由于海藻酸钙敷料质地柔软，与油纱条相比，明显减轻了对鼻黏膜摩擦、挤压等引起的疼痛，同时由于填塞时间短（<24 小时）、填塞后仍可用总鼻道通气，进一步减轻了患者填塞的痛苦。在自身对照的 53 例患者中，海藻酸钙敷料填塞侧的疼痛、鼻腔通气等因素明显优于油纱条填塞侧。对用海藻酸钙敷料填塞的 2 013 例患者的观察中，没有发现有过敏或其他不良反应发生，说明该敷料在鼻部术腔的应用是安全可靠的。

杨礼明等用海藻酸钙敷料作为术后的鼻腔填塞物，并与凡士林纱条对照后观察填塞效果。其观察内容包括：

（1）止血效果：记录术后鼻腔填塞期间鼻腔出血量，若持续渗血，需重新填塞为填塞失败，记录抽取填塞物时鼻腔出血量。

（2）评估术后鼻腔疼痛及头痛程度，由主管医生询问患者填塞后及抽取填塞物时鼻腔疼痛及头痛程度,分为无明显疼痛、轻度疼痛、明显疼痛。

（3）鼻腔黏膜水肿情况：观察完全取出鼻腔填塞物后第2天鼻腔黏膜水肿情况,其中轻度水肿指下鼻甲轻度肿胀,中鼻甲、中鼻道清晰可见;中度水肿指下鼻甲与鼻中隔仅有小裂缝,或中鼻道仅有小裂缝;重度水肿指下鼻甲明显肿胀与鼻中隔接触,或中鼻道闭塞。

（4）记录术后鼻腔恢复通气的时间。

术后填塞过程中,海藻酸盐敷料组平均渗血量为210±110 mL,凡士林纱条组为310±115 mL,两组均无填塞失败者。术后24～48小时抽取填塞物时,海藻酸盐敷料组平均渗血量为210±115 mL,凡士林纱条组为1 010±515 mL,后者有32例因出血量多,需术后48小时后才完全取出填塞物,两组比较差异有显著意义。

表4-24和表4-25分别显示了术后鼻腔疼痛及头痛程度,以及术后鼻腔黏膜水肿程度及鼻腔恢复通气的时间。结果显示海藻酸盐敷料的填塞效果明显优于凡士林纱条。

表4-24　术后鼻腔疼痛及头痛程度比较

组别	例数	填塞后鼻腔疼痛及头痛程度			抽取填塞物时鼻腔疼痛及头痛程度		
		无明显疼痛	轻度疼痛	明显疼痛	无明显疼痛	轻度疼痛	明显疼痛
海藻酸盐敷料	60	32	22	6	30	25	5
凡士林纱条	60	11	18	31	10	16	34

表4-25　术后鼻腔黏膜水肿程度及鼻腔恢复通气时间比较

组别	例数	术后鼻腔黏膜水肿（例）			鼻腔恢复通气时间（天）
		轻度水肿	中度水肿	重度水肿	
海藻酸盐敷料	60	31	21	8	4.5
凡士林纱条	60	20	22	18	6.0

目前,油纱条是临床上常用的鼻腔填塞止血材料。尽管该产品非常经济,且其止血效果确切,适用范围广,临床上发现其缺点也十分明显,如填塞后刺激性大、局部及全身反应重,多数会引致明显的鼻腔胀痛及头痛,有的患者因害怕疼痛而拒绝填塞,特别是在抽取纱条时患者疼痛剧烈,甚至有发生虚脱休克者。由于纱条较粗糙,填塞后常与鼻腔创面粘连,抽取时容易因再次损伤黏膜而发生较明显的出血。在杨礼明等的研究中,抽取纱条时有32例因出血较多而需要延迟取出或重新填塞,因此增加了患者的痛苦。另外,医生在抽取填塞物时,稍有不慎即可导致术腔残留纱条或纱头,引起医疗纠纷。由于海藻酸盐敷料质地柔软,有良好的顺应性,能很好地贴附在手术创面上,对鼻腔黏膜末梢神经无明显压迫,因此填塞后局部疼痛反应轻。研究结果显示填塞海藻酸盐敷料后大多数患者无明显鼻腔疼痛及头痛,或仅有轻度疼痛,明显好于用凡士林纱条填塞。

谢民强等比较了凡士林纱条、瑞纳凝胶快速止血材料、海藻酸钙敷料、膨胀海绵(Merocel)等四种目前临床应用较多的鼻腔填塞材料。由于麻醉作用消除后4小时内多数患者都有不同程度伤口疼痛,因此鼻腔胀痛、疼痛从术后4小时开始记录,分别记录为:

- 无痛:患者无任何疼痛或头鼻发胀的感觉。
- 轻度痛:鼻腔和头部有轻微胀痛,但不影响睡眠。
- 重度痛:鼻腔和头痛剧烈难忍,不能入睡,需用止痛药和镇静剂。

四种填塞材料均在填塞24～48小时取出,并记录取出时间、出血情况、有无虚脱等。有无出血分为三种情况:

- 无出血:取出填塞物后无任何出血或微量渗血,无需处理。
- 少量出血:取出填塞物时少量出血,量小于5 mL。
- 出血:取出填塞物时明显出血,量大于5 mL或需重新填塞止血处理。

表4-26比较了四种不同填塞材料取出后鼻腔的出血程度。在使用凡士林纱条的40例中,35例有不同程度疼痛,38例纱条取出后再出血;在使用凝胶快速止血材料的35例中,3例在填塞物取出后轻度出血;在使用膨胀海绵的38例中,19例在填塞物取出后再出血,其中6例出血较多,3例需要重新填塞,4例出现鼻中隔血肿;在使用海藻酸盐敷料的23例中,只有1例在填塞物取出后轻度出血,其止血效果明显优于其他填塞材料。此外,该材料特别适用于术腔相当狭窄或有中鼻甲漂移不易填塞的情况,其缺点在于填塞物48小时后会部分溶解,不能整条取出,因此24小时后取出比较合适,如有可能发生术腔粘连或为了防止中鼻甲漂移,也可术后6～7天在内镜下取出,不会影响黏膜愈合。由于该材料不具备压力,不能单独用于显著出血或鼻中隔手术、下鼻甲手术。填塞时应防止填塞物掉入咽腔形成异物,特别是与凡士林纱条混合使用时容易发生。

表4-26 四种不同填塞材料取出后鼻腔出血程度比较

填塞材料	无出血	少量出血	出血	合计
凡士林纱条	2	24	14	40
瑞纳凝胶快速止血材料	32	3	0	35
膨胀海绵	19	13	6	38
海藻酸钙敷料	22	1	0	23
合计	75	41	20	136

方美珍等将患者随机分为两组,分别采用海藻酸钙敷料和凡士林纱条鼻腔填塞,比较鼻胀痛、止血效果及填塞后鼻腔的反应情况。研究结果显示,应用海藻酸钙敷料的止血效果好,头痛及鼻腔疼痛较轻,抽除填塞物时鼻腔很少出血,术后鼻黏膜反应好,其作用明显优于

凡士林纱条。

刘颖等的研究中,术后一侧鼻腔填塞海藻酸钙敷料,另一侧鼻腔填塞金霉素油纱条,均填入中鼻道术腔及部分总鼻道。结果显示海藻酸盐敷料填塞及抽除时的疼痛感明显较金霉素油纱条轻。表 4-27 比较了鼻腔黏膜水肿情况及黏膜下层炎性细胞的浸润程度,海藻酸盐敷料的疗效明显优于金霉素油纱条。

表 4-27　鼻腔黏膜水肿情况及黏膜下层炎性细胞浸润程度的比较

组别	例数	鼻黏膜水肿程度			炎性细胞浸润程度		
		轻度	中度	重度	轻度	中度	重度
海藻酸钙敷料	53	19	28	6	16	30	7
金霉素油纱条	53	10	29	14	15	26	12

四、在手术切口的应用

(一)脂肪液化的手术切口

海藻酸盐敷料对护理手术切口脂肪液化有良好的疗效。近年来,随着肥胖人群的增多以及高频电刀的广泛使用,切口脂肪液化的发生呈上升趋势,据文献报道,肥胖患者切口脂肪液化发生率为 52.6%。切口脂肪液化直接影响切口的正常愈合及患者术后康复,延长患者住院时间,给患者及家属增加精神上的痛苦和经济上的负担。图 4-15 显示一个脂肪液化的手术切口。

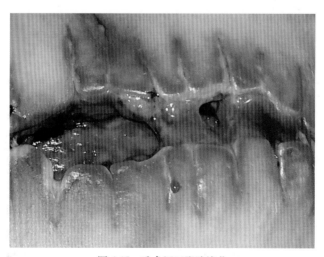

图 4-15　手术切口脂肪液化

　　除了肥胖和高频电刀的广泛使用,切口脂肪液化可能与手术缝合技术及年老体弱、贫血、低蛋白血症、营养不良及合并糖尿病、慢性肾功能不全及患者愈合组织修复能力差等有关。高频电刀切开及电凝止血时产生高温造成脂肪细胞变性坏死,又由于热凝固作用使毛细血管栓塞,导致原本血运较差的脂肪组织血供进一步发生障碍,引起术后组织无菌性坏死,脂肪细胞内脂质溢出,形成含有大量脂肪滴的皮下积液,影响切口愈合。

　　海藻酸盐敷料具有较强的吸收性,并且敷料有自溶性清创作用,可加速创面坏死组织的溶解及清除,有效控制渗液。海藻酸盐敷料不仅可吸收伤口内的渗液,同时还可吸收并将深层的细菌和细胞残屑紧锁在凝胶内,达到快速有效清创的作用,其湿性愈合环境可加速肉芽组织的形成,最终加快伤口愈合。此外,更换敷料时可以完整取出,在保护切口基底部的同时不影响新鲜的肉芽组织,既促进了切口的愈合又明显减轻了换药时的疼痛感。

　　潘莉等在 2007 年 1 月至 2009 年 2 月采用海藻酸盐敷料治疗腹部切口脂肪液化取得了良好的疗效。使用传统敷料的对照组换药过程中,4 例出现不同程度的切口周围皮肤红肿,以及渗液量增加、黏稠、混浊和疼痛加重症状,分析原因可能是由于传统敷料对渗液的吸收主要为毛细管间的吸引力,吸收能力差,极易导致伤口床浸渍,渗液渗漏,细菌污染创面,不能将细菌牢固锁住,且与伤口床粘连,破坏新生肉芽组织,导致切口感染和延迟愈合。实验组应用海藻酸盐敷料能有效控制渗液外渗,加之外敷料的紧密覆盖,加速切口 II 期愈合,防止了继发感染的发生。

　　吴仙蓉等在 2008 年 2 月至 2010 年 12 月,对接受腹部手术治疗发生切口脂肪液化的 45 例患者的伤口愈合进行了研究,包括结直肠切除术 22 例、胃大部分切除术 5 例、剖宫产 4 例、子宫全切除术 6 例、阑尾切除术 5 例、胆囊切除术 3 例。这些病例均在 3～7 天出现切口愈合不良,或拆缝线时裂开,切口黄色渗液增多,切口缝线皮肤张力增大或换药时出现局部皮下空虚,甚至隆起有波动感,穿刺抽出淡黄色液体,表面漂浮有脂肪滴及坏死组织。研究中,使用海藻酸盐敷料护理的 45 例患者伤口 7～21 天痊愈,平均 10.5 ± 3.85 天,其中 15 例渗液较少患者 3～10 天愈合,18 例切口较大患者换药 7～14 天,创面肉芽新鲜,100% 呈红色后给予 II 期缝合后愈合,12 例患者换药 5～10 天,给予免缝胶布,7 天后愈合。海藻酸盐敷料显示了良好的疗效。

　　赵阳军等在 2008 年 7 月至 2011 年 4 月,对 30 例腹部切口脂肪液化患者采用海藻酸盐敷料换药,并与常规聚维酮碘(碘伏)纱条换药进行比较。与海藻酸盐敷料相比,聚维酮碘(碘伏)纱条只起到引流作用,不能吸收渗液,切口及周围皮肤容易浸渍,肉芽组织不能健康生长,渗液量多,换药次数频繁,既增加护理工作量又影响患者休息。切口脂肪液化用聚维酮碘(碘伏)换药治愈率为 32.0%、有效率为 80%,而使用海藻酸盐敷料的治愈率为 93.3%、有效率为 100%。

　　吴丽娟在 2008 年 1 月至 2013 年 12 月对行剖宫产手术以后发生切口脂肪液化的 20 例

患者,采用数字表法随机分为研究组 10 例,对照组 10 例,两组资料在年龄、切口部位、切口面积、脂肪液化发生时间方面无明显差异。研究组按照常规方法清洁、消毒切口,采用海藻酸盐敷料治疗。对照组按照常规方法清洁、消毒切口,采用碘纺纱布治疗。结果显示两组患者换药时的疼痛感差异有统计学意义,研究组较对照组患者感受的疼痛轻。

谷广芳等在 2013 年 1 月至 2015 年 1 月,对 31 例腹部手术切口脂肪液化患者采用海藻酸盐敷料换药治疗,并与 30 例传统常规油纱换药治疗进行比较。研究中采用的疗效评定标准:

(1)治愈:创面闭合,完全由上皮组织覆盖。

(2)显效:切口湿润,上皮组织爬行快,肉芽生长良好,周围皮肤过度角化,创面明显缩小。

(3)无效:切口干燥,上皮组织爬行慢,肉芽萎缩,周围皮肤过度角化,创面无缩小。

两组患者均于次日进行第一次换药,并对第一次换药有无疼痛、所需时间进行观察比较。疼痛评价标准:患者无疼痛为无痛,稍有疼痛为轻微疼痛,明显疼痛为中度疼痛,疼痛难忍且表情痛苦为重度疼痛。

研究结果显示,两组患者在换药 4 周后观察组患者的切口愈合情况明显优于对照组。海藻酸盐敷料在换药时避免敷料与伤口床的粘连,另外释放的钙离子参与止血过程,使伤口快速止血。凡士林纱布是传统使用的防黏敷料,在使用过程中其油层易干涸而粘连创面,从而导致伤口疼痛和出血。表 4-28 显示两组患者第一次换药伤口疼痛程度,两组患者换药疼痛程度比较差异有统计学意义($P<0.05$),海藻酸盐敷料明显优于凡士林纱布。

表 4-28　两组患者第一次换药伤口疼痛程度比较

组别	例数	无疼	轻度疼痛	中度疼痛	重度疼痛
海藻酸盐敷料	31	5	19	7	0
油纱条	30	0	6	19	5

表 4-29 比较了两组患者换药次数。换药时打开外层敷料后,海藻酸盐敷料很容易与伤口床剥离,因为海藻酸盐敷料接触伤口渗液后,敷料和伤口发生钙离子和钠离子交换而变成凝胶,使伤口处于湿润的环境中,换药时避免了敷料与伤口床的粘连,从而大大减少了换药所需的时间。而凡士林纱布覆盖伤口的患者,换药时均需要用生理盐水浸泡一段时间后才能将纱布与伤口床剥离,造成了时间上的浪费。

表 4-29　两组患者换药次数比较

组别	换药次数(1周内)	换药次数(1周后)	组别	换药次数(1周内)	换药次数(1周后)
海藻酸盐敷料	3 天一次	4 天一次	油纱条	1 天一次	隔日一次

表 4-30 比较了两组患者的治疗效果。海藻酸盐敷料组的疗效明显优于油纱条组。

表 4-30　两组患者治疗效果比较

组别	例数	治愈	显效	好转	无效
海藻酸盐敷料	31	29	2	0	0
油纱条	30	9	6	8	7

刘丽亚应用海藻酸盐联合泡沫敷料处理腹部术后切口脂肪液化,并与传统换药方法作比较。结果显示新型敷料组在创口疼痛、创面纵径、平均愈合时间,均低于传统敷料组。新型敷料组伤口处换药间隔时间明显长于传统敷料组,病员感觉舒适。与海藻酸盐敷料相比,传统换药方法在包扎覆盖时不能充分吸收其渗液且采用胶布与皮肤贴合,与皮肤贴合不紧密,易脱落,需经常换药,其缺点包括:

(1) 无法保持创面湿润,创面易粘连,换药时疼痛。

(2) 敷料被分泌物浸透时,病原体易侵入造成感染,渗液少时内层敷料很容易干燥并与伤口细胞粘连使细胞脱水,换药时需用 0.9% 氯化钠溶液浸湿才能将内层敷料取下,易造成机械性损伤。

(3) 操作复杂,费时,换药频繁,伤口愈合时间长。

海藻酸盐医用敷料的新型换药方法易于操作,可延长换药间隔时间,伤口的湿性环境有利于坏死组织与纤维蛋白溶解,利于调节伤口氧张力,促进毛细血管形成,加速愈合,且无结痂形成,避免新生肉芽组织再次机械性损伤,保护创面的神经末梢;且敷料能大量吸收渗液,不与创面粘连,明显减轻疼痛,减少使用止痛药物的概率,不增加感染发生率。新型换药方法顺应伤口床的轮廓,可以无创性取出敷料,更适用于渗液比较多、有窦道或潜行伤口的患者。研究结果表明,海藻酸盐及泡沫敷料是一种疗效好、安全性高的创口敷料,显著减少了换药次数,缩短治疗周期,价格经济且患者易于接受,具有临床应用价值,值得推广。

(二) 在肛瘘术后的应用

肛瘘是肛门直肠瘘的简称,是发生在肛门直肠周围的脓肿溃破或切口引流的后遗病变。如图 4-16 所示,肛瘘是肛管与肛门周围皮肤相通的感染性管道,多系肛管直肠周围脓肿自行溃破或切开引流后,脓腔缩小而形成瘘管,一般具有内口和外口,内口开口部位于齿状线的肛隐窝,外口与肛门周围皮肤相通,瘘管可以穿过内、外括约肌和肛提肌向直肠、肛管周围间隙穿通。因原发病灶的感染和粪水不断由内口进入管道,故经久不愈。管道多数迂曲,引流不畅,外口常封闭,脓液积聚后可再次形成脓肿。由于反复发作,可使原来由一个内口和一个外口组成的单纯性肛瘘发展成为由一个内口和多个外口组成的复杂性肛瘘。

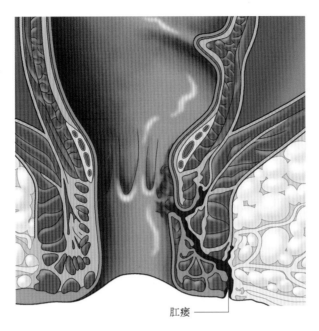

肛瘘————

图 4-16 肛瘘

手术是目前治疗复杂性肛瘘的主要方法,而复杂性肛瘘手术后创面换药是保障治疗效果的关键。由于肛门生理结构特殊,肛周手术后创面渗血、渗液现象一般较多,肛门局部创口开放,受到大便污染,易发生感染,愈合较迟缓。以往医师手术操作结束后为了对创面起到压迫止血作用的同时保护创面不受粪便的污染,通常采用的方法是用聚维酮碘(碘伏)纱布或油纱塞入肛门,起到局部压迫止血的作用,常规要求压迫 12 小时以上。这种填塞方法常常因坠胀感导致患者难以耐受,80% 的患者不能遵从医生医嘱,会多次要求医生将纱布取出,或者因为压迫、局部水肿出现尿潴留现象。

海藻酸盐敷料在与创面渗出液接触后形成纤维状的胶体,吸收液体后膨胀,在创面上形成柔软、湿润、类似凝胶的半固体物质,使伤口与外界隔绝,形成一个密闭的无大气氧环境,加速新生微血管增生,可以维持创面湿润环境、提高表皮细胞的再生能力、加快表皮细胞移动、促进创面愈合。另外,与渗液发生 Na^+/Ca^{2+} 离子交换的同时释放钙离子,具有加速止血功能。这些特殊的功效在肛瘘手术后创面护理中有优良的使用价值。

目前,海藻酸盐敷料在肛瘘术后的创面护理中已经得到广泛应用,取得了很好的治疗效果,其独特的护理功效已经被大量的临床研究证明。新疆维吾尔自治区人民医院肛肠外科魏苏艳等对 2012 年 4～12 月住院治疗混合痔、肛瘘、脱垂痔等患者分别使用普通敷料和海藻酸盐敷料进行对比研究。将 160 例患者分为研究组 90 例和对照组 70 例,研究组手术结束后将海藻酸盐敷料裁剪为适合患者创面要求及患者感觉适宜又能达到加压止血的目的,术后放置 12 小时以上。对照组手术结束后将适量碘仿纱布折成卷,用弯钳塞入肛门,以患者感觉适宜又能达到加压的目的,术后放置 12 小时以上。

表 4-31、4-32 和 4-33 分别比较了两组患者填塞期间出现疼痛、取出敷料时的出血情况及其他不适反应的情况。

表 4-31　两组患者肛门填塞后疼痛情况比较

组别	例数	无疼痛	轻度疼痛	中度疼痛	重度疼痛
海藻酸盐敷料	90	41	31	15	3
碘仿纱布	70	6	12	46	6

表 4-32　两组患者肛门填塞后出血情况比较

组别	例数	无出血(%)	少量出血(%)	出血(%)
海藻酸盐敷料	90	81.1	16.7	2.2
碘仿纱布	70	24.3	58.6	17.1

表 4-33　两组患者术后不适症状及对填塞物耐受情况的比较

组别	例数	坠胀(%)	异味(%)	尿潴留(%)	填塞物耐受≤12 小时(%)
海藻酸盐敷料	90	18.9	10.0	7.8	6.7
碘仿纱布	70	87.1	85.7	25.7	68.6

研究显示,作为肛周疾病术后填塞材料,海藻酸盐敷料具有减轻创面疼痛、减少出血与吸收渗液的作用。传统处理方法是术后使用碘仿纱布进行填塞,碘仿纱布是由碘仿、甘油、医用脱脂纱布组成,具有防腐、杀菌、去腐生肌及压迫止血的作用。但碘仿纱布吸收渗液有限,并且放在伤口中很快变干,再次换药时会加重患者的疼痛及再损伤。海藻酸盐敷料是钙离子与海藻酸结合形成的一种高分子盐,放置于创面后可迅速吸收伤口渗液并形成胶状物,创面的细菌、微生物及坏死组织等被快速吸附、锁定于胶状物中。海藻酸盐敷料形成的凝胶能防止创口脱水,调节生理性分泌,在创口表面形成一种膜状保护结构,减少了排便刺激,起到隔离粪便的作用,避免了伤口二次感染的机会。同时,湿性愈合环境避免了伤口神经末梢的暴露、脱水和某些炎性物质的刺激,达到止痛效果;而且在换药时能一次性脱离创面,更换时无疼痛,不粘伤口,不易损伤新生组织,易被患者接受。由于肛周皮下神经及血管比较丰富,故术后疼痛更为敏感,海藻酸盐敷料可以使创面处于湿润环境,减少对神经末梢的刺激,从而减轻局部疼痛。

海藻酸盐敷料应用于肛周疾病术后填塞感染率较低,其吸收渗液后形成的海藻酸钠凝胶半固体物质屏障可清洁创面,降低感染机会,同时可防止痂皮形成。创面在湿润环境下可减少组织脱水及细胞死亡,加快血管再生,强化各种生长因子对伤口的修复,且可加快表层细胞迁移速度。其独特的使用功效体现在:①密闭性好,与外界隔绝;②可促进局部血管增生,增加血液供应,治疗效果大大提高;③湿润、微酸环境有利于中性粒细胞发挥作用,增强局部杀菌能力,降低感染发生率。

海藻酸盐敷料应用于肛周疾病术后填塞舒适度较高,由于手术中对局部组织的过渡刺激,手术操作粗暴及术后肛门填塞和包扎过紧会刺激肛门括约肌收缩和痉挛而加重尿道括约肌痉挛,导致尿潴留,同时患者会出现强烈的便意感及坠涨感。与常规碘仿纱布填塞相比,海藻酸盐敷料质软及吸收渗液后成为凝胶状物,大大减少了手术后填塞的痛苦,术后患者便意感、坠胀感、尿潴留及不能耐受填塞物的状况显著下降,增加了患者对手术的满意度,减少了其因不舒适而引起的恐惧、焦虑,提升了其对医护人员治疗护理的依从性。

第四节 · 海藻酸盐纤维敷料的研究进展

尽管海藻酸盐医用敷料的单位价格比传统纱布高,但由于其优良的护理性能,临床上使用海藻酸盐敷料能降低护理过程中涉及的总费用。由于使用方便、性能优良,从治愈整个伤口的总成本来说,用海藻酸盐敷料比用传统纱布更经济。

Fanucci 和 Seese 总结了海藻酸盐敷料的临床应用性能。他们发现,由于使用海藻酸盐敷料可以缩短护理时间、降低敷料更换次数、减少各种耗材的用量以及加快患者康复出院,使用海藻酸盐敷料比其他传统的纱布更经济。Motta 在使用海藻酸盐敷料的过程中得到了同样的结论。

一、国际海藻酸盐纤维敷料产品现状

英国的 Courtaulds 公司是世界上最早生产海藻酸钙纤维的生产企业,并于 1981 年首次把海藻酸钙纤维的非织造布作为医用敷料推上市场。他们生产的商品名为 Sorbsan 的产品很快在慢性溃疡伤口市场上得到广泛应用。在 Sorbsan 产品取得商业成功之后,另一家英国公司 CV Laboratories 开发了一种由高 G 海藻酸盐制备的纤维。这种从极北海带中提取出的海藻酸盐制备的纤维有很好的湿稳定性,加工成针刺非织造布后以 Kaltostat 品牌在医用敷料市场上销售。早期的海藻酸盐医用敷料形成了以高 M 的 Sorbsan 和高 G 的 Kaltostat 为主的市场,其中 Sorbsan 纤维在梳棉之后所形成的纤维网络经辊压形成松散的织物,敷贴在伤口上后,纤维中的钙离子很快被钠离子置换,具有优良的成胶性能。由于纤维与纤维之间没有物理机械连接,只须用温暖的生理盐水冲洗即可去除敷料。

高 G 的海藻酸盐敷料吸湿后仍具有稳定的结构。与 Kaltostat 敷料相似,法国 Brothier 公司生产的商品名为 Algosteril 的海藻酸盐医用敷料是通过针刺后形成的非织造布。由于纤维本身的强度相对较高,并且针刺过程使纤维之间的抱合力提高,这类敷料在使用后可以很方便地从创面上去除。但是由于高 G 海藻酸钙与钠离子较难产生离子交换,这种产品的吸湿性差、成胶性低。

在 1995 年申请的一项美国专利中,Qin & Gilding 发明了一种采用共混纺丝改进海藻酸盐纤维性能的新技术。他们用羧甲基纤维素钠(CMC)与海藻酸钠共混后制备纤维,由于海藻酸钠和 CMC 都是水溶性高分子,并且有很相似的化学结构,在水溶液中形成的纺丝溶液可以以任何比例混合,混合溶液通过纺丝加工可以得到具有很强吸湿性能的海藻酸钙/CMC 共混纤维。研究结果显示,由海藻酸钙/CMC 共混纤维制备的医用敷料的吸湿性高达 $19.8 \text{ g} \cdot \text{g}^{-1}$,而用同类海藻酸盐加工的海藻酸钙医用敷料的吸湿性仅为 $14.9 \text{ g} \cdot \text{g}^{-1}$。

在产品的形态上,海藻酸盐纤维通过纺织加工后可以制备非织造布和毛条两种具有不同织物结构的医用敷料。如图 4-17 和图 4-18 所示,海藻酸盐非织造布可以用于较为平整的创面,而毛条可用于充填腔隙。

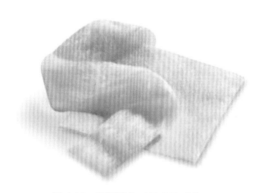

图 4-17　海藻酸盐无纺布及毛条

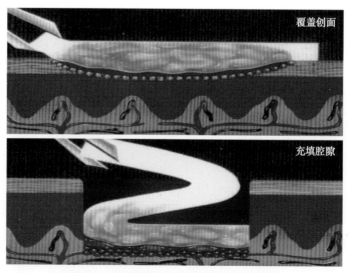

覆盖创面

充填腔隙

图 4-18　海藻酸盐医用敷料的两个主要用途

在产品的性能上,海藻酸盐医用敷料可以被分为湿完整和湿分散两类产品。英国药典把湿完整的产品定义为可在 A 溶液中保持结构完整的产品,而湿分散型的敷料则在 A 溶液中成胶且分散后失去原来的织物形状。国际市场上 Courtaulds 公司生产的高 M 型海藻酸钙纤维非织造布属于湿分散型产品,可用温暖的生理盐水冲洗后从创面上去除。含 G 高的海藻酸钙敷料在吸收伤口渗出液后结构稳定性好,使用后可用手术镊子去除。湿稳定型的产品包括 Algosteril 和 Kaltostat 高 G 海藻酸钙敷料,使用在伤口上后可以完整地从创面上去除。

英国是世界上最早开发应用海藻酸盐纤维与医用敷料的国家,目前已经有非常成熟的生产和应用体系。表 4-34 显示英国市场上海藻酸盐医用敷料的品牌、产品规格及销售价格。

表 4-34　英国市场上海藻酸盐医用敷料的品牌、产品规格及销售价格

产品	尺寸(cm×cm)	价格(p)
ActivHeal Alginate	5×5	58
	10×10	113
	10×20	278
Algisite M	5×5	87
	10×10	180
	15×20	484
Algivon	5×5	213
	10×10	359
Algosteril	5×5	87
	10×10	198
	10×20	334
Curasorb	5×5	70
	10×10	149
	10×14	241
	10×20	293
	15×25	515
	30×61	2 703
Curasorb Plus	10×10	204
Curasorb Zn	5×5	80
	10×10	168
	10×20	330

续　表

产品	尺寸(cm×cm)	价格(p)
Kaltostat	5×5	90
	7.5×12	196
	10×20	384
	15×25	661
Medihoney Gel Sheet	5×5	175
	10×10	420
Melgisorb	5×5	86
	10×10	179
	10×20	336
Sorbalgon	5×5	77
	10×10	162
Sorbsan Flat	5×5	80
	10×10	168
	10×20	315
Suprasorb A	5×5	58
	10×10	114
Tegaderm Alginate	5×5	78
	10×10	164
Trionic	5×10	119
	10×15	268
	10×20	332

二、国际含银海藻酸盐纤维敷料产品现状

（一）含银敷料的发展

由于伤口的表面一般有一个温暖而且潮湿的环境，细菌在伤口上的繁殖很快，使伤口成为病区内交叉感染的一个重要来源。为了控制伤口上的细菌并且防止它们扩散，许多种类的医用敷料中加入了各种各样的抗菌材料。由于银有很好的抗菌作用并且不会产生细菌抵抗性，银离子正在被越来越多地应用在医用敷料的生产中。目前在欧美市场上已经出现了很多种类的含银医用敷料。

历史上银的作用一直以来就超出了它的优良的装饰性能,很久以前医疗人员就把银用来护理烧伤和慢性伤口。古罗马人用银制的容器来储藏食品,而蒙古草原上的牧民用银制的容器储藏马奶,由于银的抗菌性能而达到保鲜的目的。1893 年,Naegeli 报道了当银离子的浓度在 10^{-7} 时即能杀死清水中的藻类生物,而当银离子的浓度在 6×10^{-5} 时能阻止黑曲霉的发芽。尽管如此,新型抗生素在 19 世纪的出现在一定程度上抑制了银在医疗卫生领域中的应用。在以往的 50 年间,随着细菌对抗生素的抵抗性变得越来越普遍,银在伤口护理中的作用得到了新的认识。20 世纪 60 年代,美国华盛顿大学的 Carl Moyer 博士详细地探索了银在护理烧伤患者中的应用。他注意到在接受抗生素治疗的烧伤患者中,伤口感染仍然是一个主要的问题。Carl Moyer 博士在伤口上使用了硝酸银溶液、磺胺嘧啶银乳液,以及用元素银或离子银浸泡过的棉纱布后发现含银医用敷料对治疗伤口的细菌感染十分有效。

Carl Moyer 博士的工作开始了现代含银医用敷料在伤口护理上的应用。在随后的研究中,Deitch 等发现涂银的尼龙纤维对金黄色葡萄球菌、铜绿假胞菌、白念珠菌等伤口上常见的细菌有良好的杀菌作用。Ersek 等报道了用银浸泡过的敷料可以被用来清洗并且可促进长期受感染的慢性伤口的愈合。在最近的几年中,银离子被证明对细菌、真菌、病毒等具有活性。它可以被加入乳液,也可以被加入纤维、薄膜等材料后加工成医用敷料。

Johnson and Johnson 公司的 Actisorb Plus 产品是第一个成功采用银离子的医用敷料。这个产品主要是由含银离子的活性炭组成的。Furr 等在把含银的产品和不含银的产品比较后发现,含银的 Actisorb Plus 能有效阻止细菌繁殖。在用氢硫基乙酸钠抑制银的活性后证实了 Actisorb Plus 的抗菌性能主要是由于这种敷料中所释放出的银离子。

1998 年,Tredget 等报道了一种涂有银的高密度聚乙烯薄膜。这种被称为 Acticoat 的产品被应用在 30 个患者的伤口上,每个患者的伤口的尺寸大小、深度及在人体上的部位基本相同。一组患者采用了 Acticoat,另一组采用 0.5% 硝酸银浸泡过的棉纱布。结果表明用 Acticoat 处理的伤口上脓毒症的发生率比棉纱布的少,其发生率分别为 5/30 和 16/30。

现在,各种类型的银化合物已经被使用在许多医用敷料中。这些产品所使用的载体材料各不相同,包括水凝胶、海藻酸纤维、聚氨酯泡沫等。它们可以被使用在烧伤、植皮、手术伤口、糖尿病患者的脚溃疡伤口、腿部溃疡、静脉溃疡等伤口上,有效地阻止伤口上细菌的繁殖。表 4-35 总结了国际市场上主要的含银医用敷料。

表 4-35 国际市场上主要的含银医用敷料

Collagen 胶原			
BIOSTEP Ag	Smith & Nephew	胶原与 EDTA (collagen and ethylene diamine tetraacetic acid)	氯化银(silver chloride)
COLACTIVE collagen with silver	Smith & Nephew	胶原与海藻酸盐 (collagen and alginate)	乳酸银(silver lactate)

Covaclear Ag Hydrogel	Covalon	胶原基水凝胶（collagen-based hydrogel）	银化合物未知［silver（form not specified）］
Promogran Prisma	Systagenix	胶原与氧化再生纤维素（collagen and oxidized regenerated cellulose）	1%银化合物［1% silver（silver-ORC compound）］
Puracol Plus Ag⁺	Medline	胶原（collagen）	氯化银（silver chloride）
Cream 乳液			
Flamazine	Smith & Nephew	乳液（cream base）	磺胺嘧啶银（SSD）
Fabric 织物			
ACTICOAT；ACTICOAT 7	Smith & Nephew	黏胶纤维与聚酯纤维核心层（rayon-polyester core）	纳米银（nanocrystalline silver）
Actisorb Silver 220	Systagenix	活性炭织物与尼龙表面层（activated charcoal cloth in nylon fabric sleeve）	银离子浸泡（impregnated with silver）
Atrauman Ag	Paul Hartmann	聚酯创面接触层（polyester wound contact layer）	银离子浸泡（impregnated with silver）
Physiotulle Ag	Coloplast	水胶体粉体结合针织涤纶网（knitted polyester net with hydrocolloid particles, petrolatum）	磺胺嘧啶银（SSD）
Restore Contact Layer Dressing with Silver	Hollister Woundcare	低粘敷料（non-adherent dressing）	硫酸银（silver sulfate）
Silverlon Wound Contact Dressings	Argentum	尼龙织物（nylon fabric）	镀银（silver coated）
Silverseal Contact Dressing	Derma Sciences	针织物（knitted fabric）	99.1%的元素银和0.9%氧化银（99.1% elemental silver and 0.9% silver oxide）
Tegaderm Ag Mesh	3M	纱布（gauze）	硫酸银（silver sulfate）
Urgotul Duo Silver	Urgo	聚酯网结合胶体涂层；黏胶衬垫（polyester mesh with lipido-colloid coating; viscose backing）	复合银盐（impregnated with silver salt）
Urgotul SSD	Urgo	聚酯网结合胶体涂层（polyester mesh with lipido-colloid coating）	复合磺胺嘧啶银（impregnated with SSD）
Vliwaktiv Ag	Lohmann and Rauscher	活性炭敷料（activated charcoal dressing）	复合银（种类未知）［impregnated with silver（form not specified）］
Film 薄膜			
Arglaes Film Island；Arglaes Island	Medline	薄膜敷料，芯层为海藻酸盐（film dressing; island has an alginate pad）	离子银（ionic silver）
Foam 泡绵			
ACTICOAT Moisture Control	Smith & Nephew	聚氨酯创面接触层，泡绵核心，薄膜衬背（polyurethane wound contact layer, foam core and film backing）	镀纳米银（nanocrystalline silver coated）
ALLEVYN Ag Adhesive；ALLEVYN Ag Heel	Smith & Nephew	带黏性的泡绵，薄膜衬背（adhesive foam, film backing）	磺胺嘧啶银（SSD）
ALLEVYN Ag Non-Adhesive	Smith & Nephew	不带黏性的泡绵，做成脚后跟形状（non-adhesive foam, shaped for heel）	磺胺嘧啶银（SSD）
Avance	Mölnlycke	不带黏性的泡绵敷料（non-adhesive foam dressing）	浸银（impregnated with silver）

续　表

Avance A	Mölnlycke	带黏性的泡绵敷料(adhesive foam dressing)	浸银(impregnated with silver)
Biatain Ag	Coloplast	带黏性的泡绵,薄膜衬背(adhesive foam, film backing)	浸银(impregnated with silver)
Mepilex Ag	Mölnlycke	软硅胶接触层,泡绵核心层,薄膜衬背(soft silicone contact layer, foam core, film backing)	银(种类未知)[silver (form not specified)]
Optifoam	Medline	泡绵垫(foam pad)	银(种类未知)[silver (form not specified)]
Polymem Silver	Ferris Manufacturing Corp	泡绵敷料、淀粉和甘油(foam dressing, starch and glycerin)	浸银(impregnated with silver)
Urgocell Silver	Urgo	泡绵核心层结合胶体接触层和薄膜背衬(foam core with lipido-colloid contact layer and film backing)	浸银(silver impregnated)
Gauze 纱布			
Tegaderm Ag	3M	无纺布纱布(non-woven mesh/gauze)	浸硫酸银(impregnated with silver sulfate)
Urgotul SSD	Urgo Medical	聚酯网复合水胶体和凡士林(polyester mesh with hydrocolloid and petroleum jelly)	浸磺胺嘧啶银(impregnated SSD)
Hydrocolloids 水胶体			
Contreet Hydrocolloid	Coloplast	水胶体结合透气背衬(impregnated hydrocolloid with vapour permeable backing)	银(种类未知)[silver (form not specified)]
Silverseal Hydrocolloid	Alliqua	水胶体敷料(hydrocolloid dressing)	银(种类未知)[silver (form not specified)]
Sureskin Silver	EuroMed	水胶体敷料(hydrocolloid dressing)	磷酸锆钠银(sodium hydrogen zirconium phosphate)
HYDROFIBER 水化纤维			
AQUACEL Ag	ConvaTec	水化纤维(hydrofiber)	1.2%银离子(1.2% ionic silver)
Hydrogel 水凝胶			
AquaMed Hydrogel Sheet with Silver	AquaMed Technologies	水凝胶(hydrogel)	元素银(elemental silver)
Gentell Hydrogel Ag	Concept Health	水凝胶(hydrogel)	磺胺嘧啶银(SSD)
Silvasorb Gel	Medline	水凝胶(hydrogel)	银(种类未知)[silver (form not specified)]
Silverseal Hydrogel	Alliqua	复合纤维的水凝胶(hydrogel with fibers)	镀银(silver coated)
Powder 粉末			
Arglaes Powder	Medline	海藻酸盐粉末(alginate powder)	离子银(种类未知)[ionic silver (form not specified)]

（二）含银海藻酸盐纤维敷料的特殊性能

当海藻酸钙纤维与伤口渗出液接触时,纤维中的钙离子与溶液中的钠离子发生离子交换，使不溶于水的海藻酸钙转化成水溶性的海藻酸钠。这个过程的结果是海藻酸钙纤维在与伤口渗出液接触后能高度膨胀。对于由海藻酸钙纤维制备的医用敷料来说，纤维的膨胀使敷料中的毛细空间被堵塞。如果伤口渗出液中有细菌，它们因为纤维的膨胀而失去活性。正因为如此，海藻酸钙医用敷料有一定的抑菌性能。

在海藻酸钙纤维中加入银化合物可以进一步提高海藻酸钙医用敷料的抗菌性能。当含银的海藻酸盐医用敷料被使用在伤口上时，伤口的渗出液被吸收进敷料。在纤维与渗出液发生离子交换后，纤维高度膨胀，从而使随渗出液进入敷料的细菌失去活性，起到抑制细菌涌移的作用。而从纤维上释放出来的银离子可以杀死伤口渗出液中的细菌，从而阻止细菌的繁殖以及在病区内可能产生的交叉感染。图 4-19 显示了含银海藻酸盐医用敷料的抗菌机制。

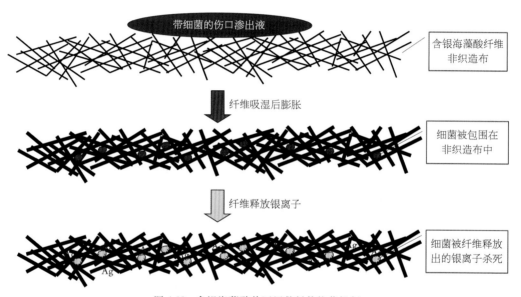

图 4-19　含银海藻酸盐医用敷料的抗菌机制

图 4-20 显示了含银海藻酸盐医用敷料和其他几种商业用的海藻酸盐医用敷料对大肠埃希菌的抗菌效果。可以看出，含银海藻酸盐敷料在 6 小时内就可以达到 100％的杀菌率，其抗菌效果大大优于一般的海藻酸钙医用敷料。

伤口愈合受到很多因素的影响，其中感染是最严重的干扰因素，如何有效控制感染一直以来是伤口护理中的难点。含银医用敷料结合了银离子的抗菌作用和基础材料的吸湿、保护作用，可以有效应用于感染伤口的护理。使用过程中伤口渗出液被敷料吸收后与敷料中的银化合物接触，触发银离子释放，进入渗液后与细菌结合，起到抑制细菌繁殖生长的作用。与此同时，载银的基础材料通过吸收渗出液为创面提供一个湿润的愈合环境，促进伤口更

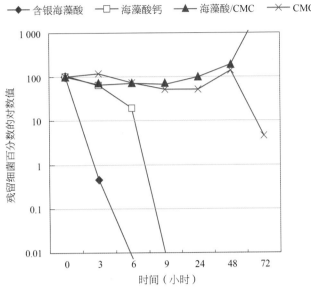

图 4-20　含银海藻酸盐医用敷料和其他海藻酸盐医用敷料对大肠埃希菌的抗菌效果

快、更好愈合。

　　随着"湿润愈合"产品在欧美国家的广泛使用,医用敷料的抗菌作用变得越来越重要,促使医疗行业开发出一系列的含银医用敷料产品。目前国内外已有几十种含银产品作为医疗器械获得美国 FDA 的上市批准,其中包括含银敷料、含银凝胶、含银粉末和其他类型的医疗产品,在感染伤口、烧伤、溃疡等创面护理中得到广泛的应用。

　　临床上不同的伤口对银离子的释放量有不同的要求,因此市场上的含银医用敷料在银离子含量及其释放性能方面有很大的变化。烧伤患者的伤口特别容易受感染,因此在烧伤伤口上使用的含银医用敷料释放的银离子量高,可以在创面维持较高浓度的银。在高吸湿性医用敷料中,细菌和伤口渗出液一起被吸进敷料,释放出小量的银离子即可达到抗菌目的。临床上从含银医用敷料中释放出的银离子可以被伤口渗出液和伤口上的碎片吸收,在一定程度上保护了伤口和人体。大量临床试验结果表明含银医用敷料可以安全地使用在慢性伤口和烧伤上,通过银离子的释放控制伤口上细菌的繁殖,促进伤口愈合。实验和临床结果显示,银离子可以在减少感染的同时强化伤口的上皮化过程,并通过金属蛋白酶的作用起到消炎作用。临床上使用硝酸银和磺胺嘧啶银后都可以看到促进伤口上皮化的现象。银可以引发伤口周边上皮细胞和真皮中的胶原细胞中金属硫蛋白(MT-1 和 MT-2)的活性,由于金属硫蛋白中的半胱氨酸含量高、分子量低,可以帮助皮肤组织抵抗镉、汞等金属的毒性,也可以促进细胞的有丝分裂,加快伤口愈合。

　　在老鼠试验中发现,使用含银敷料后皮肤中的锌含量有所提高,锌金属酶的含量也有所提高,使上皮细胞的数量增加,改善了皮肤的上皮化。在用 $0.01\% \sim 1.0\%$ 的硝酸银处理皮肤后发现,皮肤中的钙离子含量有所提高,一定程度上促进了伤口的上皮化。Olson 等在猪伤口上比较了 Acticoat 含银敷料和石蜡纱布的性能,结果显示,在动物试验中,使用 Acticoat 含银敷料的伤口完全愈合的时间是石蜡纱布的 70%。

戴亚芬等研究了银离子敷料对慢性伤口的疗效,取 19 例慢性伤口患者为治疗组,40 例门诊正常体检者为对照组,治疗组创面经 $38 \sim 40\ ℃$ 乳酸钠林格液清创,采用银离子敷料＋海藻酸钙渗液吸收贴覆盖,伤口渗出明显时更换敷料,治疗后 2 个月评估治疗有效率。分别于治疗前、治疗后 2 个月取伤口分泌物行细菌培养,比较治疗前后患者伤口的细菌定植情况。结果显示,银离子敷料治疗慢性伤口有效率为 89.47%,伤口细菌检出率由治疗前 15 例降低到治疗后 2 例,说明银离子敷料能显著降低慢性伤口中的细菌定植。

胡骁骅等比较了纳米银抗菌医用敷料和磺胺嘧啶银敷料在烧伤创面的临床应用。烧伤创面外用药具有创面大、多次用药、用药量大的特点,往往会因为药物的吸收作用引起局部或全身毒副作用,造成内脏损害。磺胺嘧啶银一直是国内外公认的一种较好的创面抗感染用药,但它除银离子外还含有磺胺嘧啶,常因药物过量吸收引起局部或全身的毒副反应。纳米银用敷料是采用纳米银技术将纳米级银超细颗粒以医用无菌纱布为载体制作,与传统的磺胺嘧啶银比较保留了银离子高效抗感染的优点,剔除了磺胺成分过敏和银离子过度沉积的缺点,应用于创面具有极高的溶出度和杀菌效果。临床观察结果显示,纳米银抗菌敷料应用于浅二度、深二度及残余创面,愈合时间较对照组明显缩短,纳米级银离子纱布能明显减轻创面局部感染,改善创面局部微环境,促进创面愈合。动物实验结果显示,与磺胺嘧啶银霜剂相比,外用纳米银抗菌医用敷料在体内的吸收量很低,吸收进入血液中的银离子较少,与正常组动物血清中含量无明显差异,而外用磺胺嘧啶银霜剂后吸收进入血液中的银离子较多。表 4-36 显示三组动物血清中银离子的含量,其中 A 组为正常对照组、B 组创面外用磺胺嘧啶银霜剂、C 组创面外用纳米银抗菌医用敷料。

表 4-36　各组动物血清银离子含量(μg/mL)

组别	伤后 3 天	伤后 7 天	伤后 14 天
A	0.035 ± 0.023	0.035 ± 0.023	0.035 ± 0.023
B	3.660 ± 2.050	1.470 ± 0.740	1.270 ± 0.450
C	0.460 ± 0.230	0.280 ± 0.160	0.220 ± 0.070

目前,含银医用敷料在伤口护理中起着十分重要的作用。从早期的硝酸银溶液、银箔等伤口护理产品发展到现在种类繁多的创面用含银医用敷料,银在伤口护理中的作用正在变得越来越重要。与此同时,社会各界对银离子及含银敷料也给予了越来越多的关注,其中含

银敷料高昂的价格也是患者、医院及政府部门所日益关注的一个问题。正因为如此，合理使用含银敷料，做到物尽其用，是伤口护理人员需要考虑的一个重要问题。在医疗费用日益紧缩的背景下，包括英国、欧盟在内的政府部门日益重视医疗卫生用品的性价比，对含银敷料的临床应用提出了更加严格的要求。

Moore 总结了合理使用含银敷料的过程中需要考虑的一些因素。

（1）采用系统化的方法评估伤口。使用含银敷料之前，首先应该对患者的伤口做一个正确的评估，了解伤口的病因以及影响伤口愈合的各种因素。在制订出护理方案前，首先采用 TIME 模型分析伤口，即分析伤口的组织病变（tissue management）、感染/炎症控制（infection/inflammation control）、水分平衡（moisture balance）以及创缘的发展（edge of the wound advancement）。

（2）确定使用含银敷料的必要性。对伤口进行评估之后，根据伤口感染的程度选择合适的含银敷料。对于控制创面上已经形成的感染及避免创面受环境中微生物的感染，含银敷料可以提供有效的杀菌和抑菌作用。

（3）熟悉制造商关于含银敷料的使用方法。根据欧盟的一项统计，医院中 13%～16% 的费用是用于治疗不当而引起的损伤，为了正确使用含银敷料，护理人员应该严格按照制造商提供的说明书使用产品，包括其适用范围和应用过程中的具体步骤。

（4）根据伤口的尺寸及形状选择合适的含银敷料。伤口的尺寸和形状各不相同，使敷料充分填塞创面是护理感染创面的关键。不同的含银敷料在材料的厚度、柔软性、吸湿性、含银量等方面有很大的区别，护理过程中应该合理选择产品以达到最佳的护理效果。

（5）选择具有合适吸湿、给湿性能的含银敷料。控制创面渗液是护理过程中一个重要的内容，含银敷料应该在吸收伤口渗出液的同时为创面提供一个湿润的愈合环境，护理过程中应该根据伤口渗出液的多少合理选择含银产品。

（6）根据创面组织的类型选择合适的含银敷料。感染伤口涉及的创面组织比普通伤口更加复杂，如果创面涉及坏死组织，则敷料的功能应该包括给创面提供合适的清创条件，通过为创面提供湿润的环境促使人体组织的自动清创。

（7）根据敷料更换的频率选择含银敷料。根据患者处境的不同，敷料在伤口上滞留的时间很不相同。一些家居的老龄人，由于缺少护理人员的帮助，敷料在敷贴到创面上后的几天后得到更换。在这样的情况下，含银敷料需要在长时间内持续释放银离子，有效控制创面感染。

（8）在选择含银敷料时考虑与患者相关的各种因素。患者是整个护理过程的中心，不同的患者在性别、年龄、体征、伤口种类等方面有很大的区别。对于感染伤口，疼痛是护理过程中需要解决的一个特殊问题，选择含银敷料时应考虑敷贴及去除敷料的方便性，以便减轻患者的疼痛。

（9）了解含银敷料的使用期限。使用含银敷料时，开始的2周是一个关键的时间段。根据一项2012年出台的国际合作报告，如果在使用含银敷料2周后创面有所改善但感染依然存在，则应该继续使用含银敷料；如果2周后创面不存在感染，则应采用常规敷料继续护理；而如果2周后创面情况没有明显改善，则应该对伤口重新进行评估并采用合适的护理方案。

（10）对患者及伤口进行经常性的评估。在伤口的护理过程中，护理人员应该采用TIME模型经常分析伤口，在对创面情况进行正确判断的基础上采取相应的护理方法。这个评估过程应该在伤口愈合前的护理过程中持续进行。

含银医用敷料在护理感染性伤口时起到重要的作用。经过多年的发展，目前医疗领域已经有很多种类的含银医用敷料，也正因为如此，使用这类产品时应该充分考虑每个产品的性能及其适用的伤口类别。由于载体材料及银化合的不同，每种含银敷料均有其特殊的理化性能，选用含银敷料护理创面时应充分考虑患者的需求及敷料的性能，以患者为中心制订相应的护理方案。与此同时，护理过程中应该动态跟踪伤口的愈合情况，并做出继续使用、更换敷料或停止使用含银敷料的决定，为患者提供一个合理的护理疗程。

（三）国际市场上主要的含银海藻酸盐纤维敷料

由海藻酸盐纤维制备的医用敷料是一种具有很高吸湿、保湿性能的功能性伤口敷料。在与伤口渗出液接触后，海藻酸盐医用敷料能形成柔软的凝胶，为伤口愈合提供理想的湿润环境。临床研究证明，海藻酸盐医用敷料安全、无毒，具有高吸湿性、止血性、成胶性、抑菌性，能促进伤口愈合、减少局部疼痛、减少瘢痕形成，适用于处理创面渗液和局部止血，对有中、重度渗出液以及有腔隙的伤口，如压疮、糖尿病足溃疡伤口、下肢静脉/动脉溃疡伤口、烧伤科烧伤供皮区创面及难愈性烧伤创面、肛肠科肛瘘术后创面渗血和渗液等有良好的疗效。

银在伤口护理领域有很长的应用历史。在海藻酸盐纤维中加入银可以通过离子交换持续为创面提供具有很强抗菌性能的银离子。目前国际市场上已经有很多种类的含银海藻酸盐纤维与医用敷料，其中载银无机盐在与海藻酸盐纤维结合后可以使纤维在含有银离子的同时保持其白色的外观。含银海藻酸盐纤维有很好的抗菌性能，适用于制备具有高吸湿性、强抗菌性的功能性医用敷料。表4-37给出了国际市场上主要的含银海藻酸盐纤维敷料。

表4-37　国际市场上主要的含银海藻酸盐纤维敷料

产品名称	制造商	基础材料	银化合物
Acticoat Absorbent	Smith & Nephew	海藻酸盐纤维复合聚乙烯膜（alginate fiber with PE film）	纳米银（nanocrystalline silver）
Algicell Ag	Derma Sciences	海藻酸钙纤维（calcium alginate fiber）	1.4%银（1.4% silver）

续 表

产品名称	制造商	基础材料	银化合物
Algidex Ag	DeRoyal	海藻酸钙纤维复合泡绵（calcium alginate fiber with foam backing）	银离子（ionic silver）
Algisite Ag	Smith & Nephew	海藻酸钙纤维（calcium alginate fiber）	用银浸渍（silver impregnated）
Askina Calgitrol Ag	B. Braun	海藻酸钙纤维复合泡绵（calcium alginate fiber with foam backing）	银离子（ionic silver）
Askina Calgitrol THIN	B. Braun	海藻酸盐薄片（thin alginate sheet）	银离子（ionic silver）
Askina Calgitral Paste	B. Braun	糊状海藻酸盐（alginate in paste form）	银离子（ionic silver）
Invacare Silver Alginate	Invacare	海藻酸盐与 CMC 共混纤维（alginate/CMC fiber）	磷酸锆钠银（silver sodium hydrogen zirconium phosphate）
Maxorb Extra Ag	Medline	海藻酸盐与 CMC 共混纤维（alginate/CMC fiber）	磷酸锆钠银（silver sodium hydrogen zirconium phosphate）
Melgisorb Ag	Mölynlycke	海藻酸盐与 CMC 共混纤维（alginate/CMC fiber）	磷酸锆钠银（silver sodium hydrogen zirconium phosphate）
Restore Calcium Alginate	Hollister Woundcare	海藻酸钙（calcium alginate）	银离子（ionic silver）
SeaSorb Ag	Coloplast	海藻酸盐与 CMC 共混纤维（alginate/CMC fiber）	磷酸锆钠银（silver sodium hydrogen zirconium phosphate）
Silvercel；Silvercel Non Adherent	Systagenix	海藻酸盐与 CMC 共混纤维复合不粘层（alginate/CMC fiber with non-adherent contact layer）	镀银尼龙纤维（elemental silver coated nylon fibers）
Silverlon Calcium Alginate	Argentum Medical	海藻酸钙纤维（calcium alginate fiber）	镀银尼龙纤维核心层（metallic silver plated nylon mesh core）
Sorbsan Silver Flat；Sorbsan Silver Packing；Sorbsan Silver Plus NA	Aspen Medical	海藻酸钙纤维复合黏胶纤维低粘层或薄膜层（calcium alginate fiber plus viscose pad or film backing）	1.5%银离子（1.5% ionic silver）
Suprasorb A+Ag	Activa Healthcare	海藻酸钙纤维（calcium alginate fiber）	银种类未知（silver unspecified）
Tegaderm Alginate Ag	3M	海藻酸盐与 CMC 共混纤维（alginate/CMC fiber）	磷酸锆钠银（silver sodium hydrogen zirconium phosphate）
UrgoSorb Silver	Urgo	海藻酸盐与 CMC 共混纤维（alginate/CMC fiber）	磷酸锆钠银（silver sodium hydrogen zirconium phosphate）

（秦益民）

参 考 文 献

[1] Klasen H. Historical review of the use of silver in the treatment of burns. 1. Early uses [J]. Burns, 2000, 26(2)：117 – 130.

[2] Klasen H J. A historical review of the use of silver in the treatment of burns. Renewed interest for silver [J]. Burns, 2000, 26: 131 - 138.

[3] Morris C. Celebrating 25 years of Sorbsan and its contribution to advanced wound management [J]. Wounds UK, 2008, 4 (4): 1 - 4.

[4] Moore Z. Top tips on when to use silver dressings [J]. Wounds International, 2013,4(1): 15 - 18.

[5] Qin Y, Gilding D K. Fibres of cospun alginates [P]. USP 6,080,420,2000.

[6] Qin Y,Groocock M R. Polysaccharide fibres [P]. PCT WO/02/36866A1, May 2002.

[7] Qin Y. Gel swelling properties of alginate fibers [J]. Journal of Applied Polymer Science, 2004, 91(3): 1641 - 1645.

[8] Qin Y. Absorption characteristics of alginate wound dressings [J]. Journal of Applied Polymer Science, 2004, 91(2): 953 - 957.

[9] Qin Y. Novel antimicrobial fibers [J]. Textiles Magazine, 2004, (2): 14 - 17.

[10] Qin Y. Silver containing alginate fibres as wound management material [J]. Textile Asia, 2004,(11): 25 - 27.

[11] Qin Y. The ion exchange properties of alginate fibers [J]. Textile Research Journal, 2005, 75(2): 165 - 168.

[12] Qin Y. Calcium sodium alginate fibers [J]. Chemical Fibres International, 2005, (2): 98 - 99.

[13] Qin Y. Silver containing alginate fibres and dressings [J]. International Wound Journal, 2005, 2(2): 172 - 176.

[14] Qin Y. The characterization of alginate wound dressings with different fiber and textile structures [J]. Journal of Applied Polymer Science, 2006, 100(3): 2516 - 2520.

[15] Qin Y, Hu H, Luo A. The conversion of calcium alginate fibers into alginic acid fibers and sodium alginate fibers [J]. Journal of Applied Polymer Science, 2006, 101(6): 4216 - 4221.

[16] Qin Y. Alginate fibres: an overview of the production processes and applications in wound management [J]. Polymer International, 2008, 57(2): 171 - 180.

[17] Qin Y. The gel swelling properties of alginate fibers and their application in wound management [J]. Polymers for Advanced Technologies, 2008, 19(1): 6 - 14.

[18] Qin Y. The preparation and characterization of fiber reinforced alginate hydrogels [J]. Journal of Applied Polymer Science, 2008, 108(5): 2756 - 2761.

[19] Qin Y. Gelling fibers from cellulose, chitosan and alginate [J]. Chemical Fibers International, 2008, (3): 30 - 32.

[20] Qin Y. Functional alginate fibers [J]. Chemical Fibers International, 2010, (3): 32 - 33.

[21] Qin Y. Preparation and characterization of zinc containing alginate fibers [J]. Chemical Fibers International, 2013, 63 (3): 31 - 32.

[22] Sayag J, Meaume S, Bohbot S, Healing properties of calcium alginate dressings [J]. J Wound Care, 1996, 5(8): 357 - 362.

[23] Segal H C, Hunt B J, Gilding D K. The effects of alginate and non-alginate wound dressings on blood coagulation and platelet activation [J]. J Biomater Appl, 1998, 12(3): 249 - 257.

[24] Speakman J B, Chamberlain N H. The production of rayon from alginic acid [J]. Journal of the Society of Dyers and Colourists, 1944, 60: 264 - 272.

[25] Thomas S. Alginate dressings in surgery and wound management, Part 1 [J]. J Wound Care, 2000, 9(2): 56 - 60.

[26] Thomas S. Alginate dressings in surgery and wound management, Part 2 [J]. J Wound Care, 2000, 9(3): 115 - 119.

[27] Thomas S. Alginate dressings in surgery and wound management, Part 3 [J]. J Wound Care, 2000, 9(4): 163 - 166.

[28] 周红菊,邓瑞文,饶忠,等.藻酸盐敷料治疗糖尿病足溃疡的临床观察和护理[J].护士进修杂志,2012,27(13): 1219 - 1221.

[29] 刘立,付景丽.新型敷料用于下肢慢性溃疡的效果观察[J].中华护理杂志,2003,38(9): 748 - 749.

[30] 郭春兰,席祖洋,邓红艳.银离子藻酸盐抗菌敷料对腿部静脉溃疡的减痛促愈效果[J].中国医药导报,2015,12(3): 68 - 72.

[31] 叶溱,陈炯.藻酸盐敷料在烧伤供皮区创面的应用[J].浙江医学,2001,23(4): 248 - 249.

[32] 叶臻,薛斌.三种临床敷料在烧伤创面治疗中的应用[J].医药卫生管理,2015,33: 178 - 180.

[33] 秦益民.海藻酸纤维在医用敷料中的应用[J].合成纤维,2003,(4): 11 - 16.

[34] 秦益民.海藻酸医用敷料的吸湿原理[J].纺织学报,2005,26(11): 113 - 115.

[35] 秦益民.海藻酸和甲壳胺纤维的性能比较[J].纺织学报,2006,27(1): 111 - 113.

[36] 秦益民.含银医用敷料的抗菌性能及生物活性[J].纺织学报,2006,27(11): 113 - 116.

[37] 秦益民.在医用敷料中添加银离子的方法[J].纺织学报,2006,27(12): 109 - 112.

[38] 秦益民.银离子的释放及敷料的抗菌性能[J].纺织学报,2007,28(1): 120 - 123.

[39] 秦益民.含银海藻酸纤维的制备方法和性能[J].纺织学报,2007,28(2): 126 - 128.

[40] 秦益民,朱长俊,冯德明,等.海藻酸钙医用敷料与普通棉纱布的性能比较[J].纺织学报,2007,28(3)：45－48.

[41] 秦益民,陈洁.海藻酸纤维吸附及释放锌离子的性能[J].纺织学报,2011,32(1)：16－19.

[42] 秦益民,蔡丽玲,朱长俊.海藻酸锌纤维的抗菌性能[J].纺织学报,2011,32(2)：18－20.

[43] 秦益民.海藻酸纤维的发展历史[J].合成纤维,2011,40(11)：1－4.

[44] 秦益民.海藻酸纤维的性能和应用[J].合成纤维,2012,41(4)：19－22.

[45] 秦益民.海藻酸盐医用敷料的临床应用[J].纺织学报,2014,35(4)：148－153.

[46] 秦益民.成胶纤维在功能性医用敷料中的应用[J].纺织学报,2014,35(6)：163－168.

[47] 秦益民.海藻酸盐纤维的生物活性和应用功效[J].纺织学报,2018,39(4)：175－180.

[48] 秦益民.功能性医用敷料[M].北京：中国纺织出版社,2007.

[49] 秦益民,刘洪武,李可昌,等.海藻酸[M].北京：中国轻工业出版社,2008.

[50] 秦益民.海洋源生物活性纤维[M].北京：中国纺织出版社,2019.

第五章 · 海藻酸盐微球在介入治疗中的应用

　　海藻酸钠通过二价阳离子、聚合物电解质、疏水作用以及共价交联等方式可形成水凝胶,成为医学领域研究热点材料。利用海藻酸盐易于交联形成凝胶的特性,常常把海藻酸盐溶液通过液体颗粒化技术加工成小液滴,再引入交联剂,使其迅速形成凝胶微球。常用的交联剂是Ca^{2+},图5-1给出了其通过形成"蛋格(egg-box)"结构引发海藻酸钠凝胶化转变的机制。因此富含G片段的海藻酸盐水凝胶由于减少了弹性长度而形成更加开放的网络结构,具有更高的硬度,同时也增加了力学刚性和压缩模量。由于海藻酸盐凝胶微球在血液环境中会发生溶胀,从而使得微球在血管内栓塞效果更加确切、不易返流,在经导管介入栓塞治疗中显示出很好的优势。本章将从海藻酸盐凝胶微球的制备工艺、微球物理化学与生物学性能的检测方法、在临床用于肿瘤等实体瘤治疗的研究现状作一概述。

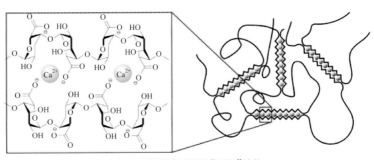

图5-1　海藻酸钙凝胶"蛋格"结构

第一节 · 海藻酸盐微球

一、海藻酸盐微球的制备工艺

随着微加工技术的发展,一些颇具前景和开发潜力的海藻酸盐微球制备技术大量涌现。下面将对海藻酸盐微球的制备工艺进行逐一阐述。

（一）钙离子引入制备技术

按照钙离子在海藻酸钠液滴的引入方式分为外部凝胶化和内部凝胶化两种。绝大多数微胶囊制备工艺均是先形成海藻酸钠液滴,再与 Ca^{2+} 凝胶浴相遇,即刻发生凝胶化反应,此时的 Ca^{2+} 是从海藻酸钠液滴的表面向内部扩散,因此称为外部凝胶化。而内部凝胶化则不同,是难溶钙盐(如碳酸钙、柠檬酸钙、乳酸钙、草酸钙、酒石酸钙等)代替氯化钙溶液,先将难溶的钙微晶体分散到海藻酸钠水溶液中成为凝胶反应的内部钙源;再通过酸的加入降低体系的 pH,解离出难溶性钙盐中的钙离子,边解离边在溶液内部与海藻酸钠作用生成海藻酸钙凝胶,因为 Ca^{2+} 的引入是来自液滴内部钙盐解离,故称为内部凝胶化。图 5-2 为外部凝胶化、内部凝胶化反应的原理示意图。

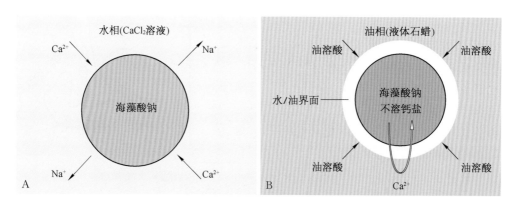

图 5-2　凝胶化反应原理示意图

A. 外部凝胶化;B. 内部凝胶化

同时,由于钙离子引入方式的不同,形成的凝胶结构也有差异。外部凝胶化是 Ca^{2+} 从海藻酸钠液滴的表面向内部扩散,因此,在微球表面先发生凝胶化反应形成海藻酸钙凝胶,而已经形成的钙凝胶会由于静电斥力阻碍 Ca^{2+} 进一步向微球内部扩散,因此形成外密内疏的微胶囊结构。与外部凝胶化过程不同,内部凝胶化由于通过降低体系 pH,在海藻酸钠液滴内部引发凝胶化反应,生成海藻酸钙凝胶微球。同时,由于反应过程中有 CO_2 分子的形成,导致在交联的海藻酸钙基质间形成大量的微小空隙。因此,与外部凝胶化形成的外密内疏结构相比,内部凝胶化呈现内外均一且疏松的凝胶结构(图 5-3)。

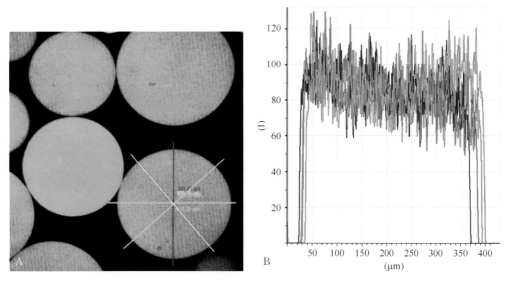

图 5-3 均匀结构的 CAG 微球

A. CLSM 图像;B. 荧光强度分布图

(二)宏观尺度制备技术

按照微胶囊液滴生成的方式,适合细胞培养的海藻酸盐微球制备工艺包括:气体同向/轴流动制备技术;液体同向/轴流动制备技术;静电雾化制备技术;震动效应制备技术;离心力场制备技术;微通道阵列制备技术;乳化制备技术等。

1. 同向/轴流动制备技术

同向/轴流动(coflowing stream/coaxial flow)制备技术在与针头同轴方向引入了气流或液态流体,同样起到了克服针孔内壁的黏滞阻力和界面张力的作用。同轴流动液滴发生器主要包括:针头组件,由橡胶管连接注射器泵的三通阀及连接于压力泵的过滤单元,可制备直径 20~400 μm 的微胶珠,且细胞活性保持率高达 98%。当使用液态流体(如液体石蜡)时,可制备直径<100 μm 的海藻酸钠液滴及微胶囊,细胞活性大于 95%。比较而言,使用液流即使在高的流速下也可以保持层流状态,从而得到均匀的小尺寸胶珠;相反,使用气流往

往要更高的流速(液体流速的 300 倍),易导致气流处于波动状态,制备的胶珠虽然尺寸小,但分布较大。

2. 静电雾化制备技术

静电液滴生成技术(electrostatic droplet generation)将静电场引入海藻酸钙凝胶珠制备过程,将装有海藻酸钠与细胞混悬液的注射器固定在注射器泵上,并连接于静电发生器正极,作为凝胶浴的氯化钙溶液与负极连接,在针头和凝胶浴之间形成静电场,从而在注射器泵推动力和重力作用之外,又增加了电场力,可以更容易地克服混悬液受到的针孔内壁的黏滞阻力及液滴自身的界面张力。通过调节参数可制备 $100 \sim 200 \ \mu m$ 凝胶珠,与大尺寸胶珠相比,物质传递路径缩短,利于细胞吸收养分。最新的研究技术通过电极形状的改变,更利于制备出单分散且球形度好的海藻酸钙凝胶微球(图 5-4),在此基础上实现了工艺放大,生产规模可达到 $500 \sim 1\ 000 \ mL/h$。由于微囊化组织细胞移植技术对球形度及粒径要求更高,因此,该技术是目前用于动物细胞培养、移植用微胶囊的主流制备工艺。

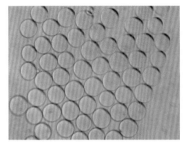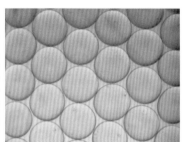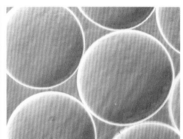

图 5-4　静电液滴生成技术制备不同粒径的海藻酸钙凝胶微球

3. 震动效应制备技术

海藻酸钠液体借助震动效应,通过喷嘴或孔而形成液滴的技术。Serp D 研制的震动喷嘴,即是利用正玄波的震动发生器实现有规律的震动来制备海藻酸钙凝胶微球,粒径在几百微米,产量达 $900 \ mL/h$,如果结合静电场,将会制备出更加单分散的海藻酸钙微球。

Lee HH 提出通过喇叭形扬声器发出的声波来诱导震动效应,导致海藻酸钠液滴形成射流破碎成均匀的小液滴进入 Ca 凝胶浴,制备粒径在 $1.5 \sim 3.5 \ mm$,虽然该技术简便易行,且单头即可实现产量 $0 \sim 12 \ L/h$,但制备出的微球尺寸偏大且球形度很差(图 5-5)。

4. 离心力场制备技术

漩涡碗-雾化盘系统即是利用离心力场实现海藻酸钠液滴的生成:$CaCl_2$ 溶液盛装在漩

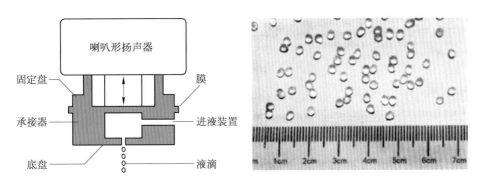

图 5-5 声波震动技术示意图及制备微球形态学

涡形的碗中,通过碗下轴的旋转,在碗的内表面形成 $CaCl_2$ 溶液的爬行壁(climbing wall),海藻酸钠溶液在离心力作用下,从圆盘边缘喷射雾化形成液滴,与 $CaCl_2$ 溶液的爬行壁相遇立即引发凝胶化反应,从而制备出海藻酸钙凝胶球。该方法可实现 $10\sim50$ L/h 的产量,粒径范围在 2 mm 左右,且可通过多层物化盘实现系统放大。

5. 乳化-外部凝胶化技术

上述液滴发生装置存在的一个共性问题是制备的微胶囊粒径多在 mm 级范围,难以制备出小尺寸海藻酸钙凝胶珠。静电雾化技术虽然能制备出 $200\sim400$ μm 的微胶囊,但制备规模多在 mL/h 级;微喷嘴阵列提供了一个可能的解决手段,但由于引入油相作为流动相,在工艺放大时很易发生液滴融合。而化工过程中成熟的乳化技术将是解决粒径和规模化问题的又一个选择。常规乳化技术是先将海藻酸钠溶液在有机溶剂中搅拌形成乳化液后,再向其中加入氯化钙溶液进行二次乳化方可制备出海藻酸钙凝胶珠,其中存在着随机的破乳-乳化过程,形成的胶珠尺寸分布多不均匀且球形度很差(图 5-6)。

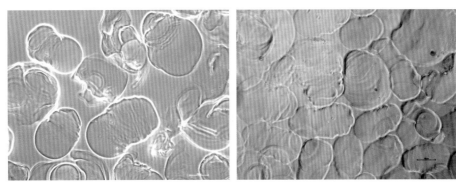

图 5-6 乳化-外部凝胶化技术制备的微球形态学

6. 乳化-内部凝胶化制备技术

针对乳化-外部凝胶化的问题,Poncelet D 提出将乳化技术与内部凝胶化结合而成的乳化-内部凝胶化技术(emulsification/internal gelation)可以解决二次乳化的问题。用难溶钙盐代替氯化钙溶液,先将海藻酸钠和难溶钙盐形成混悬液,再分散到油相中形成油包水(W/O)型乳化液,通过油溶酸的加入引发难溶钙盐中 Ca^{2+} 的解离,后者在乳化液滴内部与海藻酸钠作用生成海藻酸钙凝胶珠。此技术经一次乳化即可成功制备出表面光洁、球形度好、尺寸在 $200\sim1\,000\ \mu m$ 的海藻酸钙凝胶珠(图 5-7),通过控制制备过程物化参数可克服尺寸不均问题,而且该技术在实现海藻酸钙凝胶珠的规模制备方面大有前途。在此基础上,再与聚赖氨酸或壳聚糖通过聚电解质络合技术制备微胶囊。

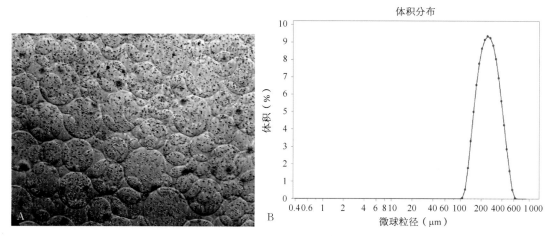

图 5-7 乳化-内部凝胶化制备的海藻酸钙微球

A. 显微图像;B. 粒径分布图

(三) 微观尺度制备技术

传统宏观的海藻酸盐基微胶囊制备技术虽然能达到一定的制备规模,但微囊粒径的单分散性通常较差。其中的高压静电雾化技术制备的微囊的粒径分布相比较是最窄的,其粒径分布也在 CV<20%。伴随微流控、微加工技术的发展与推广,研究者在微观尺度开发出系列海藻酸盐微囊的制备技术,下面将就该领域的最新进展总结如下。

1. 旋转微喷嘴装置

原理与离心力场很接近(图 5-8),但在海藻酸钠容器出口处设置小尺寸的喷嘴(内外径为 $127\ \mu m/165\ \mu m$),通过调节转盘的旋转速度($17\sim28$ Hz)控制海藻酸钙凝胶微球的粒径在

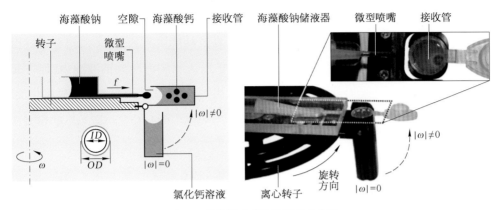

图 5-8 旋转微喷嘴装置原理示意图

150～300 μm 及粒径分布 7％～16％。同时发现,喷嘴口孔径、喷嘴长度、海藻酸钠溶液黏度等都影响海藻酸钙凝胶微球的粒径及产量。经过初步优化后的制备工艺能实现对 HN25 和 PC12 细胞的高活性包埋。

2. "T"型接合微流控装置

图 5-9 显示了"T"型接合微流控装置制备微胶囊的原理与过程。通过软刻蚀技术加工成"T"型接合的聚二甲基硅氧烷微流控装置。其中,"T"型接合装置由窄通道和主通道构成。将均匀混合碳酸钙纳米粒的海藻酸钠溶液作为分散相,借助注射器泵将分散相从窄通道注入微流控装置中。将含有 2％卵磷脂的玉米油作为连续相,借助注射器泵将连续相液体从"T"型接合的主通道一端注入微流控装置。在主通道流动的油相在"T"型接合处对窄通道流

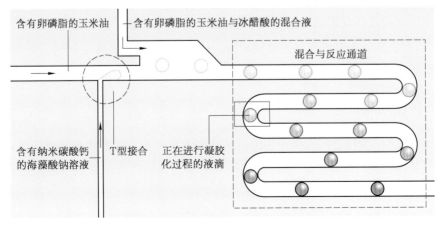

图 5-9 "T"型接合微流控装置原理示意图

出的水相形成剪切,同时产生油包水的反相乳滴,卵磷脂有助于反相乳滴的稳定,不会再与后续形成的反相乳滴融合,以保持反相乳滴的单分散。携带反相乳滴的连续相通过"T"型接合的另一主通道流出,并在下游向连续相中混入含有乙酸的玉米油,由于乙酸分子可以容易地溶解到极性和非极性溶液中,因此,能够从油相扩散入水相海藻酸钠液滴中,促进其中碳酸钙的解离释放出钙离子,在液滴内部发生凝胶化反应(即内部凝胶化),形成海藻酸钙凝胶,并很容易从油相中分离。

3. 流动聚焦微流控装置

主要是微流控装置管路与"T"型接合不同,而是形成"十"字结构(图 5-10),通过油相对称流动形成的压力梯度对水相流进行剪切,形成油包水的液滴。因此,形成液滴的粒径主要受管路横截面直径、水相及油相液体的流速决定。微流控工艺的优势是微球粒径均一可控,但产量相对较低。

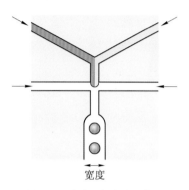

图 5-10 流动聚焦微流控装置原理示意图

宽度

4. 微通道阵列制备技术

微通道阵列(micro-channel array)是采用光刻蚀技术(photolithography)和两步深度反应离子蚀刻技术(two-step deep reactive ion-etching)在硅板上制备出的一种新型装置,具有微射流装置的特点,即:流体为层流流动,有明显的黏滞力,可在液滴形成时提供稳定的剪切力作用。制备的胶珠尺寸在 $50 \sim 200~\mu m$ 且呈单分散分布。利用单个硅板上的 104 个微喷嘴,海藻酸钠液滴的生产能力可达到 $214~mL/(cm^2~h)$,而且通过增大硅板面积或者多硅板并行可以很容易将产率放大 1 000 倍。通过控制喷嘴尺寸及流动相流速等参数,亦可用该方法制备出粒径 $<10~\mu m$ 的海藻酸钙微球。但由于该方法需要油相作为流动相,且 Ca^{2+} 的引入方式也是借助微通道阵列形成油包水液滴后,通过与海藻酸钠液滴相遇的方式实现凝胶化,随机性很大,在工艺放大时很易发生液滴融合,且易出现一个钙液滴与 $2 \sim 3$ 个海藻酸钠液滴同时发生凝胶化的现象,经常导致大粒径微胶囊的出现。

5. 脉冲气流分隔微流控技术

微通道也是"T"型接合的微流控装置。只是在主通道流动的是海藻酸钠液体,在窄通道通入脉冲气流,使脉冲气流在"T"型接合处进入主通道流动的海藻酸钠液体,并以均匀分散的单个气泡形式将海藻酸钠液流完全分隔,海藻酸钠液流被均匀分隔成一段段的小流体柱。将"T"型接合主通道出口与一薄层油相连接,油层下面是可溶性钙盐凝胶浴。这样,从"T"型接合主通道出口流出的海藻酸钠液流柱首先接触油相,并在油相中迅速形成油包水的反相乳滴,乳滴接触到下面的盖液后立即发生凝胶化反应形成海藻酸钙水凝胶微球,并自然沉降到钙凝胶浴中进一步钙化。该技术非常巧妙地利用脉冲气体实现了对液流的有效均匀分隔。由于脉冲气流易于控制,且该工艺比较易于平行放大,因此有很大的发展空间。

(四) 微模具方法制备技术

顾名思义,微模具制备技术,即是通过微加工技术,加工成微阵排列的系列半球型凹槽模具,表面通过氧等离子处理后,利于海藻酸钠溶液的填充。凹槽中添加混有细胞的海藻酸钠溶液后,用橡皮刮刀去除多余的溶液。然后在凹槽表面覆盖一层多孔膜,膜上覆盖钙离子溶液,钙离子溶液通过多孔膜渗透入凹槽内与海藻酸钠溶液反应形成海藻酸钙凝胶微球,同时在凹槽表面形成一薄层海藻酸钙凝胶膜。在海藻酸钙凝胶薄膜表面覆盖柠檬酸三钠溶液,通过钠离子的置换作用,将表面薄层的海藻酸钙凝胶液化,且利于凹槽中形成的海藻酸钙凝胶微球从凹槽中脱离,形成分散独立的海藻酸钙凝胶微球于生物反应器中,即可进行细胞培养。该工艺的最大问题是:由于凹槽模具形状的局限,制备的海藻酸钙凝胶微球都是半球形。另外,尽管理论上可以通过模具凹槽孔的无限增加而实现工艺放大,但由于微球尺寸很小,以细胞移植免疫隔离载体为例,最佳的微球粒径建议<300 μm,那么每毫升体积中即含有数万个微胶囊。因此,微模具制备技术的制备规模还是有其局限性。

二、海藻酸盐微球的理化性能检测指标

(一) 粒径分布

粒径是栓塞微球最主要的参数指标,不同的血管、不同的栓塞部位,甚至同一部位不同功能的栓塞微球,需求的微球尺寸是完全不同的。如进行完全栓塞时则需要较大粒径的微球,而进行肿瘤血管栓塞等部分栓塞时,需要较小粒径的微球进入微动脉,形成部分栓塞。粒径分布主要通过光学显微镜观察,初步判定其均匀度和粒径大小,利用传统的统计学方法计算微球的平均粒径和分散度。而利用马尔文激光粒度仪可以准确、快速定量微球的粒径和分散性,但是该方法样品需求量较大。

(二) 表面性质

1. 表面形貌

利用传统的光学显微镜可以观察微球的形貌、球形度和分散性能。用扫描电镜 SEM 可以观察微球的表面形貌、粗糙度等,但是因为扫描电镜需要对样品进行干燥处理,因此发展

了利用环境扫描电镜 ESEM 对湿态样品进行观察,但是在观测过程中因为要抽真空,水分有所丢失,微球易变性,而且分辨率有所下降。因此 Zheng 等开发一种新型的完全湿态的观测手段,即利用白光干涉技术,对湿态微球的表面粗糙度和均匀度进行观察表征,该方法在 Z 轴分辨率极高,达到 0.01 nm。

微胶囊表面的沟槽及机械不完整性有利于贴壁型细胞(例如单核细胞、巨噬细胞、成纤维细胞等)的贴壁、伸展、迁移与生长。而且,细胞是通过细胞表面的蛋白多糖与带电荷表面直接作用,来自周围组织及毛细血管的贴附因子容易沉积于微胶囊表面,这同样有利于细胞的贴附。这种蛋白质吸附以及细胞贴附不仅仅影响微胶囊的通透性,也同样影响着其生物相容性。诸多研究表明,宿主对微胶囊的反应程度,不仅仅取决于微胶囊材料的化学活性,也取决于微胶囊膜结构与表面性质。当微胶囊表面粗糙度降低时,或者表面电荷被屏蔽后,纤维化增生程度相应降低,生物相容性提高。因此,微胶囊膜结构及表面电荷等性质的表征对微胶囊生物相容性具有重要作用。

2. 表面亲疏水性

微胶囊膜表面的亲疏水性是影响微胶囊膜与蛋白、细胞、组织相关作用的关键因素之一。一般,材料表面的亲疏水性用接触角表征。接触角是与液体浸湿表面能力成反比的一种测量法。如果液体是水,接触角较小就表明材料表面较亲水,水可以在材料表面大范围扩展;接触角较大就表明材料表面较疏水,水在表面聚集成水珠。

材料表面亲疏水性对蛋白质吸附的影响主要是通过蛋白-材料疏水相互作用和氢键相互作用实现的。疏水相互作用是蛋白质-材料表面主要相互作用之一。本质上,它是非极性分子之间的一种弱的非共价的相互作用,是非极性的分子在水相环境中为了减少有序水分子的数量而相互聚集在一起形成最小疏水面积的倾向。疏水相互作用是通过打破疏水溶质周围水分子的有序结构导致熵的增加而获得热力学稳定性的,即疏水作用在 25 ℃时是熵驱动的。氢键的本质一般认为主要是静电作用。氢原子与电负性大、半径很小的原子 X(F、O、N)形成强极性共价键,由于 X 电负性很大,吸引电子能力强,使氢原子变成一个几乎没有电子云的"裸露"的质子而带部分正电荷。此时氢原子的半径特别小,电场强度很大,又无内层电子,可以允许另一个带有部分负电荷的 Y 原子(即电负性大,半径小且有孤对电子的原子)充分接近它,从而产生强烈的静电相互作用而形成氢键。

蛋白质在具有不同亲疏水性的生物材料表面的吸附已经有了广泛的研究。这些研究表明,蛋白在较疏水表面的吸附量较大;不同类型的蛋白质的吸附模式不同,蛋白质构象发生改变的程度不同。当材料表面的接触角小于 70° 时,蛋白材料间的疏水相互作用不显著。

研究者对于制备微胶囊常用的海藻酸钠、壳聚糖膜的表面亲疏水性进行了大量的报道。海藻酸钠膜的接触角为 30° 左右,且不受海藻酸钠化学组成、分子量的影响;壳聚糖膜的接触角为 80°左右;海藻酸钠壳聚糖复合物的接触角为 70°左右。

3. 表面电荷

表面电荷微胶囊的影响主要是带电表面可与蛋白质及细胞表面的蛋白质发生静电相互作用。静电相互作用是一种弱的短程相互作用。蛋白质分子表面既有游离的氨基,又有游离的羧基,因此静电相互作用是带电材料和蛋白质表面有效电荷的静电库仑排斥作用和静电吸引作用之间相互竞争的结果。

带电材料表面的电荷性质通常用 zeta 电位表征。对于带电材料纳米颗粒,通常通过测定纳米颗粒在电场中的泳动速率来测定其表面电荷。对于表面带电荷的膜状材料或粒径较大的颗粒状材料(微米级颗粒),由于尺寸的问题,zeta 电位通常不能直接测量。一般通过测定其渗透流动电位(permeation streaming potential)或切向流动电位(tangential streaming potential)来表征其表面电荷。

研究表明,用于制备微胶囊的海藻酸钙胶珠的表面电势约为-10 mV。一旦表面结合了带正电荷的聚阳离子,表面电势将发生显著变化。如,de Vos Paul 等借助流动电势技术表征了由海藻酸钠、聚赖氨酸制备的微胶囊(APA 微胶囊)的 zeta 电位,结果表明,APA 微胶囊表面的 zeta 电势为负(-3.6±0.2 mV),pH 降低时由 G 含量低及 G 含量高的海藻酸钠制备的 APA 微胶囊表面的正电荷显著多于中 G 含量海藻酸钠制备的 APA 微胶囊。同样,移植后由 G 含量低及 G 含量高的海藻酸钠制备的 APA 微胶囊表面的电势高于中 G 含量海藻酸钠制备的 APA 微胶囊。而由海藻酸钠、壳聚糖制备微胶囊表面电势在-3.6~-6.1 mV。

近年来,研究者提出用 XPS、IR、Roman 及 TOF-SIMS 等技术结合起来表征微胶囊表面的化学组成、带电荷基团及分子间的相互作用以分析微胶囊表面的表面电荷情况。Tam 等用这种方法分析了由海藻酸钠、聚赖氨酸及聚鸟氨酸制备的微胶囊的表面带电荷基团情况,并进一步分析了微胶囊带电荷基团对体内生物相容性的影响,认为微胶囊表面暴露的带正电荷基团越多,微胶囊的生物相容性越差。De vos Paul 等应用 XPS 分析海藻酸钠-聚赖氨酸微胶囊,首次将微胶囊表面化学组分与宿主反应程度相关联,认为富含 G 单元的海藻酸钠能结合更多 PLL,但较少的有效结合位点,导致暴露更多的 PLL,引起更严重的炎症反应,移植体内后微胶囊表面出现蛋白质吸附,且吸附量与细胞增生正相关。

4. 表面粗糙度

表面粗糙度的测量常用原子力显微术(atomic force microscopy,AFM)、冷冻扫描电镜(cryo-scanning electron microscopy)、白光干涉法及散射法测定。

AFM 在垂直于表面微轮廓方向和沿表面方向几乎有相同的分辨率和精度,但该法扫描速度慢且要求材料均一性好(不能分相)。干涉法及散射法不破坏表面,操作方便。干涉法可给出表面轮廓的直观信息,却只能达到一维高分辨和高精度。衍射不能给出表面轮廓的直观信息。Keresztes 等用 AFM 表征了由不同离子与海藻酸钠反应形成的水凝胶的含水状态下的表面粗糙度,结果表明,由 Cu^{2+} 制备的水凝胶的表面粗糙度大于由 Ca^{2+} 制备的水凝胶的表面粗糙度。Lekka 等表征了由不同海藻酸钠制备的胶珠及与聚(亚甲基联合盐酸胍)以及聚赖氨酸制备的微胶囊的表面形貌及粗糙度,结果显示,表面粗糙度为 0.9~14.4 nm。张华安等用 AFM 表征了干燥状态的 ACA 和 APA 平板膜的表面粗糙度,结果表明,ACA 膜表面较 APA 膜表面粗糙。

Hoesli 等用冷冻扫描电镜考察了海藻酸钠胶珠的表面形貌。他们将浸泡于 HEPES 缓冲液中海藻酸钙胶珠过滤后置于液氮中冷冻,然后置于 -120 ℃ 的电镜中,于 -105 ℃ 干燥 5 分钟后观察胶珠的表面形貌。结果表明,胶珠表面有齿槽状的空腔,空腔内凝胶骨架间的距离为 20~50 nm。

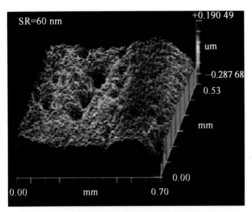

图 5-11 扫描白光干涉表征的海藻酸钠-壳聚糖
复合膜表面形貌

中国科学院大连化学物理研究所马小军实验室用扫描白光干涉技术测量了含水状态下由海藻酸钠、壳聚糖制备复合平板膜的表面粗糙度。结果表明,海藻酸钠-壳聚糖复合膜表面呈颗粒状,粗糙度为 50~300 nm。海藻酸钙凝胶表面与之相比较光滑。复合膜表面粗糙度随海藻酸钠分子量增大而增大,随壳聚糖脱乙酰度增高而增大(图 5-11)。

Lekka M 等利用 AFM 观察微胶囊表面结构发现,海藻酸钙胶珠的表面粗糙度小于海藻酸钡胶珠的,经聚赖氨酸成膜后两种微胶囊的粗糙度均变大,但两者之间没有明显差异。

一般认为,当材料表面的凹陷尺寸大于蛋白的尺寸时,表面粗糙化可增大供蛋白吸附的面积。但 Cai 和 Han 等的研究结果表明,粗糙度对蛋白质的吸附量没有显著影响。而 Rechendorff 等的研究结果表明,增大表面粗糙度可以提高蛋白质的吸附量。这种研究结论的差异可能是由于研究者选基材、蛋白质及测定吸附量的方法不同造成的,所得出的结论也依赖于研究者自身的评判标准。有关纳米级表面粗糙度对蛋白质吸附量的影响以及如何影响有待于研究者建立统一的评判标准(如表面粗糙度与蛋白质分子大小的评判标准),以进一步深入研究。

(三) 机械强度

微胶囊用于体内移植时,会受到注射器的挤压作用,器壁也会对微胶囊产生摩擦和挤压;在体内不同部位的微胶囊会受到来自脏器的挤压和摩擦;载可增殖细胞微囊会受到细胞增殖的作用力;作为栓塞剂植入血管的微胶囊,血管壁周期性的蠕动对微胶囊产生周期性的挤压和松弛作用等。因此,移植用微胶囊膜必须具备能够耐受移植操作和宿主正常活动的机械性能。

现有的细胞移植用微胶囊机械强度评价方法可以分为两大类,一类是用于群体微胶囊的表征方法,得到的是多个微胶囊机械强度的平均值;另一类是针对单个微胶囊的表征方法,这类方法可以体现微胶囊的个体差异性。

1. 机械性能表征方法

这类方法又可分为两类,一类是将微胶囊置于模拟宿主体内各种作用力的力场中,考察微胶囊在作用力下破碎时所需力大小或者保持完整性的比率。马小军、全万志等根据这一理论建立了球磨法表征微胶囊的强度。该方法利用硬质微球对微胶囊的摩擦、挤压,加速微胶囊的破裂,来模拟微胶囊在体内环境受到体壁或肠壁的挤压摩擦作用。结果表明,微胶囊膜的机械性能与其制备材料和制备方法有很大的关系;两步法成膜制备的微胶囊膜机械强度大于一步法成膜制备的微胶囊膜;高分子量壳聚糖制备的微胶囊膜强度大于低分子量壳聚糖制备的微胶囊膜。

另一类评价方法是基于如下认识建立的:微胶囊膜强度是膜刚性与膜弹性的综合结果,相同条件下制备的微胶囊其囊膜机械强度与膜厚成正比关系。马小军等研究发现,微胶囊制备过程中体积膨胀与膜厚度之间呈反比关系,进而推导出体积膨胀率与膜强度之间的关系,定义体积膨胀率为:

$$S\% = 100(V_{微胶囊} - V_{微胶珠})/V_{微胶珠} \qquad (式5-1)$$

通过测定微胶囊体积 $V_{微胶囊}$ 和微胶珠体积 $V_{微胶珠}$,即可以算出体积膨胀率,定性表征微胶囊膜强度。

2. 单个微球机械性能表征方法

对单个微胶囊机械强度的表征有挤压法、AFM法、剪切应力法等。

3. 挤压法

挤压法是将单个微胶囊置于如图5-12所示的两块平行板之间,当施加一定作用力时,微囊向内皱缩甚至破裂。微胶囊在被压破时所受到的力不同,即对于轴向压力的抵抗性能不同,因此,根据所用的力的大小就可以区分不同微胶囊的抗轴向压力的机械强度。这种方法的优点是测量的值很准确,但不够灵敏。

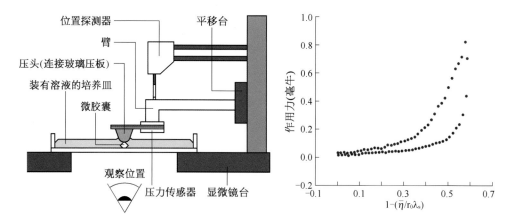

图 5-12　平板挤压法测定微胶囊机械强度

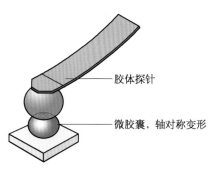

图 5-13　原子力显微镜探针前端黏附
胶体探针示意图

4. 原子力显微术法

原子力显微术法是在原子力显微镜的探针前端黏附一个胶体探针(如图 5-13),然后用胶体探针压迫微胶囊使微胶囊变形,进而测定微胶囊的机械强度。同时,研究者也尝试直接用原子力显微镜探针表征了微胶囊的机械强度,发现此时应缓慢加力以防止探针穿破囊膜。相应的,直接用原子力显微镜探针测量的范围要小很多。原子力显微术法测量的灵敏度较高,可达 pN～μN。

5. 剪切应力法

比原子力显微术法更灵敏的方法是剪切应力法。这种方法的剪切强度可达 mPa～kPa,由此对于粒径为 5 μm 的微胶囊,测量机械强度的灵敏度可达 0.1 pN～0.1 μN。这种方法主要根据剪切应力作用下的微囊的变形计算得到微囊的机械强度,根据剪切应力形式的不同可分为如图 5-14 所示的线性剪切法和旋转剪切法。

现有的海藻酸微球机械性能评价方法主要可归纳为两种:间接测定法和直接测定法。间接测定法是通过测定微囊在特定环境下破碎所需要的力、时间或者保持完整性的比率来衡量的机械强度,比如球磨法;另一类是刚性(resistance to deformation)与弹性(resistance to fracture)的综合结果,利用膨胀度法表征微囊的机械性能,膨胀度大机械强度差。直接测定法是利用力学仪器分析微胶囊形变-受力关系,判定微胶囊的机械强度,如流变仪、质构仪、

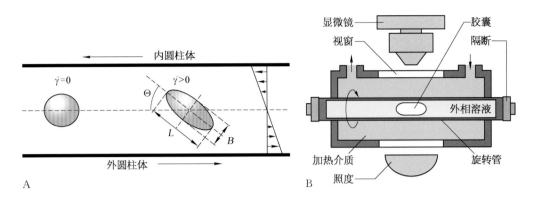

图 5-14 剪切应力法示意图

A.线性剪切法;B.旋转剪切法

AFM 和微管吮吸技术等(表 5-1)。由于仪器设备本身原理上的限制,质构仪和流变仪通常仅能测定较大尺寸的微胶囊,而 AFM、显微电子钳及微管吮吸技术可以实现单个小粒径微球的机械强度测定。但是由于 AFM 及微管吮吸技术需要特定设计的针尖、显微电子钳等高精度设备,因此可操作性和实现度较小,因此,目前较常用的机械性能的表征方法仍是上述的间接测定法。

表 5-1 微胶囊机械强度的测定技术

技术		参数	样品
压缩检测	流变仪技术	储存/损耗模量	粒径大于 2 mm 微球
	质构仪技术	力-位移曲线/爆破力	粒径 800 μm~1.6 mm 微环
	显微电子钳	力-位移曲线	粒径 15~25 μm 微球
	原子力显微镜技术	弹性模量	单个微球
微管吮吸技术		弹性模量	单个微球

(四)弹性性能

用微球栓塞血管时,会受到血管内壁对其造成的压力。微球的弹性间接地反映了微球对血管的栓塞能力,变形程度大且不易破损的微球更适合做栓塞剂,弹性模量低的微球在注射时不易堵塞导管。测试微球弹性性能时可吸干微球表面水分,将单个微球置于材料试验机上,选择合适尺寸和形状的压头,以一定速率对微球进行压缩。在此条件下观察微球的抗压能力和破碎情况,记录压缩过程中的应力应变曲线。测试时可在基台上粘贴一层细砂纸,保证测试过程中微球不会因压迫产生滑移,必要时可制作有半球形凹坑的基台限制微球的横向位移。微球弹性性能可以用一定变形程度时微球受到的压力进行表征,也可以将在某固定压力作用下或某固定变形条件下微球的破损率作为表征指标。由于凝胶材料的抗压性能受温度和湿度等条件影响较大,因此对每个微球进行弹性性能检测时应控制在较短时间内完成测试,并且在实验过程中可以采取一定的措施使测试环境稳定,减小环境对实验结果造成的影响。

(五) 溶胀性能测定

溶胀度是衡量微球在体液中溶胀前后体积变化率的指标。因微球体积不易测得,所以用质量表示微球溶胀性能。进行微球溶胀性能测试时,先称取一定质量(w_0)的微球置于有空隙的袋子中(袋子空隙直径应小于微球粒径以保证微球不从中漏出),将袋子置于磷酸盐缓冲溶液中,浸泡72小时后将袋子取出(结合具体情况分析,也可选用其他液体进行测试),用滤纸吸净微球表面多余液体后称重,得到微球质量 w_t,溶胀度 SR 即为:

$$SR = \frac{w_t - w_0}{w_0} \times 100\%$$ (式 5 - 2)

(六) 体外降解性能

海藻酸盐栓塞微球在体内时,环境中的 Na^+ 会与"蛋格"结构中的 Ca^{2+} 离子发生交换,凝胶结构脱解从而出现降解。降解速率是决定有效栓塞时间的重要因素。此处给出一种测定栓塞微球在 PBS 缓冲液以及分别加有海藻酸裂解酶和 H_2O_2 的 PBS 缓冲液中的降解的测定方法作为参考。将海藻酸微球于 37 ℃ 条件下置于含有 PBS 缓冲溶液中做模拟生理条件下的体外降解试验,每隔一段时间,取出样品,真空抽干,测其质量,并做记录;将海藻酸微球置于加有海藻酸裂解酶的磷酸盐缓冲液中,调节 pH 为 6.3(此为海藻酸裂解酶的最适 pH),37 ℃ 条件下进行海藻酸微球的降解实验,每隔一段时间,取出样品,真空抽干,测其质量并记录;将海藻酸微球分别置于含有一定浓度 H_2O_2 的 PBS 溶液中,在 37 ℃ 条件下降解,每隔一段时间取样,真空抽干,测其质量,并做记录。在测试过程中,取出的样品可进行微观结构和红外光谱等分析。研究伴随降解过程,分析材料的微观结构和分子链段化学键、官能团是否发生改变。

(七) 可注射性能

栓塞手术进行时,栓塞微球经常会堵塞导管,使手术变得复杂并增加风险。微球的可注射性能是模拟实际手术过程对微球的输运性能进行评价。测试时可将微球分散于生理盐水和造影剂按一定比例混合的液体中,用注射器和导管缓慢将微球注射入血管模型中,进行推注前导管用生理盐水进行润洗。血管模型可用动物的血管,也可用一定直径的导管进行模拟。微球的可注射性并没有统一的定量评价方法,仅可做定性评价。可以用完整通过导管而不破碎的最大微球粒径代表一类栓塞剂的输运性能,也可以对推注过程用 0～5 进行分级,0 代表生理盐水的推注性,不存在任何堵塞,5 代表完全堵塞。

第二节 · 海藻酸盐介入栓塞微球

一、栓塞术

栓塞术也称栓塞治疗(embolotherapy),是指通过导管,经动脉或静脉将栓塞材料选择性地、有控制地注入靶血管,使之发生闭塞,中断血供以期达到一定的治疗目的。血管栓塞术的临床作用有:控制出血,控制晚期肿瘤症状和术前肿瘤血运阻断,治疗动静脉畸形、动静脉瘘和动脉瘤的阻塞、器官消融、静脉曲张(食管和精索静脉)、血管改道等。1904 年,Dowbain 在为患有头颈部肿瘤的患者进行手术前,将融化的石蜡油经颈外动脉注入,以减少术中出血,这是最早的血管栓塞治疗。经过一个多世纪的发展,血管栓塞术已经成为介入治疗中的重要技术,也是介入放射学的三大技术之一。近 30 年来,栓塞术已经被临床应用于颅脑、肝、胆、脾、肾、心脏与血管、妇科、生殖系统等多个部位的诊断治疗当中。

完整的血管栓塞术由微导管、栓塞材料、操作技术、影像监控设备及术后护理组成。其中栓塞材料一直以来是栓塞术发展的关键,为了适应不同部位、不同性质病变的需要,栓塞材料的开发从未停止。除了最初所用的石蜡油,1930 年,肌肉碎片被 Brooks 经颈动脉导入治疗外伤性颈动脉海绵窦瘘;1960 年,Luessenhop 则使用甲基丙烯酸甲酯微球经颈动脉栓塞治疗动静脉畸形;1971 年,Parstman 用聚乙烯醇(ivalon)进行颈内动脉栓塞;1974 年,Carey 报道了明胶海绵作为栓塞剂的应用实例;1980 年,Klatte 用无水乙醇作为栓塞剂治疗肾肿瘤。此外,铂、钨等金属被制成弹簧圈,用作机械栓塞材料;聚乙烯醇、纤维素、壳聚糖、海藻酸钠等高分子材料因易于加工改性且具有良好的生物相容性,在栓塞材料方面也受到广泛的重视。其中,高分子材料由于其可塑性强,生物相容性好两大优势,被广泛开发并尝试应用于临床。理想的栓塞材料应具备如下性质:①无毒,不致癌,不致畸;②无抗原性,有良好的生物相容性;③能迅速封闭不同管径、不同血流量的血管,能按需要闭塞不同口径、不同流量的血管;④易经导管传送,不粘管;⑤易得、易消毒;⑥能产生非损害性炎症,诱发血栓形成;⑦医学影像可见。不同的栓塞位置和不同性质病变对栓塞材料及性能的要求具有显著差异。

海藻酸盐作为一种天然生物材料,具有良好的生物相容性和可控的降解速率,其来源广泛,并且易于加工成型,是一种良好的栓塞材料。海藻酸钠溶液可与钙离子反应形成"蛋格"结构,产生大分子链间交联固化,以根据临床需要可加工成各种粒径的固态微球。海藻酸盐微球(KMG)具有良好的力学稳定性和生物相容性,对人体无毒,栓塞后不引起化学反应或免疫作用,可降解的 KMG 会与周围血液发生离子交换,在一段时间后以分子链脱解的形式降解,最终产物为不参加人体代谢循环的多糖。KMG 被导管输送至栓塞部位后吸水可迅速膨胀并嵌顿在栓塞处,不会因血管自身的张力和部分倒流血液的冲击发生移动,可有效避免发生误栓。KMG 可以对末梢小动脉进行栓塞,栓塞后侧支循环血管两端不存在压力差,也就不易形成继发性的侧支循环,从而保证了栓塞效果,有效地切断了肿瘤部位的主要血供。堵塞在较大管径血管内的微球随着栓塞时间增加发生降解,在血流的冲击作用下,降解得到的较小微球迁移到达更细小的分支内,产生更均匀彻底的栓塞。直径合适的 KMG 还可以阻断肿瘤周边的动静脉瘘,提高治疗效果。研究者们正在尝试将药物与海藻酸盐栓塞剂相结合,得到载药海藻酸盐栓塞材料,用于癌症等疾病的治疗。

二、海藻酸盐栓塞微球

海藻酸钠(sodium alginate,简写为 NaAlg 或 Alg)是天然的高分子多糖材料,一般无毒、免疫原性低、生物相容性好、可降解且产物无毒害作用,并且资源丰富、易于加工成型,是最常用的组织/细胞移植微囊制备材料。它是存在于褐藻类海洋生物中富含羧基(—COO—)的聚阴离子天然线性多糖,由 β-D-甘露糖醛酸(M)和 α-L-古罗糖醛酸(G)结构单元通过 1,4-糖苷键聚合而成的具有不同 G/M 比的线性嵌段共聚物,并且其均相嵌段(MM、GG)和非均相嵌段(MG)在海藻酸钠分子链上随机分布。海藻酸钠水合能力强,可溶于水形成黏稠胶体,并能与钙离子作用下产生大分子链交联固化。良好的生物相容性使其在敷料、药物载体释放等领域取得广泛应用。与使用较多的 PVA 栓塞微球相比,KMG 在可降解性、栓塞时间、治疗效果及术中反应等方面均有优势,具体对比情况见表 5-2。

表 5-2　KMG 与 PVA 对比

产品名称	KMG 微球	PVA 微球
材料	生物衍生材料	化学合成材料
降解情况	可降解	—
降解产物	甘露糖和古罗糖	—
降解周期	3~6 个月后或 5~10 周无毒降解	—
		—

续　表

产品名称	KMG 微球	PVA 微球
栓塞时间	3～6 个月或 5～10 天无毒降解随尿排出	永久性植入体内
栓塞治疗效果	永久性栓塞或暂时性栓塞	永久性栓塞
溶胀性	在靶血管处溶胀	多孔结构微球具有溶胀性
栓塞后反应	疼痛轻微或无痛	疼痛剧烈
药物载体	可作为药物载体	—
使用技巧	不凝聚、不堵管、操作方便	易堵管、操作者富有操作经验
术中反应	无痛或轻微疼痛	疼痛较强烈

在国内市场中,北京圣医耀科技发展有限责任公司首先开发出拥有自主知识产权的海藻酸钠微球栓塞剂,取得国家专利并通过国家药品监督管理局的审批进入市场销售。该产品可用于肿瘤治疗(肝癌、肺癌、子宫肌癌等介入栓塞)、器官消融(甲亢、脾亢等介入栓塞),以及脑、脊髓神经介入栓塞和控制出血(肿瘤术前止血、血管畸形导致动脉出血、实质脏器出血等栓塞)。该产品分为显影和非显影两大类,粒径规格齐全,具体见表 5-3。

表 5-3　海藻酸钠微球栓塞剂型号、规格

型号		规格(μm)	内装量(g)
KMG 型	KMG‑Ⅹ型	70～150	≥1.0
(普通型)	(显影型)	100～200	≥2.0
		200～450	≥3.0
		300～500	
		500～700	
		700～900	
		150～200	
	特殊定做	300～500	
		400～800	
		900～1 200 等	

三、海藻酸盐栓塞微球的动物实验

本部分通过两个实验实例介绍海藻酸盐栓塞材料的动物实验。邹强等利用海藻酸钠微球对中华小型猪的肾脏进行栓塞,评价海藻酸盐栓塞剂在动物体内栓塞的有效程度、可降解性和生物相容性。Forster 等用海藻酸钙微球对健康山羊的子宫进行 12 周的栓塞,评价海藻酸钙栓塞微球在体内的降解性能并分析可能引发的炎症反应。

（一）海藻酸盐微球对猪肾动脉栓塞实验

1. 实验动物及栓塞材料

中华小型猪 8 头，体重 40～50 kg，雌雄不限。海藻酸钠栓塞微球，干燥时平均粒径 200 μm，生理盐水溶胀后平均粒径 600 μm（北京大学药学院制备）。

2. 实验过程

实验动物麻醉前禁食 12 小时。肌内注射 0.8 g 氯胺酮和 1 mg 阿托品进行麻醉，并取 5 mL 前腔静脉血用作实验室检查，随后在猪耳缘静脉处埋置套管针，注射 5% 戊巴比妥钠溶液维持麻醉。将麻醉的动物固定于血管造影机检查床上并保持仰卧位，经套管针注入 4 000 单位肝素钠进行全身肝素化和 16 万单位庆大霉素预防感染。在彩色多普勒超声导引下利用 18G 穿刺针穿刺股动脉并置入 5F 导管鞘。通过引入的 5F 导管对双肾动脉注射造影剂碘海醇。所有实验动物一律选择左动脉进行栓塞手术，透视下通过导管分次、缓慢注射海藻酸钠栓塞微球和碘海醇的混合液，应注意注射速率和注射量，避免产生反流，至血流明显减慢或接近停滞时结束注射。整个过程共注入海藻酸钠微球 100～200 mg，注射时间为 5～10 分钟。栓塞完成后再次行左肾动脉造影，检查栓塞效果。手术完成后拔出导管及导管鞘，对动物进行止血处理。

8 头实验动物随机分成 4 组，每组 2 头。栓塞后 1、2、4、8 周随机抽取一组进行血管造影检查和 CT 影像检查，观察栓塞情况。动物麻醉与静脉取血步骤与之前相同。麻醉后在彩超引导下穿刺股动脉、股静脉，分别置入 5F 导管鞘。先进行双肾动脉造影复查，随后将动物固定在 CT 机上进行肾脏 CT 检查。CT 检查时先做平扫，随后经股静脉导管鞘以 1.5 mL/kg 的剂量注射碘海醇做增强双期（动脉期、实质期）扫描。CT 检查后，通过静脉注射过量的 5% 戊巴比妥钠处死动物，解剖动物取出双侧肾脏。对肾脏进行大体病理观察并记录，随后将栓塞的左侧肾脏制作成组织切片进行检查，过程为：用 10% 福尔马林溶液固定肾脏，酒精梯度脱水，石蜡包埋，间隔 5 mm、层厚 7 μm 进行切片，用苏木精-伊红染色后在光学显微镜下观察。对栓塞前和复查前抽取的动物外周静脉血进行及时检查，检查项目有：血常规、肝功能和肾功能指标检测。将栓塞后各阶段血液检查的结果与栓塞前血液检查结果进行匹配比较，并做出统计学分析，当 $P < 0.05$ 时有统计学意义。

3. 实验结果

实验过程中所有动物未发生意外死亡。术后 1～2 天实验动物有不同程度的精神差、食欲欠佳、活动减少，2 天后饮食与活动逐渐恢复正常。

血管造影结果：栓塞手术前肾动脉主干及各分支显影良好，血管形态自然光滑，实质染色均匀。栓塞后即刻造影显示肾动脉中、远端阻断呈"残根"状,实质不见染色。栓塞后1周,部分肾动脉分支出现再通现象,再通血管远端明显纤细、纡曲、紊乱。肾实质染色淡、不均匀,轮廓模糊,略不规整。栓塞后2周,肾动脉主干均匀变细,动脉较大分支出现再通,但血管壁不光滑。再通血管远端仍较纤细、纡曲、紊乱。肾实质染色仍淡、不均匀,轮廓略变清晰但略不规整,肾脏出现轻度萎缩。栓塞后4周,肾动脉主干明显变细,再通血管仍纤细、纡曲、紊乱。肾实质染色淡、不均匀,轮廓较清晰但不规整,肾脏有明显萎缩。栓塞后8周,肾动脉主干继续变细,再通血管纤细,但纡曲、紊乱程度与栓塞后4周造影结果相比有所减轻。肾实质染色仍淡、欠均匀,轮廓略欠规整,肾脏萎缩程度最大。

CT检查结果:栓塞后1周,CT平扫和增强扫描均显示被栓塞的左侧肾脏与右侧肾脏相比略有增大,形态有轻微不规则,肾皮质区域出现不规则、低密度、无明显强化的梗死部分,肾实质强化弱、明显不均匀,与肾周组织粘连。栓塞后2周,CT平扫和增强扫描显示被栓塞的左侧肾脏与右侧肾脏相比出现缩小,形态仍显不规则,肾皮质区域梗死部分变薄,肾实质强化弱、欠均匀,与肾周组织仍有粘连,但与栓塞后1周的CT表现相比有所改善。栓塞后4周,CT平扫和增强扫描均显示被栓塞的左侧肾脏与右侧肾脏相比缩小更为明显,形态仍欠规则,肾皮质部分仍存在梗死区域,肾实质强化弱、不均匀,与肾周组织粘连减轻。栓塞后8周,CT平扫和增强扫描均显示被栓塞的左侧肾脏与右侧肾脏相比继续缩小,形态更为不规则,肾皮质部分梗死区域变小,肾实质强化较好、略显不均匀,与肾周组织粘连情况明显改善。

组织学检查结果:用肉眼进行大体病理观察,被栓塞的左侧肾脏与右侧肾脏相比,在栓塞后1周略有增大。在栓塞后2、4、8周,左侧肾脏逐渐变小。被栓塞的左侧肾脏的颜色较浅、不均匀、表面不光滑,并且该情况随着被栓塞时间的延长越来越明显。肾脏与肾周有粘连、与肾被膜不易分离。组织切片检查发现,栓塞后1周弓状动脉内可见栓塞微球,微球的形态不规则,动脉周围有慢性炎症表现,存在梗死区域。栓塞后2周弓状动脉分支内可见栓塞微球,微球形态不规则并有碎裂,动脉周围仍有慢性炎症反应。可见肾小管坏死,间质纤维化。栓塞后4周弓状动脉小分支内仍可见栓塞微球充填,动脉壁不完整,动脉周围出现纤维化。可见肾小管坏死,间质纤维化,并出现钙化病灶。栓塞后8周分支小动脉内未找到微球,肾小球和肾小管呈陈旧性肾梗死表现,但在部分肾脏内仍可见近乎正常的肾小球、肾小管结构。

实验动物栓塞前的血常规、肝功能指标和肾功能指标与栓塞后1、2、4、8周相比均无统计学差异($P > 0.05$)。

(二)海藻酸盐微球对羊子宫的栓塞实验

1. 实验动物及栓塞材料

山羊5只(Blanche du Massif Central),雌性未孕,体重40~60 kg,2~5岁。海藻酸钙

栓塞微球(自制,有 High G 和 High M 两种,分别表示海藻酸盐中古洛糖醛酸链段和甘露糖醛酸链段比例不同)。

2. 实验方法

用激素控制使羊子宫动脉直径与患有子宫平滑肌瘤的女性相似。在动物的引道中插入浸渍有 40 mg Chronolone (Chrono-gest® Esponge；Intervet，France)的海绵以控制动物的生理期。13 天后将海绵移除,肌内注射 500 U 的促性腺激素血清(Chrono-gest® PMSG；Intervet，France)控制排卵,24 小时内进行盆骨血管造影和栓塞,术前 24 小时禁食。

小瓶装无菌栓塞微球(1 mL)在栓塞前与造影剂混合,栓塞微球以 1/10 的比例稀释在 10 mL 造影剂与生理盐水的混合液(混合比例 1∶1)中,摇动使微球均匀悬浮于液体中。用 5 mL 注射器吸取 5 mL 悬浮液,在荧光检测下缓慢注入子宫两侧的血管,相当于每个血管被 0.5 mL 微球(约 5 000 个)栓塞。选择该剂量可以最大程度避免器官坏死,从而可对微球造成的免疫反应进行恰当的评价。注射完成后,用 3 mL 生理盐水清洗导管。手术过程并未完全栓塞子宫,以防止组织坏死引起的意外死亡和对其他因素评价时造成影响。整个手术过程在血管造影仪检测下完成。

每个实验样品检测仅使用山羊子宫一侧的供养动脉,如表 5-4 所示。实验动物分别在 1 周($n=1$,每个样品 1 个供养动脉)、4 周($n=2$,每个样品 2 个供养动脉)、12 周($n=2$,每个样品 2 个供养动脉)注射过量的戊巴比妥钠(Dolethal®，VETOQUINOL，France)处死。

表 5-4　每个测试组中所用子宫供养动脉数(n)及相应栓塞微球种类

微球种类	微球体内存在时间		
	1 周	4 周	12 周
High G	$n=1$	$n=2$	$n=2$
High M	$n=1$	$n=2$	$n=2$

栓塞微球的操作效果可以从操作的容易度、栓塞时逆流或出现不良反应、栓塞手术持续时间和注入微球的体积这四方面进行评价。子宫、卵巢及局部淋巴结被制样进行组织学、降解性能和微球分布的评价。进行组织学分析时,将一片组织切片在 10%福尔马林中固定,另一片切片在 Carnoys 固定剂(60%乙醇、30%三氯甲烷和 10%gluteraldehyde)中固定,有报道海藻酸盐会在福尔马林中溶解。福尔马林仍被用作高组织切片分辨率固定剂。组织随后用石蜡包埋切片,Safranin-hematoxylin-eosin 三体染色。有栓塞微球部分的组织切片用来观察免疫反应和坏死。栓塞微球的降解与其在动物体内的时间有关。可能的降解和再吸收标志有：①微球表面出现细胞浸润；②海藻酸盐材料出现在巨细胞和吞噬细胞的细胞之内；③微

球表面粗糙。

3. 实验结果

整体检查结果显示,栓塞后 1 周栓塞诱发组织坏死,子宫出现轻微变红。由于微球用量小,栓塞部位出现新的血液供给,因此在 4 周和 12 周的切片中未出现肉眼可见的坏死和感染区域。

组织学分析结果显示,微球存在的环境有四种。①微球未完全占据动脉血管,血管也未被白色区域完全包围,白色区域可能是制样过程中微球脱水形成的。②在动脉后部分循环区域内可以观察到栓塞微球。③微球在动脉内层和中层膜的压迫下存在,同样尺寸的未栓塞动脉血管壁更厚,管腔非圆形且有弹性。部分微球存在于动脉血栓的圆形孔隙之中。④也有部分微球的存在环境综合了这些情况,单独的微球并不常见。将更大的动脉纵向切开可以看到微球排列成线或成团簇状。微球截面并不全是圆形,在有分支的血管处微球截面会更奇怪。组织切片很薄,因此同一个微球可能出现在几个切片中。部分微球缺失并不意味着其已经被降解,可能是被血液带入较小分支血管中。

切片样品中观察到的坏死和炎症被简单地定性分为三级。0 级:未发生(未观察到炎症和坏死);1 级:中等(坏死和炎症区域少于观测面积的 50%);2 级:严重(坏死和炎症区域多于观测面积的 50%)。第一周,平均坏死面积为 $0.46\pm0.71\ \mathrm{cm^2}$,炎症面积平均值为 $0.25\pm0.43\ \mathrm{cm^2}$,程度较小,表明减小栓塞量可以降低坏死情况发生。在苏木精-伊红染色后观察到的坏死区域为淡粉色的非细胞区域,不具有明显可见的细胞核。大量微球造成栓塞的区域坏死现象更为严重。第 4 周和第 12 周未发现坏死和炎症。所有微球表面均罕见细胞浸润与表面粗糙,说明该条件下微球降解与时间和微球种类无关。整体来看,如果细胞浸润发生,多发生在有栓塞造成的血栓处。另外,在所有的时间点均可在动脉血管中观察到表面光滑的微球,且未出现血栓、炎症和降解,仅在少量样品中可看到细胞浸润,这说明微球在栓塞条件下并不会降解。在 12 周内没有微球被完全降解,体内微球的降解也并未出现随时间变化的趋势。此外降解程度不能单纯从微球截面大小判断,因为该截面并非微球的最大截面。

第三节 · 载药栓塞微球

2010 年,全球癌症患者为 1 270 万,760 万人死于癌症,2014 年世界卫生组织发布的《世界癌症报告》预测,到 2030 年,世界癌症患者将增加 50%。中国癌症发病率和病死率更为严重,全国肿瘤登记中心发布的《2012 中国肿瘤登记年报》指出,中国每年新增癌症患者 350

万,死亡 250 万。目前并无特效药或特别的治疗方法可以彻底治愈癌症,传统的治疗方法手术治疗、放射治疗、化学治疗等在杀死癌细胞的同时对人体健康细胞也造成了非常大的损害。随着分子生物学的发展,人们对癌症的发病机制有了更深入的认识,也由此提出了更好的策略,通过直接或间接的方法靶向杀死癌细胞,减少对非癌细胞的损伤。这种治疗方法将药物输运至癌细胞处,药物通过以下方式影响癌细胞:①干扰癌细胞生长信号;抑制肿瘤血管形成;②促进癌细胞凋亡;③刺激免疫系统杀死特殊癌细胞。

动脉化疗栓塞是靶向治疗肿瘤的一个典型例子,其利用介入放射医学手段,用负载有抑癌药物的栓塞剂栓塞肝动脉,通过阻断肿瘤主要的血供通路和局部释放抑癌药物治疗肿瘤,该技术已经被广泛用于肝癌的治疗。Kerr 于 1987 年提出理想的动脉化疗栓塞材料的性质:①可通过微导管输送;②尺寸可栓塞目标血管;③材料具有良好的生物相容性,不引起免疫反应;④对药物有良好的亲和能力;可负载有效量的治疗药物;⑤仅在局部释放药物且释放行为可控。目前研究者们仍在对更好的药物载体进行研究。

一、载药海藻酸盐微球概述

载药微球的研究始于 20 世纪 70 年代,载药微球血管栓塞同时兼具了靶向治疗和局部药物缓释的优点。目前最常使用的栓塞材料为 PVA 微球,PVA 的生物相容性和安全性已被确立,长时间的使用也证实了其具有良好的治疗效果。2004 年,欧洲出现第一个 PVA 载药栓塞微球产品达仙球(DC Bead®),该产品微球基体为 PVA,微球经过磺化改性后表面负载蒽环霉素类药物如多柔比星等。其优点是医生可根据患者病灶处肿瘤大小及患者自体对药物的耐受情况配比药物浓度,进行个性化治疗。Merit Medical 公司的 HepaSphere® 是一种 PVA 和丙烯酸钠共聚微球,与达仙球产品不同的是,这种微球吸收药物溶液,成为载药微球,药物不仅仅负载于微球表面。

海藻酸盐栓塞微球与 PVA 相比具有更好的生物可降解性和生物相容性等诸多优势。用海藻酸钠载药微球栓塞剂可使肿瘤血管闭锁,切断对肿瘤组织的血供与营养,使肿瘤细胞坏死,同时在栓塞部位逐步释放,使药物在肿瘤组织上保持较高的浓度和较长的时间,可提高抗肿瘤药物的治疗效果,降低其毒副作用,具有化疗与栓塞双重作用,可用于肝癌、肾癌、肺癌、脑膜瘤、颅内动静脉畸形、颌面部肿瘤和子宫内肿瘤等,是目前研究开发的主要热点。北京圣医耀科技发展有限责任公司也正在开发带紫杉醇、达那唑、维 A 酸等药物的海藻酸钠微球栓塞剂。

载药海藻酸盐栓塞微球的制备方法主要为浸渍法和直接制备法。浸渍法即为将制备好的海藻酸盐微球放入需要负载的药物溶液中浸渍,使微球吸附药液,从而达到负载药物的目的。直接制备法为将药物以溶液或其他形式与海藻酸盐溶液混合均匀后,通过制备海藻酸盐栓塞微球的方法如乳液离子交联、喷雾法等使其与交联剂反应,成为栓塞微球材料。制备方法在前面已有阐述,于此不做赘述。

目前载药海藻酸盐栓塞材料尚未通过国内外药监部门审核,无产品上市,所有工作仍处于研究阶段。这里列出几种可与海藻酸盐结合制成栓塞材料的肿瘤抑制药物。

1. 紫杉醇

紫杉醇为天然提取或半合成制备的一种二萜类成分,为白色或类白色结晶粉末。有效成分为(2S, 5R, 7S, 10R, 13S)-10,20-双(乙酰氧基)-2-苯甲酰氧基-1,7-二羟基-9-氧代-5,20-环氧紫杉烷-11-烯-13-基(3S)-3-苯甲酰氨基-3-苯基-D-乳酸酯,化学式为$C_{47}H_{51}NO_{14}$,结构式如图 5-15 所示。

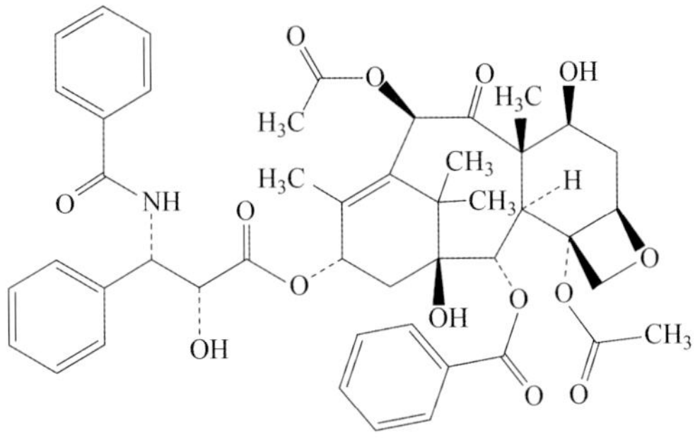

图 5-15 紫杉醇结构式

1971 年,Wani 等首次报道从红豆杉树皮、枝叶中提取出紫杉醇,40 多年的研究和应用证实,该类化合物可以用于多种癌症的治疗。其抗癌机制是抑制细胞分裂过程中微管的解聚,使癌细胞固定在 DNA 合成后期或分裂间期,从而杀死癌细胞。目前该药物的研究难点是其水溶性差,研究者们提出了氢化蓖麻油的座位药物溶解剂,也有研究者合成出多烯紫杉醇,其与紫杉醇具有相似的抑癌机制,并且具有良好的水溶性。紫杉醇的另一个问题是其半衰期短,用海藻酸钠对其进行包裹可实现局部缓释,解决药物在体内半衰期短的问题。卞丽红等测试了紫杉醇-海藻酸钠微球/微囊在体外的药物释放性能及对 HeLa 细胞的抑制作用,结果显示紫杉醇-海藻酸钠微球/微囊均具有缓释作用,并且具有良好的体外抑癌效果。

2. 达那唑

达那唑是一种治疗子宫肌瘤的药物,其有效化学成分为 17α-孕甾 2,4-二烯-20-炔并[2,3-d]异恶唑-17β-醇,分子式为$C_{22}H_{37}NO_2$,结构式如图 5-16 所示,为白色或类白色结晶或结晶粉末。不溶于水,微溶于乙醇,易溶于氯仿和丙酮。该药物能阻断下丘脑促性腺激素释放激

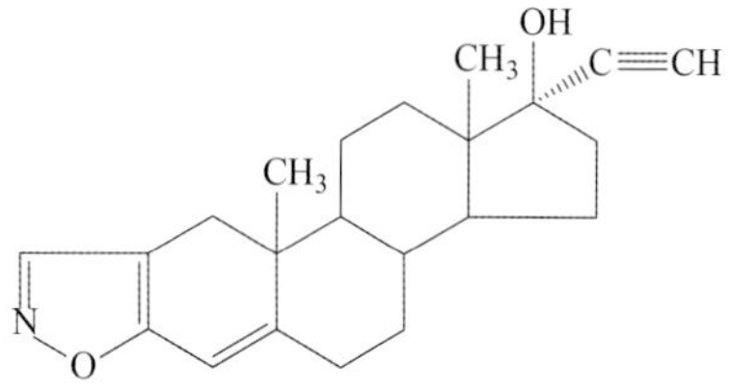

图 5-16　达那唑结构式

素(GnRH)和垂体促性腺激素的释放,可以降低垂体对GnRH的敏感性,抑制促性腺激素的释放而不影响其合成,并可直接抑制卵巢雌孕激素的合成,具有弱雄激素作用。临床上用它来治疗子宫内膜异位症及子宫肌瘤等病症。有学者将其与另一种常用的子宫肌瘤治疗药物米非司酮做对比临床研究,结果显示经达那唑治疗的患者大部分闭经或月经量极少,贫血得到纠正,痛经消失,副作用小。

雷志呈进行了一系列实验对达那唑-海藻酸钠微球进行研究,建立鼠的子宫肌瘤动物模型,研究达那唑-海藻酸钠微球用于子宫肌瘤动脉栓塞的疗效机制,结果表明该载药微球可以用于子宫肌瘤的动脉栓塞治疗,其治疗机制为子宫动脉栓塞后平滑肌组织缺血坏死,微球降解可诱发组织缺血再灌注,造成细胞凋亡增加。微球中达那唑局部释放,增加了子宫平滑肌细胞的凋亡比率;建立狗的子宫肌瘤模型研究不同载药微球粒径对栓塞效果的影响,结果表明粒径小于子宫动脉直径的载药微球易造成非靶向误栓;研究达那唑-海藻酸钠微球用于子宫动脉栓塞对卵巢功能和妊娠的影响,结果表明栓塞后短期内卵巢功能不受影响,但受孕和妊娠会受到影响。

3. 多柔比星

药品名为阿霉素,又称阿得里亚霉素,是一种周期非特异性抗癌化疗药物,对 DNA 合成期的早期最为敏感,有丝分裂期次之,对 DNA 合成前期、DNA 合成期和 DNA 合成后期有延缓作用,适用于急性白血病、恶性淋巴瘤、乳腺癌等。其抑癌机制为可直接作用于 DNA,插入 DNA 的双螺旋链使之解旋,改变 DNA 模板的性质,抑制 DNA 聚合酶来抑制 DNA,同时也抑制 RNA 合成。此外,多柔比星还可形成超氧基自由基,有破坏细胞膜结构和功能的作用。结构式如图 5-17 所示。

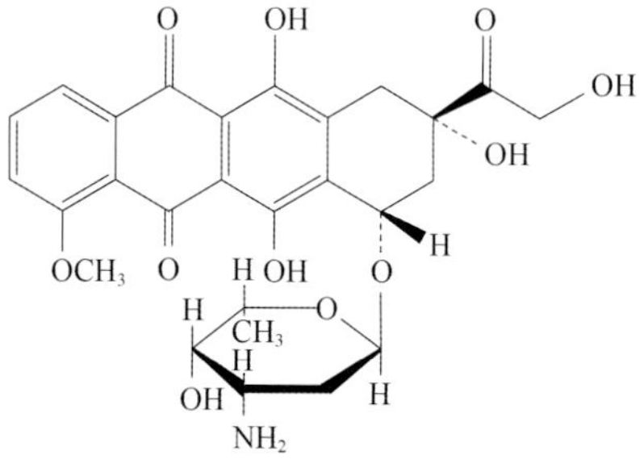

图 5-17　多柔比星结构式

刘丹等用浸渍法制备多柔比星-海藻酸钠微球栓塞微球,对载药微球的理化特性、机械强度、体外降解性、微球载药量和包封率、载药微球体外释放性能进行了检测,结果显示这种方法制备的载药微球载药量在 30% 以上,包封率达到 90% 以上,药物释放速率缓慢,稳定性好,可以满足微球在肝肾动脉内较长时间的栓塞介入治疗。他们用中华小型猪为实验动物,研究多柔比星-海藻酸钠微球在肝动脉栓塞的药代动力学。实验时用碘油-多柔比星栓塞和单纯多柔比星肝动脉灌注作为对照。结果显示与对照组相比,多柔比星-海藻酸钠微球栓塞在血浆半衰期、药时曲线下面积、最大血药浓度和平均滞留时间方面均有明显差异,栓塞后载药微球可阻塞在血管内并停留一定时间,栓塞效果可靠。而其对肝脏的副作用大于碘油-多柔比星栓塞,但小于单纯多柔比星肝动脉灌注。

4. 利福平

结核病是由结核杆菌感染引起的慢性传染病,利福平是临床常用抗结核药物之一(图5-18),常与其他抗结核药联合使用,用于肺结核的治疗。我国现有结核患者数量约 500 万,是全球 22 个结核病高负担国家之一,每年新发患者数占全球总数的 16%。口服利福平要求剂量大并易出现耐药性,将药物与海藻酸盐栓塞微球结合,通过导管输运至靶向血管,可实现局部药物缓释,提高药物有效利用率,降低药物副作用。

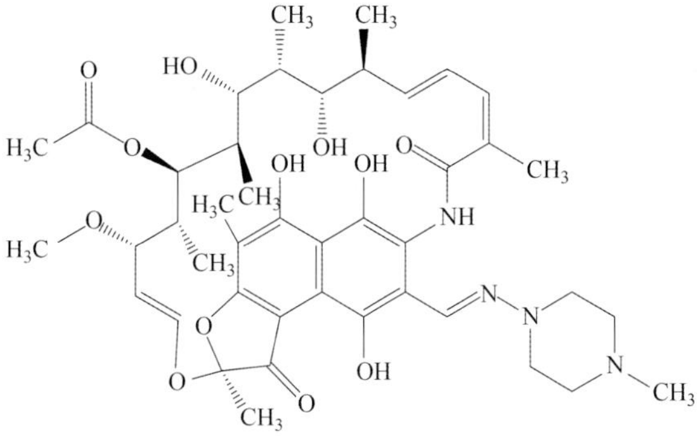

图 5-18 利福平结构式

石拯拯等用电喷雾方法制备出不同药物剂量的利福平-海藻酸钠微球,并对载药微球的体外释药进行了研究,发现药物累积释放量与实践之间是线性消除关系,符合药物一级释放动力学。杨丽娜也对利福平-海藻酸钠微球栓塞剂的体外释放性质进行了研究。

5. 索拉菲尼

索拉菲尼是一种二芳基尿素,临床使用的是索拉菲尼的苯磺酸盐。索拉菲尼盐的分子式:$C_{21}H_{16}C_1F_3N_4O_3$,分子量为 464.82,分子结构式如图 5-19 所示。索拉菲尼是由拜耳(Bayer)公司和 ONYX 公司共同研制开发的一种多靶点肿瘤靶向治疗药物,用于治疗晚期肾癌。后来其治疗的适应证增加了晚期肝癌及放射性碘耐受的甲状腺癌。索拉菲尼为酪氨酸激酶抑制剂、血管生成抑制剂和血管内皮生长抑制剂。索拉菲尼一方面通过抑制 RAF 的活性而抑制了GTP 结合蛋白、丝氨酸/苏氨酸蛋白激酶、有丝分

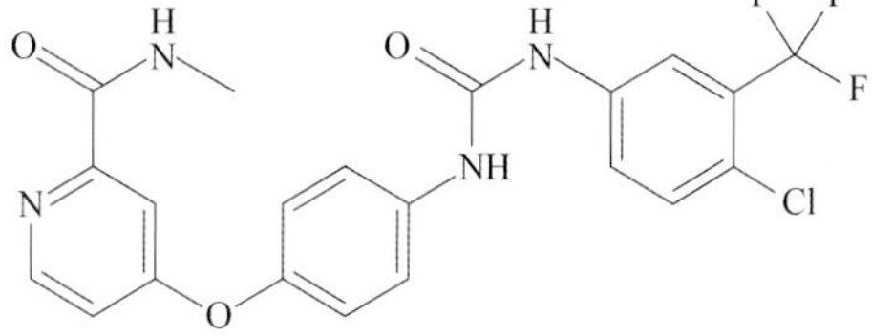

图 5-19 索拉菲尼结构式

裂原活化蛋白、细胞外信号调节激酶信号传导通路直接抑制肿瘤细胞的生长；另一方面通过抑制几种与新生血管生成和肿瘤发展有关的酪氨酸激酶受体的活性，包括血管内皮生长因子受体-2、REGFR-3、血小板衍生的生长因子受体-β 和 C-KIT 原癌基因，阻断肿瘤新生血管的形成和切断肿瘤细胞的营养供应，间接抑制肿瘤细胞的生长，具有双重抗肿瘤作用。

二、载药海藻酸盐栓塞微球的体外检测

载药海藻酸盐栓塞微球的性能有两部分，一部分为基础性能检测，如微观形貌、力学性能、溶胀率、降解速率等，这些性能的检测原理和检测方法与不载药的海藻酸盐栓塞微球基本相同，在此不做赘述。另一部分的性能为药物相关性能，包括载药量、药物包封率和体外释放实验等，这些性能对载药栓塞微球的药物治疗效果具有直接影响。

（一）高效液相色谱法

高效液相色谱法(high performance liquid chromatography，HPLC)始于 20 世纪 60 年代，是在气相色谱和经典色谱的基础之上发展起来的，与经典液相色谱相比实现了自动化操作，提高了效率。经过数十年的研究应用，HPLC 在理论和实践方面已日趋完善，自 1985 年版《中国药典》收载后，在药品检验中的应用愈加广泛。2010 版《中国药典》中对 HPLC 定义如下：高效液相色谱法系采用高压输液泵将规定的流动相泵入装有填充剂的色谱柱，对供试品进行分离测定的色谱方法。注入的供试品，由流动相带入柱内，各组分在柱内被分离，并依次进入检测器，由积分仪或数据处理系统记录和处理色谱信号。HPLC 具有下列主要优点：应用了颗粒极细（一般为 10 μm 以下）、规则均匀的固定相，传质阻抗小，分离效率高；采用高压输液泵输送流动相，分析时间短；广泛使用了高灵敏检测器，大大提高了检测灵敏度。

HPLC 按照分离机制分类可分为如下几类：

1. 吸附色谱法

以硅胶等吸附剂为固定相的色谱方法，流动相可以使用单一有机溶剂，也可使用多种有机溶剂的混合溶剂。不同组分因受固定相吸附力的不同而被分离。

2. 液-液分配色谱法

固定相和流动相是两种互不相溶的溶剂，分离时组分溶入两相中，不同的组分因分配系数 K 不同而被分离。分配系数的计算公式如下：

$$K = \frac{C_s}{C_m} = \kappa \frac{V_m}{V_s}$$

（式 5-3）

式中：C_s 为溶质在固定相中的浓度；

C_m 为溶质在流动相中的浓度；

V_s 为固定相的体积；

V_m 为流动相的体积；

κ 为该组分在不同相中的量之比。

按照固定相和流动相极性不同，该方法又分为正向色谱法和反向色谱法。其中正向色谱法固定相极性大于流动相，分离时极性小的组分先流出。反相色谱法目前应用最广泛，其流动相极性大于固定相，分离时极性大的组分先流出。

（1）离子交换色谱法：以离子交换剂为固定相的色谱方法。在合适的 pH 条件下，可离子化的基团如羧酸、磺酸、季铵盐等解离，吸引相反电荷的物质，不同组分因离子交换平衡常数不同而被分离。

（2）分子排阻色谱法：也称为凝胶色谱，其固定相为有一定孔径范围的凝胶。分离时体积较大的分子不能进入固定相表面的孔径中，随流动相直接通过色谱柱先流出。体积小的分子可以进入固定相表面孔径中，保留时间较长。

（3）亲和色谱法：利用或模拟生物分子间的专一性作用，从生物样品中分离和分析一些特殊物质的色谱方法。其固定相是连接有一定配基的载体，样品中各种物质因与配基亲和力不同而被分离。该方法可用于生物活性物质的分离和纯化。

（4）手性色谱法：立体构型不同的异构体在药效和毒副作用上往往不同，需要进行分离，方法有直接法和间接法。直接法不需要作衍生化反应，直接利用手性色谱柱或手性流动相进行分离。间接法为将手性固定相引入不对称环境，使样品、固定相和手性源形成一个非对映异构分子的络合物。

HPLC 检测仪器中重要的三个因素为色谱柱、检测器和流动相。不同的检测方法应使用不同的填充剂，如反相色谱系统使用非极性填充剂，正相色谱系使用极性填充剂，离子交换色谱使用离子交换填充剂。填充剂的性能及色谱柱的填充会直接影响被测样品的保留行为和分离效果。除有特殊规定，填充剂粒径应在 $3\sim10~\mu m$，更小粒径的填充剂常用于装载微径柱。以硅胶为载体的键合固定相的使用温度一般不超过 40 ℃，为改善分离效果可适当提高色谱柱使用温度，但也应小于 60 ℃。流动相 pH 应控制在 $2\sim8$，大于该范围时，载体硅胶会发生溶解，小于该范围则与硅胶连接的化学键合相易水解脱落，特殊检测条件下可更换其他填充剂。最常用的检测器为紫外检测器，其他常见的检测器有荧光检测器、电化学检测器、质谱检测器等，在实际检测中，要根据供试品、检测标准等进行具体选择。不同的检测器对流动相的要求不同，因此应选择合适的流动相。紫外、电化学、荧光和示差折光检测器的响应值与供试品的浓度在一定范围内呈线性关系，蒸发光散射检测器的响应值与供试品浓度通常呈指数关系，进行测试前需建立标准曲线。反相色谱的流动相首选甲醇-水系统，用紫外末端波长检测时首选乙腈-水系统,试用不合适后再选用其他系统,尽可能少用含有缓冲溶液的流动相。

（二）系统适用性试验

在进行供试品检测前应对色谱系统进行适用性试验,即用规定的对照品溶液或系统适用性试验溶液在规定的色谱系统进行试验,必要时可调整系统以符合测试要求。试用性试验包括色谱柱理论板数、分离度、重复性和拖尾因子四个参数。

1. 色谱柱的理论板数(n)

不同物质在同一色谱柱上的色谱行为不同,该指标用于评价色谱柱的分离效能,使用时应指明测定物质。在规定色谱条件下注入供试品溶液或各品种项下规定的内标物质溶液,记录色谱图,量出供试品主成分峰或内标物质峰的保留时间 t_R 和峰宽 W 或半高峰宽 $W_{h/2}$,计算色谱柱理论板数:

$$n = 16\left(\frac{t_R}{W}\right)^2 \text{ 或 } n = 5.54\left(\frac{t_R}{W_{h/2}}\right)^2 \qquad (\text{式}5-4)$$

2. 分离度(R)

该指标是用于评价待测组分与相邻共存组物或难分离物质之间的分离程度,是衡量色谱系统效能的关键指标。无论定性鉴别还是分析,无特殊规定情况下均要求待测组分与相邻共存物之间的分离度大于1.5。分离度计算公式为:

$$R = \frac{2(t_{R2} - t_{R1})}{W_1 + W_2} \text{ 或 } R = \frac{2(t_{R2} - t_{R1})}{1.70(W_{1,h/2} + W_{2,h/2})} \qquad (\text{式}5-5)$$

式中: t_{R1} 为相邻两峰中前一峰的保留时间;

t_{R2} 为相邻两峰后一峰的保留时间;

W_1、W_2 及 $W_{1,h/2}$、$W_{2,h/2}$ 分别为对应峰的峰宽及半高峰宽。

3. 重复性

该指标用于评价连续进样过程中色谱系统响应值的重复性能。采取外标法时,取各品种项下的对照品溶液,连续进样5次,除有另外规定,其峰值面积测量值的相对标准偏差应不大于2.0%;采用内标法时,通常配制相当于80%、100%和120%的对照品溶液,加入规定量的内标溶液,配成3种不同浓度的溶液,分别至少进样两次,计算平均校正因子,其相对标准偏差不大于2.0%。

4. 拖尾因子(T)

该指标用于评价色谱峰的对称性，若拖尾严重，将影响峰面积的准确测量。其计算公式为：

$$T = \frac{W_{0.05h}}{2_{d_1}}$$ （式 5-6）

式中：$W_{0.05h}$ 为 5% 峰高处的峰宽；

d_1 为峰顶点至峰前沿之间的距离。

除非另有规定，峰高法定量时 T 应为 0.95～1.05。

（三）载药微球实验

1. HPLC 条件

色谱柱、流动相、流速、检测波长、进样量和柱温条件应根据具体检测药物的不同进行选择，可参考《中国药典》中各药品检测的方法。

2. 标准曲线建立

用 HPLC 实验过程中测定药物的浓度得到的结果为在相应检测波长下的峰面积，因此应在实验前建立标准曲线，得到药物浓度与峰面积之间的对应关系。建立标准曲线时精密称取一定量的负载药物，置于容量瓶中以 HPLC 流动相定容，得到一定浓度该药物的储备液。将储备液分别稀释至一系列梯度浓度，并用 HPLC 测量相应浓度的峰面积并进行回归分析，得到标准曲线。

3. 载药量

载药量是载药微球所含药物质量占微球质量的百分比，其大小直接影响到临床使用剂量，载药栓塞剂的载药量应在合适的范围内。若微球载药量过小，药物释放时间短或血药浓度小于有效阈值，无法达到治疗目的。若微球载药量过大，栓塞完成后血药浓度可能大于中毒阈值，造成中毒。测量微球载药量时称取一定质量的载药微球成品，加入一定量 10% 的柠檬酸三钠溶液，溶液中的 Na^+ 与微球中 Ca^{2+} 交换，使海藻酸盐微球崩解，释放出药物。将混合液避光静置，取出溶液置于离心管离心，取上清液过滤并用 HPLC 测定其药物含量，根据载药量定义可以计算出微球载药量。

$$微球载药量 = \frac{载药微球中药物总量}{载药微球质量} \times 100\%$$ （式 5-7）

4. 药物包封率

药物包封率(entrapment efficiency，EE)是指每批次微球中所含药物的总量占制备该批次载药微球时投入药物的量百分比。该数值反映了载药微球过程中药物的利用率，该特性数值由药物种类、制备工艺等决定。测定 EE 值的方法有两种。一种是在制备过程中吸取一定量的残液，用 HPLC 测定残液中含药量，从而可计算出残液中未包载药物的总量，可计算 EE 值:

$$EE = \frac{总投药量 - 未包载药物的量}{总投药量} \times 100\% \qquad (式5-8)$$

也可利用测定微球载药量的方法，用 HPLC 测定载药微球中药物含量，即可计算出载药微球所包含的药物总量，则 EE 为:

$$EE = \frac{载药微球中药物总量}{总投药量} \times 100\% \qquad (式5-9)$$

5. 药物体外释放

载药微球的重要作用就是可以实现药物缓释，达到治疗目的。药物体外释放的实验方法如下：精密称取载药海藻酸盐微球，置于锥形瓶中，加入要测试的释放介质(如 BSA 溶液、PBS 溶液等)，必要情况下可加入一定的缓冲溶液保证 pH 稳定。将容器封口，置于 37 ℃摇床中，以一定速率振摇。定时取样，每次取出一定量的液体同时立即补充等量介质。用 HPLC 分别测定每次取出溶液中的药物浓度，以时间为横坐标绘制曲线，可以得到载药微球的药物释放曲线。

药物释放机制有两种，一是海藻酸盐材料具有亲水性，因此会在表面形成一层凝胶层，药物可以通过凝胶层扩散出来；二是海藻酸盐微球表面的凝胶层与外界发生离子交换被逐步溶蚀，药物被释放出来。在进行药物体外释放实验中，这两种机制同时存在。其中溶蚀过程可分为三个阶段：①突释阶段，微球表面的药物快速释放出来。②缓慢释放阶段，此时聚合物骨架虽然持续溶蚀，聚合物分子量不断降低，但整个骨架仍为非水溶性。③聚合物分子量降低至某一阈值时骨架松散，水分大量渗入，释药速率加快。影响药物释放的主要影响因素包括释放介质的 pH、释放介质的更新速率、所用的海藻酸钠黏度、微球粒径和载药量等，下面将具体说明:

(1) pH：在 pH 为 1 的条件下海藻酸钠转变为海藻酸，海藻酸在水中几乎不溶，膨胀现象不明显，此时药物释放主要是通过聚合物骨架孔道的扩散作用来实现。当介质 pH 为 3～4 时，海藻酸与海藻酸钠之间可发生相互转变，此时药物将通过沿海藻酸骨架扩散和海藻酸钠溶蚀两种途径释放。在中性条件下，海藻酸钠是可溶的，吸水后能形成黏稠的凝胶，但这种凝胶层的强度明显弱于酸性条件下形成的凝胶层强度,因而药物主要以骨架溶蚀为主。因此在人体中海藻酸盐微球释药机制主要以骨架溶蚀为主。

(2)微球载药浓度:释放介质和载药微球均具有一定的药物浓度,两者之间的浓度差影响了药物对外的扩散速率。从动力学角度看,两者浓度差越大,药物对外的释放及扩散速度越快。因此更频繁地更新释放介质可以使微球中的药物一直以较高的速率释放。同理,有较高载药量微球的药物释放速率也较大。

(3)海藻酸钠黏度:与低黏度海藻酸钠相比,高黏度海藻酸钠的膨胀性大,吸水速率高,溶蚀性低。能较快地形成较厚的凝胶层,使溶蚀速率减慢,从而使药物释放速率降低。

(4)微球粒径:当微球的载药量恒定时,微球粒径越小,表面积越大,在水中形成的控释层厚度薄,释药速率较快。当微球粒径较小时,微球的控释层变厚,药物的释放则变得缓慢。

三、载药海藻酸盐微球的动物实验

载药海藻酸盐微球是栓塞微球领域中的热点之一,众多学者在这方面进行了研究,但国内外目前仍未有载药海藻酸盐产品上市,因此无临床方面的案例。

研究者们通过动物实验对载药海藻酸盐栓塞微球的治疗效果进行评价,此处借助三个例子分别说明。徐开元等用兔肝癌移植瘤作为动物模型,研究多柔比星-海藻酸钠微球对肿瘤的生长和转移的作用,发现载药微球栓塞肿瘤供血动脉并局部缓释药物,对肝移植瘤模型的化疗有促进作用。雷呈志利用雌性豚鼠建立子宫肌瘤动物模型,并用达那唑-海藻酸钠微球对实验动物进行栓塞治疗研究,发现达那唑-海藻酸钠微球动脉栓塞治疗可以使子宫肌层萎缩,肌瘤结节数目减少。雷呈志还利用兔研究达那唑-海藻酸钠微球用于子宫动脉栓塞对卵巢功能和妊娠的影响。

(一)载多柔比星微球用于肝肿瘤的研究

1. 材料与实验方法

(1)栓塞材料及动物:多柔比星-海藻酸钠微球(北京大学药学院制备)使用前经 ^{60}Co 放射辐照灭菌(辐射剂量 6.84×10^5 Gy),载药微球平均多柔比星载药量 30%,体外 12 小时药物累计释放率为 30%。新西兰兔 30 只,分为 5 组,分别用生理盐水(A 组)、空白海藻酸钠微球(B 组)、多柔比星海藻酸钠微球(C 组)、超液化碘油(D 组)和超液化碘油+多柔比星药液(E 组)进行注射治疗。

(2)VX2 肝移植瘤模型建立:于兔右大腿外侧肌内注射浓度为 1×10^8/mL 的 VX2 肿瘤细胞悬液(北京肿瘤医院介入科馈赠)2 mL。2 周后行超声检查,如肿瘤生长良好,表示接种成功。荷瘤兔麻醉后，无菌条件下暴露大腿深部肌肉内 VX2 瘤，用眼科剪将肿瘤边缘部新鲜组织剪约 1 mm³ 大小瘤块放入 RPMI1640 液中备用。实验动物常规消毒麻醉后，剑突下 4 cm 纵行切口，暴露肝左叶，21G 穿刺针穿刺肝左叶较肥厚处，在肝内植入瘤块。2 周后 CT 检查肿瘤种植成功后，行肝动脉造影检查(肿瘤大小基本一致)。

(3) 栓塞化疗实验：兔以 3% 的戊巴比妥钠(1 mL/kg 的剂量)静脉麻醉后，剑突下 7 cm 纵行切口，暴露肝门，充分游离肝固有动脉，以 24 G 动静脉穿刺套管针穿刺肝固有动脉，造影确认肿瘤所在肝叶及供血动脉，观察肿瘤染色并摄片。然后按不同组别依次注入药剂。

(4) 检查及监测：肿瘤体积、肿瘤生长率(tumor growth rate，TGR)、坏死率及抑瘤率的计算利用 CT 监测肿瘤体积变化，测得肿瘤最大长径 a 及与其呈垂直方向的最小径 b，利用椭球体积计算公式 $V = \dfrac{a \times b^2}{2}$ 计算以下指标：

$$肿瘤生长率 = \frac{a_2 b_2 - a_1 b_1}{a_1 b_1} \times 100\% \tag{式 5-10}$$

$$肿瘤坏死率 = \frac{坏死区面积(cm^2)}{肿瘤面积(cm^2)} \times 100\% \tag{式 5-11}$$

所有动物在治疗后第 3 周全部处死进行病理组织学检查。取出瘤块，测量瘤块大小。取注药层面肿瘤组织加 4% 多聚甲醛固定，石蜡包埋切片(切片厚度 4 μm)，苏木精-伊红染色，光镜观察肿瘤坏死情况及各脏器切片有无微球异位栓塞。用原位细胞凋亡检测试剂盒和原位缺口末端标记法(TdT-mediated dUTP nick end labeling technique，TUNEL)阳性表达计数法计算凋亡指数。于肿瘤外周细胞生长活跃部分，随机选取 5 个高倍视野，每个视野计数 500 个肿瘤细胞，以细胞核内见棕黄色颗粒为阳性细胞。计算染色阳性细胞所占的百分比，即为凋亡指数。

(5) 数据处理：统计学处理采用 SPSS11.5 软件，不同处理组间移植瘤治疗后第 3 周时肿瘤生长率及坏死率比较用方差分析，组间比较用 DunnettT3 检验，不同处理组间凋亡指数、肝内转移、远隔转移发生数比较采用 Chi-square 卡方检验。

2. 实验结果

肿瘤血管栓塞后变化实验动物经肝动脉行肿瘤血管造影，显示肿瘤供血丰富，肿瘤内可见不规则造影剂充盈区即肿瘤血管湖。微球栓塞后再次造影，见肿瘤血管明显减少，末梢细小血管不显影。

在 A 组肿瘤组织染色切片中，可见 VX2 瘤细胞浸润性生长，形成瘤巢。肿瘤外周部分生长活跃，并可见多核细胞及有丝分裂相；中心可见部分细胞坏死，与间质融合形成无结构颗粒状红染物质。B、C 两实验动物的心、脾、肺、肾等各主要脏器均未见微球异位栓塞发生，病理切片中可见大量微球栓塞于肿瘤周围供血小动脉内,周围组织广泛坏死并可见出血灶。在 C 组中还可见细胞核裂解、固缩、染色加深的凋亡细胞。

肿瘤生长率、坏死率、远隔转移及 TUNEL 检测见表 5-5、5-6。

表 5-5　兔肝 VX2 移植瘤生长率、坏死率及 TUNEL 检测结果

组别	组织学检查		TUNEL 结果 阳性率(%)
	生长率(%)	坏死率(%)	
A	6 812.46±2 409.48	16.16±0.27	0.3±0.12
B	206.36±4.57	53.45±1.47	11.4±2.16
C	115.45±14.07	56.58±1.62	14.3±3.65
D	5 648.15±413.09	29.73±0.51	1.7±0.27
E	787.64±57.92	36.54±5.44	5.1±1.38

表 5-6　不同处理组对兔肝 VX2 移植瘤肝内转移和远隔转移的影响

组别	肝内转移		远隔转移	
	例数	百分比(%)	例数	百分比(%)
A	6	100	6	100
B	3	50	2	33.3
C	2	33.3	1	16.7
D	6	100	6	100
E	4	66.7	4	66.7

3. 讨论

栓塞方法治疗肿瘤已经在临床方面有较多的应用。就此案例而言,海藻酸盐微球栓塞治疗肿瘤的效果要优于碘油栓塞治疗的效果。从实验结果看,成功建立 VX2 移植瘤模型后,进行肝动脉栓塞,大部分肿瘤血管的显影并不明显,在 3 周后观察,微球栓塞的肝动脉未出现血管再通或新生血管长入肿瘤。海藻酸盐微球的栓塞效果比碘油更为持久,因此在抑制肿瘤生长和加速肿瘤凋亡方面比碘油有更好的效果。以往案例也显示碘油在应用中需要进行多次栓塞,必要时还需控制碘油的温度,以保证栓塞效果。微球在进入血管后能迅速对血管进行栓塞,使肿瘤周围血管闭塞,这在很大程度上也有助于减少肿瘤通过血管进行肝内转移和远隔转移。而在两类栓塞材料中,有药物负载的栓塞剂治疗效果要优于空白栓塞剂。多柔比星负载于栓塞剂之上,使肿瘤周围的药物浓度升高,达到抑制肿瘤生长和促进肿瘤细胞凋亡的目的。因为海藻酸盐微球在栓塞处更稳固,药物在该处可持续保持高浓度,治疗效果

好。而碘油在这方面的效果要差很多。因此多柔比星海藻酸盐微球有效治疗肿瘤结合了海藻酸盐微球稳定的栓塞性能和多柔比星的有效释放,在必要时也可以集合其他抑制血管生长的药物进行组合治疗,达到更好的效果。

(二)载达那唑微球用于子宫肌瘤的研究

1. 材料与方法

(1)实验材料及实验用动物:清洁级实验雌性豚鼠(guinea pig),约 1 岁龄,体重 651.8±54.0 g,购自维通利华实验动物技术有限公司。海藻酸钠微球栓塞剂(KMG)75~150 μm,达那唑海藻酸钠血管栓塞剂(DKMG)75~150 μm,均由北京圣医耀科技发展有限责任公司提供。兔抗鼠 Bcl-2 单克隆抗体,免疫组织化学试剂盒,TUNEL 法检测试剂。

将动物分为 3 组,每组 8 只动物,分别为对照试验组,进行开腹手术操作但不进行栓塞治疗;KMG 子宫动脉栓塞组,开腹手术直视下用 KMG 进行双侧子宫动脉栓塞;DKMG 子宫动脉栓塞组,开腹手术,直视下用 DKMG 进行双侧子宫动脉栓塞。

(2)子宫肌瘤动物模型建立:16 周每周二、周五、周日通过腹腔注射苯丙酸雌二醇 0.1 mg/d,12~16 周每周日通过腹腔注射黄体酮 1 mg/d。可得到患有子宫肌瘤的豚鼠模型。

(3)双侧子宫动脉栓塞:建立子宫肌瘤模型最后一次给药后 24 小时,麻醉下开腹直视下行双侧子宫动脉栓塞术。术前 12 小时禁食,腹腔注射麻醉,每 100 g 体重注射 1% 戊巴比妥钠溶液 5 mg。

麻醉成功后取仰卧位,观察呼吸、心率。开腹直视下,在豚鼠双侧子宫角旁的疏松结缔组织中分离找到子宫动脉。血管夹夹闭子宫动脉远端靠近卵巢处,10 倍手术显微镜下载子宫角和子宫颈交接的子宫动脉处,26 G 输液针穿刺子宫动脉后,外接含有 KMG 或 DKMG 栓塞剂的注射器,缓慢推注 0.2~0.3 mL,拔出穿刺针头,局部压迫之血,同法栓塞另一侧子宫动脉。

(4)解剖病理观察:术后 4 周处死动物进行解剖检查,称量子宫重量,分别测量宫颈和宫角处最大直径。取双侧宫角组织,尤其是肌瘤结节处组织和宫颈组织、卵巢组织固定,石蜡包埋切片(切片厚度 2~3 μm),HE 染色后在光镜下观察。

(5)Bcl-2 免疫组织化学检测:石蜡组织切片乙醇液中水化,3% 浓度的 H_2O_2 溶液浸泡,枸橼酸缓冲液中沸腾后加热 10 分钟,正常血清工作液封闭后,在组织切片上滴加 1:100 Bcl-2 一抗,放入 37 ℃湿盒孵育 2 小时。滴加标记的链霉卵白素工作液,至覆盖组织湿盒中孵育 15 分钟后,滴加 DAB 显色液,室温放置 5~20 分钟,常规乙醇脱水后中性树胶封片。染色结果用 H 评分法半定量分析 $H=\sum_{Pi}(I+1)$。I 表示细胞着色程度:0 表示不着色;1 表示色浅,淡黄色;2 表示中度着色,深黄色;3 表示重度着色,棕色或咖啡色。Pi 表示每一着色程度的细胞所占计数细胞的比例,范围为 0~100%,每个染色切片至少观察 5 个视野。阳性强度,以阳性细胞着色为(+),(+)表示阳性细胞数少于计数细胞的 25%,(++)表示阳性细胞占计数细胞 25%~<50%,(+++)表示阳性细胞占计数细胞的 50%~75%,阴性表示视野内未见阳性细胞着色。

(6) TUNEL 法检测:按照试剂盒说明书,用 TUNEL 法对细胞进行核染色。染色阳性指示为凋亡细胞,呈棕褐色。随机抽取 10 个高倍视野(160×),计数每个视野凋亡的细胞并计算凋亡细胞比率,取平均值。

2. 实验结果

(1) 解剖学及病理切片检测结果:解剖学观察结果如表 5-7 所示。其中对照组和栓塞治疗组在子宫重量、子宫系数、宫颈最大直径、宫角最大直径和肌瘤结节数目有统计学差异($P<0.05$),KMG 组和 DKMG 组在这些项目上无统计学差异。

表 5-7 解剖学观察结果

组别	子宫重量(g)	子宫系数	宫颈最大直径(cm)	宫角最大直径(cm)	肌瘤结节数目(个)
KMG 组	8.83±0.969	1.38±0.17	2.15±0.21	1.41±0.099	0.38±0.52
DKMG 组	8.775±0.999	1.38±0.13	2.13±0.21	1.40±0.09	0.25±0.46
对照组	12.08±2.08	1.81±0.37	2.6±0.2	1.6±0.2	0.75±0.88

达那唑海藻酸钠微球 HE 染色后在组织血管内呈均匀红染类圆形,微球与红细胞、血小板形成栓子阻塞血管。微球周围有白细胞浸润。豚鼠子宫肌瘤模型建立可见子宫明显增大,HE 染色示子宫平滑肌纤维明显增生肥厚,符合子宫平滑肌瘤的镜下形态改变。DKMG双侧子宫动脉栓塞术后可见豚鼠平滑肌瘤结节内,平滑肌细胞透明变性,核固缩小体出现,细胞核碎裂消失。

(2) Bcl-2 免疫组化染色结果和 TUNEL 检测结果:DKMG 和 KMG 组 Bcl-2 染色阳性强度多呈(++)或(+++),对照组 Bcl-2 染色强度多呈(+)。DKMG、KMG 组和对照组间 H 评分值比较差异有统计学意义($P<0.05$)。TUNEL 检测结果显示 DKMG、KMG 组和对照组间,DKMG 和 KMG 组间凋亡细胞比率比较差异有统计学意义($P<0.05$),见表 5-8。

表 5-8 免疫组化染色结果与细胞凋亡比率

项目	H 评分值		
	DKMG	KMG	对照组
Bcl-2 染色评分	2.7±0.7	2.1±0.3	1.3±0.6
TUNEL 凋亡细胞比率(%)	44.6±11.9	33.7±7.3	22.8±9.7

3. 讨论

子宫肌瘤模型建立后,子宫明显增大。经栓塞治疗后,宫颈直径、宫角最大直径和肌瘤结节数量均减少。栓塞微球治疗子宫肌瘤的原理与治疗其他肿瘤相似,肿瘤的血供血管被堵塞,发生萎缩和细胞凋亡。载药微球在栓塞处周围释放负载药物达那唑,抑制卵巢甾类激素,对局部直接作用,加速肿瘤细胞的凋亡。从解剖学结果来看,负载药物并未使微球的栓塞效果受到影响。

Bcl-2是调控细胞凋亡的蛋白质,可通过抑制氧自由基减少细胞的凋亡。本例中微球栓塞的两组 Bcl-2 免疫组化染色 H 评分值显著高于对照组。这一结果表明行 UAE 术后子宫肌瘤缩小,平滑肌组织血供受到影响造成了 *Bcl-2* 基因上调表达,减轻子宫平滑肌细胞的凋亡,也从侧面证实了 UAE 术后微球有效栓塞血管,阻断了子宫肌瘤的血供。TUNEL 检测结果显示 DKMG、KMG 及对照组组间均有显著差异。这一结果说明达那唑的局部释放可以加速子宫肌瘤细胞的凋亡,与之前文献中报道的结果一致,但其具体的作用机制仍需要进一步研究。负载有达那唑药物的海藻酸钠微球对动脉进行栓塞后可致平滑肌组织缺血坏死,微球降解后组织发生缺血再灌注,使子宫肌瘤细胞凋亡增加,达那唑药物的局部释放增加了这一凋亡的比率。

(三) 载达那唑微球子宫动脉栓塞对卵巢功能和妊娠的影响

1. 材料与方法

(1) 栓塞材料及动物:清洁级实验雌性成年日本大耳白兔(Japanese white rabbits),6～7月龄,健康未孕,有生育能力,购自维通利华实验动物技术有限公司。海藻酸钠微球栓塞剂(KMG)、达那唑海藻酸钠血管栓塞剂(DKMG)均由北京圣医耀科技发展有限责任公司提供。将动物分为三组,分别为对照试验组(8只),仅进行数字减影成像仪下的子宫动脉插管造影操作,但不进行双侧子宫动脉的栓塞术;KMG 子宫动脉栓塞组(12组),此组进行数字减影成像仪下的子宫动脉插管造影操作,同时用 KMG 进行双侧子宫动脉的栓塞;DKMG 子宫动脉栓塞组,此组进行数字减影成像仪下的子宫动脉插管造影操作,同时用 DKMG 进行双侧子宫动脉的栓塞。

(2) 血清采集:在子宫动脉栓塞术前(或子宫动脉造影前)、术后 1 个月、术后 2 个月、术后 3 个月的大耳白兔的动情期第 1～3 天采集,时间间隔。采集时将兔双侧耳缘静脉在烘烤灯下暖 10～20 分钟后,局部备皮消毒并选择一侧耳缘静脉采血 1～2 mL。采集的静脉血用高速离心机离心后取上清液置于 Eppendorf 管中,－20 ℃保存。

(3) 子宫动脉栓塞术:术前 12 小时禁食,用速眠新和氯胺酮通过肌内注射麻醉,并在进入动情期的 24～48 小时内完成栓塞术。用优维显作为造影剂,并在其中滴入肝素钠预防血栓形成。分别将 KMG、DKMG 与葡萄糖溶液和显影剂混合均匀备用。兔颈部正中切口 4～5 cm、分离皮下组织暴露左侧颈内动脉。塑料套管穿刺颈内动脉后,置入导丝,导管远端接三通管,颈内动脉远端用丝线结扎。导管经颈内动脉。心腔、主动脉、腹主动脉,插置腹主动脉处进行盆腔血管造影,插置左侧髂内动脉处进行血管造影。导管选择至左侧子宫动脉处,注射制备好的 KMG/DKMG 栓塞剂实行栓塞,右侧子宫动脉操作同左侧。退出导管,结扎颈内动脉近端,手术创面庆大霉素 1 mL 浸润后,缝合创面。

(4) 动物血清性激素检测:购买卵泡刺激素(follicle stimulating hormone,FSH)试剂盒、黄体生成素(luteinizing hormone,LH)试剂盒、雌二醇(estradiol,E_2)试剂盒、睾酮(testosterone,T)试剂盒,按说明书方法检测兔血清中各激素的含量。

(5) 动物术后妊娠情况观察:实验动物在栓塞术后 1 个月送入大耳白兔繁育场进行繁育。由兽医和繁育师观察并记录兔动情期情况、妊娠情况、分娩情况等。

2. 实验结果

(1) 术后血清激素检测结果:DKMG、KMG、对照组术前、术后 1 个月、术后 2 个月、术后 3 个月血清中性激素检测值分别见表 5-9、5-10 和 5-11。所有组别的血清性激素在栓塞前后检测值均无显著性差异($P>0.05$)。

表 5-9　DKMG 组栓塞后血清性激素检测结果

时间	E_2(pg/mL)	T(ng/mL)	FSH(ng/mL)	LH(mU/mL)
术前	126.9±42.8	51.2±16.2	39.2±19.1	21.5±5.9
术后 1 个月	124.6±54.9	57.9±31.1	33.5±14.0	18.2±3.9
术后 2 个月	152.2±44.1	69.5±24.0	41.3±9.1	20.1±3.9
术后 3 个月	135.5±63.6	57.8±14.4	46.2±9.5	19.1±6.4

表 5-10　KMG 组栓塞后血清性激素检测结果

时间	E_2(pg/mL)	T(ng/mL)	FSH(ng/mL)	LH(mU/mL)
术前	115.2±35.4	53.9±18.4	32.0±3.4	27.1±6.1
术后 1 个月	132.7±96.7	58.6±19.2	35.3±6.8	26.4±6.5
术后 2 个月	117.4±24.8	60.7±15.9	36.4±14.7	27.5±6.1
术后 3 个月	121.8±16.4	50.5±5.4	35.2±7.9	25.9±5.4

表 5-11 对照组栓塞后血清性激素检测结果

时间	E$_2$(pg/mL)	T(ng/mL)	FSH(ng/mL)	LH(mU/mL)
术前	117.8±26.1	55.1±13.3	31.9±5.1	25.6±5.1
术后 1 个月	119.7±13.9	65.6±12.5	30.0±6.9	22.9±3.8
术后 2 个月	118.4±13.9	54.3±9.1	34.1±6.5	24.4±5.1
术后 3 个月	104.9±16.1	63.1±10.7	35.2±10.7	22.7±4.8

（2）术后妊娠情况的观察结果：术后三组实验动物动情周期均规律出现，妊娠情况见表5-12。DKMG 组术后 5～7 个月有 2 只妊娠，其中 1 只出现流产，KMG 组术后 8～10 个月有3 只妊娠，其中 1 只出现流产，对照组术后妊娠均无流产发生。

表 5-12 术后大耳白兔妊娠情况

组别	妊娠数/累计妊娠率		
	术后 2～4 个月	术后 5～7 个月	术后 8～10 个月
DKMG 组	0/0*	2/16.7%	3/41.7%
KMG 组	0/0*	3/25%	3/50%
对照组	4/50%*	1/62.5%	1/75%

注：* 表示 $P < 0.05$。

3. 讨论

UAE 手术与传统的切除方法治疗子宫肌瘤相比，其优势是术后对卵巢和妊娠功能影响较小，这使得 UAE 术在出现并不长的时间内得到了广泛的推广应用。UAE 术后出现月经不调、闭经、卵巢功能受损等不良反应的发生率仅为 $1\% \sim 14\%$，其与可能存在子宫动脉-卵巢分支血管及患者年龄有关。若用负载有达那唑药物的栓塞微球代替空白微球进行子宫动脉肌瘤治疗，手术对卵巢及术后妊娠功能的影响是不可忽视的。达那唑药物会抑制卵巢甾体激素的生成，导致不排卵及闭经。而栓塞微球中微量的达那唑药物与口服、滴注供给达那唑药物方法不同，其对卵巢功能的影响也不同。从术后血清激素监测结果可以看到，用负载有达那唑药物的海藻酸盐微球对兔子的子宫动脉进行栓塞并未明显地影响到卵巢功能。由于未通过影像学及组织学方法对卵巢进行直观检查，仅用激素水平反映卵巢功能有一定的局限性。

术后三组实验动物均规律出现动情期，并均有成功妊娠现象。但值得注意的是 DKMG组合 KMG 组动物在术后妊娠率均小于对照组，并有流产发生。说明 UAE 栓塞治疗子宫肌瘤的确对妊娠有影响，而达那唑药物的加入对这一结果影响的大小仍未可知。并且在术后较短时间内,进行栓塞治疗的动物妊娠功能明显受到影响。

海藻酸盐这种天然二聚糖具有诸多优异性能,是一种应用广泛的天然生物材料。用其制成的栓塞材料应用于介入放射学仅数年时间,已经在很多疾病尤其是肝癌和妇科肿瘤的治疗方面取得了不错的进展。因为海藻酸盐栓塞剂出现的时间较短,很多方面仍需进行机制层面的深入研究。海藻酸盐材料可以通过物理吸附或化学反应的方法进行表面改性,已存在的栓塞材料仍有很大的变化和发展空间。其中放射性自显影微球和载药微球具有很强的实用性,目前仍未有产品问世,是研发的热点领域。

第四节 · 海藻酸盐介入栓塞微球的新进展

一、新型海藻酸盐栓塞微球的研究

通过对海藻酸钠进行改性或者高分子的复合可调控其形成凝胶的物理化学性质或者通过复合其他材料优化海藻酸盐凝胶的性能,包括凝胶刚度、孔道大小、孔隙率、降解速率等。也有学者通过在海藻酸盐微球中增加其他药物、显影剂等制备诊疗一体化微球都将成为未来介入栓塞微球产品的新趋势。

(一)纤维素-海藻酸盐复合微球

最新报道表明,利用牛磺酸对海藻酸钠改性,合成改性海藻酸钠;以高浓度改性海藻酸钠水溶液为水相,矿物油为油相,通过反相乳化方法用多醛基纤维素交联,制备出改性海藻酸钠栓塞微球。通过牛磺酸对海藻酸钠改性,一方面在栓塞微球中引入大量的磺酸基团,提高了药物的负载率;另一方面降低了海藻酸钠溶液黏度,有利于配制高浓度的海藻酸钠溶液,从而获得规整的海藻酸钠栓塞微球。

(二)壳聚糖-海藻酸盐复合微球

Zhang 等利用海藻酸钠-壳聚糖复合微球包埋去甲斑蝥素,可延长药物的缓释周期,并利用改复合微球对 VX2 兔肝癌模型进行经肝动脉栓塞治疗,结果发现 $120 \sim 200 \mu m$ 的微球表现为较低的副作用和有效的抗肿瘤效应。

(三)载凝血相关酶的海藻酸盐微球

Rong JJ 等将凝血酶成功包载于海藻酸钙凝胶微球中,开发止血栓塞微球(thrombin-loaded alginate-calcium microsphere，TACM）。体外研究表明，利用高 G 片段的海藻酸钙凝胶的多孔道可高效负载凝血酶（图 5-20），并在 0～8 小时内凝血酶累计释放率为 40%～50%，8～192 小时内为缓释阶段。作者通过构建新西兰白兔的急性肾脏出血模型，研究 TACM 的血管栓塞止血的体内应用（图 5-21），发现经 TACM 栓塞后的肾脏出血完全终止，预后效果好。而且对该栓塞止血微球进行细胞毒性和系统毒性评价，均表现为无毒，生物相容性良好。

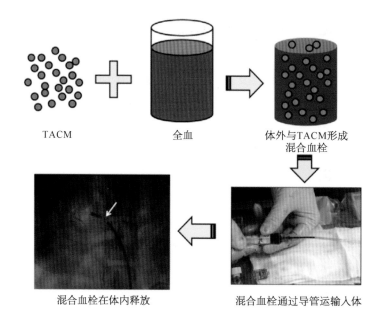

图 5-20　TACM 的体外制备和体内递送方法

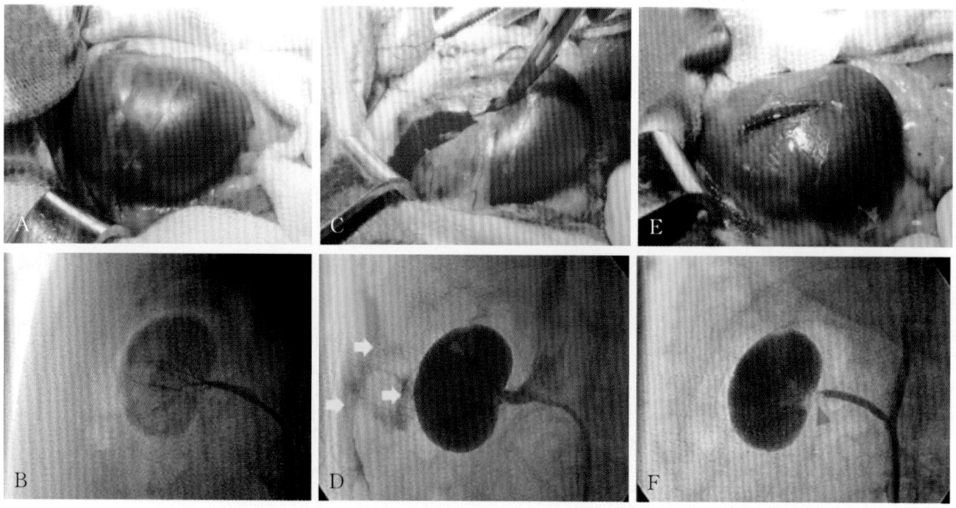

图 5-21　新西兰白兔的急性肾脏出血模型的构建和 TACM 的栓塞止血效果

A、B. 正常肾脏组织；C、D. 构建的急性出血模型；E、F. 使用 TACM 栓塞止血后的肾脏组织

（四）载免疫佐剂的海藻酸盐微球

目前，医院里治疗癌症的"三板斧"仍然是手术、化疗和放疗。但是，肿瘤一旦发生转移，手术很难彻底清除转移后的肿瘤细胞，而局部放疗对于转移后的肿瘤通常也无能为力，化疗则有相当大的副作用且容易诱发细胞耐药。肿瘤免疫疗法是一种新兴的肿瘤治疗策略，近年来得到了国际上极高的关注。有鉴于此，苏州大学刘庄课题组报道了一种基于生物材料的放射免疫联合治疗新策略（图 5-22）。该研究将有治疗功能的放射性同位素[131]I 标记在过氧化氢酶上，然后将其与免疫佐剂 CpG 以及海藻酸钠均匀混合得到复合注射液。在这个体系中，过氧化氢酶可以高效地分解肿瘤组织间的内源性过氧化氢产生氧气，通过改善肿瘤乏氧以增强放疗疗效；CpG 作为免疫佐剂，可以与内放疗摧毁肿瘤后其残留物中的肿瘤相关性抗原相互作用，产生肿瘤特异性的免疫反应；而海藻酸钠在局部注射到肿瘤内后，可以和肿瘤细胞间隙液中的钙离子结合快速形成凝胶，将[131]I 标记的过氧化氢酶固定在肿瘤内，从而

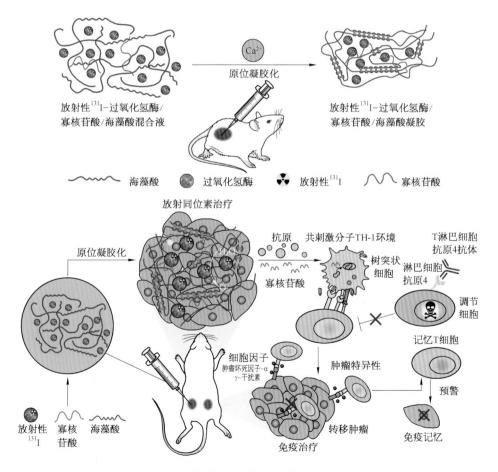

图 5-22　基于海藻酸钙凝胶的新型放射免疫疗法示意图

增强其效果并且降低对正常器官的辐射。该方法成功利用海藻酸钠遇钙的温和成胶性,结合最新放射免疫疗法,治疗肿瘤并抑制转移。

(五) 载显影剂的海藻酸盐微球

在外科手术过程中,通过影像设备实时跟踪栓塞剂的位置与分布是基本要求。一般栓塞剂自身不可显影,栓塞过程需借助碘剂类造影剂显影,而造影剂会引起患者的许多不良反应,如水肿、恶心、呕吐等。特别是一些碘过敏的患者,碘类造影剂限制其栓塞治疗术的应用。其次,造影剂容易与栓塞剂分离,导致成像模糊和误诊。过量游离的造影剂也会对身体产生毒副作用。另外,由于造影剂易被快速代谢,显影时间短,导致 TAE 术后复查困难。因此,制备可显影栓塞剂为提高栓塞手术的疗效与安全性,以及为术后示踪提供新的可能性。

目前已见报道的可视海藻酸盐栓塞微球可以分为 3 类:X 线显影、MRI 显影、X 线/MRI 均可视的海藻酸盐微球。

1. X 线可视的海藻酸盐微球

微球作为一种血管内栓塞剂广泛应用于临床,具有一定粒径分布的固体微球,依靠动脉血流的冲击,在病变区可以将供血动脉的分支堵塞,达到姑息治疗的效果,在血管畸形及在肝癌等血供丰富的肿瘤术前栓塞中具有重要意义。而碘化油常用作放射显影剂,用来判断病变部位或者栓塞效果。由于碘化油的刺激性会引起临床上各种不良反应,因此马小军课题组利用乳化-内部凝胶化法,将放射显影剂碘化油包封于海藻酸钙微球中,通过改变搅拌速度可有效控制海藻酸钙微球的粒径分布,制备不同尺寸大小的碘化油/海藻酸钙栓塞显影微球。姚文艳等采用乳化-滴制法将碘化油包裹于海藻酸钙微球中制备出碘化油/海藻酸钙栓塞微球,该微球注入实验动物体内后,可以在 X 线下显影,还可以减少碘化油对血管的直接刺激。

由于碘化油作为造影剂的副作用大,杨祥良教授课题组采用电喷雾技术制备了自显影的硫酸钡海藻酸盐($BaSO_4$@BaAlg)栓塞微球。粒径约为 3.5 μm 的 $BaSO_4$ 颗粒均匀嵌在海藻酸盐的基质中。体内研究表明,像 $BaSO_4$ 这样的重金属盐作为 X 线造影剂是相对安全的。在电喷雾过程中,原位生成的 $BaSO_4$ 显影剂颗粒被正在交联的海藻酸盐微球紧密包裹在其交联网络中。因为该造影剂与海藻酸盐微球是同时形成的,因此,与其他通过简单的物理混合方式制备的含金属盐的栓塞剂相比,$BaSO_4$ 颗粒在海藻酸盐基质中分散更均匀,锚定更稳定。由于造影剂($BaSO_4$)和栓塞剂(藻酸盐微球)是一体的,影像设备下观测到的显影结果即为栓塞材料的真实情况,没有任何偏差。此外,还解决了 TAE 手术后的复查问题。$BaSO_4$@BaAlg 微球可直接显示栓塞剂在血管内的位置和分布,无需任何额外操作。采用电喷雾技术,可以方便地控制单分散 $BaSO_4$@BaAlg 微球的粒径和 X 线可视性,获得准确的输送精度和可预测的阻塞程度。在前期研究基础上,杨祥良课题组采用一步电喷雾法进一步制备了显影效果更佳可负载化疗药物的钽纳米颗粒海藻酸钙(Ta@CaAlg)微球。其中,钽纳米颗粒在微球中均匀分布;单分散微球的尺寸和X线可视程度可以通过调节电喷雾电压、喷丝头尺寸、电喷雾溶液浓度等电喷雾参数来调控。将 Ta@CaAlg 微球注射到正常家兔的肾动脉中,在无额外造影剂的条件下,整个栓塞过程清晰可见,实现了从末梢血管、叶间动脉、肾段动脉到肾动脉主干的逐级栓塞。该微球具有良好的长期X线可见性,同时具有较高的化疗药物载药量和控释性能。Ta@CaAlg 微球不仅可以提供栓塞过程的可视化、化疗药物的缓释,还可以解决 TACE 术后患者复查的相关问题。因此,这些微球具有造影剂、栓塞剂和化疗剂的三重功能,可以通过实时反馈 TACE 手术中栓塞剂的位置和分布,从而提高经导管动脉栓塞的准确性。

2. MRI 可视的海藻酸盐微球

近年来,研究人员开始致力于研发 MRI 可检测的固体血管栓塞剂。MRI 有较高的空间和时间分辨率,优良的正常和病变组织的对比度和X线检测技术相比没有电离辐射,对人体几乎无损伤,该技术近年来已经开始发展为可以采集实时的高分辨率的图像,使实时 MRI 成像指导下的经导管介入治疗成为可能,因此 MRI 是一种很有前景的体内示踪栓塞材料的检测技术。制备 MRI 可检测的固体血管栓塞剂通常是将 MRI 造影剂引入栓塞剂中,包括顺磁性镧系元素(Ln,包括镧、铈、镨、钕、钷、钐、铕、钆、铽、镝、钬、铒、铥、镱、镥)和超顺磁性氧化铁(superparamagneticiron oxide,SPIO,包括 Fe_3O_4、Fe_2O_3 等)。

Qin Wang 等开发一种载超顺磁氧化铁纳米粒(superparamagnetic iron oxide nanoparticles,SPIO)的海藻酸钙凝胶微球,作为 MRI 造影增强剂(图 5-23)。并考察了其作为栓塞微球的形貌、粒径及生物安全性,以及载 DOX 后的释放规律,表明该微球可以结合化疗用于血管栓塞剂。

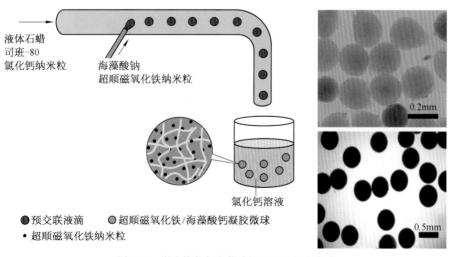

图 5-23 微流控制备海藻酸钙-SPIO 凝胶微球

海藻酸盐微球作为血管栓塞剂阻止供血、供营养物质给肿瘤的同时，可以包载化疗药物联合抗肿瘤。然而给药后化疗药物的释放和分布通常不可观察，导致治疗效果的不可控。Deckers R 等开发一种多功能的动脉栓塞剂，利用海藻酸钡微球包埋负载 DOX 和 Gd(HPDO3A)(H$_2$O)的温敏性脂质体(liposome)，与空海藻酸铽微球(95：5)共同用于血管栓塞剂(图 5-24)，由于 Gd(HPDO3A)(H$_2$O)和铽是 MRI 的 T1 和 T2 造影剂，通过对 T1 和 T2 的共同定位，判定在 42 ℃和 46 ℃时 DOX 的释放情况。

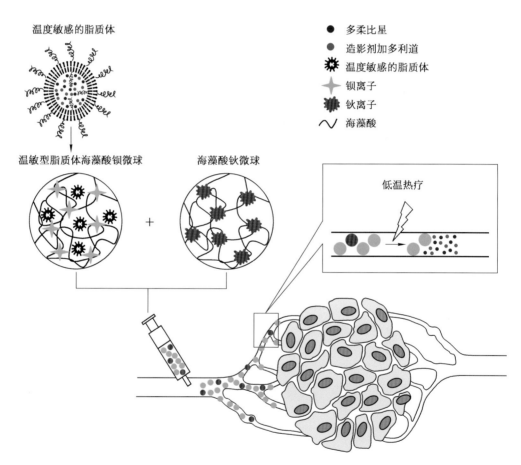

图 5-24　可视化温敏型海藻酸凝胶微球用于止血栓塞剂

3. X 线/MRI 均可视的海藻酸盐微球

Oerlemans 等报道了多模态显影的铽-碘油-海藻酸栓塞微球，此微球通过乳化、喷射切割技术制得，其显著特征是在荧光、CT 和 MRI 下均可视，可以实现栓塞术中栓塞材料的实时监控，定位信息的实时反馈，利于术中操作，更方便术后利用 MRI 示踪检测技术复查。

海藻酸盐微球中物理包裹碘化油或硫酸钡等 X 线造影剂，取得了不透 X 线的效果，但是这些造影剂的加入量一般较大,有时会产生泄露,又会影响到微球性能,产生硬化、易碎、亲水性下降及溶胀性变差等现象,导致微球在导管或微导管中输送困难,甚至破裂,进而影响微球在血管中的弥散,导致栓塞不彻底甚至介入治疗失败。MRI 可检测的海藻酸-钬栓塞微球,显影效果较好,但是超顺磁性氧化铁 MRI 造影剂在体内的长期安全性远高于镧系元素。考虑到海藻酸盐微球在体内的栓塞周期一般为 3～6 个月,使用安全性更高的 MRI 造影剂为更佳的选择。

二、海藻酸盐微球在临床应用的研究进展

(一)在多种肿瘤治疗中的应用

原发性肝癌(primary carcinoma of liver)是消化系统最常见的恶性肿瘤之一,国内患者在确诊时大多数就已经处于疾病的中晚期,失去了手术治疗的最佳机会,如果任其自然发展,患者的生存期只有 3～6 个月。常规经皮肝动脉灌注化疗栓塞术(TACE)已成为治疗原发性肝癌的首选治疗方法之一,但肝功能损害不可避免地限制了治疗的有序进行。肿瘤血管侧支循环的形成,增加了 TACE 再次治疗的难度。一方面,持续加重的肝功能损害导致患者死于肝功能恶化及其各种并发症而不是死于肝癌本身,肝功能的损害除了化疗药,主要来自碘化油的肝毒性,由于碘化油的易流动性,需要多次栓塞才能达到疗效。薛元领等通过应用海藻酸钠微球或无水乙醇栓塞,增加碘化油化疗药物乳剂与肿瘤接触时间,在增加疗效的同时减少化疗药及碘化油的用量,消除大量化疗药及碘化油应用于肝癌治疗的危险性;另一方面,通过应用微球或无水乙醇栓塞,加强肿瘤供血血管的栓塞效果,减少并阻断肿瘤的血供,防止侧支循环的出现,加强介入治疗的疗效。结果显示,实验组存活率明显高于对照组,而且肝功能损伤程度低于对照组。雷振武等通过分析海藻酸钠微球加固栓塞用于肝癌介入治疗对患者预后情况及血清学指标的影响,发现海藻酸钠微球组患者的 CR、PR、RR 及DCR 比例、TTP 值均高于碘化油组患者,同时 SD、PD 比例低于碘化油组患者($P<0.05$);肝功能包括 ALT、AST、TBIL 及 DBIL 水平均显著优于碘化油组患者($P<0.05$);血清 VEGF、AFP、EC 及 MMP 水平显著低于碘化油组患者($P<0.05$),因此在原发性肝癌介入治疗中采用海藻酸钠微球加固栓塞治疗,不仅改善肝功能,而且明显抑制肿瘤细胞转移,改善相关血清学指标。

肝海绵状血管瘤(cavernous hemangioma of the liver,CHL)是最常见的肝脏良性肿瘤,好发于 30～50 岁,目前肝动脉栓塞术已是公认的治疗 CHL 的首选方案,常用的栓塞剂为平阳霉素碘油乳剂(PLE),疗效可靠。于长路等考察了不同栓塞剂(PLE 和 PLE 联合 KMG 两种)治疗肝巨大海绵状血管瘤中的疗效。发现平阳霉素碘油乳剂(PLE)联合海藻酸钠微球(KMG)对肝海绵状血管瘤患者进行栓塞介入治疗组瘤体缩小主要集中在术后第 1～3 个月

内,见效快,患者满意度较高。

支气管肺癌是临床常见的恶性肿瘤之一,确诊时75%以上患者属于中晚期,失去手术根治机会。放化疗是治疗已无手术机会肺癌患者的主要手段,但5年生存率仍不满意。支气管动脉灌注化疗栓塞(bronchial artery chemoembolization, BACE)结合射频消融(radiofrequency ablation, RFA)在无手术机会的肺癌患者中的应用越来越多。袁福建等收集60例经病理证实的鳞状细胞肺癌,确认肿瘤供血动脉后行超选择动脉KMG化疗栓塞,术后1个月经皮穿刺行RFA术,治疗后1个月、3个月、6个月行CT检查观察瘤体变化,抽血检测治疗前、治疗后1个月肿瘤标志物水平、临床症状改善及并发症情况。结果表明60例患者中,完全缓解10例,部分缓解33例,稳定11例,进展6例,治疗后1个月血管内皮生长因子(VEGF)亚型VEGFA、VEGFB、VEGFC、癌胚抗原(CEA)、糖类抗原125、糖类抗原19-9均明显降低,总有效率为71.67%,疾病控制率为90%,无变化18.33%,进展为10.00%;2年生存率为93.33%,综合表明超选择动脉KMG化疗栓塞联合RFA是治疗中央型肺癌的有效方法,近期及远期疗效好,患者生活质量提高,患者的生存期延长。

子宫肌瘤是妇科最常见的良性肿瘤,发病率占正常女性的35%左右,育龄女性高发,是一种激素依赖性肿瘤。主要是由平滑肌、结缔组织等组成,传统治疗主要以全子宫切除术、肌瘤剔除术为主,该方法虽能改善患者症状,切除肌瘤,但是创伤大,患者彻底失去子宫。子宫动脉栓塞术(uterine arterial embolization, UAE)因创伤小、并发症少、住院时间短,能保留育龄女性子宫,为生育创造条件等优点,被广泛应用于临床。王红卫等研究了不同直径海藻酸钠微球栓塞剂在子宫肌瘤介入栓塞治疗中的治疗效果,利用Selding穿刺技术,用5F Cobra导管或4F微导管超选择至双侧子宫动脉,根据栓塞剂直径大小不同分为对照组和观察组。对照组选择300~700 μm海藻酸钠微球进行栓塞治疗,观察组先选择500~700 μm海藻酸钠微球进行栓塞治疗,再用700~900 μm海藻酸钠微球补充栓塞,比较两组月经量增多、贫血改善、肌瘤体积缩小及对卵巢功能的影响,结果发现海藻酸钠微球介入栓塞后,子宫肌瘤患者月经量均明显减少,两组月经量和贫血的改善比较差异无统计学意义;栓塞后6个月复查彩超提示对照组肌瘤平均体积由90.21±65.54 cm³缩小为49.38±10.59 cm³,观察组肌瘤平均体积由93.26±66.70 cm³缩小为40.05±10.74 cm³,子宫肌瘤患者介入治疗前后差异有统计学意义($P<0.01$)。因此海藻酸钠微球介入栓塞治疗子宫肌瘤后6个月,肌瘤体积较前明显缩小,贯穿应用直径500~700 μm及700~900 μm栓塞剂治疗子肌瘤,术后肌瘤坏死缩小程度优于单用直径500~700 μm栓塞剂。

(二) 在其他疾病治疗中的应用

1. 在动脉破裂治疗中的应用

肝是腹腔内最大的实质性脏器,质地脆弱,因各种原因受伤后常引起破裂出血。针对战争或自然灾害等野战条件下肝破裂等急重症伤病高发的情况,沈阳军区总医院利用已研发的新型野战伤病综合手术救治方舱,对治疗肝动脉破裂的可行性及效果等方面进行动物体内实验研究,首先构建肝动脉破裂的实验猪模型,在新型野战伤病综合手术救治方舱内,对损伤的肝动脉血管进行栓塞,观察栓塞即刻、栓塞后1周的肝动脉造影,以及栓塞后组织病理表现。发现栓塞即刻、栓塞后1小时、1周的肝动脉造影均显示止血效果确切,并且无严重并发症,术后观察1周动物无死亡,提示海藻酸钠微球能有效治疗肝动脉破裂,栓塞效果显著,并且体内可降解,生物相容性良好。新型野战伤病综合手术救治方舱的使用,为急重症伤员提供了快速的诊治,可考虑作为首选的治疗措施。

2. 在肾挫裂伤治疗中的应用

针对多样化军事行动下肾挫裂伤病高发的情况,国际上提出了应用微创介入方法快速诊断、救治肾挫裂伤的理念。沈阳军区总医院全军心血管病研究所等构建肾挫裂伤动物模型,在微创介入方舱内应用海藻酸钠-壳聚糖微囊对损伤的肾动脉血管行栓塞模拟操作,于栓塞后1小时和2周进行肾动脉造影检查及组织学检查,并监测动物的血压及肉眼血尿情况,观察栓塞效果及微囊生物降解性。结果发现2只动物存活,受损肾动脉栓塞前后血压均在正常范围内波动,栓塞后肉眼血尿消失。从血管造影与组织学检查结果看,栓塞后2周健侧肾脏未发生任何变化,栓塞侧肾脏随栓塞时间延长出现大片弥漫性凝固性坏死,体积与重量不断减小,未出现血管再通,栓塞动脉内可见微囊数量减少,因此在野战恶劣的条件下,微创介入方舱的使用,为急重症伤员提供了综合快速的诊治。海藻酸钠-壳聚糖微囊治疗肾挫裂伤疗效确切,直观、准确、便捷,不仅节省了伤员的诊治时间,而且提供更多后送途中时间,为综合治疗赢得最佳时机。

3. 在肺结核大咳血治疗中的应用

肺结核会导致多种并发症的出现,其中大咯血即为一种常见的类型。一旦发生大咯血,极易导致患者出现窒息或休克,治疗不及时极易导致患者死亡。以往,临床对肺结核大咯血患者大多实施内科保守治疗,如经内科保守治疗无效则大多实施肺切除。随着介入治疗的不断发展,介入栓塞病变动脉治疗成为肺结核大咯血的重要治疗方法之一。余平等收集157例肺结核大咯血患者,实施支气管动脉栓塞治疗,按照栓塞材料的不同分为海藻酸钠微球组($n=74$)和明胶海绵组($n=83$)。栓塞治疗后随访12个月,经诊断发现海藻酸钠微球组和明胶海绵组的治疗总有效率分别为91.2%和81.9%,组间治疗总有效率比较差异有显著性意义($P<0.05$);海藻酸钠微球组和明胶海绵组的复发率分别为6.8%和26.5%,组间复发率比较差异有显著性意义($P<0.05$)。表明海藻酸钠微球支气管动脉栓塞治疗肺结核大咯血临床有效率高、复发率低,效果更理想。

（三）海藻酸盐微球在介入治疗中存在的问题及挑战

应用 KMG 经肝动脉栓塞治疗 HCC 时，在富血供、块状型病例中，使用剂量过大或栓塞过多正常组织时有可能导致肝脓肿发生，值得引起临床关注。李保国等考察了 583 例患者应用 KMG 栓塞治疗后的术后合并肝脓肿的临床特点、可能机制与其结局。发现典型临床表现为术后 9～23 天内出现的不同程度的肝区疼痛症状，同时伴或不伴弛张高热和寒战症状；实验室检查可见白细胞显著升高，影像检查可见肝内脓肿形成表现。分析后认为可能 HCC 与肝内胆管供血动脉分支之间血管解剖因素、KMG 的理化特性、瘤体血供丰富程度、肿瘤负荷和栓塞剂量、栓塞技术、局部微环境与肠道菌群等为重要的影响因素。依据影像检查结果，及时实施充分引流并联合敏感抗生素系统、足量、足疗程抗炎综合治疗后，在 2 周到 2 个月内痊愈。因此海藻酸基栓塞微球在临床介入治疗中仍存在一定的并发症和副作用。

（奚廷斐　郑会珍　于炜婷）

参 考 文 献

［1］ Zhang G Y, Zhou X F, Zhou X Y, et al. Effect of alginate-chitosan sustained release microcapsules for transhepatic arterial embolization in VX2 rabbit liver cancer model ［J］. Journal of Biomedical Materials Research Part A, 2013,101: 3192 - 3200.

［2］ Rong J J, Liang M, Xuan F Q, et al. Thrombin-loaded alginate-calcium microspheres: A novel hemostatic embolic material for transcatheter arterial embolization ［J］. International Journal of Biological Macromolecules, 2017,104: 1302 - 1312.

［3］ 衣洪福,任东文,包德才,等.放射自显影海藻酸钙栓塞微球的制备[J].功能材料,2006,37: 1988 - 1990.

［4］ 姚文艳.含碘海藻酸钠微球动脉栓塞剂的制备与性能研究[J].大连医科大学,2006.

［5］ Du Q, Li L, Liu Y, et al. Fabrication of inherently radiopaque BaSO4@BaAlg microspheres by a one-step electrospraying method for embolization ［J］. Journal of Materials Chemistry B, 2018,6: 3522 - 3530.

［6］ Zeng J, Li L, Zhang H, et al. Radiopaque and uniform alginate microspheres loaded with tantalum nanoparticles for real-time imaging during transcatheter arterial embolization ［J］. Theranostics, 2018,8: 4591 - 4600.

［7］ Wang Q, Liu S, Yang F, et al. Magnetic alginate microspheres detected by MRI fabricated using microfluidic technique and release behavior of encapsulated dual drugs ［J］. International Journal of Nanomedicine, 2017,12: 4335 - 4347.

［8］ van Elk M, Ozbakir B, Barten-Rijbroek A D, et al. Alginate microspheres containing temperature sensitive liposomes (TSL) for MR-guided embolization and triggered release of doxorubicin ［J］. PloS One, 2015,10: e0141626.

［9］ Oerlemans C, Seevinck P R, Smits M L, et al. Holmium-lipiodol-alginate microspheres for fluoroscopy-guided embolotherapy and multimodality imaging ［J］. International Journal of Pharmaceutics, 2015,482: 47 - 53.

［10］ Oerlemans C, Seevinck P R, van de Maat G H, et al. Alginate-lanthanide microspheres for MRI-guided embolotherapy ［J］. Acta biomaterialia, 2013,9(1): 4681 - 4687.

［11］ Kawai N, Sato M, Minamiguchi H. Basic study of a mixture of N-butyl cyanoacrylate, ethanol, and lipiodol as a new embolic material.［J］. Journal of Vascular and Interventional Radiology, 2012,23(11): 1516 - 1521.

［12］ Hsu K F, Chu C H, Chan D C, et al. Superselective transarterial chemoembolization vs hepatic resection for resectable early-stage hepatocellular carcinoma in patients with Child-Pugh class a liver function ［J］. European Journal of Radiology, 2012,81(3): 466 - 471.

［13］ Guan Y S, He Q, Wang M Q. Transcatheter arterial chemoembolization: history for more than 30 years ［J］. International Scholarly Research Notices, 2012,2012: 1 - 8.

［14］ Lewis A L, Holden R R. DC Bead embolic drug-eluting bead: clinical application in the locoregional treatment of tumours ［J］. Expert Opinion on Drug Delivery, 2011,8(2): 153 - 169.

［15］ Forster R E J, Thürmer F, Wallrapp C, et al. Characterisation of physico-mechanical properties and degradation potential of calcium alginate beads for use in embolisation [J]. Journal of Materials Science: Materials in Medicine, 2010,21(7): 2243-2251.

[16] Barnett B P, Hughes A H, Lin S, et al. In vitro assessment of EmboGel and UltraGel radiopaque hydrogels for the endovascular treatment of aneurysms [J]. Journal of Vascular and Interventional Radiology, 2009,20(4): 507-512.

[17] Zielhuis S W, Seppenwoolde J H, Bakker C J G, et al. Characterization of holmium loaded alginate microspheres for multimodality imaging and therapeutic applications [J]. Journal of Biomedical Materials Research Part A, 2007,82(4): 892-898.

[18] Eroglu M, Kursaklioglu H, Misirli Y, et al. Chitosan-coated alginate microspheres for embolization and/or chemoembolization: in vivo studies [J]. Journal of Microencapsulation, 2006,23(4): 367-376.

[19] Li S, Wang X, Zhang X, et al. Studies on alginate-chitosan microcapsules and renal arterial embolization in rabbits [J]. Journal of Controlled Release, 2002,84(3): 87-98.

[20] 薛元领.不同栓塞模式在介入治疗原发性肝癌中的应用[J].微创医学,2014,9: 229-231.

[21] 雷振武.海藻酸钠微球加固栓塞用于肝癌介入对患者预后情况及血清学指标的影响[J].中国现代医学杂志,2015,25: 41-44.

[22] 于长路,纪盛章,贾科峰,等.不同栓塞剂治疗肝巨大海绵状血管瘤的疗效[J].介入放射学杂志,2014,23: 525-527.

[23] 李召梅,袁秀红.海藻酸钠微球血管栓塞剂治疗多发性子宫肌瘤100例疗效及安全性评价[J].中国药业,2015,18: 45-46,47.

[24] 王红卫,杨金.不同直径海藻酸钠微球介入栓塞治疗子宫肌瘤疗效分析[J].河北医药,2017,39: 2323-2325.

[25] 张虹,梁明,姚天明,等.应用海藻酸钠微囊栓塞肾挫裂伤治疗的动物研究[J].中国心脏大会,2014: 64.

[26] 余平,艾永林,张祥文.海藻酸钠微球支气管动脉栓塞材料治疗肺结核大咯血的有效性[J].中国组织工程研究,2015,47: 7693-7697.

[27] 李保国,王海涛,张炜浩,等.海藻酸钠微球栓塞治疗肝细胞癌术后合并肝脓肿9例[J].世界华人消化杂志,2013,21: 3422-3428.

第六章 · 海藻酸盐免疫隔离微胶囊

　　微胶囊是指利用天然或合成的高分子材料对固体、液体或气体进行包封的、粒径 5～1 000 μm 的微小容器。微胶囊一般由一层薄膜即微胶囊膜和囊芯物组成。组成微胶囊膜的材料称为囊材,组成囊芯的材料称为芯材。20 世纪 50 年代,Green 研制出包含染料的 NCR 型微胶囊用于多纸复印,至此,微囊化技术已经被广泛应用于日用化学品及生物医药领域。生物微胶囊是指微胶囊内包封的物质为细胞、蛋白质、酶、核酸等生物活性物质。1957 年,Chang 首次报道了生物活性物质的微囊化研究,将酶、蛋白质和激素等生物活性物质包封在选择性透过膜中,形成球状微胶囊,称之为“生物微胶囊”。在各种材料中,海藻酸盐基生物微胶囊由于材料安全、易于形成凝胶等特性而体现了其在生物医学领域的应用优势。因此,本章重点阐释海藻酸盐基生物微胶囊的应用原理、制备技术、表征方法及其在细胞培养与组织细胞移植领域的应用。

第一节 · 概述

　　由于生物微胶囊包埋的生物活性物质均通过特异的大分子空间结构而产生特有的生物功能,因此,对胁迫环境非常敏感。传统的用于日用化学品的微囊化技术有溶剂蒸发、界面聚合、喷雾干燥等方法,常需要高温、机械剪切、聚合物吸附或暴露在有机溶剂下,当用于生物活性物质时会产生分子断裂、变性、聚集等而破坏大分子的空间结构,导致生物活性物质的功能活性损失。因此,生物微胶囊工艺应该选择一种制备条件温和的微囊化技术,避免胁迫情况的发生,以减少蛋白质变性及生物活性的损失。

　　能够形成水凝胶的蛋白[胶原(collagen)、明胶(gelatin)]及多糖[琼脂(agar)、琼脂糖(agarose)、卡拉胶(carrageenan)、结合胶(gellan gum acacia)、海藻酸钙(calcium alginate)]的使用,为微囊化技术提供了制备条件温和并具有良好生物相容性(mild and biocompatible)的材料及方法,但其制备工艺大多数是把凝胶材料加热到熔点温度(40~60 ℃)时,加入包埋物,然后通过溶液冷却而形成凝胶。以几种比较常用的低成本凝胶材料为例:琼脂的凝固点40 ℃,一般操作过程中控制在42 ℃时加入微生物等活性物质充分混合,降温后形成凝胶;结合胶需要在45 ℃时加入包埋的活性物质及 $CaCl_2$ 溶液,乳化后在冰浴条件下迅速降温到15 ℃形成凝胶珠;卡拉胶在使用过程中为了克服自身凝胶脆性、刚性过强、不稳定等缺点,多与槐树豆胶(locust bean gum)等含有半乳甘露聚糖成分的多糖交联,才能形成具有弹性且稳定的凝胶,而其在形成凝胶时,也需要在40 ℃时加入微生物等生物活性物质,乳化后降温到30 ℃形成凝胶。这些工艺对那些温度敏感、加热易被破坏的生物活性物质尤其是细胞很不适合。

　　取自天然的海藻酸盐高分子材料,可通过二价或三价离子移变即发生凝胶化反应,条件温和,凝胶化工艺简单,且材料具有良好生物相容性、生物降解性、价格低廉、易于加工成球形微胶囊等特点,备受研究者的青睐。从 20 世纪 40 年代开始即有海藻酸盐材料性能相关研究成果的发表,60 年代对材料的认识有显著进展,对其凝胶微球工艺的研究从 90 年代初至今呈逐年递增趋势。本节将对海藻酸盐基生物微胶囊的组成、结构、应用原理做一简单介绍。

一、微胶囊的组成

　　海藻酸盐在二价阳离子存在的条件下变成凝胶。相同离子浓度下,与海藻酸分子交联能力的先后顺序为 $Pb^{2+}>Cu^{2+}>Cd^{2+}>Ba^{2+}>Sr^{2+}>Ca^{2+}>Zn^{2+}$, Co^{2+} , $Ni^{2+}>Mg^{2+}>$

Mn^{2+}。而且不同金属离子与海藻酸钠分子中 GG 片段、MM 片段、MG 片段的交联程度不同。GG 片断交联能力：$Ba^{2+} > Sr^{2+} > Ca^{2+} \gg Mg^{2+}$；MM 片断交联能力：$Ba^{2+} > Sr^{2+} \sim Ca^{2+} \sim Mg^{2+}$；MG 片断交联能力：$Ba^{2+} \sim Sr^{2+} \sim Ca^{2+} \sim Mg^{2+}$。高 G 海藻酸钠与 Ba^{2+}、Sr^{2+} 反应比与 Ca^{2+} 反应形成更稳定、强度更高的凝胶。但由于 Ba^{2+} 是生物膜 K^+ 通道的抑制剂，在浓度大于 $5 \sim 10$ mM 时即产生抑制效应，故目前以海藻酸盐凝胶制备应用于人体的生物制剂时，钙是应用最多的阳离子。因为它被认为是临床使用安全的，容易获得且经济的二价阳离子。因此，海藻酸钙微球即构成了海藻酸盐基生物微胶囊的核心结构。

海藻酸钙凝胶微球的交联处于亚稳态，交联区的超微结构随着凝胶中水分含量、交联速度不同而不同。更重要的是，这种凝胶在遇到 Ca^{2+} 螯合剂如 EDTA、乳酸盐、柠檬酸盐、磷酸盐，或高浓度的 Na^+ 或 Mg^{2+} 存在时，凝胶中的 Ca 将发生离子置换，凝胶裂解，海藻酸盐分子溶解，从而导致包埋在凝胶中的细胞、蛋白质、酶等生物活性物质的释放，固定化失败。

因此，为了解决海藻酸钙凝胶微球的化学稳定问题，研究者提出各种修饰技术来增强海藻酸盐基生物微胶囊的稳定性。海藻酸盐基生物微胶囊的修饰技术可概括为材料共混技术和微球表面络合技术。与海藻酸盐材料共混或化学交联的材料有卡拉胶、明胶、淀粉、蛋白质、半乳糖、羟丙基甲基纤维素（hydroxypropyl-methylcellulose，HPMC）、SDS 交联制备双亲性的 alg 水凝胶等。在海藻酸盐微球表面络合的大分子包括：血清白蛋白、羟基淀粉钠、硅酸盐类；络合聚阳离子材料有聚氨基酸类（如聚赖氨酸、聚鸟氨酸、聚精氨酸、聚组氨酸等）、聚胺类（如聚乙烯亚胺、聚亚甲基胍、聚 N 乙烯基己内酰胺、羧基-丙基-丙烯酰胺共聚物、DEAE - dextran、氨基聚乙二醇等）、壳聚糖等。以及上述两种的共修饰技术如海藻酸盐-硫酸纤维素-聚亚甲基胍凝胶载体用于酶固定化研究。其中，以聚氨基酸类及壳聚糖作为聚阳离子材料与海藻酸钙凝胶微球络合形成海藻酸盐基生物微胶囊技术，因其具有：①于生理条件下制备；②微胶囊的粒径大小可控（十微米至几百微米）；③膜厚度可控（几微米至几十微米）；④微胶囊膜的渗透扩散性能可控，不同制备条件可以得到不同截留性能的微胶囊；⑤微胶囊膜的弹性佳，机械强度高，可抵抗一定程度的外力作用，防止机械损伤；⑥微胶囊具有良好的生物相容性等，而成为细胞载体材料的代表。

二、微胶囊结构

海藻酸盐基生物微胶囊的典型特征是通过聚阳离子与海藻酸盐静电络合形成的聚电解质复合（polyelectrolyte complex）膜。囊芯的水凝胶网络承载细胞、蛋白质、核酸等生物活性物质，半透性的微胶囊膜屏蔽囊内包封物质与外界环境的直接接触，但外环境营养物、囊内细胞代谢物及治疗性药物可以通过膜进行扩散，达到培养、催化、免疫隔离、基因运载、药物释放等目的。因此，认清海藻酸盐生物微胶囊的空间结构，是决定海藻酸盐水凝胶微胶囊的水合状态、强度、弹性、传质效应的关键因素,并将进一步影响其在药物控制释放载体(药物分子在水凝胶载体中的分布、装载量及扩散传递行为)及组织/细胞承载系统(细胞在水凝胶中分布、形态、黏附、生长状况和代谢行为)应用过程的功能发挥。因此,如何表征真实状态下海藻酸盐基生物微胶囊的空间结构,对促进其在生物医学领域的应用具有重要意义。

利用传统的光学显微镜可以直观地观测微胶囊形态、大小、膜厚等信息。图 6-1 为海藻酸盐基生物微胶囊的光学显微镜照片。其中,图 6-1A 是海藻酸钙凝胶微球图片,图 6-1B~D 是不同分子量壳聚糖成膜后的微胶囊图片。可见,壳聚糖分子量越大,与海藻酸钙凝胶微球络合交联形成的 PEC 微胶囊膜越薄。借助凝胶渗透色谱技术,通过检测成膜液中的壳聚糖含量及分子量分布的变化,可以直观显示:随着成膜反应时间的进行,壳聚糖样品峰高的降低呈非对称的峰形(图 6-2),且平均分子量越大的壳聚糖样品,非对称现象越严重。说明对于宽分子量分布的壳聚糖样品,并非所有壳聚糖分子都参与成膜反应,分子量越小的分子,参与反应的量越多。

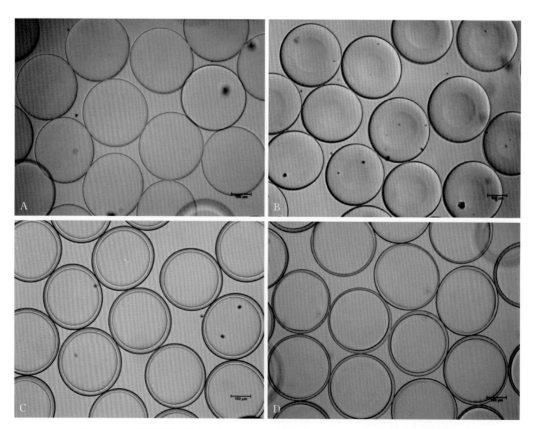

图 6-1　海藻酸钙凝胶微球和由不同分子量壳聚糖制备的微胶囊(标尺为 100 μm)

A. 海藻酸钙凝胶微球;B. 22 kDa;C. 67 kDa;D. 91 kDa 壳聚糖制备的海藻酸钠/壳聚糖微胶囊

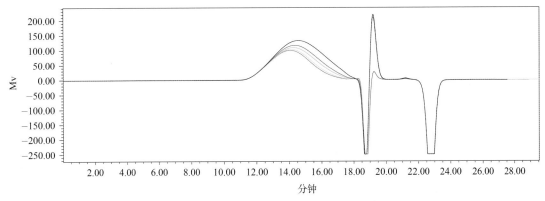

图 6-2 成膜过程中壳聚糖样品的 GPC 图谱

利用扫描电子显微镜(SEM)可以观测到微胶囊表面、剖面的结构信息。但由于 SEM 需要对样品进行梯度脱水处理导致水凝胶空间结构严重失真。而海藻酸盐基生物微胶囊的应用领域大多是在含水状态下,发挥水凝胶的特性。因此,这种失真的结构信息难以有效指导其在生物医学领域的应用。

海藻酸盐基生物微胶囊水凝胶的最大特征是含水量高达 90% 以上。目前常用的水凝胶空间结构的表征手段中,激光共聚焦扫描显微镜(confocal laser scanning microscope,CLSM)可在含水状态下观察其真实结构,结合荧光标记技术,可提高分辨率到 150 nm。中国科学院大连化学物理研究所马小军实验室借助荧光标记的海藻酸钠分子,对生物微胶囊内海藻酸盐分布进行了有效表征。图 6-3 显示出传统的静电液滴法制备的海藻酸钙凝胶微球呈现外密内疏、各向对称的凝胶结构。传统的海藻酸钠/聚阳离子微胶囊的制备过程包

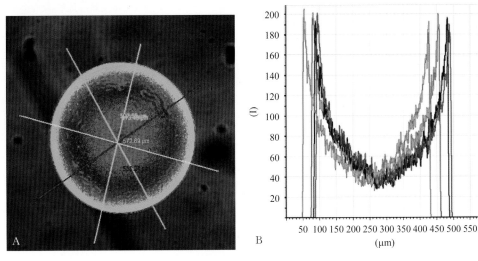

图 6-3 外密内疏对称结构的 CAG 微球

A. CLSM 图像;B. 荧光强度分布图

括：CAG 微球的制备；聚阳离子交联在微球表面形成 PEC 膜；柠檬酸钠螯合内部海藻酸钙凝胶中的 Ca 离子，使内部液化成海藻酸钠溶液。在聚阳离子成膜及液化过程中，借助荧光标记技术跟踪微胶囊中海藻酸钠分子的分布。海藻酸钙凝胶微球与聚阳离子反应成膜时，呈现囊内海藻酸分子分布重排现象，即海藻酸分子向微胶囊膜内表面迁移的现象（图 6-4）。由于聚阳离子反应成膜时，在静电力的作用下，聚阳离子会吸引 CAG 微球结构中的海藻酸分子到球表面形成 PEC 膜，导致荧光信号在外周显著增强。柠檬酸钠液化后，微胶囊中心荧光信号进一步减弱。由于液化后，微球内部发生凝胶-溶胶转变，从凝胶网络中释放出来的海藻酸钠分子可在微胶囊内部自由移动，游离的海藻酸钠分子在静电力作用下向 PEC 膜内表面移动，这些都是导致微球中心区荧光信号进一步降低的主要原因。结合壳聚糖荧光标记技术，进一步证实，在壳聚糖膜内表面有一圈海藻酸钠分子存在（图 6-5）。由此可见，借助荧光标记技术能够呈现高分子在微胶囊的分布。

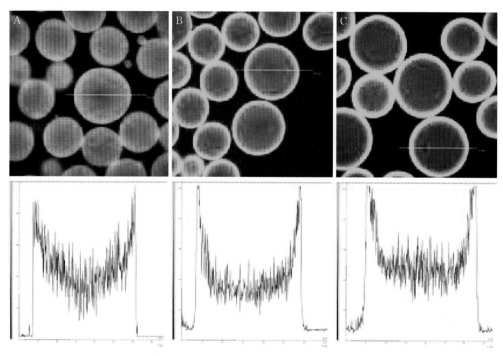

图 6-4　AC 微胶囊制备过程中内核海藻酸分子分布的 CLSM 图像

A. CAG；B. 壳聚糖成膜后的 AC 微胶囊；C. 液化后的 AC 微胶囊

同时，马小军实验室还借助 CLSM 的全反射功能，观察海藻酸钙凝胶珠在含水状态下的真实结构。用此功能观察样品前，需除去载玻片上的水及样品的表面水，而使其保留凝胶网络中的水，在反射光模式下即可扫描获得海藻酸钙凝胶珠结构（图 6-6）。图中深色区域为孔，浅色为海藻酸钠链骨架。它清楚地反映出了海藻酸钙凝胶珠在含水状态下的真实结构，

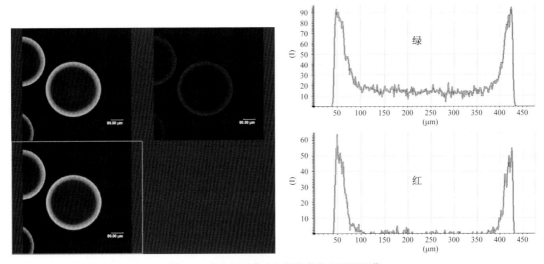

图 6-5　荧光标记的 AC 微胶囊的 CLSM 图像

绿色通道为荧光标记的海藻酸钠,红色通道为荧光标记的壳聚糖

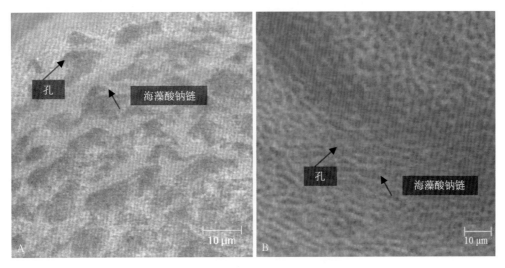

图 6-6　CLSM 全反射扫描的 CAG 凝胶结构

A. 内部凝胶化制备的 CAG;B. 外部凝胶化制备的 CAG

即海藻酸钠链在价键力作用下相互扭结缠绕形成了网络骨架。内凝胶珠(A)和外凝胶珠(B)都为多孔网络结构。内凝胶珠孔数目少但孔尺寸较大;外凝胶珠则孔数目多但孔尺寸相应较小。

　　尽管 CLSM 能提供含水状态下水凝胶微胶囊的结构信息。但由于 CLSM 受光学显微镜分辨率的限制,极限分辨率仅为 150 nm。而生物微胶囊,尤其微胶囊膜的孔隙多在纳米尺度,因此,含水状态下表征海藻酸盐基生物微胶囊的精细结构还有很大的挑战空间。马小军实验室也在尝试用软 X 线、环境扫描电镜等技术手段来直观表征微胶囊的精细结构。

三、微胶囊免疫隔离原理

海藻酸盐基生物微胶囊发挥免疫隔离功能的原理如图 6-7 所示。微胶囊的囊膜具有选择透过特性，通过制备工艺参数的控制，将海藻酸盐基生物微胶囊膜的截留分子量控制在 80～100 kDa。生物环境中的营养成分（如葡萄糖、氧气等营养物质、生长因子等）和囊内的生物活性物质或细胞分泌的小分子产物可以自由出入微胶囊，同时阻止囊外大于某一分子量的物质不能扩散进入（如淋巴细胞、巨噬细胞等免疫细胞，免疫球蛋白、抗体、补体等免疫分子），从而保证囊内细胞存活和发挥正常生理功能，并实现免疫隔离。20 世纪 80 年代初，Lim 和 Sun 将微囊化技术与组织细胞移植相结合，制备了具有良好生物相容性的海藻酸钠-聚赖氨酸-海藻酸钠（alginate-polylysine-alginate，APA）微胶囊作为免疫隔离工具，包埋猪胰岛细胞并移植至糖尿病大鼠体内。结果证明该微囊化细胞能够成功替代大鼠的胰腺功能实现血糖调节。该研究成果较好地解决了组织细胞移植过程中的免疫排斥问题，避免或减低了免疫抑制剂的使用，为组织细胞替代治疗帕金森病、阿尔茨海默病、甲状腺功能低下、生长激素缺乏性侏儒症等神经/内分泌系统的退行性变疾病开辟了新途径。

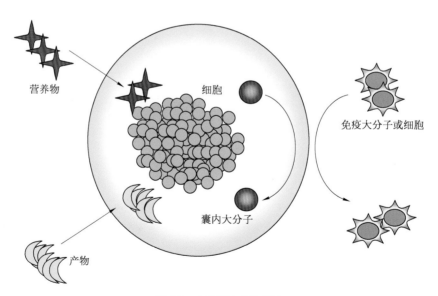

图 6-7　生物微胶囊模式图

由于海藻酸盐基生物微胶囊的上述特性，使得其在生物医学领域具有很大的发展空间。因此，本章重点对基于海藻酸盐材料的生物微胶囊技术（包括生物微胶囊制备工艺、性能表征及在细胞培养载体与免疫隔离工具的应用等方面）的研究现状进行全面概述。

微囊化细胞的存活最终依赖于微胶囊膜的通透性能（决定基本营养物的供应和有毒代

谢物的转移)和隔离性能(将大分子免疫物质和免疫细胞隔离在囊外,从而避免囊内细胞被机体免疫系统攻击并杀死)之间的优化平衡。微胶囊膜的通透性根据微胶囊的应用不同也会有不同要求:同种移植时,对通透性的要求就不如异种移植时严格;微囊化细胞的代谢效率高就要求较高的通透性,以满足较高的营养需求;对于不同的疾病模型,具有治疗作用的物质的分子量亦有差别;不同材料吸附蛋白能力不同,也会导致微胶囊膜的通透性差异;移植部位不同,对免疫隔离的要求也不同。因此,微囊化细胞的存活、移植疗效的有效发挥最终依赖于可通透物质通过微胶囊的速度(决定营养物质的供应与有毒代谢物的排出)和可截留物质的分子量(即不能渗透过微胶囊膜的物质所具有的最低分子量,molecular weight cut-off,MWCO)之间的优化平衡。如何准确测定微胶囊膜的通透性是微胶囊研究者广泛关注的技术焦点之一。

(一)通透性能

通常,跨微胶囊膜的分子传递是通过微胶囊膜上固定孔道进行的,但迄今为止有关微胶囊膜孔径的确切大小还无从知晓。因此,研究者一般采用具有不同相对分子质量各种物质在膜中的渗透速率来确定微胶囊膜的通透性能。

Jalsenjak 和 Uno 等建立了平板膜模型,使用渗透率来表征微胶囊膜的渗透性,并认为物质扩散通过微胶囊膜的机制主要是溶解-扩散作用。Kwok 等建立了海藻酸钠-聚赖氨酸微胶囊(APA 微胶囊)的物质扩散模型,对物质跨膜传递现象作了理论预测。解玉冰等综合膜分离技术中表示超滤、微滤和透析过程分离透过特性的物化参数,综合膜相扩散系数、截留率、截留分子量等参数较为全面地表征了微胶囊膜的渗透性,并建立了非稳态球形渗透扩散模型。何洋等在非稳态球形渗透模型的基础上,提出了膜扩散阻力特性参数和膜内基质分配系数,重新建立了蛋白质在海藻酸钠-聚赖氨酸微胶囊中的扩散数学模型,清晰反映出制备条件对物质扩散性质的影响,为海藻酸钠-聚赖氨酸微胶囊制备条件的优化提供了重要的理论依据。

一般,研究者认为,为了保持囊内细胞的正常功能,微胶囊膜应允许囊外分子量小于67 kDa(如 BSA)的小分子量物质(细胞生存所需营养物、生长因子和氧气等)和囊内小分子产物(如细胞分泌的治疗性物质胰岛素)自由进出微胶囊。

(二)免疫隔离性能

精确测定 MWCO 是很难实现的,因为在截留限的分子的透过速率是相当低的。因此,实际测定时必须有足够充分的扩散时间,才能保证大部分溶质透过,而溶质通常采用具有可控单分散性和粒径分布的蛋白质和葡聚糖。当测定单个微胶囊的 MWCO 时,则采用荧光示踪剂作为溶质体系,并辅以共聚焦显微镜观察。另外,可以通过测定微胶囊内细胞分泌蛋白的通透性来测定 MWCO,或者通过反向体积排阻色谱法测定。

目前用于测定微胶囊膜 MWCO 的方法通常有两种：一种方法是将微胶囊置于模型物质溶液中,对不同时间内自微胶囊外渗透进入微胶囊的物质定量。当使用不同分子量的模型物质时,即可测定膜的 MWCO。另一种方法是将生产分泌不同分子量蛋白质的细胞或基因工程细胞包埋于微胶囊中,对不同时间内自微胶囊内渗透排出微胶囊的物质定量,从而测定微胶囊膜的 MWCO。

微胶囊膜的 MWCO 只是一个相对的评价指标,不同材料、制备技术以及不同过程参数下制备的微胶囊具有不同的 MWCO。而且,评价过程中模型物质在微胶囊膜上的吸附会给测定结果带来一定的误差。但应强调的是,微胶囊膜的免疫隔离性能是微胶囊应用于细胞移植的必要条件。因为免疫球蛋白比免疫细胞小,而 γ 球蛋白 G(即 IgG)又是免疫球蛋白中最小的分子,故目前研究者认为,对 IgG 的隔离性能是检测微胶囊是否具有免疫隔离性能的最可靠而直接的指标,理想的用于细胞移植的微胶囊应能够阻止微胶囊外分子量大于等于 IgG 的分子进入微胶囊内。

四、微胶囊微环境

微胶囊微环境对细胞影响可以归纳为三方面：制备方法和手段造成的直接后果、传质限制的影响以及细胞生长和生产过程变化因素。

（一）海藻酸钠的影响

海藻酸钠三维凝胶网络具有生物化学惰性,并使包埋的细胞能保持很高的活力,因此是最常用的微胶囊制备材料：

1. 诱导作用

Johnson 实验得出结论,海藻酸钠可以作为一种碳氢诱导物对细胞产生直接的、密切的代谢刺激的作用。Komaraiah 则认为是海藻酸钠改变了介质的黏度,导致不良的氧传递,因此对细胞生理产生影响。

2. 渗透压作用

我组对不同配置条件下的海藻酸钠溶液渗透压进行了测定(表 6-1),发现 2% 的海藻酸钠水溶液渗透压为 104 mOsm,由于水溶液的渗透压为 0,那么产生渗透压的主要原因是海藻酸钠。一般动物细胞在渗透压为 $260 \sim 320$ mOsm 的培养液中形态和大小不变,并生长良好,高于或低于正常渗透压范围均会对细胞生长代谢产生影响,甚至杀死细胞。因此海藻酸钠溶液可能激活细胞的高渗反应,导致细胞生理的变化。

表 6-1　海藻酸钠溶液的渗透压

浓度(%)	黏度(cP)	溶剂	渗透压(mOsm)
2	200	水	104
1.50	100	生理盐水	355
1.50	200	生理盐水	366.33
1.50	250	生理盐水	367.67
生理盐水			311

3. 吸附离子

海藻酸钠能与钙离子和介质中其他组成成分如磷酸离子、多聚磷酸以及 ATP 发生螯合作用。研究发现,由于与带正电的 NADP＋发生螯合作用,海藻酸钠可造成异柠檬酸脱氢酶活力丧失,干扰细胞正常代谢,对细胞活性产生影响,除此之外,海藻酸钠的带电荷特性以及与钙离子结合的能力对细胞信号转导路径也有激活作用。Asaki 等制备了含有海藻酸盐作为水溶性大分子配基的聚酰胺微胶囊,结果发现微胶囊内部的配基和微胶囊膜本身都能够吸附累积金属离子。利用 X 线光电子谱分析微胶囊表面组成,发现海藻酸配基的一些功能团穿过微胶囊膜分布于表面,使膜表面也能富集金属离子,这种环境中离子浓度的增加能造成细胞膜孔开放和水合状态的变化,引起细胞渗透压响应。

(二) 钙离子的影响

在生物代谢过程中,钙离子是一类重要调节物质,为构成细胞营养基质的重要组成成分。胞内 Ca^{2+} 浓度水平对细胞代谢信号的传递非常重要,参与细胞周期调控和细胞骨架调节。用 Ba^{2+} 替代 Ca^{2+},虽然也可以形成有良好物理性质的微胶囊,但是海藻酸钡微囊化细胞却失去了一部分反应表现,由此可见,适宜的 Ca^{2+} 浓度对微细胞生长意义重大。但细胞钙离子的浓度增加也会诱导内质网应激的产生,干扰蛋白质合成和启动细胞凋亡信号。Charleta 实验表明,$CaCl_2$ 对细胞器的大小与数量有显著影响,高钙离子浓度会导致胞内细胞器聚集,使胞内大分子浓度增加,将细胞与 $CaCl_2$ 或海藻酸钠混合时,受到介质高渗透压和高黏度的损害,细胞生长速度明显减缓。

(三) 物质传递的影响

生物材料中物质传递速率主要受物质分子量大小,以及分子的 Stokes radii 或者回转半径的影响。分子量<1 300 Da 并且斯托克斯半径(Stokes radii)<1 nm 的分子可以自由出入,而高分子量物质如球蛋白、白蛋白以及纤维蛋白原等不能自由出入,其传质速率和距离

受到海藻酸钠浓度、交联程度和传质分子的电荷性质影响。Koyama 和 Seki 等研究了液态核芯的海藻酸钙膜微胶囊的葡萄糖物质传递速率，结果显示葡萄糖在微胶囊中的传递系数（7.91×10^{-10} m^2/s）大于海藻酸钙胶珠（6.5×10^{-10} m^2/s）和水（6.1×10^{-10} m^2/s）；并且研究还发现含细胞微胶囊的葡萄糖传递系数并没有降低，反而增大至 9.9×10^{-10} m^2/s。含细胞的海藻酸钙胶珠其葡萄糖传递系数随细胞的生长而逐渐降低。

（四）生长空间的影响

生长空间大小和材料特性对细胞的黏附、迁移、分化、增殖以及细胞应答激活等过程具有重要影响。当细胞聚集在一个狭小的空间内，并且无细胞间紧密接触的情况下，易于增殖。但当细胞之间紧密接触后则易发生组织化。人类间充质干细胞在大的生长空间内发育成骨系细胞；在狭小的空间内易分化成脂肪细胞。高浓度海藻酸钠形成的海藻酸钙胶体孔径小，利于干细胞在其中聚集成团进而发生分化，能使细胞保持较高增殖活性。

对不同形态的微胶囊而言，液体芯的微胶囊使得内部细胞可以旋转或平移向微胶囊壁运动，有利于细胞繁殖，形成比较大的细胞团贴微胶囊壁生长；微胶囊内核是固体时，细胞以多个小的球状的聚集体存在，生长速度缓慢。除了培养空间的影响，内部基质也对细胞具有调控作用。细胞通过收缩、基质分泌即酶降解来调整细胞表面整合素受体的分布及细胞骨架的重组，从而调整其他的重要细胞生理活动，如发育、分化、再生以及疾病的发生、发展。通过改变基质的硬度可以影响细胞的分化。因此可以通过对微胶囊粒径大小以及内部基质特性的控制，限制或促进细胞成团，尽可能地模拟出适合细胞生长发育的硬度，使细胞停留在利于生长、分化或代谢的范围，实现对细胞生长代谢的调控。

第二节 · 细胞在微胶囊内的生物学行为

一、细胞的生长情况

（一）细胞形态

受到微胶囊内各种因素作用，细胞在微胶囊内以三维类组织化形态生长，聚集成不规则的多细胞聚集体，并受到微胶囊空间大小的影响。这种生长方式使细胞能够保持完整的组织与细胞形态，从而有利于其功能的发挥，如肝细胞在体培养时，呈现单层生长，其合成白蛋白的功能以及代谢 NH_4^+ 的能力很快衰减甚至丧失；而在微囊化培养中，肝细胞形成三维的细胞球,彼此建立生理性的细胞连接,细胞间连接结构出现,例如相邻细胞的胞膜局部突起密切接触,偶见桥粒连接,细胞界限不清,表面孔道增多该现象也同样存在于其他功能性细胞的微囊化培养中,如胰岛细胞和软骨细胞。

这些现象表明:功能性细胞对自身所在的微环境作用相当敏感。细胞聚集成团利于细胞间的信息传递,对于细胞正常功能的发挥至关重要。微胶囊可以为细胞提供相互接触的三维空间,促进细胞成团和集群现象出现,有助于保持细胞正常的形态和功能;另外,细胞还可以在微胶囊提供的空间内自由移动,选择最佳的生存位置,营造最佳的生存微环境。

另外,根据制备工艺和目的的不同,微胶囊的内部形态可分为液化核心和固化核心两种。液化核心微胶囊中,细胞的自由度相对较高,细胞尤其是贴壁细胞有向微胶囊膜迁移的趋势。随着细胞的生长,细胞密度增大,细胞开始向胶囊内部迁移;而在固化核心微胶囊中,由于细胞被固定在特定位置,不能迁移。随着细胞的增殖,细胞密度增加,所需生长空间增加,因此开始向各个方向迁移。细胞的迁移在这两种类型微胶囊中普遍存在,它对于了解细胞在微胶囊内的分布、形态、增殖和代谢具有重要意义。

(二)生长代谢

微囊化细胞的重要特征之一是提高了细胞的密度,加之微环境的作用以及类组织化的生长方式使细胞生理学特性发生变化。

研究发现,微胶囊内细胞具有生长延迟的情况出现,同时能够在一定时间内保持细胞数稳定。例如,与平面培养的胚胎干细胞和旋转生物反应器体系内胚胎干细胞(延迟期=1.06天)相比较,细胞在微胶囊内的生长延迟期均明显延长。培养2周内,微胶囊内胚胎干细胞生物量持续增加,葡萄糖/乳酸代谢的规律也与之一致。中国科学院大连化学物理研究所生物医用材料工程研究组还发现平面培养的HepG2细胞生长无延滞期,细胞快速地进入指数生长期后即出现死亡和脱落,而微囊化培养的细胞却可以长时间保持高细胞数,并维持数量的动态平衡。微囊化培养与平面培养相比,稳定期延长;但微囊化培养的最大比生长速率下降,平面培养的最大比生长速率为$0.50\ d^{-1}$,而微囊化培养的最大比生长速率为$0.25\ d^{-1}$。微囊化培养条件下葡萄糖的消耗较为缓慢,虽然在这两种培养方式下,培养体系中的乳酸均积累较多,但微囊化培养条件下乳酸对葡萄糖的得率系数较高(微胶囊培养Ylac/G为2.28,平面培养Ylac/G为1.57)。在K562和CHO细胞的微囊化培养中也得到类似结论。

微囊化细胞的增殖取决于两个因素:第一,囊内充足的营养供应实现细胞生长;第二,营养的传递、废物的聚集和传递时间等都不可避免导致一部分细胞的死亡。这样可以认为微胶囊内环境实现了细胞繁殖与死亡的一种自动平衡,使活细胞的数量保持稳定。Lahooti和Alteriis等发现关键营养物和代谢废物浓度梯度的存在使得出现中心细胞坏死区,而在细胞团边缘则有静止期细胞和繁殖期细胞两种,细胞因其在微胶囊中位置不同产生生理差异,一定程度上解释了生长和代谢变化的原因。

另外,由于微胶囊系统的复杂性,用数学模型对微胶囊内细胞生长特性进行描述的研究鲜有报道。Yuet 等曾建立如式 6-1 所示模型,用于描述微胶囊内细胞生长过程:

$$\frac{dX}{dt}=\mu(t-t_{tag})\left[\mu X+\lambda\int_0^t X(\eta)d\eta\right] \qquad (式6-1)$$

$$\mu(t-t_{tag})=\begin{cases}1 & t<t_{tag}\\0 & t>t_{tag}\end{cases} \qquad (式6-2)$$

$$\mu=\mu_{max}\prod_{i=1}^n\left(\frac{C_i}{K_{C_i}+C_i}\right) \qquad (式6-3)$$

式 6-1 中:X 为细胞密度;

μ 为细胞比生长速率,其表达式如式 6-3 所示;

t_{tag} 为延迟时间;

λ 为细胞死亡常数。

式 6-3 中:C_i 为限速营养物浓度;

K_{C_i} 为限速营养物 i 的饱和常数;

n 为限速营养物种数;

μ_{max} 为最大细胞比生长速率。

该模型能够描述微胶囊内指数生长期的细胞密度变化情况,但细胞生长延迟期的情况则需要通过实验数据确定。因为上述模型较为复杂,所以较少被应用。

目前,广泛用于描述细胞生长的模型还有 Logistic、Gompertz、Richards、Stannard 和 Schnute 模型等。

Logistic 增长曲线是生物数学界经常研究和采用的生物生长曲线,属于最简单的饱和增长模型之一,表达形式可如式 6-4 所示:

$$x_t=a/[1+\exp(b-ct)] \qquad (式6-4)$$

式中:t 为时间;

x_t 为 t 时刻细胞数量;

a、b、c 为常数。

该增长曲线的主要特点是:在拐点前的细胞增长速度越来越快,而在拐点后的增长速度越来越慢,而最终趋于一个有限值(饱和值),总的曲线呈 S 形,所以称之为 S 形饱和曲线。

Gompertz 增长曲线是与上述 Logistic 曲线最为相似的增长曲线,它不仅可用来拟合各种生物增长数据,而且还可用来拟合优质耐用商品的人均拥有量的增长数据和高新技术的累计推广量数据。其表达形式如式 6-5 所示：

$$x_t = a \exp[-\exp(b - ct)] \qquad (式6-5)$$

为了处理方便，Gompertz 模型在用于描述肿瘤细胞生长过程时常写成如下形式：

$$N(t) = N_o \exp\left[\frac{k_+}{k_-}(1 - e^{-k_- t})\right] \quad N(0) = N_o \qquad (式6-6)$$

式中：$N(t)$ 为 t 时刻肿瘤细胞的数量；

$\quad\quad N_o$ 为肿瘤细胞的初始量；

$\quad\quad k_+$ 为细胞生长速率常数；

$\quad\quad k_-$ 为生长延迟常数。

上述模型在用来描述非固定化状态下细胞的生长过程时，结果都比较令人满意。对于固定化细胞培养体系，Giannuzzi 等在研究聚乙烯膜固定化的大肠埃希菌和假单胞菌的生长特性时，曾用 Gompertz 和 Logistic 模型对菌体的生长过程进行了描述，模型在没有经过修正的条件下得到了较好的结果。对于微胶囊包埋下的细胞来说，既不同于游离培养也不同于单层膜的固定化培养，其生长空间和生长所需营养成分的供给分别要受微胶囊大小和微胶囊膜通透性的限制，但其生长过程同样由延迟期、指数生长期、平稳期和衰亡期组成，但上述模型都只能用于细胞增殖过程的描述，而不能用于细胞代谢过程的描述。中国科学院大连化学物理研究所将 Logistic 模型和 Gompertz 模型用来描述微囊化细胞的生长过程，并将上述模型经过适当的修改后，用于细胞代谢包括底物消耗和产物生成过程的描述。应用化学工程原理结合细胞生理生化知识与生物技术最新进展对这些物质的化学及其运动过程进行量化研究，建立相应的物理和数学模型，并结合细胞生理水平认识这些差异，从而为细胞大规模生长与生产提供理论依据及工艺基础。

（三）功能表达

在产物积累能力上，聚集的和部分组织化的细胞要比生长迅速而松散的细胞高。聚集化和组织化为提高代谢物的产量提供了两个条件：第一，通常微囊化细胞的生长速度低于二维培养细胞的生长速度。而许多证据表明，生长速度的降低与产物产量的提高之间有相关性。第二，培养细胞的组织化水平越接近整体水平，就越能以与整体组织相同的方式对环境因子的刺激起反应。同理，微囊化细胞能以越近乎体内环境的方式而对培养中的各种作用因子起反应，因此表现出相应产物和功能表达的改变，即微胶囊内出现了细胞功能的明显上调，例如微囊化肝细胞细胞色素 P450 酶活性增强、尿素合成能力增加以及白蛋白分泌的上升。微囊化软骨细胞在囊内可分泌高水平 I 型胶原并合成软骨特异的蛋白多糖，因而在某些生物学特征与软骨接近。

微囊化对细胞应答的影响还表现在基因水平的变化上,如 MCF - 7 细胞微囊化培养后,细胞 HIF - 1、cyclinD1、VEGF、p53、PCNA 表达都有异于平面细胞。

二、细胞的应激反应

应激反应(stress response)是机体对各种环境因素所做的一种保护性应答,通过细胞信号通讯,诱导细胞中基因表达谱的改变,合成相应的应激蛋白(stress proteins),最大限度地保护细胞及其生物大分子的结构和功能。如果机体或细胞对各种环境应激应答得当,则机体和细胞的正常生理生化功能可很快获得新的平衡,否则将引起一系列病理生理改变。

(一)高渗透压应激

渗透作用是自然界的一种普遍现象,它对于细胞和组织保持正常的生理功能有着十分重要的意义。渗透现象的产生必须具备两个条件:一是有半透膜存在,二是半透膜两侧必须是两种不同浓度的溶液。在一定温度下,溶液的渗透压与单位体积溶液中所含溶质的粒子数(分子数或离子数)成正比,而与溶质的本性无关。人的体液中既有非电解质(如葡萄糖等),也有电解质(如 NaCl、$CaCl_2$、$NaHCO_3$ 等盐类)。为了表示体液总的渗透压大小,医学上常用毫渗透量浓度来比较,简称毫渗量·升$^{-1}$,用 mOsm·L^{-1} 表示。这种浓度是溶液中能产生渗透作用溶质的粒子(分子或离子)总物质的量浓度。一般动物细胞在渗透压为 $260\sim320$ mOsm 的培养液中形态和大小不变,并生长良好。高于或低于正常渗透压范围的条件均会对细胞生长代谢产生影响,甚至杀死细胞。

中国科学院大连化学物理研究所生物医用材料工程研究组以酵母细胞为研究模型,发现微胶囊环境中海藻酸钠溶液是造成微胶囊内渗透压增加的原因之一,微囊化会使胞内抗渗透压产物海藻糖和甘油合成显著上升,而缺乏渗透压响应的敏感细胞活性在此过程中会受到抑制。另外微囊化细胞在培养过程中出现乳酸产率增加,而乳酸堆积也会对细胞施加高渗影响。孙祥民等发现批次培养的 CHO 细胞中,由于乳酸在培养液中浓度增加,使细胞葡萄糖代谢、谷氨酰胺代谢均发生改变,脉冲实验结果提示这种影响来源于乳酸对培养环境渗透压的影响。渗透压的增加扰乱了正常的离子跨膜梯度,使细胞维持能量需求相应增加,造成了细胞生长代谢速率的改变。

渗透压增高可以导致:①细胞增殖速率下降,甚至停止。②糖酵解活动增强,底物消耗量增加 65%,无效循环代谢量增加。③胞内甘油、海藻糖、糖原含量和脯氨酸量显著增加。④营养物质转运途径发生改变,葡萄糖吸收速率增加,氨基酸吸收率下降等。表 6-2 概括了渗透压胁迫对细胞的影响。

表 6-2　高渗透压对细胞的影响

影响	影响
DNA 修复抑制	诱导次级氧化谷激
诱导 p53 表达	生长因子相关信号抑制
细胞周期阻滞	mTor 通路抑制
线粒体功能紊乱	抑制蛋白翻译；核糖体解离
染色体蛋白解离	凋亡
细胞骨架结构改变	

（二）氧化应激

氧化应激(oxidative stress，OS)是指机体在遭受各种有害刺激时，体内高活性分子如活性氧自由基(reactive oxygen species，ROS)产生过多，氧化程度超出氧化物的清除，氧化系统和抗氧化系统失衡，从而导致组织损伤。ROS 包括超氧阴离子(O_2^-)、羟自由基(OH—)和过氧化氢(H_2O_2)等。生成活性氧的前氧化系统主要有线粒体、细胞色素 P450、中性粒细胞和巨噬细胞等。正常情况下，由线粒体生成的活性氧在细胞活性氧的生成中是主要的，主要来自线粒体呼吸链和单胺氧化酶反应。吞噬细胞前氧化系统指的 NAD(P)H 氧化酶、髓过氧化物酶(MPO)—H_2O_2—卤化系统和共轭酸过氧亚硝酸(ONOOH)生成。在病理条件下或衰老时 ROS 的增加超过细胞初级抗氧化防御能力时，引起脂质、蛋白质和 DNA 的氧化损伤。活性氧的清除机制包括一级抗氧化防御系统和二级抗氧化防御系统。前者负责清除 ROS，多为酶抗氧化系统，包括超氧化物歧化酶(SOD)、过氧化氢酶(CAT)、谷胱甘肽过氧化物酶(GSH—Px)等，后者负责修复损伤的生物大分子(图 6-8)。

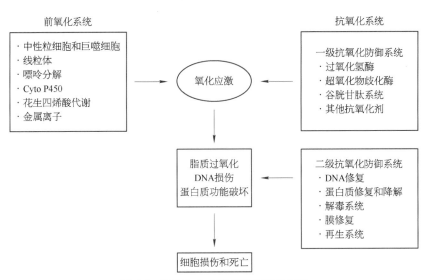

图 6-8　ROS 生成、消除及对细胞的影响

微胶囊制备过程中,氧化应激是一个不可避免的环境因素。有研究表明高压脉冲静电可以使水中部分水分子分解成为 OH^- 和 H^+,其中 OH^- 的电子在电场的作用下,被水中的氧分子获得形成超氧负离子自由基。此外电场也可以直接影响细胞膜两侧的电荷平衡,从而使细胞膜产生相变。静电场可以提高胞内的过氧化氢和超氧负离子含量,氧化细胞膜上的不饱和脂肪酸,降低细胞膜的流动性。

除了高压电场的影响,细胞内钙离子浓度波动也是引发氧化应激的原因。在钙化过程中,细胞需要长时间接触钙液,Ca^{2+} 可提高黄嘌呤氧化酶的活性,一方面促进自由基向脂质过氧化物的转换,产生新的自由基;另一方面促进 O^{2-} 迅速转化为 OH^-,重新激发自由基连锁反应,造成连锁式的氧化应激反应。Ca^{2+} 内流入细胞,在线粒体内聚集会破坏线粒体的结构和功能,使呼吸链复合物电子传递完整性受到破坏,造成黄腺嘌呤二核苷酸依赖性复合物途径被过度利用,激发氧化应激。

在微胶囊的实际应用过程中,氧化应激的产生也是一个不可避免的环境因素。对微囊化胰岛移植治疗糖尿病而言,胰岛不但要受到免疫系统产生的氧化胁迫的杀伤,也受到高血糖和高血脂诱导产生的 ROS 危害。用含油酸的培养基培养胰岛 B 细胞系 MIN6 细胞 72 小时,发现油酸也能使线粒体呼吸链解偶联,产生大量自由基,导致 B 细胞分泌功能下降。大鼠胰岛做体外实验,发现棕榈酸钠使 B 细胞线粒体发生肿胀,ATP 含量降低,呼吸量增加,线粒体膜电位也降低,同时伴有大量 ROS 产生,呼吸链发生部分解偶联,B 细胞糖敏感性消失。

ROS 作为细胞内信号调节因子,参与细胞损伤的存活机制,参与细胞的增殖、迁移和分化。而对细胞在氧化应激中的损伤与保护机制的深入研究,有利于改善组织微环境、提高移植细胞的存活率。

(三) 内质网应激

内质网(endoplasmic reticulum,ER)是真核细胞中重要的亚细胞器,是蛋白质合成、蛋白质翻译后修饰、折叠和寡聚化的重要场所,参与脂质代谢和类固醇激素的合成、钙离子储存与钙离子信号传导、膜蛋白和分泌蛋白的运输及糖基化作用,是对细胞应激反应起调节作用的内膜系统。缺氧、病毒感染、蛋白质突变、胆固醇积累、钙离子平衡失调、自由基侵袭及药物都可能会影响内质网的正常功能,引起错误折叠与未折叠蛋白质在腔内的聚集以及 Ca^{2+} 平衡紊乱,导致内质网应激(endoplasmic reticulum stress,ERS)。内质网应激是指由于某种原因使细胞内质网生理功能发生紊乱的一种亚细胞器病理过程,是真核细胞的一种保护性应激反应,通过内质网应激,细胞降低胞内未折叠蛋白质的浓度,并阻碍未折叠蛋白质发生凝集,减轻细胞损伤效应。

1. 内质网应激反应的保护作用

当细胞发生内质网应激,引起内质网功能紊乱时,细胞将启动 UPR 来提高内质网折叠和处理错误折叠或未折叠的蛋白质的能力,减轻这些蛋白质给内质网带来的负担,以恢复内质网的正常生理功能。UPR 主要通过以下三条途径来完成:①转录上调内质网内的分子伴侣,如葡萄糖调节蛋白 78(glucose regulated protein 78,GRP78)、钙网织蛋白(calreticulin)等,这些分子伴侣用于参与蛋白质的折叠、寡聚化等修饰过程;②减少蛋白质的翻译;③加强内质网相关降解(ER-associated degradation,ERAD)功能,即将错误折叠或未折叠的蛋白质转运至细胞质中,通过泛素-蛋白酶体系统降解。

在内质网膜上存在三个内质网应激感受蛋白,分别是 PEPK(PKR-like ER kinase;PKR:double-stranded RNA-activated protein kinase)、ATF6(activating transcription factor 6)和 IRE - 1(inositol requiring enzyme 1)。在非应激状况下,PERK 和 IRE - 1、GRP78 相连形成复合物而不具有活性,而 ATF6 则是以酶原的形式与 GRP78 结合,当细胞发生内质网应激时,这三个感受蛋白将被活化,激活各自的下游信号通路,帮助恢复内质网的功能。

(1) PERK:属于 Ⅰ 型内质网跨膜蛋白,其位于内质网腔内的 N 末端与 GRP78 结合,感受内质网应激信号;位于细胞质中的 C 末端具有丝/苏氨酸蛋白激酶活性。在发生内质网应激时,GRP78 与 PERK 解离,此时 PERK 将形成寡聚体并发生自身磷酸化而激活,跨膜传导内质网应激信号。活化的 PERK 能特异性地磷酸化 eIF2α,使 eIF2α 失去启动蛋白质翻译的能力,引起蛋白质翻译水平下降。但在大多数蛋白质合成受到抑制时,却能上调 ATF4(activating transcription factor 4)的表达,进而诱导分子伴侣等的表达。PERK 也能够激活 NF - κB,从而促进细胞存活。

(2) IRE - 1:属于 Ⅰ 型内质网跨膜蛋白,其位于内质网腔内的 N 末端与 GRP78 结合,其胞质区具有激酶域和 RNA 酶域。可见,IRE - 1 在细胞内同时具有激酶活性和 RNA 酶活性。在发生内质网应激时,其与 GRP78 解离,引起 IRE - 1 的内质网腔内结构域发生二聚化,激活胞质区的蛋白激酶,进而发生自身磷酸酶,RNA 酶活性被激活,此时其具有的核酸内切酶活性能特异性的剪切 XBP1mRNA 前体,剪接后的 XBP1mRNA 所编码的 XBP1 蛋白不仅能提高分子伴侣 GRP78 等的转录活性,还能特异地与启动子区的 UPRE(unfolded protein response element)结合,诱导 EDEM(ER degradation enhancing mannosidase like protein)基因的转录。EDEM 是 Ⅱ 型内质网跨膜蛋白,能与错误折叠的糖蛋白相结合,促进其降解。

(3) ATF6:属于 Ⅱ 型内质网跨膜蛋白,其位于胞质的 N 末端,含有一个碱性锌指结构(bZIP)的 DNA 转录激活功能域,位于内质网腔内的 C 末端,具有多个 GRP78 结合位点。在发生内质网应激时,内质网腔内的未折叠蛋白促使 GRP78 与 ATF6 解离,之后 ATF6 以囊泡形式从内质网膜转运到高尔基体。在高尔基体内,被蛋白酶 S1P(site‐1 protease)和 S2P(site‐2 protease)水解,产生一段游离的 N 末端片段 p50ATF6 而被活化。p50ATF6 转移到细胞核内,作为转录因子与内质网应激元件(ER stress element,ERSE)结合,激活内质网应激元件基因启动子区域,进而激活分子伴侣、折叠酶等的转录。同时,活化的 ATF6 N 末端切割片段也能激活 XBP1 基因的转录。

2. 内质网应激反应的促凋亡作用

通常情况下,经过上述一系列反应,可以使内质网功能得以恢复,但是当细胞遭遇的刺激持续存在或过于强烈时,致使内质网的功能紊乱不能得以纠正,内质网应激反应便会从一开始的保护性作用,转变为自杀性反应,诱导细胞凋亡。这也是机体用于去除功能紊乱细胞的最后一招。

(1)CHOP 介导的通路:内质网应激反应诱导的细胞凋亡主要是由 CHOP/GADD153(growth arrest and DNA-damage-inducible gene 153)介导的。内质网应激发生时,内质网膜上的三个感受蛋白均能诱导 CHOP 转录,其中 PERK‐eIF2α‐ATF4 是诱导 CHOP 表达的主要信号通路。CHOP 作为一个转录因子,在应激状态下,其过量表达能够激活多种促凋亡蛋白,引起细胞凋亡。而且 CHOP 还能够转录、下调凋亡抑制基因 BCL2 的表达来促进凋亡。

(2)IRE‐1 介导的通路:内质网应激反应激活的 IRE‐1,与细胞质中的 TRAF2(tumor necrosis factor receptor-associated factor 2)结合,从而激活 ASK1(apoptosis signal-regulating kinase 1)并进一步激活 JNK(c-Jun NH$_2$-terminal kinases),活化的 JNK 通过激活 c‐jun、c‐FOS 等转录因子,调节下游凋亡相关基因的表达,最终启动细胞凋亡。

(3)caspase 12 通路:caspase 12 是啮齿类的内质网膜结合蛋白,与人类的 caspase 4 具有相同的功能,在内质网应激反应诱导的凋亡过程中发挥作用。研究发现,caspase12 是内质网应激反应所特有的诱导凋亡机制,可以通过多种途径活化,进而通过 caspase 级联反应诱导细胞凋亡。

氧化应激和内质网应激关系密切,活性氧可使内质网膜上的脂质超氧化,破坏内质网的蛋白质,而内质网产生的少量活性氧以及内质网腔内钙释放入胞质中,可引起线粒体的膜电位降低,触发线粒体膜孔开放,引起瀑布样级联反应,产生大量活性氧,进入恶性循环。Amy 等研究了细胞氧化应激状态下内质网应激现象的同步出现情况以及内质网内一系列标识蛋白表达在细胞氧化应激时的变化,结果发现,在 SOD 突变小鼠中的 GRP78 基因明显上调,而这一现象可被抗氧化剂 N-乙酰半胱氨酸所阻止。除了来自活性氧的直接影响,细胞脂代谢变化也是内质网应激和 GRP78 表达上调的原因,Aparajita 等用 Genistein 处理内质网应激性 HepG2 细胞模型后发现,在造成脂代谢相关基因 FAS、SCD1、GPAT、ACC mRNA

水平降低同时,内质网应激蛋白 GRP78 表达也出现下调,这和其他内质网应激模型中的结果一致。

三、细胞的能量代谢

细胞的生长和代谢状态受到所处生长环境的影响,环境的改变会导致胞内代谢过程的变化。一切生命活动都需要能量,因此细胞内的各种代谢过程改变必然伴随着能量的转移和变化。受微胶囊特殊环境影响,微胶囊内细胞的生长代谢行为发生了显著改变,如囊内细胞的三维生长、抗环境胁迫能力增强、胞内甘油、海藻糖含量显著上升、抗胁迫基因表达量增加,特别是细胞一些代谢通量发生显著变化。这一系列的现象都是细胞为了适应微胶囊特殊微环境对其自身在基因水平和代谢水平上进行调控后的结果,由于细胞对环境信息的感知、传递、反应等各个过程的反应均涉及能量的转移和释放,因此这些变化也必然会导致细胞能量代谢行为的差异。以细胞感知外界渗透压改变为例,当外界渗透压升高时,细胞首先关闭甘油外泌通道、打开甘油向胞内运输通道,由于甘油不能直接渗入胞内,所以需要以 ATP 为能量进行主动运输。接着高渗透压激活了 MAPK 途径,这个信号转导途径又需要消耗 ATP,甘油合成量的上升同时导致 ATP 消耗增加。胞外渗透压的升高也导致了胞内 pH 的降低,细胞为了维持正常的膜内外质子梯度,利用 ATPase/H$^+$ 泵,消耗 ATP 将 H$^+$ 泵出。由此可见,细胞对能量状态的改变和调节代表着细胞代谢特征,反映了生长过程中环境因素对细胞生理生化作用的结果,因此检测细胞在生长代谢过程中能量代谢指征,是细胞代谢研究的一种良好方法。

ATP 作为细胞内唯一可直接利用的能量物质,是细胞能量代谢的"流通货币",处于生长代谢的中心位置,决定细胞状态和命运,细胞内可利用 ATP 含量的多少被认为是细胞活性变化的一个指标。

ATP 由细胞代谢可分解为 ADP、AMP,并通过三者之间相互转换以维持能量稳定,常用细胞能荷(energy charge potential,ECP)比值来表征生物体中 ATP - ADP - AMP 系统的能量状态,计算方法如式 6 - 7:

$$ECP = \frac{(ATP + 0.5ADP)}{(ATP + ADP + AMP)} \qquad (式 6 - 7)$$

ATP 的化学性质很不稳定,在水溶液中呈微酸性,如 0 ℃ 的 7% 三氯乙酸中,ATP 能稳定数小时,而在 100 ℃ 的 1 M 盐酸中,10 分钟就会游离出 66% 的磷。在 ATP 的提取和测定过程中存在很多干扰因素,如温度、pH、供氧量、重金属以及其他化学物质都会影响细胞中 ATP 提取和测定。此外,样本成分和杂质颗粒对 ATP 的吸附、溶剂离子对荧光反应的干扰以及细胞外核苷物质也会影响测定结果,有研究发现提取方法在不同培养体系、组织或细胞中提取效率存在较大差异，并对测定结果有影响，所以如何高效率地获取微囊化细胞胞内ATP产物是首先要解决的问题。实验中比较了几种腺苷酸提取方法在提取平面细胞和微囊化细胞时的差异，包括对胞内腺苷酸池（ATP、ADP、AMP）和ECP的影响。

中国科学院大连化学物理研究所马小军研究团队对不同培养方式下细胞能量状态进行了考察，以ATP和ECP为主要考察指标，结果显示，平面细胞和微囊化细胞胞内腺苷酸物质的含量及ECP比值均随培养时间出现明显波动。在平面细胞中，胞内ATP水平自培养开始即出现明显上升，直至第6天增至16.28 ± 0.71 nM/10^6细胞，达到最高值后即出现下降，到第8天时胞内ATP水平较第6天下降了约60%。在整个培养过程中，伴随胞内ATP含量变化，其分解产物ADP和AMP相应增加，但变化幅度并不明显。作为反应细胞能量潜能的指标，ECP变化趋势和ATP变化基本一致，最大值出现在培养第6天（0.91 ± 0.01）。

对微囊化细胞而言，ATP在培养初期水平变化没有平面细胞明显，这和微胶囊内细胞初期增殖缓慢有关，直到对数生长期时胞内ATP水平显著增加并到达最大值，在液化核心和固化核心微胶囊中分别为12.8 ± 0.85 nM/10^6细胞和9.8 ± 0.55 nM/10^6细胞，然后缓慢降低。伴随着微囊化细胞ATP水平的降低，胞内ADP和AMP水平上升，但和平面细胞一样两者变化幅度不大。比较不同培养方式间ADP和AMP水平未发现显著差异，但平面培养方式下单位细胞内ATP水平高于微囊化细胞，以固化核心微胶囊胞内ATP含量为最低。ECP在平面细胞和液化核心微囊化细胞中差别不大，对数生长期时都能达到0.9左右，固化核心微囊化细胞ECP值不超过0.85，但这种差别在不同培养方式间并无统计差异。

ATP是细胞生长动力，它的变化首先受细胞增殖状态影响，代谢旺盛的细胞胞内ATP通常维持在较高水平，以满足细胞合成大分子如DNA、RNA、蛋白质等的需要。除此之外，细胞维持能变化也是导致ATP出现波动的原因。

所谓维持能是指没有直接贡献细胞大分子的净合成而被消耗的ATP，这些涉及维持反应中的ATP被利用后，所保存的吉布斯自由能以热量的形式释放。这部分ATP虽然没有直接参与细胞生物质合成，但却于细胞生长密切相关。最重要的维持过程包括：

1. 浓度梯度和电势梯度的维持

为确保适当的功能，细胞要维持穿越质膜以及真核细胞要穿越线粒体膜的各种浓度梯度和电化学梯度。这些过程需要吉布斯自由能，但不会导致新菌体量的合成，因此是维持过程的典型例子。这些过程有一部分是与生长相关的，例如细胞膨胀变大时，这些梯度需要在增大的面积（或体积）上维持。维持梯度的ATP消耗估计可达全部生成的ATP的50%。

2. 无效循环

细胞内一系列反应其净结果是ATP的水解。如：6-磷酸果糖在磷酸果糖激酶的作用下生成 1,6 -二磷酸果糖,随后 1,6 -二磷酸果糖在二磷酸果糖磷酸酯酶的作用下降解成 6 - 磷酸果糖。这两步反应导致 ATP 的净消耗。这类循环最初被当作代谢循环的一个缺陷(因此称为无效循环),但目前这种循环被认作是当两种酶都存在时,允许迅速调整到新环境条件的一种重要的代谢调控机制。

3. 大分子的周转

为保持细胞控制代谢功能的能力,许多分子需要不断降解和合成。因此 mRNA 具有典型的几分钟半衰期。大分子的这种连续的降解和再聚合导致了 ATP 的净消耗,而没有新生物量的产生,因此也被认为是一种维持过程。

细胞维持能的改变与生长环境变化以及细胞适应性过程调节有关。渗透压变化时,细胞消耗 ATP 用于增加离子泵转运速率和调节特殊转运通道的开关,从而维持胞内正常离子浓度;受到诸如压力、张力、压缩等细胞力学因素影响后,伴随细胞骨架的变化,为了维持跨膜电势和化学梯度的稳定,也会使 ATP 消耗大幅度上升;其他如缺氧、重金属或毒物影响则可使细胞反射性增加细胞内 NADH 含量,同时外排 ATP,在消耗 ATP 参与转运的同时直接导致胞内 ATP 的降低。

微胶囊内由于基质环境的存在,给细胞迁移和聚团带来了一定阻力;海藻酸钠溶液的渗透压作用,也会对细胞产生直接、密切的代谢刺激作用;另外微胶囊制备过程中高压静电场和钙离子冲击也有可能引发细胞氧化应激的出现。微胶囊内的细胞需要耗费能量去克服来自生存环境中各种因素的影响,例如增加对体积维持的调节、进行基因表达调节和信号转变、加快胞内抗胁迫物质的合成,这些过程中维持能消耗会相应增加。平面细胞和微囊化细胞胞内 ATP 的差异是不同培养方式下细胞增殖状态和环境因素共同影响的结果。

ATP 的生成与消耗和细胞内能荷状态相呼应,ECP 是细胞内可利用能量的一个物理比值,其理论数值为 0~1。在对数生长期的细胞 ECP 维持在 0.9 左右,当细胞进入静息期时可降至 0.6 左右,低于 0.5 的时候,预示着细胞的不可逆的损害,ECP 降低和细胞生理状态的逐渐恶化有直接关系。ECP>0.7 时细胞才能生长增殖,在本次试验中平面细胞和液化核心微胶囊内对数生长期 ECP 均在 0.9 左右,这说明液化微胶囊中细胞在维持能量稳定的能力上优于固化微胶囊,因此更利于细胞生长。

微胶囊环境会增加 ATP 的消耗,因此迫使细胞加快能量合成来满足生长需求。实际上,细胞产能途径的变化以及活跃程度对胞内 ATP 水平变化也有很大影响。细胞中 ATP 主要来自线粒体氧化磷酸化和线粒体外无氧糖酵解。寡霉素是一种磷酸化抑制剂,可以和线粒体呼吸链中的 F0F1 - ATPase 中 F0 部分的寡霉素敏感蛋白(OSCP)结合,阻断氢离子通道,从而抑制氧化磷酸化的进行,使经由线粒体的 ATP 合成受到抑制,但对于线粒体外进行的糖酵解无明显干扰。采用寡霉素对微囊化细胞进行干预性培养,由寡霉素作用而使

ATP减少的部分可视为原本由线粒体氧化磷酸化产生但受到寡霉素抑制而减少的部分。这部分在总ATP池中的比例变化反映了在微胶囊培养过程中,氧化磷酸化和糖酵解途径的活跃程度及比例变化;加入寡霉素后,不同培养方式下细胞内ATP受抑制比率随培养时间变化的情况。对于平面细胞,在第6天时ATP含量为最高,此时予以寡霉素干预造成胞内ATP约35%的降低,即在总ATP池中,原本有35%左右的ATP是通过线粒体的氧化磷酸化生成;同样,在不同微囊化细胞中,寡霉素的加入对总ATP池也产生了影响,但细胞受影响程度不尽相同。对于微囊化细胞,最初细胞生长代谢并不活跃,直到第15天左右,胞内ATP才到达最高水平,大致有20%~35% ATP在加入寡霉素后被抑制,但寡霉素所造成的影响随培养时间延长而逐渐减弱,到培养末期,仅有5%左右的ATP受到抑制。这种影响效力的逐渐减弱说明微胶囊内的细胞在该时段中已存在氧化磷酸化抑制现象,即由氧化磷酸化途径所产生的ATP占细胞总ATP池的比例在降低,因此即使加入寡霉素,对总ATP池的影响也很微弱。对不同微囊化细胞而言,固化核心组细胞受到寡霉素影响没有液化核心组细胞明显,这体现了不同微囊化方式下,细胞氧化磷酸化程度上的差异,即固化核心氧化磷酸化能力要低于液化核心组。由于氧化磷酸化和线粒体功能直接相关,因此该结果也提示了在微囊化细胞中可能存在线粒体功能的减退。在氧化磷酸化受抑制情况下,细胞为了维持所需能量供给,需要上调糖酵解通路来弥补ATP合成。

中国科学院大连化学物理研究所马小军研究团队的研究结果发现,在微囊化细胞中,存在氧化磷酸化抑制现象并呈时间相关性。在培养早期,无论是固化核心还是液化核心的微囊化细胞,其氧化磷酸化通量所占比例和平面细胞相比并无显著差异,但随着培养时间延长,微囊化细胞的氧化磷酸化途径逐渐受到抑制,在固化核心的微囊化细胞中,这种抑制情况尤为明显。与此同时,糖酵解和磷酸戊糖途径相应酶活性和基因表达水平亦不同程度出现了改变。

早期研究认为,体外培养细胞尤其肿瘤细胞中糖酵解是其主要的能量供给途径,但Rafae等得出结论,细胞以氧化磷酸化还是以糖酵解作为主要产能途径完全取决于细胞类型和特定培养环境,实际上在整个生命周期中,细胞能够在氧化磷酸化和糖酵解中进行多次切换,以适应底物、氧气供应、pH、渗透压等条件变化,这种变化是细胞对外界环境进行整体调整改变的一部分。例如在氧化应激状态下,ROS水平的增加会抑制肿瘤抑制因子如PTEN,并通过增加Akt活化水平来抑制氧化磷酸化通路,这一现象是细胞对氧化应激环境适应性调节的结果,因为氧化磷酸化水平降低,会使细胞H_2O_2产生减少并改变细胞对氧化应激性损伤的敏感性。渗透压增加同样能影响氧化磷酸化,高渗环境会造成线粒体去极化,使电子传递受阻,从而阻断氧化磷酸化过程,渗透压增高时伴随ROS水平上升,间接导致能量代谢途径的改变。Sun和Bisping等已证实微胶囊内存在氧化应激和高渗透压因素,这解释了微胶囊内细胞出现氧化磷酸化功能障碍的原因。另外氧气是决定氧化磷酸化能否顺利进行的因素之一,而微胶囊膜或微胶囊内基质结构对物质扩散的影响可能造成微胶囊内氧分压的变化,从而引起氧化磷酸化的抑制。实验中,氧化磷酸化抑制程度不同提示囊内存在不同程度线粒体功能受损,说明不同微囊化环境对细胞保护效力存在差异,液化核心微胶囊更利于细胞生长。

如上所述,微胶囊制备及培养过程中存在的各种因素,一方面造成细胞氧化磷酸化功能减退,使线粒体产生的 ATP 大幅度减少;另一方面又增加了细胞在维持反应上的消耗,面对这一情况,微囊化细胞需要上调糖酵解通路以补偿和维持细胞内 ATP 水平的稳定,满足细胞生存生长需求。这一点随着产能通量向糖酵解途径的偏移,在相关酶活力上有所体现,但调节程度和方式上出现了很大差异,对于 HK,在微囊化细胞中无论是基因表达还是酶反应活力都发现了上调,而 PFK 和 G6PD 仅表现在酶活力增加上,基因表达水平与平面细胞无明显差异。

己糖激酶是糖酵解途径中的第一个酶,在肿瘤细胞增殖中扮演多重角色,和 HIF 之间存在密切的关联作用,与细胞在乏氧以及底物缺乏情况下细胞能量供给和活性维持息息相关,是糖酵解和氧化磷酸化相互转化的桥梁,如在肝癌组织中,HK 会优先利用线粒体外产生的 ATP,促进葡萄糖更多进入糖酵解途径。HK 具有广泛信号转导级联激活途径,能影响丝/苏氨酸激酶(Akt)活化,因此对涉及 Akt 的多个细胞信号通路具有调节作用;HK 可被胰岛素、乏氧、ROS 及渗透压变化所激活,通过 ADP 再循环模式,增加细胞对于氧化应激、乏氧、高渗透压等环境因素的抵抗能力。微胶囊内 HK 活性和表达的上调可看作是细胞启动的一种应激防御机制,以维持和促进细胞在微胶囊环境中的生长增殖。

PFK 和 GAPDH 同样在糖酵解过程中催化重要反应,在细胞处于乏氧、高渗透压及氧化应激环境时,能在 PKA 和 AMPK 调节下出现活性和表达的增加。基因芯片研究结果揭示,在单纯乏氧时,MiaPaca2 细胞 GAPDH 基因表达增加了 1.1 倍,而当同时出现代谢底物缺乏时,其表达会提高 1.4 倍。研究者用二维电泳分析不同渗透压对 CHO 细胞的影响时也发现在 400 mOsm 的高渗环境中,胞内 GADPH 和 PFK 的表达出现了 2 倍左右增加。另有研究发现 GADPH 参与组成了一个与信号蛋白有关的级联反应,在细胞处于生长环境改变时,起到调控细胞周期以及凋亡途径的作用。在本次实验中,并未发现不同培养方式对 PFK 和 GAPDH 酶表达的影响,GAPDH 的酶活性也未发生变化,这可能和微胶囊内影响因素强弱有关。以上结果提示微囊化对细胞基础代谢的影响更多表现出的是环境应激性的改变而非基因水平的变化。

实验中还对 G6PD 活性和表达情况进行了考察,该酶是磷酸戊糖途径的限速酶,该途径的意义在于产生 NADPH,参与细胞中还原反应;生成磷酸核糖,为核酸代谢做物质准备。一直以来,G6PD 酶活性或基因表达的改变都被看作是细胞处于氧化应激状态时的一种自我防御现象,主要作用是维持细胞中还原性谷胱甘肽(GSH)的水平稳定,避免由 ROS 积累所导致的细胞凋亡,例如在暴露于 H_2O_2 后,细胞中该酶会出现迅速增加。本次实验中,虽发现微胶囊内存在该酶活性的改变,但在表达水平上,三种培养方式并无差异。G6PD 分子主要以酶未活化状态存在于细胞内,在细胞需要的情况下通过蛋白修饰使酶活化而不伴有表达水平的改变。这种调节方式可能是本次实验中 G6PD 表达水平未发生改变的原因,但同时也不排除如上所提到的,微胶囊中环境因素不足以引起基因水平变化。

第三节 · 海藻酸盐免疫隔离微胶囊物化性能

作为组织细胞移植用的免疫隔离工具,海藻酸盐基微胶囊的应用效果越来越得到研究者的认可。很多公司相继开展了微囊化细胞治疗糖尿病、帕金森病等的临床试验研究。而在海藻酸盐基微胶囊的各种物化性能中,决定其移植后应用效果的最主要因素包括微胶囊的传质性能与生物相容性两大方面。前者决定细胞在微胶囊内的活性、细胞表达产物能否扩散出微胶囊发挥疗效;后者直接决定微胶囊移植后,移植物在宿主体内的寿命。因此,本节重点阐述海藻酸盐基微胶囊物质传递行为与生物相容性的影响因素和研究进展。

一、微胶囊的传质性能

(一)微胶囊膜的物质传递

微胶囊膜的主要功能是保护膜内细胞和控制物质渗透,因此,膜的强度和渗透分离特性是微胶囊的主要性能指标。定量掌握物质在 APA 微胶囊上的扩散特性,对于动、植物细胞培养和微生物发酵,是深入考察培养过程中营养物质渗入与细胞产物、排泄物外泌的重要基础;对于开发新型生化反应器,是设计与操作条件设定的重要依据;对于异种器官移植,则有助于预测移植器官对受体内环境变化的应答作用。

营养物质通过微胶囊膜的传递

生物环境中营养物质能否扩散进入微胶囊,细胞代谢产物能否扩散出微胶囊,微胶囊膜能否隔离具有杀伤性的抗体等,都将影响微胶囊内生物物质的活性。因而,膜的渗透扩散性能(又称通透性)是决定微囊化技术能否用于细胞培养或临床移植治疗的关键。对于微囊化细胞培养,首先涉及的过程就是微胶囊内细胞生长所需营养物质(如氧、葡萄糖、蛋白质等)通过微胶囊膜向微胶囊内部的扩散。因此,有必要对这些物质在通过微胶囊膜相的传递机制进行系统研究。

（1）大分子蛋白质通过微胶囊膜的传递：Kwok W Y 等曾通过建立数学模型的方法对蛋白质分子通过微胶囊膜的过程进行了研究，他们假设：①APA 微胶囊膜外主体溶液充分混合，蛋白质浓度均一；②蛋白质等大分子物质在微胶囊内液态海藻酸钠中的扩散速度远远大于在微胶囊膜内的扩散速度，因此蛋白质在微胶囊内可以很快达到浓度均衡；③所有微胶囊大小一致，且微胶囊内所含蛋白质量相同；④蛋白质在微胶囊膜内外溶剂中的溶解度相同。根据上面假设，Kwok W Y 等将微胶囊系统分成不同的部分进行研究，得到了如下用于描述蛋白质通过微胶囊膜向微胶囊内部扩散过程的数学模型。

首先，根据 Fick 定律可以得到描述蛋白质在微胶囊膜相中浓度变化的方程如式 6-8 所示：

$$\frac{\partial C_m}{\partial t} = \frac{\partial}{\partial r}\left(D_{mp}\frac{\partial C_m}{\partial r}\right) \qquad （式 6-8）$$

式中：$\partial C_m / \partial t$ 为蛋白质浓度在微胶囊膜相的变化速率；

D_{mp} 为蛋白质在微胶囊膜相的扩散系数；

r 为扩散方向上的微胶囊半径；

$\partial C_m / \partial r$ 为蛋白质在微胶囊膜相的浓度梯度；

t 为时间。

其次，根据假设②可以推断蛋白质在微胶囊内溶剂中的扩散系数 D_{ip} 要远远大于其在微胶囊膜相的扩散系数 D_{mp}，所以微胶囊内蛋白质的浓度变化 dC_i / dt 可认为只与微胶囊膜相的蛋白质浓度梯度有关，即：

$$\frac{dC_i}{dt} = \frac{A_1}{V_i}D_{mp}\left(\frac{\partial C_m}{\partial r}\right)_1 \qquad （式 6-9）$$

式中：A_1 为微胶囊内膜表面积；

V_i 为微胶囊内体积；

其他符号意义同上。

最后，对于微胶囊外培养基中蛋白质浓度的变化 dC_b / dt，根据假设①可得：

$$\frac{dC_b}{dt} = -\frac{A_2'}{V_b}D_{mp}\left(\frac{\partial C_m}{\partial r}\right)_2 ; \quad A_2' = NA_2 \qquad （式 6-10）$$

式中：N 为微胶囊的个数；

A_2 为微胶囊外膜表面积；

A_2' 为微胶囊外膜总表面积；

V_b 为微胶囊外培养液的总体积。

通过对实验数据的拟合发现，模型能够较好地描述蛋白质通过微胶囊膜的扩散过程。

Kwok W Y 等所建模型是一种最为简化的模型,它描述了蛋白质等大分子物质通过微胶囊膜扩散过程的基本原理。但由于实际的微胶囊系统的物质传递过程较为复杂,很难同时满足 Kwok W Y 等提出的假设。例如由于微胶囊内所包封物质的不同,蛋白质在微胶囊内扩散时受到的阻力也不同,因此蛋白质在微胶囊内通常很难达到浓度的迅速均衡,此时假设②就不再成立。另外,微胶囊内外的溶剂组成不同时,相应地造成蛋白质在微胶囊内外的溶解度也不一致,此时假设④也不再成立。对于微囊化细胞培养过程而言,由于微胶囊内细胞分布往往是不均匀分布,这也影响到微胶囊内物质的分布情况。所以 Kwok W Y 等所建模型在实际应用过程中还需要根据具体情况做相应的改进。

对于蛋白质通过微胶囊膜向胶囊内的扩散过程,比较满意的模型还有何洋等建立的球型非稳态扩散模型,通过该模型可以得出扩散阻力集中在微胶囊膜相的结论。但该模型的建立同样以多个假设为前提,且得到的方程形式较为复杂,不易广泛应用。

Takashi 等研究含氮染料在聚氨基甲酸酯聚合物微胶囊中的扩散过程时,根据微胶囊膜相的化学势平衡原理,建立了用于描述小分子染料从微胶囊中释放过程的数学模型,如式 6 - 11 所示。模型假定溶质在囊内基质和囊外溶剂中均匀分散;在膜相的分布为不均匀的;溶质在囊内基质和囊外溶剂中的平衡可以瞬时达到;而从膜内到膜相及从膜相到膜外的扩散也处于一种平衡状态,溶质在膜相的浓度梯度促使其从膜内向膜外进行扩散。这种扩散逐渐改变溶质在囊内和囊外的平衡状态,并最终使整个系统处于一种整体的平衡状态。

$$C_s(t) = C_s^{eq}(1 - e^{-t/\tau}) \qquad (式 6 - 11)$$

式中:$C_s(t)$ 为 t 时刻溶剂中的染料浓度(mg/ml);

C_s^{eq} 为平衡状态溶剂中的染料浓度(mg/ml);

t 为时间(分钟);

τ 为时间常数,定义如下:

$$\tau = \frac{rl}{3} \frac{1}{D_m} \frac{\mu'_m}{\mu'_c} \qquad (式 6 - 12)$$

式中:r 为微胶囊内半径;

l 为微胶囊膜厚;

D_m 为染料在膜相的扩散常数;

μ'_m 和 μ'_c 分别表示为 $d\mu_m(C_m^{eq})/dC_m$ 和 $d\mu_c(C_c^{eq})/dC_c$,其中,μ_m 和 μ_c 分别为染料在膜相和微胶囊内基质中的化学势。μ'_m/μ'_c 可以近似看作常数,因此时间常数 τ 只由扩散常数 D_m 决定,而扩散常数又与特定微胶囊膜的构成和结构有关。

中国科学院大连化学物理研究所马小军研究员团队尝试将式 6 - 11 扩展并应用于海藻酸钠-壳聚糖微胶囊(ACA 微胶囊)和海藻酸钠-聚赖氨酸微胶囊(APA 微胶囊)体系中,用以描述不同种类蛋白质从微胶囊内部到外部溶剂中的释放过程；并在此基础上建立用于描述蛋白质从外部溶剂到微胶囊内部扩散过程的数学方程。根据方程考察不同条件下蛋白质通过 ACA 微胶囊膜渗透扩散的规律和特征。为此，建立数学模型如下：

蛋白质由外部溶剂扩散入微胶囊内部基质的过程中，其在溶剂中的总量变化可表示为式 6-13：

$$\frac{d}{dt} V_s C_s(t) = -NSj \qquad\qquad (式 6-13)$$

式中：V_s 为溶剂的体积(ml)；

N 为微胶囊数量；

S 为微胶囊的表面积；

j 为物质流量，根据 Sato 等的工作，物质由溶剂扩散到微胶囊内部的流量可表示为式 6-14：

$$j = \frac{kC_m^{eq}}{l}\left(\mu'_c \frac{V_s}{V_c} + \mu'_s\right)\Delta C_s \qquad\qquad (式 6-14)$$

式中：k 为正比于蛋白质运动能力的常数；

V_c 为微胶囊内部体积(ml)；

ΔC_s 为蛋白质浓度变化。

将方程式 6-13 用 ΔC_s 可表示为：

$$\frac{d}{dt}\Delta C_s(t) = -\frac{1}{\tau}\Delta C_s(t) \qquad\qquad (式 6-15)$$

式中：
$$\frac{1}{\tau} = \frac{NSC_m^{eq}k}{l}\frac{\mu'_c}{V_c}\left(1 + \frac{\mu'_s}{\mu'_c}\right) \approx \frac{NSC_m^{eq}}{l}\frac{\mu'_c}{V_c} \qquad\qquad (式 6-16)$$

由于微胶囊为球形，所以 $V_c = N(4/3)\pi r^3$；$S = 4\pi r^2$，根据式 6-14 可得物质在微胶囊膜内的扩散系数为：$D_m = kC_m^{eq}\mu'_m$。因此式 6-16 可表示为式 6-12 的形式，因此蛋白扩散入微胶囊内部过程中，溶剂中蛋白质的变化可表示为式 6-17：

$$C_s(t) = C_s^{eq}\left[1 + \left(\frac{C_s^o}{C_s^{eq}} - 1\right)e^{-t/\tau}\right] \qquad\qquad (式 6-17)$$

式中：C_s^o 为溶剂中蛋白质的初始浓度；

其他参数意义同上。

蛋白质由 ACA 微胶囊内部通过微胶囊膜相向外部主体溶液中的释放过程如图 6-9 所示。其中点为实验测定的微胶囊外部溶剂中蛋白质浓度，曲线为式 6-11 模拟结果。由图可见,方程能够很好地描述蛋白质的释放过程,相关系数 R^2 接近于 1,如表 6-3 和 6-4 所示。

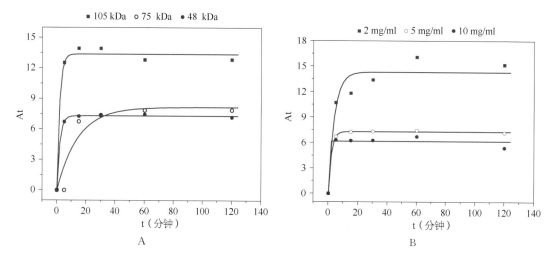

图 6-9　壳聚糖分子量和浓度对牛血红素由微胶囊内部基质释放到外部溶剂过程的影响

点为实验值;曲线为式 6-11 计算值。A. 壳聚糖分子量对释放过程的影响;B. 壳聚糖浓度对释放过程的影响

表 6-3　式 6‑11 用于描述壳聚糖分子量和浓度对蛋白质释放过程影响的参数值

壳聚糖分子量 (kDa)	C_s^{eq}	τ	R^2	壳聚糖浓度 (mg/ml)	C_s^{eq}	τ	R^2
105	13.379 5	1.808 2	0.991 7	2	14.338 0	4.054 3	0.941 5
75	7.788 1	7.690 0	0.998 2	5	7.306 7	1.986 5	0.999 2
48	7.306 7	1.986 5	0.999 2	10	6.190 6	0.132 7	0.971 8

表 6-4　式 6‑11 用于描述成膜时间对蛋白质释放过程影响的参数值

成膜(分钟)	C_s^{eq}	τ	R^2
2	9.622 5	3.813 9	0.965 8
5	7.306 7	1.986 5	0.999 2
8	4.972 1	2.655 3	0.902 8

　　图 6-9 为壳聚糖分子量和浓度对牛血红素释放过程的影响结果,由图可见,当成膜时间大于 15 分钟时,蛋白质透过微胶囊膜的释放能力随壳聚糖浓度的升高而降低,随壳聚糖分子量的增加而增加。而且,实验和计算表明,当壳聚糖分子量<7.5 kDa 时,溶剂中因壳聚糖分子量不同而造成的蛋白质平衡浓度差别逐渐减小。这是由于海藻酸钠上的 COO^- 与壳聚糖上的 NH_4^+ 的结合逐渐达到饱和造成的。图 6-9B 表明,当壳聚糖溶液浓度高于 5 mg/ml 时,由于上述原因,可以得到相似的结果。

图 6-10 为成膜反应时间对蛋白质释放过程的影响情况,由图可见,随成膜时间的延长,蛋白质释放速率下降,溶剂中蛋白质平衡浓度降低。这是由于成膜时间越长,越有利于微胶囊膜的变厚和致密,这不仅增加了蛋白质释放的路程,而且使扩散阻力增大。因此,随成膜时间的延长,平衡后溶剂中蛋白质浓度及膜中蛋白质扩散速率都下降。

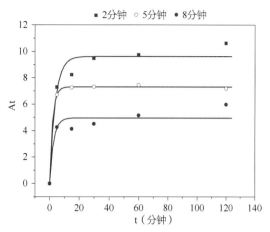

图 6-10　不同成膜时间对牛血红素由微胶囊内部基质释放到外部溶剂过程的影响

点为实验值;曲线为式 6-11 计算值

为了检验式 6-17 用于描述蛋白质由微胶囊外部溶剂透过微胶囊膜扩散入胶囊内部过程的可行性。首先选择 IgG、牛血红素和细胞色素 C 三种蛋白质及 APA 微胶囊为体系,研究三种蛋白质从微胶囊膜外溶剂向膜内基质扩散的过程,通过测定膜外溶剂中蛋白质浓度的变化,得到蛋白质的扩散曲线。并用式 6-17 对实验结果进行拟合,结果如图 6-11 所示,由图可见式 6-17 能够很好地描述蛋白质由微胶囊外部溶剂向内部基质扩散的过程。其中参数和相关系数 R^2 值如表 6-5 所示。

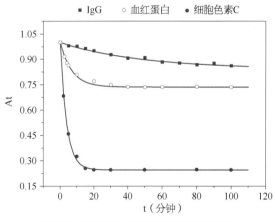

图 6-11　不同蛋白质由微胶囊外部溶剂向内部基质中释放的扩散曲线

点为实验值;曲线为式 6-17 计算值

表 6-5　式 6-17 用于描述不同蛋白质扩散过程的参数值

蛋白质	C_s^{eq}	τ	R^2
IgG	0.841 7	47.362 9	0.956 9
血红蛋白	0.735 2	6.938 7	0.993 7
细胞色素 C	0.245 0	3.867 3	0.998 8

IgG、牛血红蛋白和细胞色素 C 的分子量分别为 155 kDa、64.5 kDa 和 13.4 kDa,实验和模型计算表明,随蛋白质分子量的增加,蛋白质的扩散变慢,平衡状态微胶囊外溶剂中的蛋白质浓度增大。当蛋白质分子量大于某一数值时(如:本文选用的 APA 体系为 155 kDa),蛋

白质将很难通过微胶囊膜进入微胶囊内部,而溶剂中的蛋白质浓度基本保持不变。同理,该分子量的蛋白质也很难通过胶囊膜释放到外部溶剂中。

用式 6‑17 模拟了牛血红蛋白透过用不同分子量和浓度的壳聚糖制备的微胶囊膜的扩散过程,如图 6-12 所示,所求得方程参数和相关系数如表 6-6 所示。结果表明,当成膜反应时间为 10 分钟时,随壳聚糖分子量的升高,蛋白质的扩散能力下降(图 6-12);而当成膜反应时间为 15 分钟时,随壳聚糖分子量的升高,蛋白质的扩散能力是增加的。这是由于当成膜反应时间小于 10 分钟时,不同分子量壳聚糖参加成膜反应得到的微胶囊膜厚度几乎相同,而低分子量壳聚糖形成的膜结构较为疏松,有利于蛋白质从外部扩散进入囊内。成膜反应时间较长时,低分子量壳聚糖更易于深入海藻酸钙凝胶珠反应,使形成的微胶囊膜厚度大于高分子量壳聚糖的成膜厚度。因此,导致蛋白质扩散的阻力增加,不利于向胶囊内部扩散。

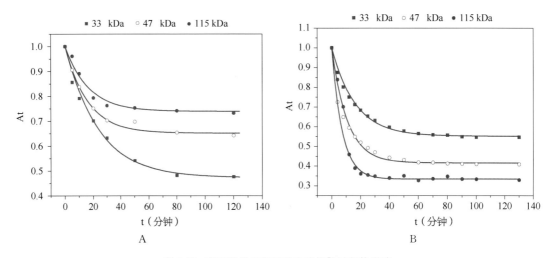

图 6-12　壳聚糖分子量对蛋白质扩散过程的影响

点为实验值;曲线为式 6‑17 计算值。A. 成膜反应时间为 10 分钟;B. 成膜反应时间为 15 分钟

表 6-6　式 6‑17 用于描述壳聚糖分子量对蛋白质扩散过程影响的参数值

壳聚糖分子量 (kDa)	C_s^{eq}	τ	R^2	壳聚糖分子量 (kDa)	C_s^{eq}	τ	R^2
33	0.472 5	23.904 9	0.990 4	33	0.551 6	16.325 9	0.994 6
47	0.651 7	15.937 4	0.991 4	47	0.415 5	10.806 5	0.976 5
115	0.739 0	7.179 6	0.974 9	115	0.333 8	7.179 6	0.957 5

壳聚糖浓度对蛋白质扩散的影响如图 6-13 所示,计算所得参数值如表 6-7 所示。结果表明,随着壳聚糖浓度的增加,蛋白质扩散能力下降。这是因为壳聚糖浓度越大,相同时间内更易形成较厚的囊膜,从而增大蛋白质扩散的阻力。

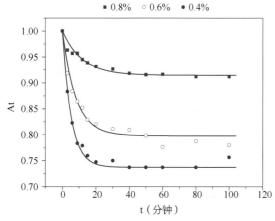

图 6-13 壳聚糖浓度对蛋白质扩散过程的影响

点为实验值;曲线为式 6-17 计算值

表 6-7 式 6-17 用于描述壳聚糖浓度对蛋白质扩散过程影响的参数值

壳聚糖浓度	C_s^{eq}	τ	R^2
0.4%	0.737 1	5.352 8	0.992 7
0.6%	0.797 9	8.052 4	0.971 1
0.8%	0.914 5	11.825 7	0.955 1

用不同浓度的海藻酸钠溶液制备载牛血红蛋白微胶囊,测定蛋白质的扩散曲线。实验结果与模型拟合结果如图 6-14 所示,方程参数及 R^2 值如表 6-8 所示。结果表明,随海藻酸钠浓度的增大,蛋白质扩散能力下降。这是由于随海藻酸钠浓度的增大,凝胶珠可与壳聚糖上 NH_4^+ 结合的 COO^- 增多,导致微胶囊膜厚度增大,使蛋白质的扩散阻力增加。

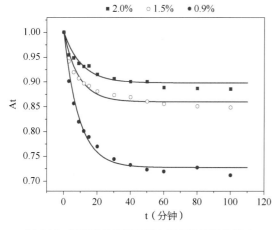

图 6-14 海藻酸钠浓度对蛋白质扩散过程的影响

点为实验值;曲线为式 6-17 计算值

表 6-8 式 6-17 用于描述海藻酸钠浓度对蛋白质扩散过程影响的参数值

海藻酸钠浓度	C_s^{eq}	τ	R^2
0.9%	0.727 2	9.168 0	0.986 3
1.5%	0.859 5	9.008 0	0.962 9
2.0%	0.897 7	10.676 4	0.943 3

由式 6-12 可知,物质通过微胶囊膜的时间常数 τ 由多个参数决定,包括扩散系数 D_m,且随 D_m 的增大,时间常数 τ 减小。为了研究这些因素对物质通过微胶囊传递过程的影响,假设物质扩散过程中,微胶囊外分散介质中溶质的初浓度为 1 mM;而释放过程中,微胶囊内物质初浓度为 10 mM。则由式 6-11 和式 6-17 可得蛋白质释放和扩散过程胶囊外部溶剂

中蛋白质浓度变化的动态曲线,如图 6-15 所示。由图可知,理论上对于蛋白质的释放和扩散过程,当时间常数 τ 分别小于 1.0 和 5.0 时,微胶囊内外的蛋白质浓度在很短时间内即可达到平衡状态。在微胶囊用于细胞培养时,物质传递情况是影响细胞生长的关键因素之一。理论计算的结果说明,微囊化细胞培养系统中,对于一些小分子的物质如葡萄糖、乳酸、氧气和某些小分子量的蛋白质,由于 τ 值很小,因此这些物质在透过微胶囊膜传递时,可以忽略膜的阻力影响,即它们在微胶囊内外的浓度处于动态平衡状态。但是,随着 τ 值的增加,扩散阻力增大,物质传递过程中微胶囊膜的作用将不能被忽略。

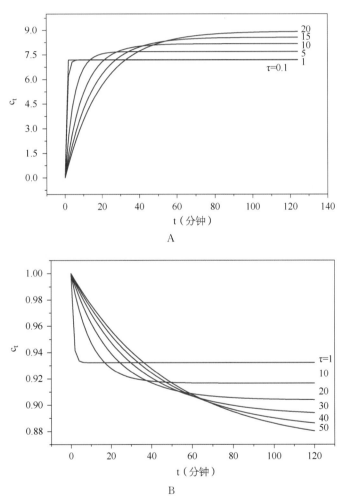

图 6-15 时间常数对蛋白质释放和扩散过程的影响

A. 蛋白质从微胶囊内部向外释放过程;B. 蛋白质由微胶囊外部扩散入胶囊内部的过程

由此可见,根据化学势平衡原理建立了用于描述蛋白质从微胶囊外部主体溶液向微胶囊内部扩散过程的数学模型。通过对实验数据的模拟表明,模型能够很好地描述蛋白质通过微胶囊膜的扩散过程。且模型仅包含 2 个未知参数,形式和计算过程都较为简单,易于应用。实验研究和理论计算表明,成膜反应时间决定了壳聚糖分子量对微胶囊膜通透性的影响程度,这是由于成膜反应时间可以影响微胶囊膜的结构和组成。理论计算表明,一些小分子量的物质通过微胶囊膜时受到的阻力可以忽略,即对于微囊化细胞培养系统,这些物质通过微胶囊膜的传递不会影响到胶囊内细胞的正常生长和代谢。模型还发现,当初始蛋白浓度相同、扩散达到平衡时,平衡蛋白质浓度不一致的现象,甚至相互矛盾的结果,因此表明蛋白质不只是通过微胶囊膜进入其内部,还有部分蛋白质可能吸附到了微胶囊膜上,对于模型所发现的问题还需要更多实验的进一步探讨。考虑到实际操作过程中微囊化细胞培养系统更为复杂的物质传递过程,如微胶囊中细胞间的物质传递、细胞对物质的吸收或消化、细胞代谢产物的生成等,有必要进一步建立更为精确、能够同时描述物质传递的动力学过程和细胞生长代谢的数学模型。

（2）氧气通过微胶囊膜的传递:对于动物细胞培养,生物反应器的最主要功能之一就是在不对细胞产生伤害的前提下提供其生长所需的足够的氧气。细胞所处环境的溶氧浓度会影响细胞的增殖和代谢。氧气的缺乏,不仅会影响细胞的功能,严重的会造成细胞的死亡。William M. Miller 等考察了连续发酵过程中,溶氧浓度对杂交瘤细胞生长代谢的影响,研究结果表明,0.5% 是临界浓度,在高于 0.5% 的条件下发酵时,溶氧浓度越高,最终活细胞数量越少;在低于 0.5% 的条件下发酵时,溶氧浓度越低,最终活细胞数量越少。在溶氧浓度高于 10% 的条件下,细胞的氧消耗速率为定值;低于 10% 的条件下,溶氧浓度越低,细胞的氧消耗速率越小。50% 是细胞分泌抗体蛋白的最佳浓度,而 0.5% 是细胞的最佳增殖浓度。K. K. Papas 等考察了氧浓度对 βTC3 细胞代谢和胰岛素分泌活性的影响,氧分压在 25 mmHg 以上时,细胞的葡萄糖消耗和乳酸产生约为定值;氧分压低于 25 mmHg 后进一步降低,葡萄糖消耗和乳酸产率均上升。氧分压在 7 mmHg 以上时,胰岛素分泌保持恒定;氧分压低于 7 mmHg 后,胰岛素的分泌被抑制。

在体内,遍布全身的毛细血管为细胞提供必要的氧气和营养物质,并带走细胞代谢产物,体内细胞距离毛细血管一般不超过 100 μm。而微胶囊内溶氧的物质传递方式为自由扩散,传质效率差于搅拌体系。氧气在培养液中的溶解度有限,并且被细胞大量消耗,所以溶氧在微胶囊内的传质将成为最重要的限制过程。目前许多研究者认为,利用微囊化技术进行细胞培养过程中,氧传质是主要的限制步骤。微囊化培养体系中氧传质对内部细胞的影响早已引起研究人员的关注,氧的缺乏被认为是微胶囊内细胞出现坏死的主要原因。目前本实验室常用微胶囊粒径在 400 μm 左右,内部细胞团长到 200 μm 左右,内部核心会出现坏死,微胶囊内细胞整体活性和功能出现下降。Hiroshi Kurosawa 等利用海藻酸钙胶珠包封 *Asp. awamori* 菌,经过 36 小时的培养,胶珠外层出现一层致密的菌丝层,越靠近球心,菌浓度越低。在整个培养过程中,发现葡萄糖并不影响菌丝的生长;利用扩散反应模型计算胶珠内溶氧浓度梯度,计算的溶氧浓度梯度与菌丝的分布吻合,结果表明是氧传质不足造成内部细胞稀少。

对于微囊化细胞培养来说,保证足够的氧气由气相进入液体培养基并不能进一步保证充足的氧气能到达被包埋的细胞。Sharp 等通过式 6 - 18 对微囊化细胞培养系统的氧气传递过程进行了理论分析。

$$OTR_G = \left(\frac{1}{V_L k_l a} + \frac{1}{V_L k_s a} + \frac{\frac{1}{r_o} - \frac{1}{r_i}}{4\pi n D_{O_2, m}}\right)^{-1} \times (C^* - C_{i, m, i}) \geqslant Q = Q_{O_2} x$$

(式 6 - 18)

式中:V_L 为液相体积;

n 为微胶囊个数;

r_o 和 r_i 分别为微胶囊外半径和内半径;

$k_l a$ 为氧气由气相进入液相的物质传递系数;

$k_s a$ 为由液相到固相的物质传递系数;

$D_{O_2 m}$ 为微胶囊膜相氧扩散系数;

C^* 为平衡状态下气相氧气浓度;

$C_{i, m, i}$ 为微胶囊膜内表面氧气浓度;

Q 为单个微胶囊中细胞的氧气消耗速度;

Q_{O_2} 为单个细胞的氧气消耗速度;

x 为细胞密度。

由式 6 - 8 可见,氧气由气相进入微胶囊内的传递速度 OTR_G 大于或等于胶囊内细胞生长速度时,才能保证其正常的存活和增殖。而要得到氧气传递的速度大小,则需要多个参数值的确定。目前这方面的实验研究还未见报道。

微型探针技术的发展,使直接测量微胶囊内部的溶氧浓度成为可能。J. Beunink 等利用微型溶氧电极,测量了包含 *Enterobacter cloacae* 的海藻酸钙胶珠中溶氧浓度梯度,发现细胞对数生长期后期,微胶囊内距离表面超过 150 μm 后溶氧浓度为零。证明微胶囊内部确实出现乏氧区域。S. Overgaard 等报道利用 AC 微胶囊培养 HP - 6 鼠杂交瘤细胞,经过 600 小时的培养,粒径越大的微胶囊内活细胞数越少,利用模型预测的氧传质限制结果与这一趋势相吻合。

微型溶氧电极已用于包封微生物微胶囊内溶氧浓度梯度的测量,直接用于含动物细胞团的微胶囊中溶氧浓度梯度的测量未见报道。但转瓶悬浮培养的细胞球与微胶囊中的细胞团有着类似的形态,已有多篇文献报道细胞球内溶氧浓度梯度的测量。Wolfgang F.

Mueller-Klieser 等利用微型电极测量了 EMT6/Ro 细胞球内的溶氧浓度梯度,发现在距离表面 200~250 μm 范围内,溶氧浓度快速下降,之后内部出现一个平台区,表明细胞球外圈细胞保持活性而内部核心坏死。Markus W. Gross 等利用微型溶氧电极和免疫组化两种方法,测量了 EMT6/Ro 细胞球内部的溶氧浓度,结果显示,距细胞球表面超过 200 μm 之后的区域溶氧浓度为零。

氧传质不仅会影响微胶囊内细胞的增殖,同时也会影响囊内细胞的活性和功能。Kuo-Cheng Chen 等报道,包裹 *Trichosporon cutaneum* 的海藻酸钙胶珠,半径增大,内部细胞氧消耗速率减小,提示了内部阻力增大,限制了氧的传质,进而降低了细胞活性。F. Benyahia 等报道,利用海藻酸钙胶珠包封 Nitrosomonas 微生物,用于废水处理,这一过程细胞消耗溶氧,将氨氧化成亚硝酸盐。当胶珠粒径增大,硝化反应速率下降,提示内部氧传质阻力增大,限制了反应的进行。

针对微胶囊内溶氧的缺乏,研究者在微胶囊内添加氧载体,提高细胞的活性或存活率,取得了良好的效果。Sarwat F. 等在海藻酸钙胶珠中添加全氟碳,使胶珠内细胞团核心坏死的情况大大改善,显著提高了细胞活性,并且降低了乳酸产量。王喆在 APA 微胶囊中添加全氟碳后,细胞团核心状况显著得到了改善(图 6-16)。Su Young Chae 等利用在 APA 微胶囊中添加血红蛋白促进微胶囊内的氧传质,使囊内的胰岛活性和胰岛素分泌能力显著提高。

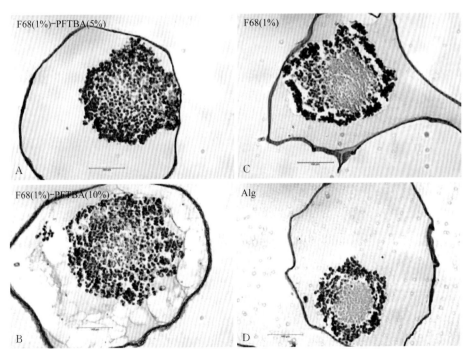

图 6-16　APA 微胶囊 HE 染色

A、B. 添加全氟碳微胶囊;C、D. 未添加全氟碳微胶囊

用于生物微胶囊制备的材料,其中的氧传质性能至关重要。定量掌握微胶囊的氧传质性能,有助于判断细胞培养和发酵中营养物质供应与代谢产物的产生;氧传质性能的量化参数,也是新型生化反应器和生物技术新工艺开发的设计依据;对于微囊化器官应用,则有助于移植细胞对体内环境变化应答的预测和移植条件的选择。

扩散系数(diffusion coefficient,De),是单位浓度梯度下通过单位面积的物质的量,是定量衡量物质传递性能最常用的参数。凝胶是一种高孔隙率、高含水量的物质,是目前细胞固定化最常用的材料。凝胶中营养物质的传递,是发生在凝胶孔的自由水中以浓度差推动的自由扩散。描述凝胶中物质传递最主要的理论是自由孔理论。因此,物质的回转半径,以及凝胶孔径和孔隙率是决定性因素,这些就是自由孔理论的基础。Muhr A. H. 等和 Riley M. R. 等综述了凝胶中的物质传递性能研究,其中有大量的工作基于自由孔理论利用孔隙率来预测凝胶材料中的扩散系数。根据自由孔理论,所有可能影响微胶囊孔隙率和孔径的因素,都可能会影响氧传质性能。目前,并无定量考察生物微胶囊中氧传质性能的报道。Tziampazis E 等对可作为人工胰腺的 APA 微胶囊系统进行模拟时,测量了葡萄糖和胰岛素在微胶囊中的扩散系数,但并没有实际测量溶氧在微胶囊中的扩散系数,而是用葡萄糖和胰岛素在微胶囊中扩散系数与水中扩散系数比值的平均值,作为溶氧在微胶囊中扩散系数与水中扩散系数的比值,来推算溶氧在 APA 微胶囊中的扩散系数(水中扩散系数的 46%)。Goosen MFA 等在对氧气从气体传递到微胶囊内的过程进行了数学模拟,更是假设微胶囊膜中溶氧的扩散系数与在水中相同。生物微胶囊中的氧传质性能未见报道,我们可以参考海藻酸钙胶珠中的氧传质性能研究,以及微胶囊中其他物质的传递性能研究,了解扩散系数的测量方法和可能会影响微胶囊氧传质性能的因素。

用于测量凝胶材料中其他物质扩散系数的方法,都可用于微胶囊中溶氧扩散系数的测量。测量方法可归结为两类:一类是拟稳态法,一张平板膜将扩散池分成两侧,两侧均充分搅拌,分子从膜一侧传递到另一侧,跨膜传递作为限制步骤,膜上发生的物质传递近似稳态传递。Yan Sun 等利用一端封闭一端不断通入氮气的扩散池,测量了海藻酸钙凝胶和 PVA - SbQ 凝胶中的扩散系数;Anders Axelsson 等利用全封闭的扩散池测量了海藻酸钙凝胶中的扩散系数。另一类是非稳态法,凝胶悬浮于扩散池中,在浓度差的推动下,分子扩散入或者出凝胶,通过测量水溶液中的物质浓度变化,即可计算扩散系数,样品可以是球形也可以是片状。Yi Chai 等利用非稳态法测量了海藻酸钙中空微胶囊中的扩散系数;Thomas J. Chresand 等测量了片状琼脂和胶原凝胶中的扩散系数。具体的求解方法既可以用近似公式求解,也可以用费克定律直接在 matlab 软件中编程计算。

含细胞微胶囊中的溶氧扩散系数,除可用上述两种方法测量外,还可以利用扩散反应模型求解。实验装置,既可以用非稳态法扩散池;也可以用微型溶氧电极,测量微胶囊内溶氧的分布,进而求解扩散系数。Hiroshi Kurosawa 等利用传统溶氧电极测量封闭体系水溶液中溶氧浓度的变化,利用扩散反应模型,测量了海藻酸钙胶珠和海藻酸钡胶珠中的溶氧扩散系数。Qin Zhou 等利用微型溶氧电极,测量了 K-角叉菜胶胶珠中的溶氧扩散系数。

稳态法的优点是所需扩散池装置简单,对溶氧电极的性能要求也相对较低;缺点是采用平板膜模拟微胶囊,物质的传递需要经过两个液固界面,会与实际情况有一定差别。而非稳态法能直接利用微胶囊进行测量,传质过程完全是实际过程,但缺点是需要的扩散池装置较复杂,并且对溶氧电极响应时间的要求也较高。微型电极是 20 世纪 80 年代后兴起的技术,一般生物化工实验室都没有配备,能有条件利用微型溶氧电极进行氧传质性能考察的实验室很少。

海藻酸钙胶珠也是一种广泛应用的细胞固定化形式,许多研究者将微胶囊膜的阻碍作用忽略,认为微胶囊中的溶氧扩散系数等于胶珠中的扩散系数。作为一种水凝胶,胶珠中的氧传质行为机制与微胶囊中相同。因此综述海藻酸钙胶珠中的氧传质性能研究,会为考察微胶囊的氧传质性能提供启发。作为一种应用广泛的固定化材料,海藻酸钙凝胶中的氧传质性能有大量的研究。Rebecca H. Li 等报道,O_2、葡萄糖、维生素 B_{12}、肌生蛋白、卵清蛋白、BSA、IgG,随物质分子尺寸的增大,在海藻酸钙凝胶中的扩散系数与水中扩散系数的比值减小,推测海藻酸钙凝胶的平均孔径为 147～170 Å。对于 O_2 和葡萄糖,海藻酸钠溶液浓度的影响并不显著;物质分子量越大,海藻酸钠溶液浓度的影响越明显。同样,Ü. Mehmetoglu 等报道,1%～3%浓度范围内,海藻酸钠浓度不影响溶氧的扩散系数。而 A. C. Hulst 等和 Kuo-Cheng Chen 等却有不同结果。A. C. Hulst 等报道,溶氧在海藻酸钙凝胶中的扩散系数,随海藻酸钠溶液浓度的升高,先升高后降低,扩散系数与水中的比值为 63%～75%。Kuo-Cheng Chen 等报道,溶氧在海藻酸钙凝胶中,随海藻酸钠浓度升高,扩散系数略有下降。可见,对于海藻酸钠溶液浓度的影响,并未有一致结论,但从相对量上来说,浓度的影响并不大。由此可见,海藻酸钙凝胶中的物质传递主要受分子大小和凝胶孔径的影响,海藻酸钠溶液浓度作为一个主要的影响因素,对大分子蛋白传递的影响要大于对小分子物质传递的影响。

在实际应用中,随着培养时间的进行,内部细胞的增殖可能会改变胶珠的结构,因此除去制备条件,胶珠内部不同类型的细胞以及不同的细胞密度对氧传质性能的影响也有大量研究。对于细胞在胶珠内部存在而引起的影响,研究者利用海藻酸钙包封灭活的微生物,对含不同细胞密度的胶珠中溶氧的扩散系数进行了测量。Patrick Adlercreu 等报道,在 9～55 g/L 范围内,包封 G. suboxydans 的海藻酸钙胶珠中,细胞密度的影响不大,溶氧的扩散系数与水中比值在 90%～100%之间。Yan Sun 等报道,包含 Bacillus amiloliquefuciens IAM1523 的海藻酸钙凝胶中,在 20～40 kg/m³ 范围内,细胞密度对溶氧的扩散系数无影响,在 36～170 kg/m³ 范围内,细胞密度增大,溶氧扩散系数减小。由此可见,较低细胞密度下胶珠中氧传质性能无显著性变化,在较高细胞密度情况下,胶珠中氧传质性能下降。考虑到灭活细胞过程对细胞造成的破坏作用,研究者对活细胞进行包封,并考察了活细胞对胶珠中氧传质性能的影响。Harry Hiemstra 等报道,包含 H. polymorpha 的海藻酸钡胶珠中,2～40 g/L 范围内,溶氧的扩散系数不受细胞浓度影响,等于水中扩散系数。Hiroshi Kurosawa 等报道,包含 S. cerevisiae 和 P. ovalis 的海藻酸钙胶珠中,0～30 g/L 范围内,溶氧的扩散系数不受细胞密度和细胞类型影响,扩散系数与水中的比值在 80%～99% 范围内。Ü. Mehmetoglu 等报道,包含 Gluconobacter suboxydans 的海藻酸钙胶珠中,0～6% 范围内,细胞密度对溶氧的扩散系数无显著影响。可见在较低细胞密度下,活细胞对扩散性能的影响与死细胞相同,均不会影响胶珠中溶氧扩散性能,至于更高细胞密度的影响,目前并无报道。

细胞在胶珠中除占据体积外,细胞的生长过程中可能会对凝胶的结构带来改变,造成物质传递性能的改变。Kuo-Cheng Chen 等报道,包裹 Trichosporon cutaneum 的海藻酸钙胶珠,在 2.4～36.4 mg/mL 范围内,随着细胞的增殖,溶氧的扩散系数与水中的比值,从 32% 减小到 20%。此细胞密度下仅是细胞的存在不会影响胶珠中的溶氧扩散系数,由此可见,较低细胞密度下胶珠中扩散系数出现下降,是因为细胞的生长带来了凝胶结构的改变。

综上所述,较低细胞密度下,仅是细胞的存在不会带来氧传质性能的改变;高细胞密度情况下,细胞存在带来了氧传质性能的下降。对比不同细胞类型带来的影响,发现胶珠中溶氧扩散系数值存在很大差异,可见细胞的类型会带来不同的影响。细胞在胶珠中的增殖会带来凝胶结构的改变,从而降低胶珠中的氧传质性能。

(3) 细胞代谢产物通过微胶囊膜的传递:微胶囊除了要允许营养成分的进入外,同时还要允许细胞代谢产生的小分子物质透过微胶囊膜释放出去,从而使小分子物质的功能能够在微胶囊外得到发挥。目前为止大部分用于描述小分子跨微胶囊膜释放过程的模型也是建立在 Fick 扩散定律基础上的,即假设释放速率与小分子物质的浓度梯度成正比。然而,对于微胶囊系统,这些小分子物质在微胶囊外的分布还受微胶囊本身分布情况的影响,所以往往是不均匀的,而且浓度也处于不断的变化过程中。显然对于这样复杂的过程用 Fick 扩散定律处理过于简化。

考虑到上述原因,Takashi Sato 等根据化学势平衡原理,建立了用于描述小分子物质透过微胶囊膜的释放过程的模型,如式 6-19 所示:

$$C_s(t) = C_s^{eq}(1 - e^{-t/\tau}) \qquad (式 6-19)$$

式中: $C_s(t)$ 为 t 时刻胶囊外溶剂中小分子溶质的浓度;

　　　C_s^{eq} 为小分子物质的平衡浓度;

　　　τ 为时间常数。

Takashi Sato 等还用该模型对实验数据进行了模拟,结果发现该模型能够较好地描述小分子物质从微胶囊内释放到胶囊外的过程。但是 Takashi Sato 等在建立模型时假设小分子溶质在微胶囊内是均匀分布的,而在微囊化细胞培养过程中小分子溶质在微胶囊内的浓度是不均匀的,它与微胶囊内细胞的生长状态和分布情况有关。因此在建立微胶囊系统的扩散模型时,有必要将小分子溶质在微胶囊内的浓度变化同细胞的生长状态和分布情况联系起来。

(二)微胶囊内的物质传递

微胶囊内的物质传递过程主要是营养物质通过细胞膜或细胞壁进入细胞内的过程,以及一些小分子物质,如细胞生长因子、营养载体等在细胞之间的传递过程。

1. 小分子营养物质透过细胞膜或细胞壁的传递

对于小分子营养物质,如氧、葡萄糖和氨基酸等,一般通过两种途径被细胞吸收,即被动地由浓度梯度引起的扩散运输和由载体蛋白介入的主动运输。因此根据 Fick 扩散定律和 Michaelis-Menten 方程可得到如下用于描述营养物质浓度变化情况的方程:

$$\frac{\partial L}{\partial t} = D\frac{\partial^2 L}{\partial x^2} - \frac{\rho k L}{K_m + L} \qquad (式6-20)$$

式中：L 为微胶囊内小分子营养物质的浓度;

D 为小分子营养物质通过细胞膜的扩散系数;

k 为每个细胞对营养物质的最大吸收速率;

ρ 为细胞密度;

K_m 为米氏常数;

x 为细胞与营养源之间的距离。

2. 大分子营养物质透过细胞膜或细胞壁的传递

大分子营养物质由于结构复杂、体积较大,很难通过简单扩散的方式通过细胞膜或细胞壁,细胞对于这种物质的吸收方式一般为由载体蛋白介入的主动运输,所以可用 Michaelis-Menten 方程来描述大分子营养物质的浓度变化情况。

对于微胶囊包埋下的细胞来说,由于营养物质的传递过程不仅涉及营养物质通过细胞膜或细胞壁的运输,还涉及营养物质通过微胶囊膜的运输过程,因此,式6-20在用来描述微囊化细胞的营养吸收过程时存在一定的误差,有待进一步改进如加入大分子物质的跨微胶囊膜运输项等。

3. 细胞信号传导因子在细胞间的传递

细胞的信号传导,是活生物体具有的一种十分重要的生理功能。细胞培养必然涉及细胞间的信息交流或信号传导对细胞生长特性的影响。而细胞的信号传导主要涉及的是受体与特定配体之间的相互作用,在这个过程中配体与细胞表面的受体结合后激活细胞内的效应酶,这些效应酶作为信号传递分子,起始连锁反应扩增和传导信号,并最终导致转录因子活化及其调控的特定基因表达。信号传递异常与肿瘤等多种疾病的发生、发展和预后直接相关。信号传递系统的存在及其过程已成为近年来细胞生物学、分子生物学和生物医学领域的研究热点之一。

对于受体(R)和配体(L)之间的相互作用和各自行为的描述,已有许多成功的报道,这些模型归根到底都来自于一个最基本的假设,即受体和配体之间为一步可逆的结合过程,如式6-21所示:

$$R + L \underset{k_{-1}}{\overset{k_1}{\rightleftharpoons}} C \qquad (式6-21)$$

式中:C 为与配体结合状态下的受体。因此在平衡状态下 C 的量可用如下方程表示:

$$C = \frac{LR_T}{K_D + L} \qquad (式6-22)$$

式中:R_T 为细胞受体的总量;

K_D 为分裂平衡常数,等于受体与配体的分裂速率常数与结合速率常数之比,即 $K_D = k_{-1}/k_1$。

上述模型描述了受体与配体相互作用的基本原理。然而,在实际过程中,一个配体往往可以跟细胞表面的多个受体结合,或者一个受体在不同条件下跟不同的配体结合,且配体和受体本身也存在合成和分解的过程。因此,细胞通过受体与配体的相互作用而进行的信号传递是一个复杂的、受诸多因素影响的过程。针对这些问题,Bywater 等曾将配体与受体之间的相互作用归纳为三种基本类型,并建立了简单的模型来描述复杂的配体反应动力学。

类型一:同式6-20,求解由式6-21得到的式6-22可得具有活性的配体-受体结合物 C 的量与初始配体的量 $L(O)$ 的关系为单调递增关系。实际过程中,由于配体与受体的结合过程较为复杂,所以活性结合物 C 的量与初始配体的量 $L(O)$ 的关系并非都是简单的单调递增关系,如比较典型的还有 S 形曲线关系和钟形曲线关系。

类型二:Bywater 等假设受体以两种活性状态 R 和 R^* 的形式存在,则受体与配体之间的结合过程如式6-23所示:

$$
\begin{array}{ccc}
R + L & \underset{k_{12}}{\overset{k_{21}}{\rightleftharpoons}} & RL \\
{\scriptstyle k_{13}} \big\Updownarrow {\scriptstyle k_{31}} & & {\scriptstyle k_{24}} \big\Updownarrow {\scriptstyle k_{42}} \\
R^* + L & \underset{k_{34}}{\overset{k_{43}}{\rightleftharpoons}} & R^*L
\end{array}
\qquad (式6-23)
$$

类型三：假设两个受体可同一个配体结合,得到受体与配体之间的结合过程如式 6-24 所示：

$$R + R + L \underset{k_{12}}{\overset{k_{21}}{\rightleftharpoons}} R + RL$$

$$k_{13} \Big\Updownarrow k_{31} \qquad k_{24} \Big\Updownarrow k_{42} \qquad\qquad (式6-24)$$

$$RL \underset{k_{34}}{\overset{k_{43}}{\rightleftharpoons}} RRL$$

同样通过求解平衡状态下的式 6-22 和式 6-23 可得到用于描述配体和受体动力学行为的数学表达式。由此分别得到活性结合物 C 与初始配体 $L(O)$ 之间的关系为 S 形曲线和钟形曲线。

上述模型描述的都是非包埋状态下游离细胞之间的信号传导过程。对于微胶囊包埋下的细胞来说,无论是细胞生长所需的营养物质还是细胞的代谢产物,在通过微胶囊膜时由于受到不同程度的阻力影响,必然对细胞的生长特性和代谢过程产生一定的影响;且细胞出现集团化生长的现象,从而影响到细胞受体和配体的分泌与结合,使细胞信号传导的整个过程有别于非包埋状态下的游离细胞。通过建立模型来描述微囊化细胞的信号传导过程也将是一个有趣的问题,然而这方面的研究还未见报道。

二、微胶囊的生物相容性

所谓生物相容性(biocompatibility)是指：生物材料在宿主的特定环境和部位发挥预期的功能,在宿主体内不引发局部或全身不良反应,仅产生合适的、有利的细胞或组织反应,并改善该疗法的临床医疗效果。

生物相容性是生物材料与人体之间因相互作用而产生的各种复杂的生物、物理和化学反应的概念,是生物材料在特定条件下,伴随适宜的宿主反应的同时执行特定功能的能力。简单来说,与生物相容性相关的反应包括两大部分：材料的反应和宿主的响应。其中材料的变量包括材料整体性能和材料表面性能;而宿主的响应包括血液反应、免疫反应、组织反应等。宿主级联反应的程度和深度会因为植入体的差异而有所不同,也就是说宿主反应的程度和持续时间取决于移植过程造成的损伤程度、生物材料的各种物理化学性能等。而对于可降解生物材料,例如高分子支架材料,反应的强度还会受到降解过程的调控,因为降解过程中不仅移植物会发生物理化学变化,其降解产物或颗粒物也会造成宿主的生物学响应。

通常,良好的生物相容性是指在宿主的特定环境和部位发挥预期功能,在宿主体内不引发纤维化反应、巨噬细胞活化、细胞因子及细胞毒素的释放,仅产生合适的、有利于细胞或组织的反应,并改善该疗法的临床医疗效果。而在此理论基础上,Ratner 认为目前的医用材料仅在最大程度地满足了长期移植过程中引发最小程度的炎症反应,定义为 biotolerability。对于微囊化细胞植入宿主过程中,不仅涉及宿主与微囊化材料之间的相容性,还涉及微囊化细胞活性、功能维持与微囊化材料之间的相容性,同时还应该考虑到宿主对生物材料的反应是否会影响免疫系统对移植细胞的反应。

现有的研究表明,微胶囊移植后在其表面可发生纤维化增生,这导致了囊内移植物的营养及氧气供应不足及囊内细胞代谢产物不能扩散出囊外,最终,囊内细胞坏死,移植物功能丧失。一般认为,生物材料移植入生物体内后在其表面发生的纤维化增生为如下过程(图6-17):①生物材料移植入体内后,体液中的蛋白质立即吸附到材料表面。②在吸附蛋白质与细胞表面受体相互作用的介导下,中性粒细胞和巨噬细胞贴附于材料表面。③巨噬细胞进而融合为巨细胞并分泌某些细胞因子。④在这些细胞因子的介导下,纤维细胞贴附于材料表面,并分泌胶原蛋白,最终形成纤维化。根据以上微胶囊植入体内后可能与宿主发生的相互作用,研究者建立体外与体内考察微胶囊生物相容性的模型与方法。其中体外考察方法主要有材料毒性、蛋白质吸附、囊内细胞相容性、微胶囊表面免疫细胞黏附,体内考察方法主要为微胶囊移植后的纤维化增生。

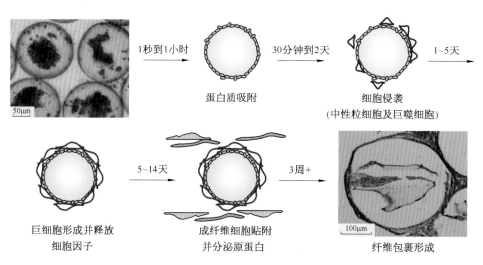

1秒到1小时 → 蛋白质吸附 30分钟到2天 → 细胞侵袭(中性粒细胞及巨噬细胞) 1~5天 →

巨细胞形成并释放细胞因子 5~14天 → 成纤维细胞贴附并分泌原蛋白 3周+ → 纤维包裹形成

图6-17 生物材料移植入生物体内后的异体反应示意图

1. 材料毒性

材料细胞毒性的检测是建立体外评价体系最初的目的。到目前为止,几乎所有的材料都通过这一体系进行评价。浸提液法是较早发展起来的一种方法,主要检测材料易溶出物质的毒性。具体操作是先将材料于浸提液中浸泡,然后将浸泡后的浸提物加入细胞培养液,观察溶出物对细胞的毒性。Muller B 等的研究表明,不同的浸提液得到的结果不同,表明浸提液的选择极为重要。对材料细胞毒性最敏感的方法,也是目前使用最多的方法是将细胞直接接种于材料上的直接接触法。直接接触法不仅可以观察材料溶出物的毒性,还可以观察细胞对材料的黏附及细胞在材料上的生长情况。对于一些非化学因素所致的毒性,直接接触法是很好的评价方法。比如,Pioletti DP 等通过直接接触法研究发现,磷酸钙水泥颗粒的大小与细胞毒性相关(颗粒的直径小于 $10~\mu m$ 时,材料就表现明显的细胞毒性),而这种影响通过浸出液法是不能检测到的。

除了必须在体外进行的实验之外,体外评价方法的探索很大程度上期望部分替代体内实验,或对材料体内植入后的反应进行预测。但体外实验能否部分替代体内实验是由两者的相关性决定的。闻学雷等对七种生物材料分别以体外白细胞趋化性试验和体内肌肉埋植试验来评价材料的组织毒性。经 Spearman 秩相关统计处理,两种方法的相关系数较高(介于 $0.893\sim0.982$),显示白细胞趋化性试验和肌肉埋植试验具较好相关性。宁丽等从动物整体、细胞和分子等水平测试了几种生物材料的相容性,结果发现全身性毒性实验与体外细胞毒性实验和基因表达实验不相关,体外实验中有毒性反应的材料在动物整体急性全身性毒性实验中未表现出毒性。Suggs LJ 等的研究也表明,在体外评价体系中表现出轻度或中度细胞毒性的材料,体内植入后却表现出很好的生物相容性。这可能提示动物本身对材料毒性有一定的中和能力,而体外体系相对简单,检测的灵敏度也更高。Marois Y 等比较了四种体外测试方法与体内实验结果的相关性,结果表明,不同的方法与体内实验的相关程度有差别。因而,他们提出必须针对具体的材料对体外评价方法进行选择。

现已建立了可有效显示材料毒性的细胞体外模型。毫无疑问,这些模型对每次研究一种细胞功能及相关的机制是非常有效的,但是对于复杂的机体环境,这些信息是非常有限的。因此,采取其他模型(如动物模型)对于阐明指引、调节并控制体内组织与生物材料之间相互作用的多方面、交互式的动力学过程是必不可少的。

2. 蛋白质吸附

微胶囊移植后在其表面发生的第一步反应为蛋白质吸附。吸附蛋白的类型、吸附量以及吸附蛋白的构象都将影响随后的组织反应。控制材料表面吸附蛋白类型、吸附量及吸附蛋白的构象可以控制随后的组织反应。同时吸附蛋白类型、吸附量及吸附蛋白的构象又受材料表面物理化学性质的影响。

人体体液中的主要蛋白质在生理 pH 条件下带净负电荷。蛋白质分子中极性带电氨基酸残基大多暴露在蛋白质分子的表面,这种电荷及其在蛋白质分子表面的分布对蛋白质的吸附影响较大。静电吸引作用可以显著增大蛋白质吸附量。而在静电排斥作用的情况下,蛋白质也可以吸附到材料表面。一般认为蛋白质在其等电点附近时的吸附量最大。这是因为在等电点附近时蛋白质分子表面的净电荷为零,蛋白质分子之间相互作用较小。蛋白质在材料表面的吸附除了与蛋白质的电荷有关外,与蛋白质的稳定性和尺寸也密切相关。通常较大的蛋白质分子易于和材料表面发生相互作用,因为它们有更多的位点可以和材料表面接触。例如白蛋白分子(67 kDa)与氧化硅底物形成 77 个接触点,而每个纤维蛋白原(340 kDa)分子则形成 703 个接触点。

蛋白质分子是由氨基酸首尾相连而成的共价多肽链。每一种天然蛋白质都有自己特定的空间构象或称为三级结构(tertiary structure)。蛋白质分子三级结构决定了它的生物学活性及理化性质。三级结构的形成与稳定主要是通过二硫键、氢键、疏水相互作用、静电相互作用以及范德华力等实现。当与材料表面发生相互作用(如吸附)时,这些维持蛋白质空间构象的作用力易受到影响而使蛋白质的空间构象发生变化,进而影响到蛋白质的生物活性。其实每一因素的影响并不是决定性的,蛋白质在材料表面的吸附是受蛋白分子尺寸、电荷及稳定性等因素综合影响的结果。

蛋白质吸附表征方法:蛋白质吸附的研究方法根据其测定的是蛋白质的吸附量还是吸附蛋白质的构象可分为两大类:①蛋白质吸附量研究方法;②吸附蛋白质构象(此处指蛋白质二级结构含量)研究方法。因为蛋白质二级结构含量分析技术的发展晚于蛋白质的定量分析技术,所以这些方法中多数方法是用于研究蛋白质的吸附量。

蛋白质吸附量研究方法:蛋白质吸附量研究方法根据其是检测溶液中蛋白质含量的减少还是材料表面蛋白质含量的增多又可分为:①溶质减少技术;②蛋白质吸附原位检测技术。

溶质减少技术(solution depletion technique)是研究蛋白质吸附最简单的方法。其基本的原理就是根据吸附前后溶液中蛋白质含量的变化计算蛋白质吸附量。使用这个方法的前提是认为溶液中蛋白质的减少仅仅是因为发生蛋白质吸附;并且这个方法要求吸附剂有足够大的比表面积,因此该法特别适用于珠状(bead)或颗粒状(particulate)材料表面的蛋白质吸附实验。用于检测溶液中蛋白质含量的方法有很多,包括紫外吸收法、荧光法、比色法等。用溶质减少法研究珠状或颗粒状材料的蛋白质吸附又可细分为区带色谱法(zonal chromatography)和批次实验法(batch method)。用此两种方法研究可取得相近的结果。区带色谱法适用于低吸附力吸附系统,而批次实验法对于低吸附力和高吸附力系统都适用。批次实验法主要用于研究平衡状态下的蛋白质-材料相互作用,它特别适用于研究颗粒材料的吸附等温线及吸附动力学。

蛋白质吸附原位检测技术:常用于微胶囊表面蛋白吸附研究原位检测技术有:石英晶体微天平(quartz crystal microbalance)及全内反射荧光技术(internal reflection fluorescence spectroscopy)等。石英晶体微天平技术对蛋白质吸附过程中的质量变化非常敏感,具有纳克级的质量检测能力。近年来,石英晶体微天平技术已广泛用于蛋白质吸附研究。然而,它存在一个不容忽视的缺点就是它不能区分蛋白质吸附及水吸附带来的质量变化。荧光光谱技术是借助某些荧光物质(如异硫氰酸荧光素,FITC)与蛋白质结合后荧光强度与溶液中的蛋白质的浓度呈线性关系的原理测定蛋白质的吸附量。

蛋白质吸附构象研究方法：常用于研究蛋白质吸附构象的技术有：红外光谱（infrared absorption）、圆二色法（circular dichroism）和原子力显微镜（atomic force microscope）等技术。

红外光谱是最早应用于研究蛋白质二级结构含量的技术。红外光谱中的 $1\,100\sim1\,700\ cm^{-1}$ 可以给出蛋白质构象的全部信息。其中位于 $1\,600\sim1\,700\ cm^{-1}$ 的酰胺 I 带是研究得最多的蛋白红外吸收峰。酰胺 I 带主要是由蛋白质骨架中 C=O 的伸缩振动引起的。蛋白质的构象主要靠氢键维持。蛋白质骨架中的 C=O 均参与氢键的形成，而 C=O 的吸收峰的波数对其所参与的氢键的环境非常敏感。因此，处于不同二级结构（α-螺旋、β-折叠、β-转角等）的 C=O 有不同的吸收峰波数。这些不同的吸收峰相互叠加共同组成了酰胺 I 带。常用于研究蛋白二级结构的红外技术有：衰减全反射红外、傅立叶变换红外光谱。

圆二色也是常用的研究蛋白质二级结构的方法。其基本原理就是测量光活性物质对左右圆偏振光的吸光率差。从圆二色光谱也可以得到蛋白质二级结构中 α-螺旋含量的变化。圆二色谱数据拟合可以计算蛋白质二级结构含量和分析蛋白质的三级结构。

原子力显微镜可以实现纳米尺度上的成像及测量分子之间的相互作用力。因此用原子力显微镜可测定吸附于材料表面的蛋白质的构型及构象，获得吸附蛋白的空间分布。

中国科学院大连化学物理研究所马小军实验室针对微胶囊表面蛋白质吸附的研究，用溶质减少法表征了由海藻酸钠、壳聚糖制备的微胶囊（ACA 微胶囊）表面的蛋白质吸附。结果表明，吸附等温线遵循 Freundlich 模型，存在化学吸附和物理吸附两种作用；ACA 微胶囊表面的蛋白吸附动力学过程与拟二级吸附模型吻合，化学吸附为主要吸附作用；吸附受微胶囊表面电荷及表面粗糙度影响，表面正电荷较少，表面粗糙度较小，表面的蛋白质吸附量较少，蛋白构象变化较小。Zheng 等用 PEG 对 ACA 微胶囊表面进行了修饰，结果表明，修饰后的微胶囊表面蛋白质吸附量显著减小。

Xu 等用原子力显微镜法考察了不同亲水性凝胶表面的纤维蛋白原的吸附量及吸附构像。结果表明，在亲水性较差的表面，纤维蛋白原结合得较牢固，且构象变化较大。Tam 等考察了 IgG、IgM、IgA 在海藻酸钙胶珠及海藻酸钠-聚赖氨酸微胶囊表面的吸附差异，显示 IgG、IgM、IgA 在海藻酸钠-聚赖氨酸微胶囊表面较多，在海藻酸钙胶珠表面吸附较少。

3. 囊内细胞相容性

细胞相容性是指微囊化细胞能长期存活、发挥生物学功能。已有研究表明，刚度较大的海藻酸钙基质对增殖较快的细胞的活性有影响。对于成团生长的细胞，液化后的微胶囊内环境更有利于细胞生长。而对于细胞，具有凝胶基质的微胶囊内环境更有利于细胞生长。另外，对于增殖细胞还要考虑细胞增殖后微胶囊膜通透性变化对细胞活性的影响。因此，应综合考虑细胞类型、细胞生长特性、微胶囊材料等因素,制备适合于细胞活性长期维持及生物学功能发挥的微胶囊。

4. 免疫细胞黏附

尽管用免疫细胞黏附表征微胶囊生物相容性的报道较少,免疫细胞黏附是微胶囊生物相容性的重要典型指标。

考察细胞在微胶囊表面的黏附时,一般将微胶囊置于含有炎症细胞及免疫细胞的培养基中。这种方法常用血清而非血浆,因此实验结果部分地排除了蛋白吸附的影响。Smetana等考察了微胶囊表面化学基团对免疫细胞黏附的影响,结果表明,微胶囊表面的—OH、—CO—NH—基团可引起巨噬细胞的黏附,而表面的 SO^{3-} 及 COO^- 可抑制巨噬细胞的黏附。另外的研究表明,表面亲水性较高的微胶囊表面及含有阴离子基团的微胶囊表面单核细胞的黏附及巨噬细胞的融合较少,且能促进巨噬细胞的凋亡。刚度较大的微胶囊表面细胞黏附较多且多为伸展状态。Zheng 等用海藻酸钠-壳聚糖微胶囊考察了表面粗糙度对细胞黏附的影响,表明光滑表面细胞黏附较少。

5. 纤维化增生

微胶囊生物相容性最直接的考察方法即通过考察微胶囊移植后回收率、表面细胞黏附程度、黏附细胞类型、数量与空间分布,以及微胶囊内细胞活性与功能等进行相关的评价。Wijsman 等将包埋有胰岛细胞的海藻酸钠-聚赖氨酸微胶囊植入糖尿病 BB/W 大鼠后回收,应用免疫组织化学方法,用多种细胞表面蛋白抗体(抗 T 淋巴细胞中性粒细胞与浆细胞的 W3/13 抗体、抗巨噬细胞的 ED1 抗体),对微胶囊表面黏附细胞进行染色,并通过半定量方法进行评价。此外,通常采用微胶囊表面细胞增生百分率、游离微胶囊回收率以及细胞增生厚度来表征微胶囊的生物相容性。

中国科学院大连化学物理研究所马小军实验室评价了由海藻酸钠-聚赖氨酸及海藻酸钠-壳聚糖空微胶囊的生物相容性。结果表明,海藻酸钠、壳聚糖具有良好的细胞相容性和免疫相容性,相比之下,聚赖氨酸具有一定的细胞毒性。ACA 微胶囊与 APA 微胶囊相比,具有较好的免疫相容性。但 ACA 微胶囊的体内相容性较差,移植小鼠腹腔后第一天即出现细胞黏附,第 14 天开始出现纤维化增生(或者称为纤维包裹)。并通过降低海藻酸钠-壳聚糖微胶囊的表面粗糙度使微胶囊表面的纤维化增生减少,提高了微胶囊的生物相容性。

三、海藻酸盐免疫隔离微胶囊标准

我国食品药品监督管理总局于 2017 年 8 月批准发布 YY/T 1574 - 2017《组织工程医疗

器械产品 海藻酸盐凝胶固定或微囊化指南》等 4 项医疗器械行业标准的公告(2017 年第 99 号),标准自 2018 年 9 月 1 日起实施。其中,《组织工程医疗器械产品 海藻酸盐凝胶固定或微囊化指南》的医疗器械行业标准编号为 YY/T 1574-2017。本标准规定了海藻酸盐凝胶固定及其微囊化评价的要求。本标准适用于海藻酸盐凝胶固定及其微囊化的评价。

该指南从海藻酸盐浓度、分子量及其分子量分布、海藻酸盐组成和 M/G 段的序列分布、灭菌方法对海藻酸盐性质进行限定。概述了海藻酸盐微胶珠的制备方法包括针头挤出法、同轴气流法、静电液滴法、震荡喷嘴法、旋转剪切法。从离子浓度、离子类型、非凝胶化离子浓度、溶剂类型、生物物质浓度、杂质影响等几个方面限定了海藻酸盐的凝胶化过程。从微球的均一性、多孔性、扩散性、强度和稳定性、海藻酸盐凝胶珠的包覆几个方面定义了海藻酸盐微球的性能。并重点对其生物相容性的实验方法、影响因素进行详细阐述。该指南的发布为海藻酸盐凝胶固定化细胞产品提供了可依据的参考标准。

第四节 · 海藻酸盐免疫隔离微胶囊产品

组织细胞移植是指将器官、组织来源的具有正常生理功能的活细胞或组织团块移植到移植受体适当靶位,以达到替代、修复或加强受损的组织或器官的生物学功能的治疗目的,实现对受损部位结构与功能的重建和替代。相对于整体器官移植而言,组织细胞移植具有:①操作简单,费用低廉;②供体和抑制物容易获得,可长期保存;③手术风险较小,可重复移植;④细胞一般抗原性弱,易于存活。因此是糖尿病、帕金森病等神经/内分泌等许多与细胞代谢低于正常和内分泌细胞功能缺乏紧密相关的疾病最有希望的治疗手段。

同器官移植一样,组织细胞移植也存在供体匮乏的问题,因此细胞来源是细胞治疗的主要障碍之一。异种细胞、基因工程细胞和干细胞可以提供来源广泛的具有特定功能的移植物,是具有广泛前景的解决细胞来源的方法,但要首先解决细胞移植中存在的免疫排斥问题。为保证移植物的长期存活性,预防免疫排斥反应的发生,通常采用抑制受体的免疫系统或长期服用免疫抑制剂的方法来降低免疫排斥对移植物的影响,但免疫抑制剂的副作用和所带来的并发症往往使治疗更加复杂,这严重限制了细胞移植技术的发展。近年来,发展了免疫隔离的技术,为解决组织/细胞移植的免疫排斥反应和移植物来源稀少两大难题开辟了一条崭新的途径。免疫隔离技术(immunoisolation)是将待移植的同种或异种细胞或细胞群用具有选择性的半透膜包裹或隔离开来,使移植物免受免疫排斥,保证移植物的长期生物活性,同时避免长期服用免疫抑制剂及其引发的副作用和并发症,从而提高患者的生活品质。

作为植入人体的包封细胞的免疫隔离装置,能安全、有效而长期地发挥治疗作用,必须满足:①能保护植入的细胞免受淋巴细胞和其他宿主免疫系统成分的攻击;②细胞能存活较长时间;③营养物质,促分泌素和有治疗作用的细胞产物能自由通过;④与血液和邻近的组织有生物相容的表面;⑤必须用对机体无毒性作用、生物学稳定的材料制造;⑥植入方便。近年来,免疫隔离技术的发展为解决异体/异种移植的免疫排斥问题开辟了一条新途径。免疫隔离技术是用具有选择透过性的半透膜将待移植的异体/异种细胞或组织包裹或隔离开来,使其免遭宿主免疫系统的攻击排斥,在不影响移植物的正常代谢和生理功能的前提下,有效释放治疗因子,而使宿主长期存活的技术。目前已发展的免疫隔离技术包括中空纤维、灌流小室、大包囊、微胶囊以及新近发展的保形涂层技术。其中,中空纤维、灌流小室和大包囊由于移植体积或死腔体积较大,不利于移植过程的进行,限制了其应用。微胶囊和保形涂层技术均具有移植体积小、传质性能好的优势,但是保形涂层技术是基于细胞或组织本身的表面进行生物材料的包封或者修饰,其中包括利用细胞表面蛋白氨基基团的共价修饰、脂质双层膜与高分子材料的疏水作用以及细胞膜表面负电荷与聚阳离子的静电作用等。由于其一方面作为一种新兴技术本身仍不成熟,制备过程中极易损伤细胞而导致活性丧失,另一方面移植过程中细胞表面抗原容易暴露而引发宿主适应性免疫排斥,因此仍不能广泛应用于细胞移植。而微胶囊由于死腔体积小、膜强度高、移植体积小、制备简单、植入方便等优势而受到研究者的广泛关注。因此,微胶囊作为细胞移植的免疫隔离工具,是解决细胞移植免疫排斥问题的理想方法之一:①微胶囊体积小,有利于微胶囊内外的物质交换,使囊内细胞对于调节因素变化可以做出快速反应,球形的几何形状最有利于减少异物反应;②微胶囊的制备材料生物相容性好,不易引起宿主的免疫反应;③微胶囊膜强度高,不易破裂,不会造成移植物的泄漏;④植入简便,微胶囊可以直接注射或微创伤植入移植部位;⑤微胶囊膜的截留分子量可控,具有良好的免疫隔离作用;⑥微胶囊便于移植后回收等。

1964年,T. M. S. Chang首次提出了"人工细胞"的概念,并指出了微囊化技术在医学和生物学领域应用的可能性。20世纪80年代初,Lim和Sun首次制备成功海藻酸钠-聚赖氨酸-聚乙烯亚胺(APP)微胶囊,用于小鼠胰岛细胞的微囊化时发现,细胞可以成活、生长,并纠正糖尿病状态达数周,由此提出了"生物微胶囊"的概念。此后,许多发达国家和地区的医学界,开展了运用这一手段包埋相应细胞以针对帕金森病、老年性痴呆症、甲状旁腺功能低下、肝功能障碍、侏儒症等神经/内分泌疾病的治疗研究。20世纪90年代,医学界又开始以此作为基因重组细胞的运载工具,以期从更基础的领域根治众多的人类疾病。近年来,细胞微囊化技术取得了长足的进步,为其进入临床奠定了坚实的基础,表6-9概况了微囊化材料、细胞来源及其临床应用等方面。表6-10概况了细胞微囊化技术广泛应用于人工器官的开发、酶缺失或基因缺陷相关疾病的治疗、肿瘤的根治以及其他功能疾病。

表 6-9 用于微囊化的不同细胞类型

细胞类型	应用于	微囊化材料
纤维原细胞	代谢缺陷症,癫痫症	Alg, HEMA - MMA
成肌细胞	代谢缺陷症,癌症	Alg, HEMA - MMA
肾细胞	血友病,抗血管生成	Alg
胰岛	糖尿病	Alg, Aga - PS/SA, AN69, CS
卵巢细胞	法布里病(Fabry disease)	Alg, HEMA - MMA
甲状旁腺细胞	人工器官	Alg
肝细胞	肝移植	Alg, HEMA - MMA
软骨细胞	骨与软骨重建	Alg
Leydig 细胞	激素替换	Alg
肾上腺嗜铬细胞	帕金森病,慢性疼痛	Alg
干细胞	骨重建	Alg
PC12 嗜铬瘤细胞	神经营养因子,神经传递素	Alg, HEMA - MMA
骨髓瘤细胞	干生长因子	Alg
杂交瘤细胞	生产抗体	Alg, Alg - Aga
肿瘤细胞	肿瘤疫苗,白介素	Alg, chitosan
细菌	尿毒素的去除	Alg

表 6-10 细胞微囊化技术应用于各类疾病治疗

疾病模型	微囊化治疗方法	重要进展
糖尿病	用大胶囊,尤其是海藻酸钠微胶囊包埋胰岛细胞	诸多动物试验、一例临床试验、意大利卫生部正在审批临床实验
甲状旁腺功能减退	将同种甲状旁腺组织包封于海藻酸钡微胶囊中	患者的钙与维生素 D 替代治疗降低 50%
侏儒症	APA 微囊化产小鼠 GH C_2C_{12} 成肌细胞	侏儒症小鼠体长、体重与器官大小均增加
血友病	APA 微囊化产人因子 IX C_2C_{12} 成肌细胞	14 天内血浆中可检测到因子 IX,而其抗体的表达可 213 天
ADA 缺陷	APA 微囊化产人 ADA 成纤维细胞	ADA 活性及细胞活性保存至 5 个月
Ⅶ型黏多糖贮积病	APA 微囊化产 β 葡萄糖苷酸酶 2A - 50 成纤维细胞	生理性 β 葡萄糖苷酸酶移植 2 周后降为 66%
贫血症	PES 中空纤维包埋产促红细胞生成素 C_2C_{12} 成肌细胞	使用少量免疫抑制剂,造血功能得以恢复
肾衰竭	微囊化转染克氏产气杆菌脲酶基因的大肠埃希菌	21 天内,血尿水平从 52±2 mg 降低至 9±0.7 mg
中枢神经系统疾病	大小微胶囊包埋各类细胞	进行治疗 ALS、HD 和慢性疼痛临床试验结果喜人,尤其 PD 患者

　　海藻酸盐基生物微胶囊最具代表性的应用领域即作为组织细胞移植的免疫隔离工具。由于该生物微胶囊的典型特征是具有一层半透的微胶囊膜和膜内的液态、三维、半封闭环境。因此,可以作为免疫隔离工具,为微囊化细胞移植提供人工的免疫豁免区。同时由于微胶囊粒径在 300 μm,微囊化细胞可以通过注射途径植入体内,易于实现非侵害性细胞移植。本节将重点针对细胞微囊化技术最具代表及影响性的几个应用方向:糖尿病、帕金森病、癌症晚期疼痛、基因重组细胞移植、生物人工肝支持系统及其他神经/内分泌疾病作全面阐述。

一、微囊化胰岛细胞治疗糖尿病

　　糖尿病(diabetes mellitus)是以持续高血糖为其基本生化特征的一种综合病症。各种原因造成胰岛素供应不足或胰岛素在靶细胞不能发挥正常生理作用,使体内糖、蛋白质、脂肪、水及电解质等代谢发生紊乱,就发生了糖尿病。目前,糖尿病的治疗,尤其 1 型糖尿病患者还是以胰岛素注射治疗为主。而依托细胞微囊化技术的人工胰岛研究的不断深入,为糖尿病患者带来了福音。微囊化胰岛可以避免反复胰岛素注射,以及低血糖引发的诸多并发症。人工胰腺的首次尝试是在 1980 年由加拿大多伦多大学医学院 Lim 和 Sun 用 APA 微胶囊包裹大鼠胰岛,他们采用对胰岛有特异毒性作用的药物来制备糖尿病动物模型。如链脲霉素 220 mg/kg 体重腹腔内注射小鼠,2 次/周测空腹血糖,连续 3 次空腹血糖浓度＞20 mmol/L,即制成糖尿病小鼠模型。Sun 实验室用 APA 微胶囊包裹的大鼠胰岛可在糖尿病小鼠体内维持功能达 26 个月之久。自此,众多学者开始了微囊化胰岛细胞移植的研究,研究发现,微胶囊能很好地保护和维持胰岛细胞功能,Kobayashi 将微囊化的新生猪胰岛细胞移植入糖尿病小鼠的腹腔内并同时辅助抗 CD154 和抗 LFA - 1 单克隆抗体治疗,发现辅助抗体治疗可明显延长微囊化新生猪胰岛细胞的活性并发挥其降低血糖的功能。Aoki 等将胰岛细胞微囊化后移植到糖尿病大鼠的脾脏内,结果显示,移植 8 周后移植大鼠的体重增加、胰岛素分泌量增加、腹腔糖耐量试验正常,微囊化胰岛细胞显示了良好的免疫隔离效果,且移植到脾脏内可使细胞分泌的胰岛素直接入肝。O'Sullivan 等用海藻酸钠包裹小鼠胰岛细胞用于异体糖尿病移植同样获得了良好的效果。Soon-Shiong 等将人胰岛细胞包埋于 APA 微胶囊中,注射入一位胰岛素依赖型糖尿病患者(38 岁白种人,糖尿病史 30 年且有严重并发症)腹腔中(20 000 胰岛细胞/kg),微囊化胰岛细胞分泌的胰岛素在注射后 24 小时内可检测到。尽管其分泌量低于临床要求剂量,但在第 9 个月停用外源胰岛素的情况下,仍保持血糖水平稳定,且持续时间超过 58 个月。中国科学院大连化学物理研究所生物医用材料工程研究组与解放军总医院合作也成功完成了 APA 微囊包埋大鼠胰岛异体移植治疗糖尿病大鼠的实验(图 6-18、6-19)。由于在使用免疫抑制剂的糖尿病患者中,移植不包囊的同种胰岛,可实现胰岛素不依赖。同时,由于动物胰岛的分离和纯化技术得到改进。使得微囊化异种胰岛移植的研究取得了很大进展,在啮齿类、犬类及灵长类糖尿病动物中均获得了成功。1989 年至 1983 年期间,该实验室马小军研究员与加拿大多伦多大学医学院合作将 APA 微囊化猪胰岛移植于 9 只自发性糖尿病猴的腹腔中,其中 7 只猴不再需要胰岛素而血糖水平维持在正常范围达 120~804 天,移植后猴的糖耐量明显升高,糖基化血红蛋白水平明显降低,并可在宿主猴体内检测出猪 C 肽的存在(图 6-20)。

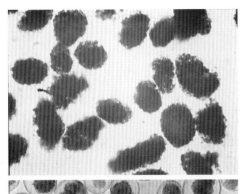

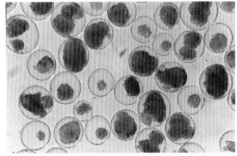

图 6-18 大鼠胰岛分离及微胶囊包埋

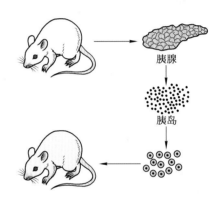

图 6-19 微囊化胰岛治疗糖尿病鼠的示意图

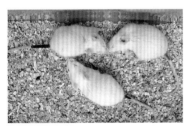

正常状态

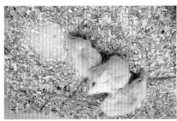

糖尿病模型

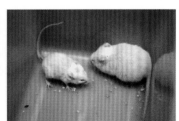

治疗效果:左:胰岛素治疗
右:微囊化胰岛细胞治疗

图 6-20 微囊化胰岛异体移植治疗糖尿病大鼠的效果图

在过去的 30 年,微囊化胰岛移植取得了大量良好的动物实验结果,并尝试了人体实验。研究发现要保证微囊化胰岛功能的长期发挥,控制在微胶囊移植 1 周内的免疫反应至关重要。因此,人们尝试使用共包埋 Steroli 细胞、抗氧化剂或免疫抑制剂等方法,取得了较好效果,相信有望通过上述方法解决免疫排斥问题。微囊化胰岛的临床试验也在近年取得了显著的进展。2010年4月,美国NIH、FDA已经启动微囊化SPF猪胰岛移植治疗1型糖尿病(T1DM)的临床试验的方案和细节设计,而新西兰LCT公司(Living Cell Technologies,LCT)已经在1999年开展兔、灵长类大动物及志愿者人体试验,于2009年正式启动微囊化SPF猪胰岛细胞的Ⅰ期临床试验,并在澳大利亚、新西兰、俄罗斯三国已率先启动微囊化猪胰岛治疗T1DM的临床试验。结果显示,微囊化胰岛安全性通过。同时在俄罗斯开展Ⅱ期a临床试验结果良好,与糖尿病对照组比较有显著效果,并降低了血中三酰甘油含量。2011年,LCT公司获得批准在阿根廷布宜诺斯艾利斯开展DIABECELL的Ⅱ期b临床试验,这是准予该细胞植入物开展人体试验的第三个地区。该试验将在今年8月份结束。目前已有8名Ⅰ型糖尿病成年患者参与,患者间隔3个月接受2次DIABECELL植入及剂量追踪,并将该数据用于规范胰岛素依赖型糖尿病患者的治疗方案。

由此可见,人工胰腺异体或异种移植治疗糖尿病模型动物及临床试验的成功,使得全世界大约13 500万糖尿病患者看到了曙光。因为,微囊化胰岛细胞移植的操作非常简单,糖尿病患者就像进行皮下注射一样,只不过这回不是一天打三次,而是打一针管半年甚至一年或更长时间。更主要的是人工胰腺使患者不用再吃降糖药,不用再打胰岛素,不必再为控制饮食而烦恼,不会再受心脑血管及眼、肾、神经系统等糖尿病并发症的困扰。因此,微囊化胰岛移植技术将成为糖尿病患者的新型有效的治疗技术。

二、微囊化肾上腺髓质细胞治疗帕金森病

帕金森病是一种慢性神经系统变性疾病,病程进展比较缓慢。目前,临床上以应用左旋多巴药物治疗为主,但大多数患者用药5~8年药效会逐渐减退,10~12年出现生活自理能力下降。帕金森病会使人的运动能力逐渐减少,影响患者生活质量,致残率高,病程长,不仅给患者造成极大痛苦,也给其家庭和社会造成沉重负担。

研究发现,帕金森病患者的黑质细胞数常低于10万个(正常42.5万个)。如果拿正常的脑与帕金森病患者的脑作比较,就会发现后者脑的黑质苍白得多,这是因为含有黑色素的细胞已经死了。这些细胞死亡带来的一个严重后果是,这个部位不再产生多巴胺了。换句话说,当黑质内细胞数减少到某一程度时,即可产生帕金森病的临床表现。将多巴胺和(或)产生多巴胺的细胞移植到纹状体或黑质是一种能够持续、稳定和特异性原位释放治疗性物质的方式。

尽管多巴胺对帕金森病患者具有一定疗效,但是外源性多巴胺不能通过血脑屏障进入脑内发挥有效的治疗作用。因此,将能够分泌多巴胺的细胞移植于患者颅内实现多巴胺原位释放显示比较好的治疗效果。中国科学院大连化学物理研究所生物医用材料工程研究组

早在 20 世纪末即与解放军总医院合作以右侧帕金森病样大鼠和猴为模型,分别将 APA 微囊化和非微囊化牛肾上腺嗜铬细胞(bovine-adrenal chromaffin cells,BCC)及空微囊定向植入右侧脑纹状体内,结果表明植入的微囊化 BCC 能在动物脑内存活、分泌多巴胺等单胺类物质并纠正帕金森病样大鼠和猴的异常行为(偏侧旋转),作用超过 10 个月。非囊化 BCC 仅能改变部分动物的偏侧旋转,且作用时间基本只能持续 1 个月;空微胶囊组则与对照组模型一样,症状没有改善。该实验室也尝试将 PC-12 细胞包封到 ACA 微胶囊内并将其移植到帕金森病样大鼠右侧纹状体内。结果表明 ACA 微胶囊有良好的生物相容性和机械强度,在移植部位不引发炎症反应,并且微胶囊形态完整。ACA 微胶囊有免疫保护作用,包封的 PC-12 细胞移植到帕金森病样大鼠的脑内可以长期存活,继续保持正常的生理功能,通过合成和释放多巴胺,帕金森病样大鼠症状改善保持至移植后的第 12 周。

肾上腺髓质嗜铬细胞瘤细胞是起源于肾上腺髓质肿瘤的细胞系,它是大鼠自然形成的。嗜铬细胞瘤细胞有许多髓质细胞的特性,包括合成多巴胺。与肾上腺髓质细胞主要合成去甲肾上腺素不同的是,嗜铬细胞瘤细胞主要合成多巴胺和左旋多巴。嗜铬细胞瘤细胞的另外一个优点是,作为细胞系,它们能在组织培养中增殖和维持,反复从胚胎或成熟的肾上腺收获细胞。细胞系还可以建立细胞库、克隆及纯化,以减少病毒污染的危险。

为了发展一个有效的临床疗法,移植任何类型的细胞或组织,首先必须克服急性免疫排斥反应的问题,嗜铬细胞瘤细胞也不例外。当在没有应用免疫抑制剂的情况下移植嗜铬细胞瘤细胞时,4 周内发生排斥反应,局部形成大的充血的腔,幸存的细胞数量逐渐减少,最后,移植物完全被排斥。如果使用免疫抑制剂,这些肿瘤细胞的一部分将可能发展成肿瘤。而用半透的多聚膜进行免疫保护的嗜铬细胞瘤细胞,有助于阻止移植的嗜铬细胞瘤细胞发生急性排斥反应。这样,在没有应用免疫抑制剂的情况下,半透的多聚膜内的微囊化嗜铬细胞瘤细胞可以在体内持续长期生存,而不形成肿瘤。这些已经被微囊化嗜铬细胞瘤细胞治疗帕金森病临床前期研究证实。

微囊化嗜铬细胞瘤细胞的疗效依赖于移植的部位。嗜铬细胞瘤细胞移植到侧脑室不能产生功能性作用,而移植到纹状体实质则产生明显的治疗作用。这提示移植在纹状体实质的微囊化嗜铬细胞瘤细胞合成的多巴胺必须通过周围组织渗透而发挥作用。植入机体内的任何物质都会引起一个炎症反应,这是由移植的特性和组织移植的部位决定的。组织内围绕微胶囊的炎症反应可能减少多巴胺释放的效率和危及微囊化细胞的生存能力。微囊化嗜铬细胞瘤细胞仅仅产生一个轻微的短暂的宿主炎症反应。同未微囊化的嗜铬细胞瘤细胞比较,即使是异种移植,围绕植入纹状体的胶囊的组织坏死也非常轻微。

已经证明微囊化嗜铬细胞瘤细胞在宿主脑内能通过穿过微胶囊的膜摄取多巴胺的前体,并且释放多巴胺进入宿主的纹状体的实质。来自微胶囊的多巴胺可以在宿主纹状体实质内被检测。在将微囊化的嗜铬细胞瘤细胞移植到 MPTP 治疗的猴的脑前后进行正电子发射 X 线断层摄影,研究显示移植纹状体实质的微囊化嗜铬细胞瘤细胞能在宿主脑内合成、贮存及释放多巴胺。因此,可以看到微囊化嗜铬细胞瘤细胞与宿主的神经系统有非常好的生物相容性,并允许运输小分子的溶质穿过免疫保护的膜。

在细胞生物学和临床前期动物实验取得了令人鼓舞的结果的基础上,大量的临床病例研究和小规模的临床试验已开展。移植多巴胺组织治疗帕金森病患者已经获得了成功,不久的将来,这些方法将给受帕金森病折磨的患者提供恢复健康、提高生活质量的希望。

三、微囊化肾上腺髓质细胞治疗肿瘤顽固性疼痛

多数恶性肿瘤晚期患者会出现不同程度的慢性疼痛,部分患者的顽固性疼痛严重地影响生活质量。中国科学院大连化学物理研究所生物医用材料工程研究组与解放军总医院合作将微囊化牛肾上腺髓质嗜铬细胞植入正常大鼠脊髓蛛网膜下隙,使受试鼠对急性疼痛耐受性显著提高。在此临床前试验结果基础上,在解放军总医院开展了数十例临床试验。用 APA 微胶囊包裹的牛肾上腺嗜铬细胞(APA－BCC 微胶囊),并采用常规腰穿的方法注入中、重度癌痛患者的腰段脊髓蛛网膜下隙内。在植入后 $1\sim5$ 天内开始出现明显的镇痛效果,其镇痛的有效率(CR＋PR)为 84%、总有效率(CR＋PR＋MR)为 96%,镇痛程度显著优于药物治疗,可以即日停用、逐渐停用、减量或降级使用镇痛药。镇痛持续时间明显长于现有镇痛药,仅需使用 1 或 2 次,即可产生数十至数百天的疼痛缓解效应,最长观察到患者停用镇痛药达 220 天。APA－BCC 治疗不仅使癌痛患者的疼痛得到有效缓解,并可明显减轻吗啡类镇痛药的毒副作用,癌痛患者的生活质量及满意度得到显著提高。

四、微囊化基因工程细胞治疗肿瘤

基因治疗是将具有治疗价值的基因,装配于能在人体细胞中表达所必备元件的载体中,导入人体细胞,直接进行表达。目前常用的基因治疗有 ex vivo 和 in vivo 两种途径。其中,ex vivo 途径是指将含有外源基因的载体在体外导入人体自身细胞,经体外细胞扩增后,输回人体。这种途径的优点是易于操作,技术较成熟,自体细胞回输较安全;缺点是仅针对个例患者,不易形成规模。而 in vivo 途径是将外源基因装配于特定的真核细胞表达载体,直接导入体内。这种载体可以是病毒型或非病毒型,甚至是裸 DNA。这种途径的优点是易于大规模生产载体,但也存在明显的缺点,即基因进入体内靶细胞技术难度高且安全性差。

具有免疫隔离作用的微胶囊技术在基因治疗领域的渗透,使传统的基因治疗途径实现了优势整合。即将含有外源基因的载体在体外导入能够不断增殖的细胞系中,经体外细胞规模化扩增后,包埋入微胶囊中,输回人体。在微胶囊膜的保护下,细胞表达基因产物——

具有药用价值的蛋白质,发挥其治疗作用。现在很多学者也将其称为基于细胞的药物释放系统(cell-based drug delivery systems)。这种新的基因治疗途径的优势表现在:①表达目的蛋白质的细胞能够在体内不断投递药物,实现长期稳定的药物浓度;②可在病灶实现局部特定位点给药,提高药物疗效;③由于借助微囊化细胞移植来投递药物,对于患者来说,一年一次的细胞植入要比每天的基因注射更简便而易于接受。

微囊化基因工程细胞技术发展迅速,已广泛应用到多种疾病治疗中,例如侏儒症、血友病、中枢神经系统疾病等。近年来,微囊化细胞移植技术已被应用到肿瘤治疗中并成为新的研究热点。2003 年,Pasquale 等将 angiostatin 基因转入鼠成肌细胞 C2C12 中,并将其包封在 APA 微胶囊内,体内和体外试验表明微囊化细胞可以表达血管抑素。微囊化细胞移植到 B16/neu 黑色素瘤模型鼠腹腔内,肿瘤生长明显被抑制,荷瘤鼠存活时间明显延长,肿瘤组织中血管密度明显减少,内皮细胞凋亡指数增加到 65%。Pasquale 等将转染 IL-2 的鼠成肌细胞 C2C12 包囊后移植到小鼠腹腔内,肿瘤生长明显被抑制,在第 21 天时非治疗动物存活率只有 25%,而治疗动物存活率达到 60%,肿瘤细胞凋亡指数显著增加,而分裂指数却下降。2001 年,Joki T 等用人内皮抑素表达载体转染 BHK 细胞后用 APA 微胶囊包裹以保持内皮抑素的持续释放;并利用牛毛细管内皮细胞增殖率以及微管的形成率来考察内皮抑素的生物活性,结果显示内皮细胞增殖降低了 67.2%,微管的形成也受到了抑制。将该微胶囊植入神经胶质瘤裸鼠体内后,肿瘤生长被抑制 72.3%。Read TA 等将表达内皮抑素的微囊化细胞植入大鼠体内 4 周以上,微胶囊内的细胞存活率达 70%(体外对照培养的微胶囊细胞存活率 85%)。实验组大鼠的存活时间比对照组延长了 84%,并且实验组大鼠体内肿瘤坏死率达 77%,显示出微囊化转基因细胞的良好治疗效果。孝作祥等采用海藻酸钠微胶囊制作技术,将小鼠白介素 mIL-12 基因修饰的 CHO 细胞包裹,并将微囊化细胞植入荷瘤小鼠体内,测定小鼠的抗肿瘤免疫功能及抑瘤效应。结果表明,微囊化 CHO 基因工程细胞产生的 IL-12 蛋白可自由透过微胶囊膜。植入荷瘤小鼠体内 21 天后,微囊化 CHO 基因工程细胞治疗组血清中白介素-12(IL-12)、白介素-2(IL-2)及干扰素-γ(INF-γ)水平均呈上升趋势,而白介素-4(IL-4)和白介素-10(IL-10)水平则显著降低。脾脏细胞毒 T 淋巴细胞活性及 NK 细胞活性均显著增高,肿瘤生长受到显著性抑制,荷瘤小鼠的存活期明显延长。可见微囊化 CHO 基因工程细胞在体内可持续、稳定地释放 IL-12,并能激发机体产生持久而强大的抗肿瘤免疫反应,对实验小鼠产生明显的抗肿瘤效应而无严重毒副作用。

中国科学院大连化学物理研究所马小军实验室在 2002 即开展肿瘤治疗用微囊化 CHO 细胞研究。在肿瘤的基因治疗方法上,我们采用"抗血管疗法"作为首要方法;在基因治疗载体上,采用 APA 微囊化细胞技术结合基因工程化细胞作为治疗载体;在"抗血管疗法"的药物上,选择目前最具疗效潜力的抗肿瘤血管生成药物"内皮抑素"作为基因工程细胞表达产物;在细胞类型上,选择最为常用、高稳定表达的 CHO 细胞为转基因工程细胞。以重组

endostatin 的 CHO 细胞为模型细胞,考察了微囊化基因重组细胞体内生长、重组蛋白表达规律及影响微胶囊体内稳定性的因素。按照移植要求研究了生物微胶囊规模化制备方法,优化了制备和培养工艺。并且根据重组 CHO 细胞的生物学特性,探索了微囊化基因工程细胞移植治疗肿瘤的可行性。结果显示:微囊化 CHO – endo 可在小鼠腹腔内快速增殖,在移植后第 26 天细胞密度达到最大(图 6-21)。并且在移植过程中细胞活性较好,可以在小鼠腹腔内表达重组内皮抑素,从而发挥其生物学功能。

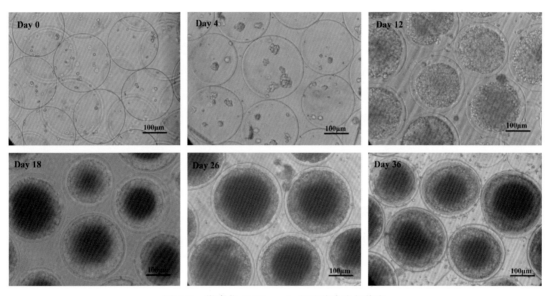

图 6-21 微囊化 CHO – endo 细胞体内生长状态

进一步考察了微囊化 CHO – endo 细胞表达的内皮抑素对牛主动脉血管内皮细胞(BAEC)增殖的抑制活性,研究结果显示:当培养液中添加的微囊化 CHO – endo 细胞体积为 0.01 mL 时,BAEC 增殖被抑制 54.9%,当培养液中添加的微胶囊体积增加到 0.05 mL 时,BAEC 增殖被抑制 60.7%。

微囊化 CHO – endo 细胞的鸡胚血管生成抑制实验结果显示:照蛋灯照射孵育 5 天的种蛋可以观察到已经开始发育的鸡胚,并且在尿囊膜上有少量的血管生成,此时加入微囊化 CHO – endo 细胞,尿囊膜上的新生血管的生成明显受到抑制,与对照组比较,血管密度降低,并且生成的血管杂乱无章,而在对照组的鸡胚尿囊膜上生成的血管形成了复杂的网络结构。由于在尿囊膜上生成的血管数量减少,鸡胚的发育也受到了影响,在第 10 天时添加微囊化 CHO – endo 细胞的鸡胚明显比对照组的鸡胚小,而微囊化 CHO – pac 细胞和生理盐水处理的鸡胚之间没有显著的差异(图 6-22)。因此,微囊化 CHO – endo 细胞表达的重组内皮抑素可以抑制鸡胚尿囊膜血管生成,具有体内抑制血管生成的活性。

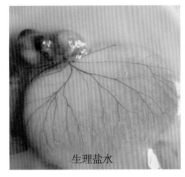 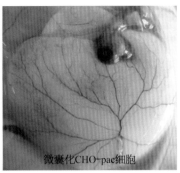 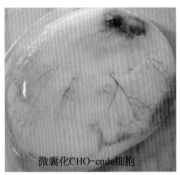

生理盐水 微囊化CHO-pac细胞 微囊化CHO-endo细胞

图 6-22 微囊化 CHO‐endo 细胞体内抑制鸡胚尿囊膜血管生成

通过多次体内移植实验,确定了移植用微囊化重组细胞制剂的最佳条件,固化微胶囊、粒径为 200 μm 和体外培养 4 天的微囊化重组细胞适宜于移植。腹腔移植微囊化重组 CHO 细胞治疗 B16 黑色素瘤生长被抑制 66.4%,荷瘤小鼠的存活率提高 40%,肿瘤组织内血管生成被抑制 59.4%,并且血管壁内皮细胞密度降低。微囊化细胞可以采用冷冻方法保存,并且冷冻保存对微囊化重组 CHO 细胞体内生长、内皮抑素表达和微胶囊稳定性没有显著影响。

由此可见,微囊化技术克服了免疫排斥反应,因而使异体/异种移植成为可能,使用基因工程细胞,所表达的蛋白质产物对所有同种疾病患者均能产生治疗作用,由于细胞包裹在微胶囊内,可以在体内长期分泌目的产物。与蛋白药物治疗相比的优势在于:①无需对基因产物进行化学提纯,避免了提纯试剂对人体的潜在危害,并且大大降低了工作量和成本。②无需改变宿主的基因组,具有安全性。③可批量生产,冻存后随时移植给所需患者,可起到细胞"银行"的作用,避免了自身体细胞基因治疗时每个患者都需要取自身细胞,并进行培养、基因修饰、筛选等一系列烦琐的操作,这样既保证质量控制,又可大大降低了费用。④按照治疗需要,调整移植细胞的数量,并可控制功能蛋白的持续性和阶段性表达。

与基因治疗相比,微囊化细胞移植治疗也具有优势:①相对容易操作:体外基因治疗需要对每个患者的细胞进行体外基因修饰,而微囊化基因治疗只需对患有相同疾病的患者选择同样的、通用的转基因细胞系,治疗过程主要是把微囊化的目的细胞注射至腹腔或肿瘤原位。②更为经济:由于患相同疾病的患者可以用同一批的微囊化细胞进行治疗,所以花费相对较少;相反,针对每个患者建立特异的转基因细胞系十分昂贵,并且耗费人力。③安全:一般通过病毒载体进行基因治疗时,存在目的基因随机插入宿主基因组的机会,所以有其潜在的副作用,而对于体细胞基因治疗来讲,不存在对患者的细胞或基因组进行修改,即使有细胞泄露,也会很快被宿主免疫系统识别并破坏。④可逆性:一些基因治疗的方法因改变了宿主的细胞或 DNA,所以当有问题发现时无法逆转治疗,而体细胞基因治疗则可在出现问题后回收微胶囊,从而终止治疗。⑤可重复性:许多病毒基因治疗手段只是在初次治疗时效果明显，随后因宿主的免疫系统被激活，会及时清除那些新进入的病毒基因颗粒。⑥不受目的基因片断大小的影响；而采用病毒载体的基因治疗方法在构建载体时受目的基因片断大小的限制。

因此，伴随基因工程技术的迅速发展，通过基因重组技术获得能高效表达目的蛋白（或治疗因子）细胞，借助微胶囊的免疫隔离技术，有望对一些因子缺陷性疾病及肿瘤的治疗提供新型有效的治疗手段。

五、微囊化肝细胞用于生物人工肝支持系统

人们在使用物理型人工肝时逐渐认识到，要提高肝衰竭的治疗效果，仅仅依靠清除患者体内的毒素是不够的，还需要在体外实现肝脏的其他一些重要功能。自 20 世纪 50 年代 Sorrentino 发现肝组织匀浆具有合成尿素及代谢巴比妥酸、水杨酸、酮体等功能后，人们便开始了含有生物成分的人工肝的研究。其基本原理是将同种或异种生物的全肝、肝组织片、培养的肝细胞、肝细胞微粒体及肝细胞酶等与生物材料相结合，组装形成体外装置。其发展经历了两个阶段，以培养肝细胞型体外生物人工肝的出现为界，可将生物人工肝的发展分为早期生物人工肝和现代生物人工肝两个阶段（图 6-23）。

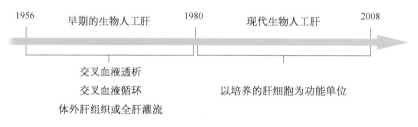

图 6-23　生物人工肝的发展历程

现代生物型人工肝是指培养肝细胞为基础的生物人工肝支持系统，将肝细胞培养在体外生物反应器中，使其中的肝细胞发挥解毒、合成、生物转化等功能，它是细胞生物学、生物化学、材料科学以及工程学发展的产物。现代生物人工肝的基本要素包括生物成分（高活性和功能的肝细胞）、适合的反应器、溶氧器、血浆分离器以及外部控制和循环系统（图 6-24），其核心部分是肝细胞和反应器。

目前生物人工肝的研究主要集中在三个方面：①细胞源，即如何获得具有高度活性和功能的肝细胞。②肝组织工程，肝脏是高度分化的器官，肝细胞从组织分离后，在很短时间内就失去了其极性结构，因此，需要通过组织工程手段在体外维持肝细胞的活性和功能，肝组织工程作为新兴领域给肝细胞的体外培养带来了希望。③反应器工程，人工肝治疗需要大

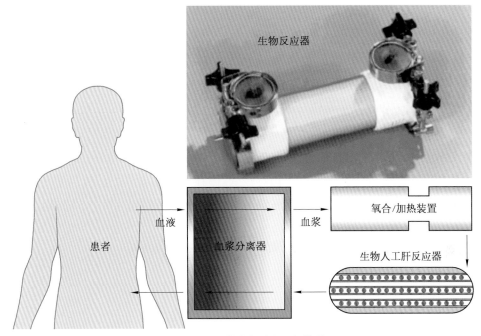

图 6-24　现代生物型人工肝模型

量的肝细胞(至少 10^9 cells/例),普通小规模培养体系无法维持大量肝细胞的生存,因此,需要合适的生物反应器为物质交换提供空间,来维持大量细胞的活性和功能。

(一)肝细胞源

肝细胞是现代生物人工肝支持系统的核心材料,生物人工肝的治疗效果在很大程度上依赖于肝细胞的生物学功能,因此,选择肝细胞的来源对人工肝的研究至关重要。人源肝细胞是最理想的生物人工肝功能细胞,其安全性好,生物功能全面,并能够提供同源的生物活性物质,但是其最大障碍是来源匮乏,且体外培养很快就失去了分化代谢功能,因此,人源肝细胞至今未用于生物人工肝,研究方面的报道也很少。动物肝细胞一直是国外生物人工肝研究的主要细胞,包括猪、犬、兔、鼠等哺乳动物肝细胞,其中,猪肝细胞的功能与人最接近。从生物人工肝的功能方面考虑,猪肝细胞的合成功能并未应用,而主要应用了其解毒代谢功能,这主要是因为猪肝细胞合成的蛋白质不能替代人的相应蛋白质的功能,另外,还存在着动物传染病及异种抗原免疫反应的风险。随着转基因动物研究的不断深入,将人肝基因导入动物细胞有可能成为生物人工肝的另一细胞源。

无论是原代人肝细胞还是原代动物肝细胞,在体外培养时均存在生长条件要求严格、存活时间短、不能增殖、传代困难等缺点,再加上原代人肝细胞的缺乏,因此,建立肝细胞株是解决肝细胞来源的重要思路,目前,已建立的肝细胞株有：肿瘤来源的肝细胞株、永生化的人肝细胞株、病毒转染的肝细胞株等(表 6-11)。如 HepG2 和 C3A 细胞是克隆产生的分化良好的人肝母细胞瘤细胞株,可用于高密度培养,目前应用 C3A 细胞在中空纤维反应器中高密度培养,已成功地进行了肝衰动物实验,但主要问题是此类细胞潜在的致瘤性,一方面尚不清楚其对人体的危险性和副作用;另一方面,它们与正常肝细胞相比功能不全或降低。为此,人们尝试通过基因工程技术使原代肝细胞永生化,Kobayashi 等对原代人肝细胞进行改造,获得永生化细胞株;Werner 等报道了一株新的肝细胞系 HepZ,具有肝细胞的特异性功能,适合于大规模培养。总之,肝细胞株的特点是：培养条件要求低、培养后能迅速达到生物人工肝要求的细胞数量,然而,其功能水平相对较低,还存在肿瘤基因转移释放的风险。目前,针对肝细胞株的研究主要集中在提高其肝特异性功能上。

表 6-11　用于生物人工肝研究的主要肝细胞株

细胞来源	肝细胞株	研究阶段
肿瘤来源的肝细胞株	HepG2	动物实验
	C3A	临床
	HuH6，JHH‑2	基础
永生化人肝细胞株	HH01，HH02	基础
	HH09，HH25	基础
	HHY41	基础
病毒转染的肝细胞株	OUMS‑29	基础
	HepZ	反应器
	CB‑8	基础
	HepLiu	基础

自 1998 年美国 Thomson 等将人胚胎干细胞(embryonic stem cell，ES 细胞)建株以来,ES 细胞的研究引起了人们极大的兴趣。它具有极强的自我更新能力和多向分化的潜能,可分化成多种细胞,故有关 ES 细胞的分离培养、体外扩增、定向诱导分化、组织重建等方面的研究均成为国际研究热点。从理论上讲,ES 细胞系的建立并诱导分化成肝细胞,将有可能从根本上解决生物人工肝的细胞来源问题,另外,具有多向分化潜能的造血干细胞和骨髓基质干细胞也具有这种可能,但有关该方面的研究尚处于起步阶段。

综上所述,不同的肝细胞各有其优缺点。就目前而言,人工肝多选择人肝细胞株或猪肝细胞,而通过干细胞诱导分化的研究还需要进一步加强。

(二) 肝组织工程

肝组织工程是组织工程领域中的重要学科之一,但与其他器官组织工程相比,发展相对缓慢,迄今为止尚未成功构建肝组织供临床使用,有关的实验研究相对滞后,关键原因在于,肝脏是高度分化的器官,具有代谢、合成、储存和生物转化等功能,具有复杂的结构,它的浆膜分化为三个功能结构不同的区域,即窦状隙、侧膜和胆小管区,窦状隙邻近肝窦并与其发生物质交换,侧膜位于相邻肝细胞之间并通过缝隙连接离子共享,胆小管区分泌胆汁。

肝细胞是具有高度特异性和极性的细胞,这种极性表现在肝细胞形态和功能两个方面,因此肝脏的极性是肝脏独特生理功能的基础。另外,肝细胞在体内的生长发育过程是在一定的内环境条件下进行的,其构成肝脏的结构与功能十分复杂,常规的体外培养方法不能提供组织正常生长发育所需的环境条件,其后果是肝细胞不仅失去了正常的形态,而且失去其生理及生化功能。与原代肝细胞相比,建系的肝细胞株虽然易于培养,但是在传统的培养方式下,细胞的功能将降低或者完全丧失。肝组织工程培养系统的设计原则就是通过模拟体内肝组织的微环境,提供肝细胞所需的必要的生化条件,以保障所构建的体外肝组织能够发挥一定的功能,近年来,肝组织工程的研究日益引起了人们的重视。

三维类组织化培养是肝组织工程的有效途径之一,通过模拟体内组织的三维微环境,在体外构建一个功能上类似于机体组织的类组织。将单个肝细胞或肝细胞聚集体(来源于原代肝细胞、肝细胞株或干细胞)接种到由生物材料构建的三维支架或凝胶体系内,通过模拟体内细胞-细胞间作用及细胞-基质作用,来维持或提高体外培养肝细胞的功能。与传统的二维贴壁培养方式相比,三维类组织化培养会对细胞的生物学行为(形态、基因表达、生长、分化等)产生截然不同的影响,该培养方式下的肝细胞的生物学行为更加类似于机体的肝组织。

Yamada 等在研究细胞体外三维组织构建的过程中指出,三维组织的微环境因素会影响细胞的生物学行为,这些因素包括:3D 空间、细胞和基质的贴附作用、细胞和细胞间的作用、基质的理化特征、营养水平、生长因子等。通过模拟这些微环境因素,来实现肝细胞的三维类组织化培养。

由于肝组织是代谢性软组织,其对材料的力学性能要求与骨组织相比低得多,而对细胞外基质的理化性能及微环境仿生要求则更高,从这个意义上讲,由天然材料所构建的基质更适用于肝组织工程。支架材料可通过非特异性的物理化学作用,细胞贴附到材料的表面,如肝细胞通过静电作用和亲疏水作用贴附到壳聚糖材料的表面,有利于细胞的迁移和生长。也可通过特异性的生物作用,如含有半乳糖残基的材料能够识别肝细胞表面的 ASGPR 受体,从而与肝细胞发生特异性的结合,并通过细胞的信号转导促进肝细胞功能基因表达上调;含有 RGD 的材料能够识别肝细胞表面的整合素受体,整合素介导的信号通路不同于 ASGPR 介导的信号通路,它能够使 FAK 上的 Tyr-397 的残基磷酸化,并调控细胞的行为,如生长、存活、伸展和迁移。Chuang 等制备了海藻酸钠/半乳糖基化壳聚糖支架材料,相对于单纯的海藻酸钠支架材料来说,其对肝细胞功能维持效果更加明显。

在正常的机体肝组织内,分布着丰富的毛细血管系统,通过血管,组织内的细胞可有效地获得充足的营养物质来维持细胞的生长和代谢,而在体外培养所构建的细胞类组织内,没有这种为细胞提供营养物质的毛细血管系统,细胞只能通过物质扩散的方式从外界获得营养。通常,物质在细胞团内的扩散系数降低很多,如溶氧在细胞团内的扩散系数是其在水中的 0.29~0.38 倍,因此,细胞团的粒径越大,其中心的细胞就越不容易获得营养物质,细胞也就越容易发生凋亡坏死。针对该问题,研究者开始从两个途径来解决,一条是通过控制细胞类组织体的大小来改善营养物质的传递,如通过调整三维支架的空隙大小来控制细胞团的大小;另外一条途径通过复杂的微管道系统来为细胞运送营养物质,在细胞集落中促进形成新血管,或者将细胞种植于一个已经预血管化的管道网络周围。

目前,三维类组织化培养方式主要有微载体培养、球形聚集体培养、凝胶包埋培养、三维支架培养及微胶囊培养等。与其他培养方式比较,基于海藻酸盐的微囊化技术由于具有免疫隔离作用,具有更多的优势:①独立的功能单元,每一个微胶囊可以看作为一个微反应器;②容易操作,可方便地进行培养、移植和冷冻保藏;③有利于肝细胞三维类组织化培养的微环境,并且便于对微环境进行改造;④免疫隔离的半透膜,在用于人工肝时,无需免疫隔离装置,大大简化了人工肝的设计和操作。

在肝组织工程领域,微胶囊主要用于肝细胞的体外培养以及体内移植研究。新加坡国立大学 Hanry Yu 的研究小组主要从事甲基异丁烯酸盐-异丁烯酸盐-羟烷基异丁烯酸盐微胶囊(HEMA - MMA - MAA)培养肝细胞的研究,该微胶囊的核心由胶原构成,能很好地维持细胞的活性和功能。研究较多的是 APA 微胶囊,目前已有多家研究单位从不同角度研究 APA 微胶囊固定化培养肝细胞,并取得了一定的成效(表 6-12),Chang 等将微囊化骨髓间充质干细胞移植到肝衰模型的大鼠体内,有利于干细胞向肝细胞分化;Dixit 和 Cho 分别在 APA 微胶囊内添加了胶原和木聚糖来培养原代肝细胞,通过修饰微胶囊的微环境因素,使肝细胞的功能得到了不同程度的提高。

表 6-12 微囊化肝细胞的研究现状

研究单位	微胶囊	细胞类型	研究内容	效果
McMill 大学	APA	干细胞	干细胞分化	移植到肝衰动物体内,有利于向肝细胞分化
洛杉矶大学	APA+胶原	鼠原代肝细胞	体内移植,冷冻保藏	肝细胞功能增强
新加坡国立大学	胶原 + HEMA - MMA - MAA	鼠原代肝细胞	体外培养	肝细胞的功能比贴壁培养增强了 3 倍
首尔国立大学	APA+木聚糖	鼠原代肝细胞	材料的影响	肝细胞活性提高,功能增强
中国科学院大连化学物理研究所	APA	HepG2 细胞	体外类组织形态构建及体内移植	形态类似于机体组织

中国科学院大连化学物理研究所马小军实验室在 2001 年即开始从事 APA 微胶囊培养

肝细胞的研究。发现肝细胞在微胶囊内生长增殖的过程中形成细胞聚集体。SEM 显示,微胶囊内的细胞呈圆形,大小均一,多层排列呈巢状,表面有很多突起样的结构,细胞间彼此接触,聚集呈不规则的多细胞聚集体(图 6-25A)。甚至在有的微胶囊内细胞间彼此紧密接触,形成表面比较光滑的细胞团,细胞界限不清,已融为一体,在表面有一些孔存在(图 6-25B～E),推测这些孔道是细胞团的毛细胆管样结构在细胞团表面的开口,参与物质的传递等。常规平面培养的细胞呈扁平多边形,细胞间不具有三维空间关系(图 6-25F)。透射电镜显示(图 6-26),微胶囊内的细胞团有良好的超微结构,细胞呈多边形,排列为数层,胞间有宽 $0.5～2.0\ \mu m$ 的间隙,细胞内可见大量的线粒体和内质网等细胞器,核膜及核内染色体清晰,

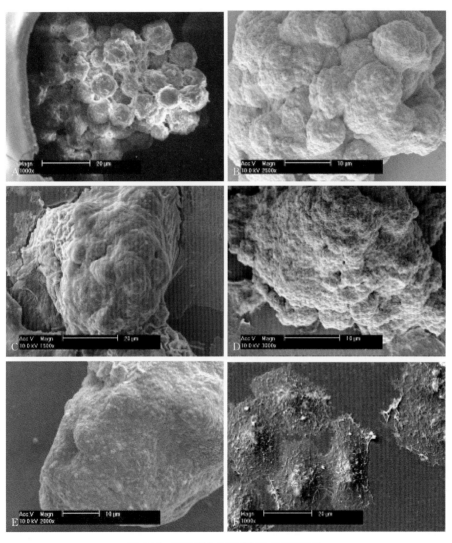

图 6-25　SEM 观察人肝癌细胞的超微结构

A～E:微囊化细胞;F.贴壁培养的细胞

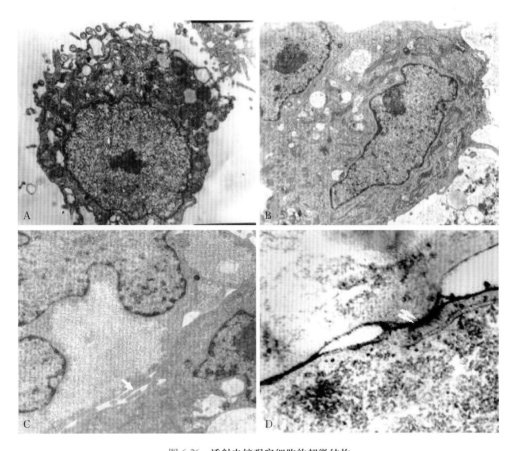

图 6-26　透射电镜观察细胞的超微结构

A.贴壁细胞；B～D.微囊化细胞。图中单箭头为毛细胆管样结构，双箭头为紧密连接结构。
A.6 000×；B.6 000×；C.10 000×；D.40 000×

细胞核大且不规则，微胶囊内相邻的肝细胞间可见由细胞膜内陷形成毛细胆管样结构以及各细胞间的连接结构，相邻细胞的胞膜局部突起密切接触，偶见桥粒连接。这些紧密连接及毛细胆管样结构是在体肝组织发挥肝功能所必备的。而单层贴壁细胞间则无该结构出现。上述结果说明，由于微胶囊这一特殊微环境，使囊内肝细胞呈多细胞球形聚集生长，带来了广泛的细胞间接触，建立了信息传递途径，形成了紧密连接和毛细胆管样结构，使细胞部分极性得到重建，形态更接近体内细胞，更趋于形成结构与功能的统一体。该聚集体的显微结构及细胞骨架类似于机体肝组织的结构，提示 APA 微胶囊所构建的微环境有利于肝细胞的类组织化培养。

与贴壁细胞相比，微囊化肝细胞形态上发生很大变化，呈球形立体生长，而骨架蛋白中的 F-肌动蛋白（F-actin）又与细胞形态关系密切，对 F-actin 的研究是了解微囊化细胞生物学特性的一个重要方面。鬼笔环肽能和细胞内的纤维肌动蛋白特异性地结合，由 FITCphalloidin 标记细胞的 F-actin 呈绿色荧光。利用 CLSM 光学切片技术结合荧光探针标记技术对微囊化细胞 F-actin 进行观察和分析,证实微囊化细胞形成类似体内的组织样结构。结果发现,细胞团的 F-actin 呈现出完全不同于贴壁细胞的结构(图 6-27),微囊化初期,肌动蛋白主要分布在单细胞胞质的周围,actin 聚集形成 F-actin 小体,大量的 F-actin 趋向于胞周分布,形成 F-actin 环,极性增强,细胞形态收缩,微囊化培养 5 天后,细胞形成聚集体,肌动蛋白重新在细胞团中形成网络结构,与小鼠的组织切片很相似。与贴壁细胞相比,微胶囊的限制性生长引起细胞骨架内张力的再分布,从而引起细胞骨架的重排和细胞形态的改变,形成更接近在体的结构。

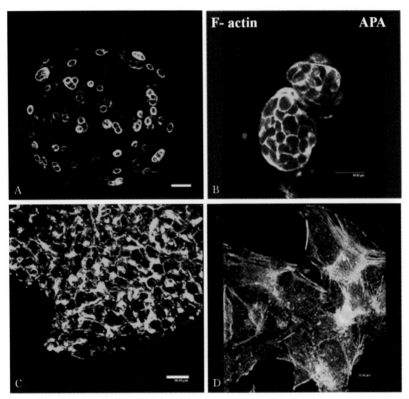

图 6-27　SMMC7721 与小鼠肝组织切片的细胞骨架肌动蛋白的染色

A. 微囊化 SMMC-7721 细胞,0 天,标尺 40 μm;B. 微囊化 SMMC-7721 细胞,培养 5 天,标尺 20 μm;
C. 小鼠肝组织切片,标尺 40 μm;D. 贴壁培养的 SMMC7721 细胞,标尺 20 μm

　　该实验室还进一步考察了几组参与肝脏药物代谢的酶的基因、肝脏生物转化功能的基因、肝脏合成功能的相关基因、肝脏结构基因的表达情况。结果显示,在正常的肝脏组织中,*CYP1A1*、*CYP2B6*、*CYP3A4*、*AKR1C1*、*EPHX1* 和 *UGT1A1* 的表达水平分别是贴壁培养下的 6 350 倍、16 倍、280 倍、0.7 倍、133 倍和 101 倍,说明经过普通的贴壁培养后,细胞的功能遭受了很大程度的削弱;而在经过微囊化培养以后,这些基因的表达比贴壁培养下分别提高了 7 倍、20 倍、11 倍、1 倍、58 倍和 9 倍,说明经过微囊化培养,细胞的生物转化功能得到了不同程度的恢复,其中,*CYP1A1*、*CYP3A4*、*AKR1C1* 和 *UGT1A1* 在肝脏组织中的表达水平分别是微囊化细胞中的 907 倍、25 倍、0.7 倍和 11 倍,*CYP2B6* 和 *EPHX1* 在微囊化细胞中的表达水平几乎接近了正常肝脏的水平(图 6-28)。

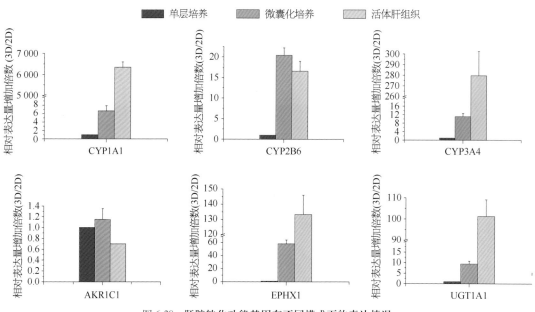

图 6-28 肝脏转化功能基因在不同模式下的表达情况

同时发现,在正常的肝脏组织中,*GSTA1*、*GCLM*、*NDUFA3* 和 *Alb* 的表达水平分别是贴壁培养下的 1 433 倍、0.73 倍、6.5 倍和 4.8 倍;在经过微囊化培养以后,这些基因的表达比贴壁培养下分别提高了 81 倍、3.3 倍、3 倍和 3 倍,同样说明了经过微囊化培养,细胞的合成功能得到了不同程度的恢复,其中,*GSTA1* 和 *GCLM* 在肝脏组织中的表达水平分别是微囊化细胞中的 17.7 倍和 0.2 倍,*NDUFA3* 和 *Alb* 在微囊化细胞中的表达水平几乎接近了正常肝脏的水平(图 6-29)。与肝脏结构相关基因包括:编码 Ⅰ 型胶原的 *COL1A1*,编码 Ⅳ 型胶原的 *COL4A5*,编码整合素的 *Integrin*,编码 E-钙连蛋白的 *E-cadherin*。结果如图 6-30 所示,在正常的肝脏组织中,*COL1A1*、*COL4A5*、*Integrin* 和 *E-cadherin* 的表达水平是贴壁培养下的 552 倍、0.2 倍、0.5 倍和 6.6 倍,而经过微囊化培养以后,这些基因的表达水平比在贴壁培养中提高了 88 倍、4.8 倍、1 倍和 8.8 倍,其中,*COL1A1*、*COL4A5* 和 *Integrin* 在肝脏组织中的表达水平分别是微囊化细胞中的 6.2 倍、0.04 倍和 0.5 倍,*E-cadherin* 在微囊化细胞中的表达水平几乎接近正常肝脏的水平。

动物细胞体外培养的微环境因素影响着细胞的极性和功能,这些微环境因素包括:三维空间、包围在细胞外周的基质的理化性质、细胞-细胞间的作用、生长因子、营养水平等。体外

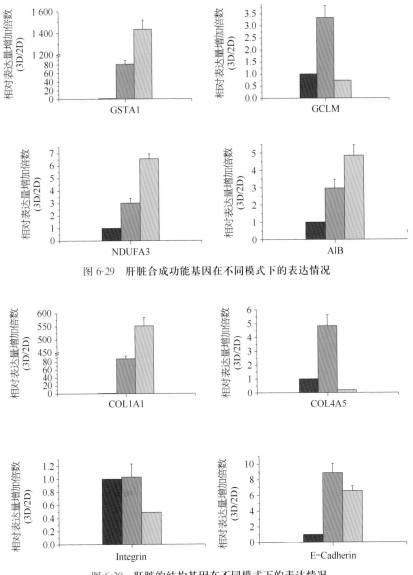

图 6-29　肝脏合成功能基因在不同模式下的表达情况

图 6-30　肝脏的结构基因在不同模式下的表达情况

构建肝组织工程的策略即是从这些方面模拟体内组织的结构特征,通过结构水平上的模仿而达到功能水平上的接近。与肝脏组织中的结构基因表达水平相比,微囊化培养使得肝细胞的Ⅰ型胶原表达水平从贴壁培养时的 1/552 倍提高到了 1/6 倍,同时,介导细胞间作用的钙黏素表达水平几乎等同于肝脏组织,这些信息提示我们,微胶囊的三维培养体系所构建的微环境因素在某种程度上接近于肝脏组织。

以贴壁培养作为对照,该课题组还研究了微囊化 HepG2 细胞在培养过程中白蛋白分泌的变化情况,以及微胶囊内的凝胶基质对细胞分泌白蛋白的影响。从图 6-31 可知,微囊化培养后细胞分泌白蛋白的能力比平面培养有较大的提高。平面培养下细胞分泌白蛋白的量在接种的第一天为 1.28 μg/10^6 cells,随着培养时间的延长,直到培养的第 26 天,细胞分泌白蛋白的量基本没有发生太大的变化;而在微囊化培养下,细胞分泌白蛋白的量呈递增趋势,从培养第一天的 1.35 μg/10^6 cells 到第 7 天的 4.22 μg/10^6 cells,随后,细胞分泌白蛋白的量基本不变,直到培养的第 26 天仍然保持较高的分泌水平,是平面培养的 3 倍。其他三维培养也得到了类似的结果,Chang 等用旋转壁式反应器培养 HepG2 细胞聚集体,该培养模式下细胞的分泌水平是平面培养的 3 倍;Elkayam 等用海藻酸钠支架培养 C3A 细胞,细胞形成 100 μm 粒径的细胞聚集体,其白蛋白分泌水平也有所提高,这说明肝细胞分泌白蛋白水平的提高得益于细胞的三维培养,使细胞与细胞之间有更多的接触,形成紧密的细胞连接,并相互贴附成三维立体生长,这在上皮细胞的极性重建和维持中发挥着重要的作用。作为一种三维培养体系,微胶囊给细胞提供了一个限制性的三维空间,使细胞呈三维细胞聚集体生长,细胞分泌白蛋白的水平提高,提示该培养体系有利于肝细胞的类组织化培养。

基于微囊化培养能够促进肝细胞分泌白蛋白,我们考察了微囊内基质对细胞分泌白蛋白功能的影响,从图 6-32 可知,随着培养时间的延长及细胞的增殖,单位体积微胶囊内分泌白蛋白的水平呈增长趋势。在液化微胶囊内,白蛋白的分泌量最高可达每天 51.6 μg/ml 微胶囊;而在高 G 的凝胶微胶囊内,白蛋白的分泌量最高为每天 12.5 μg/ml 微胶囊;在低 G 凝胶微胶囊内,白蛋白的分泌量最高为每天 42.8 μg/ml 微胶囊,是液化微胶囊的 4/5。我们可以得出这样的结论,在由 APA 微胶囊所构建的三维培养体系内,海藻酸钠基质的硬度会影响细胞的功能表达,随着微胶囊内基质凝胶强度的减弱,细胞的功能表达呈增强趋势。

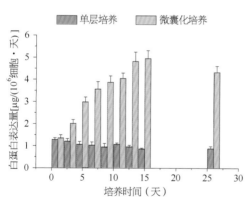

图 6-31 微囊化培养对肝细胞分泌白蛋白的影响

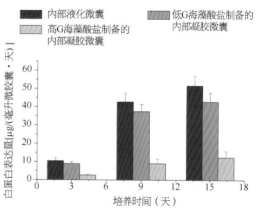

图 6-32 微胶囊内基质对肝细胞分泌白蛋白的影响

六、免疫隔离微胶囊用于其他疾病的研究

除了上面提到的胰岛细胞外,用于微囊化细胞培养并治疗的内分泌相关疾病的还有甲

状腺功能减退症、甲状旁腺功能减退症、生长激素缺乏性侏儒症等内分泌功能低下的疾病。1998 年,中国科学院大连化学物理研究所生物医用材料工程研究组与大连市中心医院合作进行了国内第一组 APA 微囊化猪甲状腺组织腹腔内移植治疗甲状腺功能减退症大鼠的试验,大鼠在移植后 3 周,T3、T4、TSH 指标开始改善,9 周后稳定在正常水平,维持正常范围达 40 周。

另外,微囊化组织细胞移植治疗帕金森病模型动物的成功,为该技术应用于其他神经系统疾病诸如亨廷顿舞蹈症、阿尔茨海默病(又称老年性痴呆或早老性痴呆)、肌萎缩侧索硬化症开辟了新的治疗途径。

基于免疫隔离原理,微囊化组织细胞移植技术同样适用于酶或基因产物缺陷性遗传疾病的治疗研究。以血友病的治疗为例,血友病 B,又称乙型血友病,为 X 连锁隐性遗传,患者特征为缺少凝血IX因子(简称 FIX)。临床表现为自发性或微外伤后出血不止,严重者可因关节出血而导致关节变形和残废或因内脏或颅内出血而死亡。编码 FIX 蛋白的基因于 1982 年被克隆,它位于 Xq2711 带,全长 38 kb。将构建的含人 FIX 的载体体外转化成肌细胞,然后将成肌细胞用微胶囊包被并植入小鼠体内,FIX 表达量 65 μg/L 血浆,该水平持续 14 天后,开始下降,同时可检测到抗人 FIX 的抗体。比较成功的研究还有黏多糖贮积病的治疗等。

综上所述,基于藻酸盐的生物微胶囊技术作为植入人体的包封细胞的免疫隔离装置,由于海藻酸盐材料的生物安全性、相对成熟的微胶囊制备技术能够制备出粒径 200～300 μm、球形度好且单分散的微胶囊,使得包埋有治疗功效细胞的海藻酸盐微胶囊在体内可以长期而有效地发挥治疗作用,为糖尿病、帕金森病、肿瘤等多种重大疾病的治疗提供有效的全新的治疗途径。

(马小军 王秋艳 于炜婷等)

参 考 文 献

[1] Kang A R, Park J S, Ju J, et al. Cell encapsulation via microtechnologies [J]. Biomaterials, 2014,35(9): 2651 - 2663.

[2] O'Sullivan E S, Vegas A, Anderson D G, et al. Islets transplanted in immunoisolation devices: a review of the progress and the challenges that remain [J]. Endocr Rev, 2011,32(6): 827 - 844.

[3] Rokstad A M A, Lacik I, de Vos P, et al. Advances in biocompatibility and physic-chemical characterization of microspheres for cell encapsulation [J]. Adv Drug Deliv Rev, 2014,67 - 68: 111 - 130.

[4] Neubauer M P, Poehlmann M, Fery A. Microcapsule mechanics: from stability to function [J]. Adv Colloid Interface Sci, 2014,207: 65 - 80.

[5] Chen Q, Schonherr H, Vancso G J. Mechanical properties of block copolymer vesicle membranes by atomic force microscopy [J]. Soft Matter, 2009,5: 4944 - 4950.

[6] Jaskiewicz K, Makowski M, Kappl M, et al. Mechanical properties of poly (dimethylsiloxane)-block-poly (2-methyloxazoline) polymersomes probed by atomic force microscopy [J]. Langmuir, 2012,28: 12629 - 12636.

[7] Koleva I, Rehage H. Deformation and orientation dynamics of polysiloxane microcapsules in linear shear flow [J]. Soft Matter, 2012,8: 3681 - 3693.

[8] Hu X Q, Sevenie B, Salsac A V, et al. Characterizing the membrane properties of capsules flowing in a square-section microfluidic channel: Effects of the membrane constitutive law [J]. Physical Review E, 2013,87: 063008.

[9] Leick S, Kemper A, Rehage H. Alginate/poly-L-lysine capsules: mechanical properties and drug release characteristics [J]. Soft Matter, 2011,7: 6684 – 6694.

[10] Scharp D W, Marchetti P. Encapsulated islets for diabetes therapy: History, current progress, and critical issues requiring solution [J]. Advanced Drug Delivery Reviews, 2014(67 – 68): 35 – 73.

[11] de Vos P, Spasojevic M, de Haan B J, et al. The association between in vivo physicochemical changes and inflammatory responses against alginate based microcapsules [J]. Biomaterials, 2012,33(22): 5552 – 5559.

[12] Xie H G, Li X X, Lv G J, et al. Effect of surface wettability and charge on protein adsorption onto implantable alginate-chitosan-alginate microcapsule surfaces [J]. J Biomed Mater Res A, 2010,92(4): 1357 – 1365.

[13] Xie H G, Zheng J N, Li X X, et al. Effect of surface morphology and charge on the amount and conformation of fibrinogen adsorbed onto alginate/chitosan microcapsules [J]. Langmuir, 2010,26(8): 5587 – 5594.

[14] Yu W T, Song H Y, Zheng G S, et al. Study on membrane characteristics of alginate-chitosan microcapsule with cell growth [J]. Journal of Membrane Science, 2011,377(1 – 2): 214 – 220.

[15] Yu W T, Lin J Z, Liu X D, et al. Quantitative characterization of membrane formation process of alginate-chitosan microcapsules by GPC [J]. Journal of Membrane Science, 2010,346(2): 296 – 301.

[16] Zheng G, Liu X, Wang X, et al. Improving stability and biocompatibility of alginate/chitosan microcapsule by fabricating bi-functional membrane [J]. Macromol Biosci, 2014,14(5): 655 – 666.

[17] Zhang Y, Wang W, Xie Y B, et al. Optimization of microencapsulated recombinant CHO cell growth, endostatin production, and stability of microcapsule in vivo [J]. Journal of Biomedical Materials Research: Part B-Applied Biomaterials, 2008,84B: 79 – 88.

[18] Zhang Y, Zhou J, Zhang X L, et al. Optimization of the seeding density in microencapsulated recombinant CHO cell culture [J]. Chemical and Biochemical Engineering Quarterly, 2008,22(1): 105 – 111.

[19] Zhang Y, Wang W, Xie Y B, et al. In vivo culture of encapsulated endostatin-secreting Chinese hamster ovary cells for systemic tumor inhibition [J]. Human Gene Therapy, 2007,18: 474 – 481.

[20] Wang Q Y, Li S Y, Xie Y B, et al. Cytoskeletal reorganization and repolarization of hepatocarcinoma cells in APA microcapsule to mimic native tumor characteristics [J]. Hepatology Research, 2006,35: 96 – 103.

[21] Qi W T, Ma J, Liu Y W, et al. Insight into permeability of protein through microcapsule membranes [J]. Journal of Membrane Science, 2006,269(1 – 2): 126 – 132.

[22] Wang W, Liu X D, Xie Y B, et al. Microencapsulation using natural polysaccharides for drug delivery and cell implantation [J]. Journal of Materials Chemistry, 2006,16: 3252 – 3267.

[23] Sun Z J, Li S Y, Lv G J, et al. Metabolic response of different osmo-sensitive Saccharomyces cerevisiae to ACA microcapsule [J]. Enzyme and Microbial Technology, 2008,42(7): 576 – 582.

[24] Xiao J, Zhang Y, Wang J Z, et al. Monitoring of cell viability and proliferation in hydrogel-encapsulated system by resazurin assay [J]. Applied Biochemistry and Biotechnology, 2010,162(7): 1996 – 2007.

[25] Zhao W, Zhang Y, Liu Y, et al. Oxygen diffusivity in alginate/chitosan microcapsules [J]. Journal of Chemical Technology and Biotechnology, 2013,88(3): 449 – 455.

第七章 · 海藻酸盐支架在组织
修复中的应用

　　水凝胶(hydrogel)是一种能在水中溶胀但不会溶解的高分子网络体系。由于水凝胶支架在形态结构上与生物体内细胞外基质(extracellular matrix，ECM)相似，因此，由于其显著的仿生优势，水凝胶越来越受到生物材料与组织工程领域研究者的关注。如前所述，海藻酸盐在二价阳离子存在的条件下变成凝胶，是典型的离子交联水凝胶。在 0～100 ℃时，海藻酸钠都可以与 Ca^{2+} 形成稳定的凝胶结构，随着温度的提高，凝胶的刚性也会增加。由于离子交联的海藻酸盐水凝胶可以在冰水、热水以及室温条件下形成，反应条件温和、简单易行且可注射、原位凝胶化，因此它被广泛应用于组织工程领域。此外，海藻酸盐材料也可通过纺丝技术形成纤维状支架或通过传统的冷冻干燥技术制备成海绵状支架用于组织修复的研究。

第一节 · 概述

一、组织工程与组织工程支架

（一）组织工程概述

组织工程是利用生命科学和工程学的原理和方法，制备具有生物活性的替代物，以恢复、维持或提高受损组织的功能。组织工程学是正在兴起的新的交叉学科分支，涵盖了传统的生物学、材料学、工程学、医学等多种学科新兴的边缘学科。美国麻省总医院外科医师韦肯逊（Joseph Vacanti）以及麻省理工学院化工系教授蓝格（Robert Langer）是组织工程学科的先驱，目前被普遍运用的组织工程学的定义，就是由 Langer 和 Vacanti 所提出的。

组织工程学的发展大致可以分成三个阶段。第一阶段在 20 世纪 80 年代至 90 年代中期，该时期，组织工程学的概念被提出，并证实了利用细胞和生物材料构建组织的可行性。至 90 年代中期，主要在免疫功能缺陷的裸鼠体内构建了骨、软骨、肌腱等组织。其中，在裸鼠体内构建具有皮肤覆盖的人耳郭形态软骨的成功，标志着组织工程技术可以形成具有复杂表面结构的软骨组织，向人们展示了组织工程研究的广阔前景。组织工程学发展的第二阶段主要集中在 90 年代末期，组织工程的研究成果要向临床应用过渡，必须在具有完全免疫功能的哺乳动物体内构建组织工程化组织，修复组织缺损，重建组织功能。在此阶段，研究者们几乎进行了对所有组织/器官的组织工程构建尝试，为临床应用积累了丰富的实际参数并奠定了理论基础。随着近 20 年的飞速发展，目前组织工程已经进入了其发展的最为重要的第三阶段，即组织工程的临床应用与初步产业化。组织工程是从根本上解决组织和器官缺损所致的功能障碍或丧失的治疗、修复，解决因免疫排斥反应及供体不足等导致的病变组织的修复和替换。

世界上第一个被 FDA 批准上市的组织工程产品是组织工程皮肤，皮肤体外构建包括三个方面：表皮膜片构建、人工真皮构建、双层复合皮构建。组织工程化皮肤在临床上主要应用于烧伤、慢性溃疡、创伤皮肤缺损以及先天性皮肤软组织缺损等创面。其代表产品有 Dermagraft-TM、Dermagraft-TC 和 Apligraft。在美国，目前已经形成价值 90 亿美元的组织工程产业，并以每年 25% 的速度递增。据初步估计，到 2020 年，美国组织工程产品市场可达每年 180 亿美元。

Dermagraft-TM 是由 Advanced Tissue Sciences 公司生产的一种人工真皮，将从新生儿

包皮中获取的成纤维细胞接种于可降解的聚乙醇酸/聚乳酸(PGA/PLA)网状支架上,体外培养14~17天后成纤维细胞大量增殖并分泌胶原、纤维连接蛋白、蛋白多糖和生长因子等,形成由成纤维细胞、细胞外基质和可降解生物材料构成的人工真皮。Dermagraft-TM 能有效地减小创面收缩,促进接种于其上的表皮细胞膜片黏附、生长。

Dermagraft-TC 是 Advanced Tissue Sciences 公司的另一种人工真皮,它作为一种临时性敷料被用于烧伤创面,将新生儿成纤维细胞接种于 biobrane 上,biobrane 是一种双层生物合成的皮肤代用品,一层是编织致密的尼龙网,另一层是超薄的多孔硅胶膜,两层通过猪真皮胶原中提取的多肽共价结合。成纤维细胞在 biobrane 的胶原层黏附、扩增,分泌基质,外层的硅胶膜发挥着表皮的屏障作用。

Apligraf 是一种既含有表皮层,又含有真皮层的组织工程化皮肤,由 Organogenesis 公司注册生产,产品已在加拿大和美国获准用于临床。Apligraf 的制备过程包括细胞库的建立,复合成纤维细胞凝胶片的制备,表皮细胞的种植、层化以及熟化等步骤。Apligraf 无论在外形、生物性能以及代谢行为方面都与人体皮肤组织接近,而且免疫原性非常弱。

组织工程软骨在新加坡、澳大利亚、德国等进入了临床试验或试用。欧盟、中国等也批准类似的组织工程皮肤和软骨产品。组织工程化软骨虽然已有产品上市,但目前该技术仍处于研究阶段。1984年,瑞典医学家 Peterson 等首次报道了用可吸收缝合线将自体骨膜缝合于软骨缺损周缘,然后将自体软骨细胞悬液注入缺损部位,治疗兔关节软骨缺损,术后16周检测结果证实关节软骨缺损被透明软骨修复,此方法被称为自体软骨细胞移植技术(autologous chondrocyte transplantation,ACT)。1995年,美国 Genzyme 公司改良该技术用于制备较原始的软骨组织工程产品,并注册为 Carticel® 产品,于1997年通过美国 FDA 批准后逐渐在临床推广应用。

(二) 组织工程三要素

组织工程的基本方法如图 7-1 所示,具体是从机体获取少量的活体组织,用特殊的酶或其他方法将种子细胞从组织中分离出来并在体外进行培养扩增,将其种植在具有良好生物相容性、可降解吸收的支架材料上,然后将含有细胞的支架植入机体的组织或器官病损部位,伴随着生物材料在体内逐渐被降解和吸收,植入的细胞在体内不断增殖并发挥功能,最终形成相应的组织或器官,达到修复创伤和重建功能的目的。组织工程的核心是建立细胞与生物材料的三维空间复合体,对病损组织进行形态、结构和功能的重建并达到永久性替代,它包括三大要素:种子细胞、细胞因子和支架材料。通过组织工程的方法获得组织或器官有以下三种策略:①种子细胞的分离。这种方法可以避免复杂的手术,允许特定的替代具有所需功能的某种细胞并在注入前对细胞进行调控。这个方法的局限主要是注入受体的细胞存在不能维持其功能以及存在免疫排斥的可能性。②组织诱导物质。这种方法能否成功

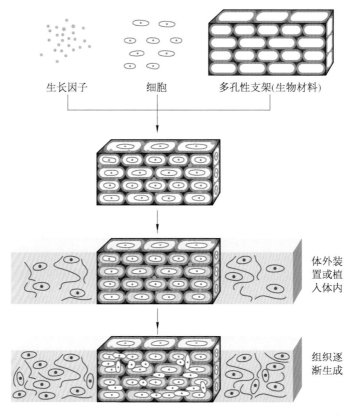

生长因子　　　细胞　　　多孔性支架(生物材料)

体外装置或植入体内

组织逐渐生成

图 7-1　组织工程原理示意图

依赖于各种信号分子的纯度和大量获得的能力(如生长因子),以及在大多数情况下取决于将这些信号分子运载到目标部位的方法的发展状况。③将细胞附载到基质表面或内部。在封闭的体系中,细胞通过细胞膜与身体相互隔开,细胞膜能透过营养物质和废物并能阻止抗体和免疫细胞破坏这种传输,可以模仿这种体系用作运载装置植入体内;而在开放的体系中,附着在基质上的细胞植入体内后能与身体结合在一起。这些基质往往是由一些天然的材料,如海藻酸、胶原等,或者合成的高分子材料制成的。而免疫排斥反应可以通过使用免疫抑制药物或者使用自体细胞来避免。

1. 种子细胞

种子细胞是构建组织工程产品十分重要的因素,主要来源于自体、同种异体和异种细胞,包括祖细胞、干细胞和已分化的细胞等。其中,干细胞是指具有无限或较长期的自我更新能力,并能产生至少一种高度分化子代细胞的细胞。在个体发育的不同阶段以及成体的不同组织中均存在着干细胞,只是随着年龄的增长,干细胞的数量逐渐减少,其分化潜能也逐渐变窄。干细胞由于免疫原性低,在一定条件下可以向多种成体细胞分化,其越来越多地引起人们的关注,包括间充质干细胞、胚胎干细胞以及由各种组织而来的干细胞如肌源干细胞、脂源干细胞、神经干细胞、肝干细胞等。胚胎干细胞具有发育全能性,在理论上可以诱导分化为机体中所有种类的细胞;胚胎干细胞在体外可以大量扩增、筛选、冻存和复苏而不会丧失其原有的特性。成年个体组织中的成体干细胞在正常情况下大多处于休眠状态,在外因诱导下可以表现出不同程度的再生和更新能力。虽然干细胞在理论上是理想的种子细胞源,但目前还没有普遍接受的可鉴定干细胞的方法,而且干细胞的获取、纯化、增殖等仍然是棘手的问题,除此之外,如何控制干细胞的定向分化也是需要深入研究的问题。

种子细胞的研究内容主要包括:自体、异体、异种组织细胞的分离培养技术和细胞生物学行为研究以及多种细胞的复合培养技术;细胞因子的有序作用、信息传递及其调控;建立实验标准细胞系,改造种子细胞,延长细胞寿命及生存期;改变细胞表面结构,研究细胞黏附及抗黏附力的技术及其影响机制;降低细胞抗原性及增强宿主免疫耐受的方法等。

细胞在体内所处的化学和物理环境非常复杂,完全不同于体外普通的单层细胞培养,细胞的三维培养是组织工程研究的一个重要领域。细胞的三维培养是指细胞在模拟体内细胞的化学、物理和生物学条件下,在三维基质支架中进行培养,开展一系列细胞生长、分化及代谢的离体研究模拟,为其在组织工程研究中的应用奠定基础。细胞的复合培养是其种子细胞与多种细胞的复合,复合培养中基质细胞是不可缺少的,主要是疏松结缔组织细胞,在细胞复合培养中充当"饲养"细胞的作用。基质细胞发生增殖、生长及分泌生长因子,形成类似于在体内组织的基质成分。复合培养中基质细胞的三维生长保证了种子细胞的活性增殖。

生物组织和细胞的生长受多种因素的影响,如营养、生长因子、物理和化学环境以及应力环境等。如果其他条件相同,则应力-生长规律将会显露出来。从根本上说,细胞和组织的生长是一种分子水平下的细胞生物学现象,应力和应变使细胞保持某种特殊的形态,体内细胞多在特定的生物力学环境下分裂、增殖,发挥生理功能。因此,在研究新型组织工程支架材料时不仅需要研究材料如何进行改性处理,有利于细胞在材料三维空间附着及分裂增殖的机制及方法,更要研究在体外提供相适应的应力环境的方法,研究细胞在不同应力场环境下的形态和功能的改变以及细胞在材料上的黏附力及其影响作用机制。对于一些不能通过同种异体或自体来源满足的细胞,也可采用异种细胞作为种子细胞。异种细胞必须采用细胞包裹、免疫保护、体外系统和基因改造技术等方法才能使异种细胞的应用成为可能。

2. 细胞因子

细胞因子是一类多肽或蛋白质,可以调节细胞的增殖、分化过程并改变细胞产物的合成而作用于组织形成的过程,在组织工程中有较好的应用前景。目前已鉴定的生长因子很多,主要包括转化生长因子(TGF)、血小板衍生生长因子(PDGF)、血管内皮生长因子(VEGF)、神经生长因子(NGF)、骨形态发生蛋白(BMP)等,但真正用于临床的生长因子相对较少,一方面是由于多数生长因子的作用机制仍不十分清楚,另一个困难是如何能够高效利用这类昂贵的生长因子。生长因子的半衰期通常都比较短,体内注射容易被体液稀释,达不到有效剂量,一个有效的策略就是利用可降解材料控制生长因子的释放,从而达到延长作用时间、提高药物活性的目的。

3. 支架材料

生物支架作为人工细胞外基质,是组织工程研究的重要内容之一。不仅有直接支持细胞组织的作用,而且可以影响细胞的形态,调控细胞的正常代谢、迁移、增殖、分化以及信息传递。理想的组织工程支架应具备以下特征:①良好的生物相容性和细胞亲和性,支架材料应无毒、无免疫源性,抑制宿主的排斥反应,材料表面应允许细胞黏附,促进细胞生长,允许细胞功能的保留或者分化。②具有足够的强度维持预定的组织形态,并具有良好的生物力学性能和与植入部位组织的力学性能相匹配的结构强度,以在体内生物力学微环境中保持结构的稳定和完整,并为植入细胞提供合适的微应力环境。③多孔状结构,孔隙率高,孔径合适,为细胞外基质(ECM)的再生提供足够的空间,同时孔结构应相互连通以利于大量细胞的种植、细胞和组织的生长、细胞外基质的形成以便于细胞的长入及氧气、营养和代谢产物的运输。④高比表面积及合适的表面化学特性和良好的材料-细胞界面关系,如材料表面的化学结构、亲/疏水性、与细胞的亲和性和拓扑结构,此外还要求较高合适的表面理化性质以利于细胞黏附、增殖和分化,以及负载生长因子等生物信号分子。⑤可控的降解特性,降解速度与组织形成速度相匹配。⑥优异的加工成型性,便于消毒:组织工程所使用的支架材料应具有能根据支架材料所应用的环境加工成相应的三维结构的性能,同时消毒灭菌过程中性质稳定。

组织工程支架材料的外观结构和尺寸,决定了工程化组织的形状和大小;而组织工程支架材料的孔径大小(μm 尺寸),可以影响调节细胞的长入和生长;支架材料的表面化学性质(nm 尺寸)是控制着细胞的黏附和诱导细胞基因表达的关键。目前,组织工程的研究主要集中于研究和开发各种生物相容性好、可被人体降解吸收的组织工程支架材料。它能够为细胞提供适宜的生存空间,使细胞获得足够的营养物质,能有效地进行气体和废物的交换,并能为细胞提供结合位点,诱发生物反应,诱导基因的正常表达和细胞的正常生长,起到传递"生物信号"的作用,使细胞按预制形态的三维支架生长。在细胞和生物材料的复合体植入机体病损部位后,生物支架被降解吸收,但种植的细胞继续增殖,分泌细胞外基质,形成新的具有原来特殊功能和形态的相应组织器官。

(三)组织工程支架

组织工程支架材料为体外构建工程组织或器官提供三维的细胞生长支架,起到细胞外基质的作用,使细胞间形成适宜的空间分布和必要的细胞联系,并能提供特殊的生长和分化信号,诱导细胞的定向分化和维持细胞分化。

组织工程支架材料一般为可生物降解的天然材料、合成高分子材料、无机材料以及杂化复合材料等。天然材料有海藻酸、壳聚糖、胶原、透明质酸、珊瑚等,这类材料具有优异的生物相容性和生物降解性,但是主要存在力学强度低和来源差异性强等问题,因此,应用时一般都需要改性或者跟其他材料复合。合成高分子材料大多是可降解聚酯类材料,如聚乳酸(PLA)、聚乙醇酸(PGA)及两者共聚物(PLGA),以及聚己内酯(PCL)、聚酯尿烷、聚醇酸亚胺共聚物聚羟丁酯(PHB)及其共聚物等。这类材料性能可调、加工性能好,但是由于碳链上缺乏细胞识别位点,很大程度上影响了生物相容性及细胞特异性反应。目前应用较多的无机材料主要为羟基磷灰石、β-磷酸钙和镁合金等材料,主要应用于硬组织修复。

支架材料的组织相容性包括两个方面:一是材料反应,即活体系统对材料的作用,包括生物环境对材料的腐蚀、降解、磨损和性质退化,甚至破坏;二是宿主反应,即材料对活体系统的作用,包括局部和全身反应,如炎症、细胞毒性、凝血、过敏、致癌、畸形和免疫反应等。

材料在生物环境中的腐蚀主要是体液对材料的化学侵蚀作用;吸收作用可改变材料的功能特性,如使材料的弹性模量降低,屈服应力增高;降解可使材料的理化性质退变,甚至解体而失效,对高分子和陶瓷材料影响较大。材料失效还包括其他机制,如构成修复体的各部件之间的磨损、应力的作用、聚合物中低分子量成分,如增塑剂的滤析,也可导致其力学性质的变化。

宿主反应是由于构成材料的元素、分子或其他降解产物(微粒、碎片等)在生物环境作用下,释放进入邻近组织甚至整个活体系统而造成的,或来源于材料制品对组织的机械、电化学或其他刺激的作用。宿主反应可能是消极的反应,其结果可能导致对组织和机体的毒副作用和机体对材料的排斥作用;也可能是积极的反应,其结果有利于组织的生长和重建。

一种成功的组织工程支架材料所引起的材料反应和宿主反应必须保持在可接受的水平。两者的反应程度和水平应通过标准试验与参照材料引起的反应水平对比来判断。参照材料是通过标准试验方法确定为合格的并可重复试验结果的材料。常用的标准试验包括细胞培养毒性试验、肌肉埋置试验、皮下注射试验、溶血试验、热源试验、系统注射急性毒性试验、皮下植入刺激试验、Ames 试验及小鼠骨髓细胞微核试验等多个方面。组织工程中各种支架材料组织相容性的检测项目,大多是紧密围绕使用安全要求来进行确定的。

组织工程支架材料今后的发展应注重以下几点:天然材料应注重机械强度的提高、加工性能的改善、潜在的病毒隐患消除。合成材料应关注增进细胞的识别功能、降低降解产物的毒副作用,调解材料的降解速率、降解速率与支架材料的力学衰减之间的关系,研制可以释放某种化学物质或生长因子到周围组织,进而激活相关的细胞,能诱导组织再生的新型材料。支架材料的精密加工技术:从仿生学的角度制备具有生物活性的支架材料;从分子生物学、细胞学和组织学的角度提出新的合成设计思想和寻找新的合成方法；从组织或个体的特异性角度加强对不同细胞或组织所需材料的筛选工作，找出最优的支架材料和最合适的制备方法；加强支架材料制备的规范化、标准化，使其不因设计者的个人经验不同而产生差异，提高制备过程中机械和电脑控制的程度。

二、组织工程支架的制备方法

组织工程支架材料的制备因其特殊要求而采用的方法也有所不同，其关键是在保证基本功能的同时，还要适应组织的修复空间和环境。除了力学性能和降解性能以外，材料的空隙大小和孔隙率也非常重要。常见的制备方法有纤维粘连技术(无规粘合、有序编制)；溶液浇铸-粒子沥滤技术；冷冻干燥法，包括乳液(W/O)冷冻干燥法、溶液冷冻干燥法、凝胶冷冻干燥法；热致相分离、气体发泡法、熔融成型法、烧结微球法、快速成型技术(固体自由模型)、三维打印(刻蚀)技术、熔融堆积成型等(表 7-1)。准分子激光在材料表面得到微米和亚微米水平的拓扑学结构比光蚀刻有很多优点。辐射接枝法利用高能辐射使材料表面产生活性点，引发单体的接枝聚合。

表 7-1 不同制备技术的优缺点比较

不同构建技术	优点	缺点
纤维粘连技术	多孔支架的表面积大，孔与孔之间相互连通性好	孔隙率和孔尺寸不易控制，亦不易独立调节。需使用有机溶剂
溶液浇铸-粒子沥滤法	简单，适用性广，孔隙率和孔尺寸易独立调节	需使用毒性较大的有机溶剂
相分离/冷冻干燥法	该技术避免了高温，比表面积大	孔尺寸偏小
气体发泡法	避免使用有机溶剂	孔的连通性不好
烧结微球法	孔连通性好，孔尺寸易调控，力学强度大	孔尺寸偏小，孔隙率低
快速成型技术 三维刻蚀技术 熔融堆积成型	成型时间短，利于大规模生产，可制备具有个体特征的多孔支架	孔隙率偏低

组织工程支架主要分为预成型支架和可注射支架。预成型支架是在体外制备的具有固定形状的三维支架，材料具有特定微观结构，细胞可深入支架内部生长，同时营养物质和代谢产物可渗入支架内与细胞进行交换，从而实现立体培养。该类支架的微观结构如孔径和孔隙率易于调控，易保持宏观形状，并可进行二次加工，但必须通过外科手术植入。可注射型组织工程支架能够适应微创外科技术发展的要求，最大限度地减小植入对肌体组织的损伤，并且更适合治疗形状不规则的组织缺损。同时能够简单而有效地封装细胞和活性药物，

在进入体内后可注射水凝胶在原位形成组织结构,提供局部生物和机械力的微环境,可增强组织的再生。

临床上组织缺损病例的增多,对组织工程支架的制备效率提出了更高的要求。进一步形成支架的外形和相连的多孔结构的快速成型技术(rapid prototyping manufacturing, RPM)是解决此问题的有效途径。RP技术是在计算机和制造业迅速发展的基础上发展起来的一门先进的快速、批量成型技术,其优点在于成型时间短,利于自动化大规模生产;可根据个体的不同,迅速制备出具有个体特征的三维多孔支架,并可以方便地人工设计或修正支架结构;可制备各个部位具有不同孔结构的支架以适应复合组织的不同要求。

三维打印技术是增材制造的一种方式,在制备多孔支架时,打印喷头依次打印出聚合物粉末和黏合剂(通常为溶剂)或者熔体,在计算机控制下,按预定程序逐层打印,即可形成三维支架,现在天然材料、合成高分子、生物陶瓷甚至金属等材料,如 PLA、PCL、PLGA、透明质酸、海藻酸钠、磷酸钙盐、钛合金等均可以用作"墨水"进行打印。

三、海藻酸盐支架

(一)海藻酸盐支架的种类

1. 水凝胶支架

由于海藻酸盐能够在温和的生理条件下,快速形成高含水量的离子交联型水凝胶,水凝胶的结构、孔隙与细胞外基质相似,因此其成为了目前组织工程研究的热点材料之一。将种子细胞与海藻酸钠水溶液混合,利用静电液滴发生装置或注射装置滴入含有 Ca^{2+} 的水溶液中可形成微囊化细胞载体。微囊化细胞载体能够实现软骨细胞的三维培养,有利于软骨细胞形态保持和细胞外基质的正常表达。海藻酸盐浓度、细胞密度均会影响微囊化软骨细胞内源性生长因子的表达。人间充质干细胞与兔关节软骨细胞在海藻酸钙凝胶球中共培养能够调节干细胞的软骨表型。将脂肪干细胞和 RGD 融合蛋白(CBD-RGD)包裹在海藻酸钙水凝胶中形成直径在 $1.5\sim2.0$ mm 的细胞微载体,三维细胞培养的结果显示当 CBD-RGD 含量在 10 mg/g 时该体系能够促进干细胞的软骨向分化,当 CBD-RGD 含量在 20 mg/g 时不利于干细胞软骨向分化。

牛软骨细胞与海藻酸钠水溶液混合,加入 $CaSO_4$ 形成水凝胶,将多层附载细胞的水凝胶叠合浸入 $CaCl_2$ 水溶液中制备具有层状结构的海藻酸钙水凝胶。与非层状结构的海藻酸钙水凝胶进行对比,结果显示在细胞培养过程中层状结构提高了水凝胶的力学性能,剪切模量提高了6倍,刚度和剪切强度提高了2倍,在多层凝胶的界面上有组织生长,羟基脯氨酸的表达随体系剪切模量的提高而增大。

海藻酸离子交联水凝胶会自发形成各向异性的毛细管结构,当海藻酸钠水溶液遇到含有二价或多价离子的水溶液,在两种溶液界面上形成离子交联的海藻酸盐膜,离子通过交联膜扩散进入海藻酸钠溶液,相对扩散梯度和聚电解质分子链间的摩擦引起耗散对流,从而形成了规整的毛细管结构。这种具有微导管结构的水凝胶能够为细胞培养提供充足的营养物质,引导细胞定向生长。

美国康奈尔大学的 Abraham 等模拟活组织中微脉管结构,采用接触光刻蚀的方法构建了具有封闭微流体结构的海藻酸钙凝胶,可控制溶液在微流体水凝胶中的流动,从而实现调控可溶物(如代谢产物、药物等)浓度的目的。该微流体水凝胶能够在微米级尺度调控支架材料的化学微环境,将微流体材料用于三维软骨细胞培养,有助于构建宽截面组织工程化软骨组织,避免了水凝胶材料厚度过大引起的细胞坏死,并有引导细胞定向生长的作用。

采用 DM-nitrophen (DM-n)螯合钙离子并与海藻酸钠溶液混合,在紫外光作用下释放出钙离子与海藻酸结合形成水凝胶,通过加入 EDTA 可络合钙离子使水凝胶溶解,该体系可在微流体装置中实现溶液-凝胶的可逆调控,有利于两种不同类型细胞的图案化共培养。

2. 海绵状支架

多孔泡沫或海绵状支架的致孔方法主要有粒子致孔法、热诱导相分离法、气体发泡法和烧结微球法等。

粒子致孔法指首先将组织工程材料和致孔剂粒子制成均匀的混合物,然后利用二者不同的溶解性或挥发性,将致孔剂粒子除去,于是粒子所占有的空间变为孔隙。致孔剂粒子可采用氯化钠、酒石酸钠和柠檬酸钠等水溶性无机盐或糖粒子,也可用石蜡粒子或冰粒子。最常用的方法是,利用无机盐溶于水而不溶于有机溶剂、聚合物溶于有机溶剂而不溶于水的特性,用溶剂浇铸法将聚合物溶液盐粒混合物浇铸成膜,然后浸出粒子得到多孔支架。该法通常称为溶剂浇铸/粒子浸出法(solution casting/particulate leaching),由 Mikos 等作为纤维联结法的改进而提出,已成功地用于软骨细胞的培养和软骨组织的生成。粒子浸出法制得的多孔支架的孔隙率可达 91%~93%,孔隙率由粒子含量决定,与粒子尺寸基本无关;孔尺寸 50~500 μm,由粒子尺寸决定,与粒子用量基本无关;孔的比表面积随粒子用量增大和粒径减小而增大。三者均与盐的种类和溶剂的种类基本无关。溶剂浇铸粒子浸出法制备多孔支架时易形成致密的皮层,若浇铸后不断地振动至大部分溶剂挥发,可防止粒子沉降,抑制表面皮层的形成。粒子致孔法简单、适用性广,孔隙率和孔尺寸易独立调节,是一个通用的方法,得到了广泛的应用,但致孔时往往需用到有机溶剂,而阻碍其在组织工程领域的应用。

用于制备组织工程多孔支架的相分离法是指将聚合物溶液、乳液或水凝胶在低温下冷冻,冷冻过程中发生相分离,形成富溶剂相和富聚合物相,然后经冷冻干燥除去溶剂而形成多孔结构的方法。因而,相分离法又往往称为冷冻干燥法,按体系形态的不同可简单地分为乳液冷冻干燥法、溶液冷冻干燥法和水凝胶冷冻干燥法。溶液冷冻干燥法用于多孔支架制备时,所得支架孔尺寸往往小于 $100~\mu m$。Nam 等通过冷冻过程参数的调控并利用加粗效应制备了孔尺寸超过 $100~\mu m$ 的多孔支架,发现孔尺寸的影响因素主要有溶液浓度、冷冻速率和冷冻温度梯度。将明胶、海藻酸盐、壳聚糖等水凝胶经冷冻干燥亦可制得多孔支架。亲水性水凝胶多孔支架在体液环境中强度下降是一个值得重视的问题,一般需要与其他材料复合。相分离-冷冻干燥法孔尺寸往往偏小,但该法避免了高温,因而得到了研究者的重视。

气体发泡法可避免在制备支架时使用有机溶剂。该法将聚合物压成片,浸泡在高压二氧化碳中直至饱和,甚至超临界状态,然后降至常压,气体的热力学不稳定性导致气泡成核和增长,形成多孔支架,但孔为闭孔结构。若将发泡法与粒子浸出法相结合,则可制得相连的开孔结构的多孔支架。若将聚合物粉末和致孔剂粒子混合物在室温下模压制取圆片,则该法还可避免使用高温,有利于在温和的条件下引入生长因子。受控释放的生长因子可保持的生物活性,已用于平滑肌组织工程。发泡法中影响孔隙率和孔结构的因素主要有聚合物结晶性和分子量、平衡时间、放气速率等。

3. 纤维状支架

海藻酸钠材料与其他材料混合后,通过静电纺丝的办法可以制备成纤维状支架,用于组织工程研究。Ma 等采用单喷嘴静电纺丝法制成海藻酸钠-PEO 复合纳米纤维,通过与 $CaCl_2$ 溶液交联来提高其抗水性能。透射电子显微镜(TEM)表明,复合纳米纤维的直径在 $100\sim300~nm$,而且表现出芯-壳结构,TEM 图像中黑暗部分被确定为 PEO 材料,而光亮部分为海藻酸钠材料。细胞毒性评估表明,复合纳米纤维是无毒的。Jeong 等用 RGDS 对海藻酸钠进行改性修饰后,与 PEO 混合,通过静电纺丝制备成纤维状支架。结果显示,当溶液浓度为 0.2% 和 0.4% 时,获得的复合纳米纤维的形貌最好。改性 RGDS-海藻酸钠-PEO 复合纳米纤维的直径为 175 nm,未改性海藻酸钠-PEO 复合纳米纤维的直径为 120 nm。且与未改性的复合纤维比较,改性后的复合纤维呈现出良好的成纤维细胞黏附、伸展和增殖特性。

Bonino 等通过加入非离子表面活性剂来提高海藻酸钠与 PEO 的质量比,采用静电纺丝法制成海藻酸钠-PEO 复合纳米纤维,然后通过水解除去 PEO 和表面活性剂得到海藻酸钠纳米纤维。研究表明:溶液的表面张力对溶液能否静电纺丝影响最大;添加少量 PEO 和表面活性剂就可明显改善海藻酸钠溶液的黏度和纳米纤维的形态;当 PEO 与海藻酸钠的质量比大于 20:80,通过静电纺丝均可制备出纳米纤维。而且该复合纳米纤维与 $CaCl_2$ 溶液交联后,其抗水性得到明显改善。

Meng 等采用表面接枝技术制备海藻酸钠/明胶改性的聚乳酸羟基乙酸共聚物(PLGA)纳米纤维。实验发现,表面接枝可改善纳米纤维膜的力学性能和亲水性,而且海藻酸钠/明

胶改性的 PLGA 纳米纤维膜比明胶改性的 PLGA 纳米纤维膜具有更好的亲水性。Kong
等通过静电纺丝得到海藻酸钠-PEO-明胶复合纳米纤维,4%混合溶液可以制备出直径在
300 nm 的复合纳米纤维,与氯化钙甲醇溶液交联后,可显著提高其疏水性。Islam 等采用静
电纺丝制备海藻酸钠/PVA 复合纳米纤维,并与 $CaCl_2$ 溶液交联。测试数据表明,海藻酸钠
和 PVA 是通过分子之间的氢键相互作用的,这种分子间的作用提高了溶液的可纺性能。当
海藻酸钠含量增加,复合纳米纤维膜在 350 ℃之上可以获得良好的降解起始温度和热稳定性
能。经过 $CaCl_2$ 溶液交联后,复合纳米纤维表现出更好的抗水性能,可用于生物医学领域的
创伤敷料。

4. 可注射支架

随着再生医学和微创临床治疗的发展,研制可注射型材料已经成为生物材料研究的重
要领域之一。可注射型组织工程支架适应微创外科技术发展的要求,最大限度地减小植入
过程对机体组织的损伤,并且更适合治疗形状不规则的组织缺损,因此在外科重建和组织、
器官的缺损修复中有着广阔的应用前景。

海藻酸钙水凝胶作为可注射细胞载体,能够为软骨细胞和骨髓基质细胞提供良好的三
维生长环境,细胞在水凝胶中增殖分化、分泌细胞外基质,形成新的软骨组织。海藻酸钠水
溶液和含有钙离子的水溶液两个组分通过"Y"形注射器同时注射到所需部位并发生凝胶化,
可作为软骨组织工程支架材料,与骨膜复合,体内试验表明凝胶材料 6 周可形成透明状软骨
组织,有软骨特异性蛋白聚糖和Ⅱ型胶原表达。将海藻酸钠、纳米羟基磷灰石与骨形态发生
蛋白(BMP)复合,采用原位释放法能够制备结构均匀的可注射水凝胶,大鼠皮下注射 4 周可
见新生软骨组织生成。

Balakfishnan 等采用高碘酸钠使海藻酸钠部分氧化得到含醛基的海藻酸钠,利用 Schiff
碱反应,醛基与氨基缩合形成酰胺键,与含有大量氨基的明胶混合交联形成可原位自交联的
凝胶体系,同时为促进 Schiff 碱反应的进行,加入极少量的硼酸钠以加快凝胶化。

Park 等用壳聚糖-海藻酸复合凝胶作为间充质干细胞(MSC)和重组人骨形态发生蛋白
2(BMP-2)的载体,结果表明可注射复合材料在小鼠体内能刺激新骨的形成。

利用碳二亚胺将细胞黏附配体 GRD 序列接枝到海藻酸钠分子链上,由于 RGD 能够与
细胞膜上的受体特异性结合,当接枝 RGD 的海藻酸钠与细胞混合时,细胞就成为聚合物网
络的交联点,形成可注射型水凝胶。该方法有利于细胞在凝胶内部黏附,体系生物相容性
好,同时 RDG 的引入解决了海藻酸钠分子链缺少细胞识别位点的缺陷,但凝胶强度较差。
进一步将细胞交联与离子交联结合,在细胞交联的基础上添加钙离子,可得到剪切可逆的可
注射水凝胶,混合软骨细胞注射入鼠背部,6 周后凝胶体积增大 20%,无明显炎症反应,并有
大量 GAG 分泌,有软骨样组织生成,避免了软骨细胞直接注入鼠背部的细胞坏死和组织纤

维化反应。

　　海藻酸钠与壳聚糖季铵化盐酸盐的相互作用相对较弱,带电基团之间的络合键既容易形成,也容易破坏,这种具有可逆性质的化学键是制备具有自愈合性质材料的必需条件之一。中国科学院大连化学物理研究所马小军研究团队发现海藻酸钠和壳聚糖季铵盐形成的聚电解质复合物以沉淀物的形式从溶液中絮凝出来,形成凝胶,发现海藻酸钠-壳聚糖季铵盐(ALG-HACC)凝胶具有宏观自愈合性质。

　　制备两块完全相同的圆饼形 ALG-HACC 凝胶,并分别用红色的碱性品红和蓝色的亚甲蓝染色,将这两块颜色不同的饼状凝胶均匀地分成 4 份,按照颜色交错的原则重新摆放,使切开的两块凝胶靠近。相互靠近的两块凝胶在接触 1 小时后边界开始模糊,7 小时后完全融合形成一块完整的凝胶(图 7-2)。此结果表明,ALG-HACC 凝胶具有自愈合性质。

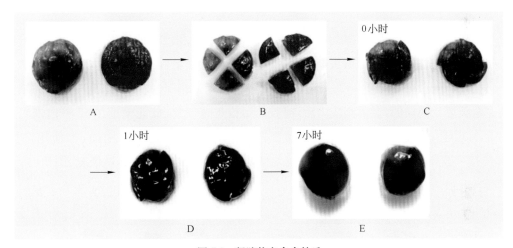

图 7-2　凝胶的自愈合性质

两圆盘形水凝胶(分别用碱性品红和亚甲蓝染色)被切成 4 块,切后颜色交替
重新放在一起(A、B)后的 0、1 小时和 7 小时照片(C~E)

　　为了进一步考察 ALG-HACC 凝胶的自愈合性能,利用流变学方法考察了凝胶的力学指标储能模量(G')和损耗模量(G'')受到外力破坏前后的变化情况。首先在应变振幅模式下考察了 ALG-HACC 凝胶的储能模量和损耗模量,如图 7-3 所示。当应变在 1%～30%的范围内变化,储能模量和损耗模量都处于平台期,其中储能模量为 9 300 Pa,损耗模量为 4 900 Pa;当应变从 30%提高到 1 000%时,储能模量和损耗模量都降低,其中储能模量下降的速度更快,两者的变化曲线在应变为 150%处交叉。当储能模量远大于损耗模量时,材料主要发生弹性形变,此时材料呈固态;当损耗模量远大于储能模量时,材料主要发生黏性形变,此时材料呈液态;当储能模量和损耗模量相当时,材料为半固态,凝胶即是一种典型半固态物质。对于实验中的 ALG-HACC 凝胶,当应变高于 150%时,凝胶结构已经被破坏。

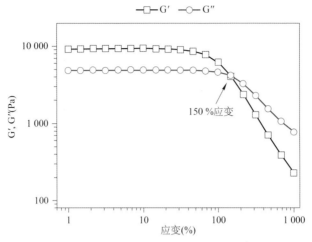

图 7-3　应变振幅模式下 ALG-HACC 凝胶的储能模量(G′)和损耗模量(G″)

当使用交替应变模式时,提高应变至 150％,储能模量和损耗模量基本接近,这时凝胶结构处于破坏和完整的临界点,撤去高应力后,凝胶的储能模量和损耗模量立即恢复到初始状态。当提高应变至 750％和 1 500％时,凝胶的损耗模量远高于储能模量,此时凝胶的结构已经被完全破坏。同样的,撤去高应力后,凝胶的结构迅速恢复,储能模量在 15 秒内恢复至原来的 95％以上,该现象是具有自愈合功能的凝胶的典型特征。特别的,当使用高应变 1 500％持续破坏凝胶结构 300 秒后,凝胶的储能模量和损耗模量也迅速恢复(图 7-4),表明该材料具有很强的自愈合能力。

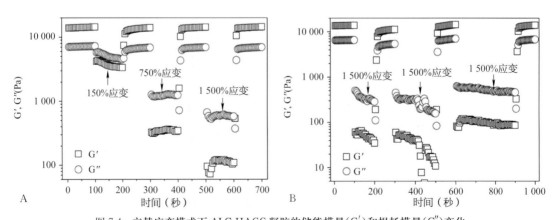

图 7-4　交替应变模式下 ALG-HACC 凝胶的储能模量(G′)和损耗模量(G″)变化

A. 小应变(g＝1％)和大应变(g＝150％,750％,1 500％)相互交替,每次应变时间为 100 秒;
B. 大应变(g＝1 500％),应变时间从 100 秒依次延长到 300 秒

为了进一步分析凝胶自愈合性质和聚电解质复合物形成过程中热效应的关系,后续实验中考察了 ALG - HACC 凝胶和壳聚糖季铵化盐酸盐-羧甲基壳聚糖(CMC - HACC)凝胶

的模量变化情况。如图 7-5 所示,壳聚糖-海藻酸钠凝胶在应变为 80％时处于凝胶结构被破坏的临界点,当使用 80％的应变处理凝胶 100 秒后,储能模量在应变撤去后仅能恢复到原有的一半左右;使用 1 000％应变处理后,储能模量恢复不足初始状态的 20％。这一现象表明壳聚糖-海藻酸钠凝胶不具有自愈合能力,这是因为壳聚糖上氨基和海藻酸钠上羧基的相互作用较强,属于放热反应(即焓值降低),而热量释放的本质是反离子离去和水分子结构重排,总体导致了体系熵值增加。从化学热力学角度上来说,反应一定是向着聚电解质复合物形成的方向进行,也就是说氨基和羧基之间的化学键非常牢固,不易被破坏。当施加较大的应变时,这些已经形成的化学键仍保持原有状态,该较大应变的应力耗散只能通过凝胶的其他结构(如分子之间的缠绕、卷曲状态等)的破坏完成,而这些已经被破坏的结构不能完全重建或重建的时间太长,故撤去应变后凝胶的模量无法快速恢复。与之不同的是,ALG-HACC凝胶(图 7-5)和 CMC-HACC 凝胶(图 7-6)的形成依赖的季铵基团和羧基之间的库伦作用力相对较弱。当施加较大的应变时,该化学键容易被破坏,当撤去较大应变时,化学键也容易

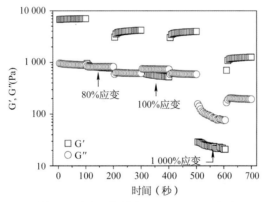

图 7-5 应变振幅模式下 ALG-HACC 凝胶
的储能模量(G')和损耗模量(G'')

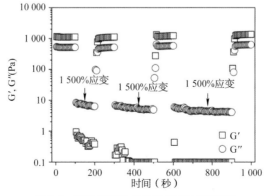

图 7-6 应变振幅模式下 CMC-HACC 凝胶
的储能模量(G')和损耗模量(G'')

重新形成,故凝胶的模量损失可快速恢复。因此,聚电解质复合物是吸热的反应是自愈合性质材料的必需条件之一。

需要说明的是,凝胶体系具有含水量高的特点,其中的聚电解质材料在凝胶内部有一定的运动空间,而非被紧紧地束缚在某一特定位置,这种运动性也为化学键的快速重建提供了有力的保障。

由此可见,ALG-HACC 凝胶具有可注射性、高黏附性、大孔性和良好的细胞相容性,这些性质有利于此类材料在生物医学领域的应用。

(二)海藻酸盐支架的降解

在组织构建过程中,细胞在不断增生、繁殖、分化形成特定组织,作为支撑体的组织支架不断降解,这种降解不仅会导致材料力学性能的改变,还会使降解产物局部浓度增高,改变细胞所处的微环境,影响细胞的生长、分化等一系列行为,进而影响组织的构建。因此,要解决组织生长和支架降解的匹配问题,必须了解支架材料的生物降解过程,并阐明材料降解与细胞生长、组织构建的相互作用机制。这是一个材料学与生命科学交叉的课题,也是生物材料研究中的难点之一。理想状态下,通过控制材料的降解速率,可使药物以零级动力学模式控制释放。此外,对于多肽和蛋白质等易水解药物,载体材料还可以保护药物的活性,缩短药物在溶液中的停留时间,降低药物失活的可能性。由此可见,组织工程支架的降解对细胞的生长和活性物质的释放均能起到调控作用,对组织工程的深入研究及临床应用有着非常重要的意义。

支架材料在体内会受到物理、化学、生物学因素的影响。物理因素主要包括由磨损、断裂以及光、热、辐射等物理作用造成的材料结构的破坏和质量的损耗。化学因素主要有水解、氧化及酸碱作用,材料在水分子的侵蚀和溶胀作用下,逐渐断裂成小分子的齐聚物或单体,使得材料的分子量下降。生物学因素包括酶和微生物参与的水解过程及有机体的吞噬、转运等过程。

就天然高分子而言,由于自然界存在相应的酶可以降解天然材料,因此其主要降解方式是酶解。此外,在一些合成高分子材料的降解过程中,酶解也发挥着一定的作用。对于能够被酶解的材料而言,酶分子可以进入网状支架的内部,然后在微小的范围内进行降解,导致整个支架发生局部酶解,因此可以看作是局部的表面降解,而宏观上是整体降解。

虽然来源于海洋藻类、海洋软体动物、棘皮动物和多种微生物的海藻酸裂解酶能够特异性地催化降解海藻酸钠,使其形成不饱和的衍生物,但哺乳动物体内没有能够降解海藻酸钠的酶。海藻酸盐在哺乳动物中由于缺乏内切酶不会发生明显的大分子降解,但氧化水解过程会缓慢发生。尤其海藻酸盐凝胶缺乏离子稳定性,在一价离子存在的环境中,由于发生离子置换,会从凝胶转变成溶胶。尤其针对常用的海藻酸钙水凝胶,在钙离子螯合剂存在时凝胶更加不稳定,而转换成海藻酸钠溶液。但是即使凝胶溶解,许多海藻酸盐的平均分子量也超过了肾脏的清除率阈值,因此不会完全从体内清除。

海藻酸钠的降解可以通过温度、pH 改变而发生水解,使得 GM 片段间结构比较疏松的区域发生糖苷键的断裂。在多糖的这种酸、热催化的水解中,每个缩醛键断裂均产生两个端基,一端为缩醛基,另一端为羟基。一般认为,海藻酸钠在 60 ℃ 以下黏度基本保持不变,属于比较稳定的状态。Holme 等研究了固态海藻酸钠在 80 ℃ 的热降解,认为导致海藻酸钠发生降解的原因并不是氧化-还原反应,而是酸催化和碱催化的水解作用,酸性条件下容易发生酸催化的水解,而碱性条件下发生 β 消除反应,形成新的非还原端,pH 在 5~8 范围内,海藻酸钠比较稳定。此后,Holtan 进一步研究了海藻酸钠的 G 片段和 M 片段在酸性条件下的水解,他们认为弱酸催化水解导致糖苷键上 C-4 与 O 的断裂。

除了对海藻酸钠进行常规降解外,多数研究也着眼于对海藻酸钠进行辐射、氧化降解等降低其分子量,以促进海藻酸钠的水解。在水性介质中,轻微氧化的海藻酸盐可以分解,并且可降解的海藻酸盐作为载体,在药物和细胞输送中表现出潜在的多种用途。海藻酸盐通常是用高碘酸钠氧化,高碘酸钠氧化裂解糖醛酸残基顺式二醇基团中的碳-碳键形成醛基,糖环打开,此时原糖醛酸上的 C(1) 结构成为同碳二元醚,可将其看作类似缩醛的结构。缩醛结构极容易发生水解,因此部分氧化海藻酸钠可能按类似缩醛的水解机制降解。Mooney 课题组利用这种经过处理的低分子量海藻酸钠与未经处理的高分子量海藻酸钠形成错配混合物,既能满足凝胶机械强度的要求,又能使得低分子量海藻酸钙逐步进行物理溶解和部分水解而从凝胶中脱离,以调节这种离子化交联凝胶的降解速度,形成可控降解的组织工程凝胶支架。

近年来的研究发现,通过高碘酸钠氧化,可以将海藻酸钠的顺式邻二醇结构中的 C—C 键断裂,部分糖醛酸单元的羟基转变成活性醛基,有助于分子链的水解。反应生成的活性醛基可以与高分子的氨基等发生 Shiff 碱反应,形成可降解的水凝胶。Balakrishnan 等将这种氧化的海藻酸钠与明胶反应,形成可注射的组织工程水凝胶,既可用作药物释放,又可加入细胞形成生物活性凝胶。最近,Vieira 等将醛基化海藻酸钠与壳聚糖在硼砂和氯化钙存在的条件下形成可降解的凝胶,用以缓释疏水性药物,认为药物是被物理包裹在凝胶内部,可以保持药物活性,而且材料的降解也可以促进药物的释放,他们认为,这种可降解的物理释药方式开辟了药物释放的新领域。

海藻酸盐通过 γ 射线照射后,分子量(MW)通常会降低,而其中 G 嵌段的长度却几乎不发生改变,也就是说 γ 射线能够破坏 MM 间的连接。通过从海藻酸盐中单独分离出 G 嵌段可以制备凝胶,G 嵌段的部分氧化形成可降解凝胶。例如,在 pH 为 2.85 时,从海藻酸盐中分离得到聚古罗糖醛酸(PG),然后用高碘酸钠氧化制备得到氧化的聚古罗糖醛酸(PAG)。PAG 可以与己二酸二酰肼(AAD)共价交联形成凝胶,代替了离子交联。醛和酰肼之间的反应速度非常快,所得的腙键是不稳定的,会发生水解,从而导致凝胶在含水介质中的降解,使用较高浓度的 AAD 所形成的凝胶,具有较慢的降解速率。体系中含有大量悬垂链端,交联程度较低的 PAG 凝胶表现出缓慢降解的行为,且不受低交联度的影响,这主要是因为大量的单端 AAD 分子会与腙键水解得到的 PAG 链再次交联,利用这一性质可以制备出随时间慢慢降解的水凝胶。

此外,海藻酸盐水凝胶的降解速率和机械性能可以通过调节海藻酸盐的分子量分布得以调控。增加海藻酸盐凝胶中低分子量的部分达到 50wt% 可以维持与高分子量凝胶相当的机械强度,同时降解速度大大加快,且不受交联方式的影响。另外一种方法是通过具有不同G 嵌段链长的两类海藻酸盐制备的凝胶,表现出更快的离子交换速度并导致凝胶溶解。这些方法可以单独起作用或结合制备机械性能不同的水凝胶,用于药物载体和细胞移植载体。

关于海藻酸钠复合材料降解研究的文献非常少,Thanos 等认为海藻酸钠-聚阳离子微囊在药物释放及细胞移植方面不能稳定地长久存在的原因在于海藻酸钠的稳定性,他们利用不同纯度的海藻酸钠和聚鸟氨酸制备微囊,进行大鼠腹腔移植 3 个月并回收,考察微囊表面材料结构的变化,认为海藻酸钠在形成过程中的蛋白污染是阻碍其稳定存在的主要原因。

虽然如此,海藻酸钠的分子链中含有大量的羧基活性基团,可以与可降解材料如乙二酰二肼、聚乙二醇-二胺等发生交联作用形成凝胶。Bouhadir 及 Lee 等利用上述可降解的交联剂与经过处理的海藻酸钠发生交联,既提高了材料的机械强度,又改变了海藻酸钠的降解速度,还能促进海藻酸钠对细胞的黏附。

(三) 海藻酸盐支架的应用

在生物医学研究中,海藻酸盐凝胶越来越多地被作为一种模型载体用于哺乳动物的细胞培养。这类凝胶很适合用于二维或与更多生理相关的三维培养系统。缺乏哺乳动物细胞受体的海藻酸盐,与低分子蛋白质结合并吸附在海藻酸盐凝胶中,使得这些材料在许多方面成为一个理想的载体,在这个基体上可以对细胞进行特异性和定量的吸附结合,例如利用细胞黏附受体与特定多肽的耦合。此外,由于海藻酸盐良好的生物相容性以及其易于进入体内的特性,所以很多基于体外的基础研究结果可以很容易地在动物体内实施。此外,海藻酸盐水凝胶进入体内后,其强亲水特性不利于蛋白质的吸附,炎性反应低。但同时,也降低了与细胞的亲和力,因此,很多研究通过凝集素、RGD 序列的细胞黏附配体共价键合于海藻酸盐水凝胶,提高细胞对材料的黏附性能。有关海藻酸盐支架材料的修饰技术将在下一章节中陈述。由于海藻酸盐支架材料的结构、力学等物化性能可通过工艺调控,因此海藻酸盐支架在软组织、硬组织修复中均有报道。不仅如此,由于海藻酸盐在体内形成具有一定强度和韧性的凝胶态物质,该凝胶在体内很少或基本不与周围的细胞和组织起化学、生物电学或免疫学反应,而且人体缺乏降解海藻酸的酶,因此,该凝胶可作为生物惰性假体物质长期存在于填充部位,用于如尿失禁、心力衰竭等疾病的治疗。有关海藻酸盐支架在组织工程中的应用将分节在本章分别阐述。

第二节 · 海藻酸盐在软组织修复中的应用

对软组织的修复重建是涉及重建外科和美容整形外科的重要领域。人们对软组织修复重建的要求主要来源于两个方面:一方面,患者对自身软组织畸形、缺损、变形以及由此造成的功能异常等疾病进行的治疗。比如,对先天畸形和发育畸形的矫正,对手术造成的软组织切除(如肿瘤切除术)后的重建,或者对外伤(如车祸)引起的软组织损伤的恢复,以及对一些由于衰老引起的器官功能丧失(如压力性尿失禁)的治疗都属于这一方面的要求。另一方面,由于生活质量的提高,部分健康人对自身形体的美容重塑也对这一领域提出了新的要求。比如,对皮肤皱纹的去除、对乳房的增强,以及对面容的重塑等就属于这一方面。

一、软组织修复概述

表7-2列出了涉及软组织修复重建的相关病症和病例(美国)的情况。从表中的数据可以看出,在美国,每年软组织修复重建的相关病例数量已逾数百万,而且近年来随着美容整形需求的增多,与此相关的软组织修复重塑也必然呈现迅速增加的趋势。我国人口接近美

表7-2 软组织修复重建的相关病症和病例情况(美国)

领域	适用症	相关病症及对象	病例数(人次/年)
重建外科	肿瘤切除	乳房切除术 腮腺切除术	68 521 乳房重建术[a]
	复合外伤	软组织缺陷	
	先天畸形	半侧颜面发育不全畸形 Poland 综合征 Romberg 综合征	1/4 000~1/5 600 1/20 000~1/32 000
	植入物去除	乳房	43 681
	软组织填充	压力性尿失禁 声带缺陷	1 500 000
	软组织增强	软组织缺陷	

续　表

领域	适用症	相关病症及对象	病例数(人次/年)
整形 美容 外科	软组织增强	乳房	254 140 乳房增强术 66 638 乳房成形术[a]
		面颊	12 112 面颊植入体
		下颚	16 306 下颚增强术[a]
		唇	22 667 唇部增强术[a]
		臀部	2 411 提臀术[a]
	美容 (软组织填充)	皮肤皱纹	羟基磷灰石 61 951[a] 胶原 576 255[a]
	整容 (软组织填充)	各种部位	脂肪 61 852[a] 透明质酸 44 925[a]

注：[a]数据来源于 2003 年 American Society of Plastic Surgeons & Plastic Surgery Education Foundation（http://www.plasticsurgery.org/）的统计数据。

国的 5 倍,且老龄化趋势严重,近年来随着经济发展,各种重特大事故频繁发生,再加上美容整形需求的迅速增长,因此,与软组织修复重建相关的病例自然也呈上升的趋势。

为了满足上述软组织修复重建的需求,临床上主要采取器官移植和替代的方法,这主要包括自体组织移植、异种或异体组织移植和生物材料替代。自体组织移植是将患者自身的组织移植到需要修复重建的部位,显然,这会带来二次软组织损伤或畸形,一般只适用于比较紧急的情况,比如车祸造成的组织损伤或者肿瘤切除后对软组织的应急修复。异种或异体组织移植则是将非患者自身的组织(比如他人的软组织或动物的软组织)移植给患者,这种方法虽然不会给患者带来二次软组织损伤或畸形,但是却存在医学上至今难以解决的免疫排斥问题(需要长期依赖免疫抑制剂)和现实中供体组织严重不足的难题。而且,自体组织移植和异体组织移植由于手术操作复杂,相关并发症较多,价格昂贵,已经越来越不能满足日益增长的软组织修复重建病例的需求,特别是美容整形医学领域的相关需求。因此医学家们在临床上开始尝试使用生物材料替代的方法,即将生物材料移植于需要修复重建的位置,从而达到对局部软组织在外形和功能上的恢复(或重塑)或替代。显然,生物材料替代方法解决和避免了由自体组织移植和异体组织移植所带来的相关问题。

现在,生物材料替代方法几乎已经应用到了所有的软组织修复相关的临床病症之中,其中最为突出和成功的是在软组织填充和软组织增强(以下两者均统称为软组织增强)中的应用。表 7-2 中的阴影部分即为软组织增强的适用症,可以看出,其基本涵盖了绝大多数软组织修复重建的相关病症。鉴于此,对软组织增强材料的研究和开发也就成为软组织修复重建领域中的一个重要和紧迫的问题。

不同的软组织形态体积缺陷的修复重塑在解剖学上位置是不同的,比如对皱纹的修复和对一般软组织缺陷的修复(图 7-7)就不同。

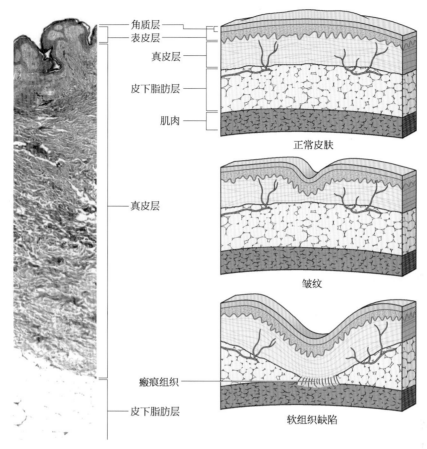

角质层
表皮层
真皮层
皮下脂肪层
肌肉
正常皮肤

真皮层

皱纹

瘢痕组织

皮下脂肪层

软组织缺陷

图 7-7　软组织增强相关的人体皮肤组织横切图，以及正常皮肤、皱纹和软组织缺陷组织横切面差异

对于皱纹，它是由真皮层（dermis）的组织缺陷所导致，这种缺陷还会牵连到表皮层（epidermis）和皮肤角质层（stratum corneum）。因此，相关软组织增强材料可以通过现代注射技术植入到真皮层和表皮层之间而达到治疗效果。对于一般软组织缺陷，其主要发生在较深的皮下脂肪层（subcutaneous fat layer）中，是一种大面积的缺陷，同时牵连到真皮层、表皮层和皮肤角质层，而且在肌肉和真皮层之间会形成黏附斑（adhesion plaques）。因此，相关软组织增强材料可以通过注射或移植手段植入到肌肉和真皮层之间的皮下脂肪层而达到治疗效果。在注射过程中，黏附斑可能会被撕裂。软组织增强策略中材料是其关键，所以，软组织增强研究中最核心的是对增强材料的制备和研究。

二、用于软组织修复的材料

根据植入部位的特殊性和组织功能恢复的要求，软组织增强对于材料的要求是严格和多方面的。一般,理想的软组织增强材料需要符合以下要求:①材料本身具有人体安全性,即材料应无致畸性(nonteratogenic)、无致癌性(noncarcinogenic);②材料本身无免疫原性(nonimunogenic),具有低变应原性(hypoallergenic)和生物相容性(biocompatible);③材料植入后能够达到有效的治疗效果,即材料具有良好的塑性,在体内无吸收性(nonresorbable)、无迁移性(nonmigrating)、纤维化生长程度低(minimal fibrotic ingrowth)、微囊(假如微囊化)外炎症反应少(minimal extracapsular inflammatory response);④易注射或移植,使操作简单而且准确;⑤其他,比如成本、生物安全性等问题也应该考虑。

以上与功能相关的要求对于具体材料而言都会涉及材料的物理、化学及生物特性。比如对材料体内无吸收性或低吸收性的要求,主要是考虑到材料植入后要能够长期在体内保持一定形状、体积(即体积保持性能和塑性)而达到预期的治疗效果,这就要从材料本身的特点出发,如材料的流变性能、生物降解性能、体内的迁移性能,并根据具体移植部位的特征对其进行调控。

用于临床研究的软组织增强材料(表 7-3)大体可以分为两类,即非自体同源(nonautologous)材料(主要是一些天然或合成材料)和自体同源(autologous)材料(实际上也是自体组织移植材料)。限于篇幅不一一细述,只选取几种最常用的材料对其存在的问题进行阐述。

表 7-3　研究和临床中使用的软组织增强材料

非自体同源材料	自体同源材料
聚四氟乙烯	自体同源脂肪
戊二醛交联牛胶原蛋白	自体同源胶原
硅树脂微粒	自体同源软骨
碳微粒	组织工程化材料
羟基磷灰石	
交联透明质酸	
聚乙烯醇泡沫	
乙烯-乙烯基醇共聚物	
注射型生物玻璃	
透明质酸-交联右旋糖苷微球	
可分离自封膜系统	

1. 聚四氟乙烯

聚四氟乙烯(polytetrafluoroethylene,PTEF 或 teflon)是最早用于软组织增强的材料之一。PTEF 是由聚合物微粒混合形成的胶体状的膏剂。PTEF 微粒的粒径最大能达到 $300\ \mu m$，多数小于 $50\ \mu m$。这些较小粒径的微粒在体内易迁移、堆积，并会在脾脏、肝脏、肺部和脑部等器官引起局部肉芽肿和栓塞，还可能在与材料接触的组织周围产生炎症反应。临床和实验还表明 PTEF 在体内存在着吸收，导致治疗效果不佳。另外，注射困难也是 PTEF 存在的另一个不可回避的问题。

2. 戊二醛交联牛胶原蛋白

戊二醛交联牛胶原蛋白（bovin collagen，contigen）是将牛真皮胶原高度纯化，并与戊二醛溶液交联形成衍生物，最后分散于磷酸盐缓冲液后制备而成的，是一种无化脓性、低黏性的凝胶状制剂。注射后，与宿主的结缔组织细胞和血管粘连形成纤维网状结构，致使 contigen 凝胶浓缩，达到治疗效果。虽然没有像 PTEF 那样注射后在体内迁移，并在部分脏器形成肉芽肿和栓塞等不良情况，但是临床和实验仍表明，contigen 注射后部分患者可能产生过敏反应（患者需要在植入前进行皮试），还有可能产生较轻的相关并发症。而且，contigen 还可能存在生物安全的隐患（有将牛的疾病通过牛类制品扩散的可能性，如英国）；另外，其成本也较高。

3. 硅树脂

硅树脂（silicone microimplants，silicone）是一种凝胶分散体系，它由固态聚二甲基硅氧烷弹性体（硫化硅树脂）作为主体分散颗粒，并由亲水的低分子量的聚乙烯吡咯烷酮（PVP）凝胶作为载体（同时还具有对注射系统进行润滑的作用）共同组成。其所含弹性体颗粒具有不同的形状和构造（如卵形状、棒状和其他一些非特征几何体）。颗粒的尺寸大致在 $100\sim300\ \mu m$，平均尺寸为 $160\ \mu m$，其中有 25％的颗粒尺寸小于 $50\ \mu m$。植入后，作为载体的凝胶在体内部分吸收，并伴随着轻度炎症反应而产生硅树脂的纤维包囊，导致胶原的生长。动物实验还表明硅树脂颗粒可能在体内迁移，并有产生局部肉芽肿的可能性。

4. 自体同源脂肪

自体同源脂肪（autologous fat）通过皮下脂肪切除术取自患者腹壁，并注射移植到该患者需要软组织增强的部位。它具有生物相容性好，不会激发免疫反应，以及容易获得等优点。但是临床有病历表明它可能引起一些不良反应，比如肺部栓塞。而且，自体同源脂肪在体内的吸收率较高（一般在 40％～60％），体积保持率较低，不能起到理想的局部增强效果。

显然，上述已经用于临床研究的软组织增强材料（暂称为传统型软组织增强材料）只可以在物理机械性能角度上替代软组织的部分功能，却不能在生理角度上完全替代软组织的所有功能。而后者正是医学家和普通使用者所共同期待的。令人欣喜的是，众多组织工程学家已经着手从这个角度出发,开始在实验室对组织工程化软组织增强材料进行研究,并且获得了一些初步进展。

工程化软组织增强策略包括注射植入含有相关细胞和脂肪生成/血管生成因子的水凝胶材料,或者是植入薄层柔韧的由可生物降解聚合物(或聚合物)组成的纤维状支架与相关细胞混合的材料。研究中的组织工程化软组织增强策略还包括,注射植入表面结合了相关细胞,且内部含有脂肪生成/血管生成因子的可生物降解的聚合物微球。本质上来说,微球既作为细胞载体又作为药物(生长因子)控释载体而同时起作用。

Patrick 小组发现前脂肪细胞在载有生长因子(如血管内皮细胞生长因子)的 PLGA 微球表面存在附着现象,且能够耐受低剪切的环境,并证明微球有缓释血管内皮细胞生长因子的功能。这些研究成果对于组织工程化软组织增强材料的研究具有一定的启发和借鉴作用,相关研究还在进行之中。

Yokoyama 和 Huard 等尝试使用了成肌细胞注射的方法。据报道,注射后有绝大多数的成肌细胞在体内成活,并表现出增殖的现象。这证明成肌细胞培养有可能成为组织工程化软组织增强注射植入材料。

由于具有形成软骨的功能,所以科学家认为软骨细胞有潜力应用于组织工程化软组织增强材料研究。Atala 等将软骨细胞通过海藻酸钙凝胶载体注射移植于体内考察其成活、生长状况。组织学观察表明注射后有新的软骨组织形成,而且注射部位的凝胶也逐渐被新软骨组织所取代。新生成的软骨可以长时间保持一定的形状体积,其大小与凝胶/软骨细胞的注射体积量相关。而且对照实验表明,单独注射海藻酸钙凝胶和单独注射软骨细胞都没有软骨组织形成。

软骨细胞/海藻酸钙凝胶注射作为组织工程化软组织增强材料的探索所取得的成功大大鼓舞了研究者寻找其他细胞进行深入研究。平滑肌细胞就是其中之一。Atala 等接着将人体平滑肌细胞/海藻酸钙凝胶体系注射到小鼠皮下,得到了软骨细胞/凝胶注射类似的结果:注射后一段时间对实验组进行组织学观察发现有新肌肉组织生成,海藻酸钙凝胶也逐步被新肌肉组织所替代;同时,单独注射海藻酸钙凝胶和单独注射平滑肌细胞对照组都没有新肌肉组织形成。

Marler 等采用同源成纤维细胞/海藻酸钙凝胶皮下注射,也同样证明海藻酸钙凝胶可能是一种比较合适的用于组织工程化软组织增强的注射材料。实验表明加入同源纤维原细胞可以显著提高凝胶在体内的体积保持率;笔者分析这可能是由于成纤维细胞的加入提高了凝胶的强度,而不是由于产生了新的组织。Marler 还将海藻酸钠通过 RGD 修饰,从而增强了细胞与凝胶支架材料之间的相互作用,进一步提高了凝胶在体内的强度。

总之,软组织增强的组织工程化已经成为一种趋势,科学家越来越多地将视角转移到了研制同源化的、无免疫原性的和完全生物相容的材料上;而且,对于支架材料的选择方面,越来越多的研究偏爱于海藻酸钠这类天然生物材料，这将为其真正成为新型的组织工程化软组织增强材料奠定研究基础。

三、海藻酸盐用于软组织修复

由于海藻酸钠的生物相容性、低毒性和相对低廉的价格而被广泛地研究应用于药物释放体系和组织工程领域。例如 Glicklis 等制备出具有相互贯通多孔海绵结构的海藻酸盐水凝胶。将它作为肝细胞组织工程的三维支架材料，可增强肝细胞的聚集性，从而为提高肝细胞的活性以及合成纤连蛋白能力提供了良好的环境。用 Ca^{2+} 交联的海藻酸盐水凝胶也可作为鼠骨髓细胞增殖的基质，起到三维可降解支架的作用。

将海藻酸盐水凝胶应用于组织工程领域时，最大的问题之一就是它不具有细胞识别位点。海藻酸盐水凝胶进入体内后，其强亲水特性不利于蛋白质的吸附。因此不能与细胞进行特异结合，而对水凝胶的适当修饰则可以解决这类问题。用凝集素(lectin)修饰的海藻酸盐提高了与细胞的特异结合能力，将含有 RGD 序列的细胞黏附配体共价键合于海藻酸盐水凝胶，在这种水凝胶上培养的鼠骨骼成肌细胞功能表达良好，成肌细胞在修饰后的水凝胶表面黏附、增殖，从而融合成多核成肌纤维并表达出长链(heavy chain)肌球蛋白，可以通过改变 RGD 序列的修饰密度调节成肌细胞的增殖和分化能力。

上述文献报道从一定程度上证明了海藻酸钙凝胶作为软组织增强材料在研究阶段和临床前景方面的可行性，那么海藻酸钙凝胶微球这种特殊形式的海藻酸钙凝胶是否也同样有潜力成为软组织增强材料呢？我们看到：无论从海藻酸钠材料本身性质的角度出发，还是从海藻酸钙凝胶的特性来看，海藻酸钙凝胶微球既具有潜力成为传统型的软组织增强材料，又具有潜力成为组织工程化的软组织增强材料。主要原因如下：

(1) 海藻酸钠无致畸性、无致癌性，即具有人体安全性。

(2) 海藻酸钠免疫原性低，具有低变应原性(hypoallergenic)和生物相容性。

(3) 海藻酸钙凝胶微球具有一定机械强度，能够在体内长期保持一定的形状。

(4) 海藻酸钙凝胶微球粒径小(一般在 $100\sim800\ \mu m$)，并可达到尺度均匀，易于注射植入。

(5) 海藻酸钙凝胶作为组织工程支架材料表现出适于细胞成活、生长和增殖的特点，凝胶在体内能逐步生物降解，并可能有相关新组织形成而逐步取代原有凝胶材料支架。

已有的实验结果和现象已经表明海藻酸钙凝胶微球植入体内后有较好的生物相容性，在作为免疫隔离材料和药物控释载体方面存在一定的优势。使得该材料用于软组织增强研究具备可行性。下面就海藻酸盐用于软组织增强的研究进展作一综述。

（一）皮肤修复的应用

皮肤创伤后发生的许多局部及全身感染总是与丧失皮肤屏障有关。创伤修复材料有助于促进创伤愈合，这类材料组织相容性好，植入或覆盖创面与机体不发生不良反应，且能治疗或替代机体中的缺损组织，促进其愈合。

海藻酸钠是一种天然植物性创伤修复材料，用其制作的凝胶膜片或海绵材料，可用来保护创面和治疗烧、烫伤等。海藻酸是近年研究较多的生物材料，具有多种优良的生物学活性和良好的生物安全性，可作用于皮肤创面愈合中的多个环节和因素，包括多种细胞，如血管内皮细胞、成纤维细胞以及这些细胞分泌的表皮生长因子、碱性成纤维细胞生长因子，从而促进组织增生和创面愈合。

海藻酸盐敷料是当代湿性敷料的一种，海藻酸盐类敷料跟纱布一样柔软，容易折叠，敷贴容易，是一个理想的填充体。在与伤口接触时，藻酸盐中的钙离子能置换伤口渗液中的钠离子，从而在伤口表面形成一层稳定的网状凝胶，有助于血液的凝固，促进伤口愈合。其活性成分为海藻中具有高度亲水性、类似凝胶并能被生物降解的藻朊，可与氯化钙反应后制成蚕丝状细纤维，按一定顺序交织排列，加压后制成 2 mm 厚的海藻酸盐敷料。海藻酸敷料是开发较早的具有止血作用的伤口敷料，1986 年，Groves 和 Lawrence 在研究海藻酸纱布在植皮伤口上的应用时，发现了海藻酸纱布良好的止血效果，在使用后 5 分钟内，即可使创面止血。目前海藻酸敷料已应用于切割伤、压疮、鼻出血及供皮区止血等，如德国保赫曼（Paul Hartmann）股份公司生产的海藻酸钙填塞条 Sorbalgon Tamponade Strips，其特征在于：①有效清创，伤口表面的细胞残屑、细菌、微生物等被包裹并锁定在凝胶体中。②促进止血，海藻酸钙与伤口渗液中的钠离子结合形成凝胶，同时将钙离子释放出来，伤口表面钙离子的大量集结可加速创面止血。③促进创面愈合，凝胶体柔软、湿润，为伤口提供湿性修复环境，加速肉芽组织的生长和上皮的形成。④安全、耐受性好，长期使用不会引起伤口部位皮肤敏感或过敏反应等不良症状。但就其止血性能而言，效果仍不理想。有研究经过探索发现，将甲壳素与海藻酸钙这两种止血机制不同的生物材料，通过合适的结构连接和剂型改造，研制成该几丁糖和海藻酸复合而成的新型敷料，达到了较好的止血效果。

几丁糖/海藻酸敷料的止血机制可以总结为：①壳聚糖分子链所带的正电荷和与红细胞表面带负电荷的胞壁酸相互吸引而产生黏合作用，引起红细胞的聚集，从而促进血液的凝结，达到止血效果。②海藻酸大分子链上的—COOH 与血液中的 NaCl 反应，打破了血液的电离平衡并激活凝血因子；生成的海藻酸钠大量吸收血液中的水分，使血液的浓度与黏度增大，流速减慢，同时海藻酸钠溶解形成的黏性体堵塞毛细血管末端，遇血小板能迅速发生黏附。③敷料内表面布满皱褶，具有较大的比表面积和溶胀特性，能快速吸收血液中的水分，浓缩血小板和凝血因子，同时形成凝胶覆盖在创口表面。④强度较大，能通过物理加压止血。

Young Seon Choi 等将海藻酸钠和明胶交联制成了可吸收的海绵,用作促进伤口愈合敷料。实验表明,随着海绵中海藻酸钠含量的增加,孔隙度增加,导致其水吸收能力增强。将海绵中载上含有磺胺嘧啶银盐或硫酸庆大霉素,交联的海绵缓慢释放药物,可以在体外胶原酶消化下缓慢释放长达 3 天。韩国的 Y. S. CHOI 等分别将海藻酸钠/明胶、明胶/透明质酸和壳聚糖/透明质酸交联形成凝胶敷料,通过实验表明这三种敷料均能促进背部皮肤组织缺损的新西兰大白兔伤口愈合。

(二) 血管组织工程的应用

血管网络是向所有组织运输氧气和营养物质,清除代谢废物,以及运输干细胞和祖细胞的关键,是胎儿器官生长和成年人伤口修复的关键。海藻酸盐凝胶促进血管形成的研究应用基础是它具有提供肝素结合生长因子如血管内皮生长因子(VEGF)持续和局部释放的能力,将可注射型的海藻酸盐水凝胶注射入缺血的肌肉组织中可以保持 VEGF 在缺血组织中长时间释放(>14 天),并在周围组织中形成 VEGF 梯度,且在缺血组织中能够引导新的毛细血管形成和减轻组织缺血。一般情况下,VEGF 在引发血管再生和新的毛细血管形成中起着重要作用。利用不同生长因子与海藻酸盐水凝胶结合的差异,为血管生成的早期和晚期阶段性连续输送生长因子,以促进新血管网络的成熟并增加新血管的功能。向小鼠缺血后肢和心肌梗死部位连续输送 VEGF,随后利用海藻酸盐水凝胶输送血小板衍生生长因子(PDGF - BB),两者协同作用,可以加速血管的形成、成熟和功能的实现。

研究者还采用了多种方法依次释放相关生长因子。第一种,将血小板衍生因子(PDGF)预先封装在聚(丙交酯- co -乙交酯)(PLG)微球中,然后与自由的 VEGF 一同封装在凝胶中。第二种方法利用肝素与 PDGF 和 VEGF 之间的结合强度差异,来减缓 PDGF 的释放,之后将两种游离形态的生长因子封装在凝胶内。在这两种情况下,VEGF 的释放比 PDGF 更快。同样,从海藻酸硫酸盐凝胶中顺序释放类胰岛素生长因子(IGF - 1)和肝细胞生长因子(HGF),能够减少瘢痕厚度,减弱梗死扩展,并在 4 周后减少瘢痕纤维化,且在梗死部位增强成熟血管的形成。为了减缓 VEGF 的释放速度也可以通过将其封装在 PLG 微球中,或海藻酸盐凝胶微球中来实现。在小鼠缺血后肢中,应用这种方法对 VEGF 进行释放可以增强新血管的形成。

当宿主细胞对递送生长因子响应性缺乏或功能失调时,采用细胞移植促进新血管的形成是有效的方法。然而在临床试验中,血管内皮细胞或血管内皮前体细胞移植并没有得到有效的实施,这主要是由于移植细胞大量死亡,移植细胞与宿主的血管网络没有充分融合,没有充足的宿主平滑肌细胞促进成熟血管的形成。实验证明,通过海藻酸盐- PLG 输送释放 VEGF 协同内皮细胞移植作用,通过移植内皮细胞,可以显著增加形成血管的数量。另外,通过内皮细胞移植,与利用海藻酸盐凝胶微粒进行血管内皮生长因子和单核细胞趋化蛋白-

1(MCP-1)的双重传送相结合,能够增强功能化细胞的形成,并增加平滑肌细胞的数量和小鼠体内血管的成熟。

海藻酸盐水凝胶载体能够有效地促进移植内皮祖细胞向外迁移,并使其分散在整个缺血组织中。通过 RGD-海藻酸盐凝胶载体进行内皮祖细胞移植,使得细胞黏附和迁移,并且凝胶中释放 VEGF 促进细胞的移动,利用这种方法,小鼠恢复了其肢体的正常结构和功能,避免了由于下肢缺血而截肢的危险。

(三) 肌肉组织工程的应用

目前对海藻酸盐凝胶用于多种组织和器官再生与工程化的研究正在进行,其中包括骨骼肌肉、心肌等。当前对于骨骼肌再生的方法包括细胞移植、生长因子输送或结合这两种方法,在这些方法中,海藻酸盐凝胶都表现了良好的应用潜能。利用海藻酸盐凝胶共同传送血管内皮生长因子 VEGF 和胰岛素样生长因子(IGF-1)用于调控血管生成和肌细胞生成,这两种生长因子的局部和持续释放明显引导了肌肉再生和功能肌肉的形成,这是由于卫星细胞的活化和增殖,并通过释放生长因子避免了细胞的凋亡。通过从凝胶中持续释放肝细胞生长因子(HGF)和成纤维细胞生长因子(FGF2),可以保证 RGD-海藻酸盐凝胶中成肌细胞的长期存活并从凝胶中向体内受损的肌肉组织迁移,宿主肌肉组织广泛增殖,并且在伤口部位增加了肌肉纤维的再生。

(四) 神经组织工程的应用

海藻酸盐凝胶也被用于中枢和外周神经系统的修复。海藻酸采用离子扩散交联能够形成高度各向异性的毛细管结构水凝胶,该水凝胶引入急性颈脊髓损伤的成年大鼠体内,凝胶植于脊髓内而不产生重大炎症反应,并能够引导轴突再生。用乙二胺共价交联的海藻酸盐水凝胶,能够有效地恢复猫坐骨神经中 50 mm 的间隙,并促进轴突再生,促进幼鼠横断脊髓残端中星形胶质细胞的反应。海藻酸盐凝胶也作为黏合剂用于修复无法缝合的外周神经的缝隙。海藻酸凝胶可以用于细胞神经疗法,如在海藻酸钙凝胶中培养的鼠源性神经干细胞仍保持其多分化能力,分化成神经元和神经胶质细胞。用含有酪氨酸-异亮氨酸-甘氨酸-丝氨酸-精氨酸 YIGSR(Tyr-Ile-Gly-Ser-Arg)序列的多肽修饰海藻酸凝胶,可以促进NB2a 神经母细胞瘤细胞黏附和细胞中神经突增生,这种性能还取决于该凝胶中多肽的浓度。

(五) 肝胰组织工程的应用

组织工程是提供肝组织用于受损肝脏替换的潜在方法,海藻酸盐凝胶封装肝细胞为人工肝的开发提供了很好的基础,因为它们很容易操作,并且可以冷冻保存。通过对亲水性海藻酸盐凝胶进行处理,形成互相连通的多孔结构,将肝细胞接种在凝胶中,能够保持较高的肝细胞功能。包埋在海藻酸盐凝胶中的原代大鼠肝细胞活性保持良好,并合成纤连蛋白,纤连蛋白沉积在球状体上,并促进它们的功能性表达。将肝细胞移植到 Lewis 大鼠的肝叶中时,使用多孔海藻酸盐凝胶释放 VEGF 可以提高肝细胞移植的效果。

(六)压力性尿失禁

压力性尿失禁是由于盆底松弛、膀胱底部和近端尿道向下移位导致的尿道内括约肌功能障碍,是一种由于软组织松弛造成的疾病。图 7-8 描述了通过软组织增强材料治疗压力性尿失禁的原理:将软组织增强材料注入后尿道或膀胱内口的黏膜下及肌肉中,使尿道腔变窄拉长或缩小,起到关闭尿道内口的作用,相对提高了尿道阻力,延长尿道长度,从而有效控制尿流,即改善和纠正尿道内括约肌功能障碍。

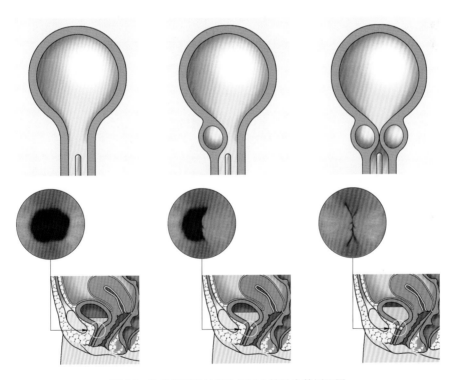

图 7-8　软组织增强材料治疗压力性尿失禁原理图

软组织增强策略实质上是从替代软组织机械性能的角度出发来进行研究的,除了上述类似压力性尿失禁主要涉及体内较深层次的软组织缺陷外,一般更多的是涉及由于形态体积异常而造成的局部皮下的软组织缺陷(美容整形多属于这一类)。这种缺陷一般主要发生在人体的皮下区域,也有可能在表皮与脂肪层出现。

Marler 等采用注射前凝胶化和注射后原位凝胶化作为对比,考察海藻酸钙凝胶作为软组织增强方面的效果,大鼠皮下注射实验结果表明,8周后材料在体内的体积保持率分别为58%和31%,虽然体积保持率不是很高,但是材料在体内的组织学检查正常。同时Marler等还考察了海藻酸钙凝胶接种同源成纤维细胞后的注射效果,8周后该材料在体内的体积保持率为88%。

Anthony等将牛的软骨细胞接种于海藻酸钙凝胶后注射小鼠皮下,12周实验结果基本证明,软骨细胞/海藻酸钙凝胶注射在体内不迁移,在体内基本能保持原有体积,从而推测同源软骨细胞/海藻酸钠凝胶注射有潜力成为一种治疗压力性尿失禁的方法。

Alfred等进一步在临床上采用同源耳软骨细胞/海藻酸钙凝胶注射方法治疗压力性尿失禁得到了较好的疗效:一次注射3个月后,32位患者中有26位不再出现尿失禁或病情有显著恢复,而且这种疗效持续到了注射后12个月。

第三节 · 海藻酸盐在硬组织修复中的应用

一、骨组织修复中的应用

尽管近年来对骨伤病的治疗取得了一定进展,但仍然受到由各种因素引起的骨愈合不良而产生的种种限制。海藻酸盐水凝胶通过运载骨诱导因子,诱导骨细胞形成,或同时运载骨细胞和生长因子而对骨再生具有潜在的治疗用途。与其他材料相比,海藻酸盐凝胶对骨及软骨的再生具有很大优势,这是因为它可以以微创的方式进入人体内,具有填充不规则缺陷的能力,且易于使用黏附性配体(如RGD)进行化学修饰,并可以控制组织诱导因子(如BMP、TGF-β)的释放。然而,海藻酸盐凝胶的机械强度较低,在骨再生的初级阶段不能承受较大的载荷。并且海藻酸盐凝胶在生理环境中自身是不能降解的,为了使其残留的凝胶不影响再生,控制其降解则尤为重要。已经有研究证明,在动物模型中利用海藻酸盐凝胶运载生长因子(如骨形态发生蛋白,BMP)是很有帮助的,它可以有效地促进骨再生。使用RGD-海藻酸盐凝胶和少量的BMP可使啮齿动物临界尺寸的股骨头缺陷完全再生。海藻酸盐凝胶运载DNA编码骨形成蛋白同样证明其能够显著促进骨组织再生。使用与血管再生相类似的方法,研究者对多种生长因子结合或者按次序释放也进行了探索。在体外,使用海藻酸盐凝胶按次序运载BMP-2和BMP-7可以增强骨髓间充质干细胞的成骨分化,海藻酸盐凝胶同时运载释放BMP-2和VEGF,能够增强临界尺寸骨缺陷的修复和再生。

利用RGD-海藻酸盐凝胶移植原代大鼠颅骨成骨细胞到小鼠体内可以加速体内骨的形成。此外,使用RGD-海藻酸盐凝胶同时移植初级软骨细胞和成骨细胞到小鼠体内,可以促进长板状结构的形成,这种结构具有替代不正常的骨骺的潜能。结合 PAG 和 AAD 的可降解和可注射的海藻酸盐衍生物凝胶,混入大鼠原颅骨成骨细胞,皮下注射到小鼠的背部,9 周后进行观察可以发现矿化骨组织的形成。

使用海藻酸盐水凝胶移植干细胞已被广泛地用于骨组织工程。通过实验证明,钙离子交联的海藻酸盐凝胶的厚度可以改变大鼠骨髓细胞的行为,而凝胶不同的形状却不影响细胞的分化。在体外骨髓基质干细胞被诱导形成成骨细胞,并与钙离子交联的海藻酸盐凝胶混合可以修复狗横向牙槽骨缺损。在小鼠中,包埋间骨髓充质干细胞和骨形态发生蛋白-2 的海藻酸盐/壳聚糖凝胶在骨小梁的形成过程中,也显示出其巨大的应用潜能。

海藻酸盐凝胶也能与无机材料结合来提高骨组织的形成。由相分离方法得到的海藻酸盐/羟基磷灰石(HAP)复合支架具有互连的多孔结构,这种支架能够增强骨肉瘤细胞的黏附。封装细胞的海藻酸钙凝胶粒子加入到磷酸钙骨水泥中,在适度的承载压力下,表现出良好的骨修复能力。此外,含有 I 型胶原蛋白和 β-磷酸三钙的海藻酸盐凝胶能够增强人骨髓基质干细胞的黏附和增殖,而在纯的海藻酸盐凝胶中却不容易发生。

可降解的海藻酸钙/纳米羟基磷灰石复合水凝胶在 SD 大鼠皮下注射 4 周后,材料与周围组织界限已不大明显,材料与组织界面处只有少量的淋巴细胞和中性粒细胞等炎症细胞,说明材料与组织有良好的相容性。含 BMP 的海藻酸钙/纳米羟基磷灰石复合水凝胶材料皮下注射 4 周后可见新生软骨组织生成,软骨陷窝明显,未见明显炎性细胞浸润。部分软骨组织已转化为成熟骨组织,可见骨细胞、骨陷窝、板层骨结构及髓腔,材料中有新生血管形成。

二、软骨组织修复中的应用

软骨组织其自身不含血管、淋巴,当损伤和缺失后,软骨组织的自身修复能力极其有限。多年来人们一直努力致力于修复或重建受损后的软骨组织的研究,主要的修复方式包括:异体软骨移植、自体软骨移植、人工合成替代品等。这些方法存在着免疫排斥或异物反应等缺点。软骨组织的损伤或功能缺失是临床上常见的骨科疾病,如何有效治疗该类疾病仍然是骨关节外科医生及骨科研究者面临的难题。

软骨主要由分散的圆形或椭圆形的软骨细胞和浓密的细胞外基质组成,是一种无血管、神经和淋巴腺的组织。其细胞外基质主要由 II 型胶原的网络结构和羽毛状的糖蛋白组成,为软骨组织提供足够的力学强度。这种结构特点使损伤的软骨组织自修复能力十分有限。然而,软骨组织的损伤或功能缺失在外科上很常见。随着人口老年化和肥胖问题的日益严重,患关节炎的人数每年都在增加,也有很多人由于过度运动造成关节软骨缺损。据统计,美国每年有 25 万人需要进行膝关节和髋关节置换。目前,临床上关节软骨修复的治疗方法主要有微骨折法、自体软骨移植(ACT)和同种异体软骨移植。虽然这些方法成功地减轻了患者的痛苦、提高了软骨的功能,但是上述方法存在供体来源不足、手术过程复杂、排异、修复的软骨缺乏天然软骨结构等缺点。这些缺陷甚至可能阻碍这些治疗方法在临床上的长期应用。随着组织工程和再生医学技术的出现和逐步完善,软骨修复技术出现了新的选择。事实上,软骨修复也是组织工程技术的最成功范例之一。采用组织工程技术修复软骨的过程一般是:将体外分离扩增的软骨细胞和生长因子或生物活性物质复合,然后导入某种支架,再通过手术或微创注射的方法修复缺损的软骨。除了种子细胞和活性因子外,支架材料对于修复的软骨的质量起到至关重要的作用。除具有良好的机械物理性能外,更重要的是支架需提供适于软骨组织再生的微环境。目前,已有包括多孔支架、纤维支架、水凝胶和微载体在内的多种结构的支架被用于软骨修复的研究和应用。不同种类的支架对软骨细胞的功能产生不同的影响。由于软骨细胞属于锚着依赖型细胞,它们在多孔支架和微米纤维支架中需黏附在这些材料的表面才能生长,通常呈现出铺展的扁平样形态。然而,软骨细胞在纳米纤维支架和水凝胶支架中则成圆形或椭圆形形态,这与其在天然软骨基质中更为接近,因而更有利于维持软骨细胞的正常表型。有研究表明,生长状态呈圆形或椭圆形的干细胞更倾向于向软骨细胞分化。此外,水凝胶支架的水溶液环境更有利于保护细胞以及易失活的药物如多肽、蛋白质、寡聚核苷酸和 DNA 等,也有利于运输营养和细胞分泌产物等。由于水凝胶可以在一定条件下保持流动状态而在外部物理或化学刺激下形成具有一定形状和强度的体型材料,因此可以利用这种智能性来制备注射型支架,发挥其在修复形状复杂缺损以及微创治疗等方面的优势。然而,水凝胶也有机械强度低、消毒比较困难等缺点。近年来在水凝胶及其复合物修复软骨方面已经取得了较大进展,并显示出了良好的应用前景。

水凝胶在软骨组织修复与再生中,是软骨组织修复的一种理想材料。水凝胶材料能够为细胞提供更接近于天然软骨细胞外基质的微环境,便于细胞的增殖和分化,是一种理想的软骨组织修复材料。

海藻酸钠和其他可降解生物材料相比,与软骨基质成分蛋白多糖结构相似,在体内可通过水解和酶解途径降解吸收,其良好的生物相容性及固液型可方便转换的特点,使其成为软骨细胞培养的优良载体。研究发现,海藻酸盐中 G 段含量较高时得到高凝冻强度,而高 M 段含量的海藻酸盐则得到中度凝冻强度。M 单元的生物相容性较 G 单元优良。而 G 单元的刚性大于 M 单元,因此在水溶液中海藻酸盐的弹性以 MGMMGG 的顺序依次减小。MG 嵌段的弹性最好,并且在 pH 较低时比其他两种嵌段共聚物的溶解性能更好。根据海藻酸盐的不同来源,M 和 G 单元的数量和序列结构会发生变化,这些因素与相对分子质量共同影响着海藻酸盐的物理和化学性能。富含 G 单元的海藻酸钠聚赖氨酸 SA - PLL 微囊与中等 G 含量的 SA - PLL 相比,由于存在更多的氢键而更加稳定。富含 G 单元的海藻酸盐水凝胶由于减少了弹性长度而形成更加开放的网络,具有更高的硬度。同时,增加 G 含量也提高了力学刚性和压缩模量。这些都是适用于软骨组织工程的优良特性。实验结果表明:软骨细胞在海藻酸钠复合载体中生长良好,生长旺盛,并形成球状细胞团,细胞分裂增殖活跃;培养 2 天时复合载体培养软骨细胞增殖稍高于平面培养软骨细胞;培养 4 天时可见复合载体培养软骨细胞增殖明显加快;培养 6～14 天时复合载体培养的软骨细胞仍保持较稳定增殖,而平面培养的软骨细胞增殖逐渐降低;复合载体细胞外液糖胺多糖含量明显高于平面培养软骨细胞。说明海藻酸钠复合载体可以长期培养软骨细胞并保持其生物学稳定性。

海藻酸水凝胶以多种形式被应用于组织工程化软骨的构建。软骨的再生和自我修复能力极其有限,关节疾患常造成关节软骨的永久性缺损。目前的治疗方法,如微骨折术、自体或异体组织(骨膜、软骨膜、骨软骨块)移植等,不能获得满意的临床治疗效果。软骨组织成分单一,软骨细胞能在可吸收生物材料提供的三维环境中生长增殖、分泌基质成分,组织工程化软骨被认为是目前最有可能解决软骨再生问题的技术手段。微囊化细胞载体在体外单层培养过程中,软骨细胞表型容易发生变化,即使有生长因子存在,多次传代后常"去分化"为类纤维细胞,丧失合成软骨特异性细胞外基质的能力,分泌 Ⅰ、Ⅲ 型胶原表达活跃而 Ⅱ 型胶原及蛋白多糖等细胞外基质表达降低。将种子细胞与海藻酸钠水溶液混合,利用静电液滴发生装置或注射装置滴入含有的钙离子的水溶液中形成微囊化细胞载体。微囊化细胞载体能够实现软骨细胞三维培养,有利于软骨细胞形态保持和细胞外基质的正常表达。

将脂肪干细胞和 RGD(精氨酸-甘氨酸-天冬氨酸)融合蛋白(CBDRGD)包裹在海藻酸钙水凝胶中,形成直径在 1.5～2.0 mm 的细胞微载体,三维细胞培养的结果显示,当 CBD-RGD 含量在 10 mg/g 时能促进干细胞的软骨分化。在海藻酸水凝胶构建的微囊化软骨细胞载体中,海藻酸浓度、细胞密度均会影响软骨细胞内源性生长因子的表达。小尺寸的微囊有利于营养物质和氧气的传输,具有较高强度,且便于操作。微流体装置为微囊化细胞载体提供了新的制备途径,将海藻酸钠水溶液和钙离子水溶液经过硅胶微喷嘴阵列注入大豆油连续相中交联,控制连续相的流速可制备粒径可控(50～200 μm)的窄分布海藻酸钙微球。

美国康奈尔大学的 Stroock 等模拟活组织中的微脉管结构,采用接触光刻蚀的方法构建了具有封闭微流道结构的海藻酸钙凝胶,可控制溶液在微流道中流动,从而实现调控可溶物(如代谢产物、药物等)浓度的目的。该微流道水凝胶能够在微米级尺度调控支架材料的化学微环境,用于三维软骨细胞培养,有助于构建宽截面组织工程化软骨组织,避免了水凝胶材料厚度过大引起的细胞坏死,并有引导细胞定向生长的作用。

在软骨组织工程试验中,要将构建的细胞支架在关节镜下植入体内。因此,从预成型支架逐渐发展到可注射的水凝胶支架。可注射型组织工程支架适应微创外科技术发展的要求,最大限度地减小植入对肌体组织的损伤,并且更适合治疗形状不规则的组织缺损。海藻酸钙水凝胶作为可注射支架材料,能够为软骨细胞和骨髓基质细胞提供良好的三维生长环境,细胞增殖分化、分泌细胞外基质,从而形成新的软骨组织。海藻酸钠水溶液和含有钙离子的水溶液两个组分通过"Y"型注射器同时注射到所需部位凝胶化,可作为软骨组织工程支架材料,与骨膜复合,体内试验表明6周凝胶材料形成透明状软骨组织,有软骨特异性蛋白聚糖和Ⅱ型胶原表达。将海藻酸钠、纳米羟基磷灰石与骨形态发生蛋白(BMP)复合,采用原位释放法能够制备结构均匀的可注射水凝胶,鼠皮下注射4周可见新生软骨组织生成。

用壳聚糖-海藻酸复合凝胶作为间充质干细胞(MSC)和重组人骨形态发生蛋白-2(BMP-2)的载体,结果表明可注射复合材料在小鼠体内能刺激新骨的形成。海藻酸钠与甲基丙烯酸酐反应可制备光交联海藻酸盐水凝胶,在其中包埋髓核细胞用于治疗椎间盘突出,体内植入8周,Ⅱ型胶原和蛋白多糖表达增加,凝胶保持形状良好,杨氏模量增加,形成了具有一定髓核组织功能的支架。通过调节海藻酸盐中甲基丙烯酸酯含量,控制溶胀率、弹性模量和降解速率。与原代牛软骨细胞的共培养发现,光交联海藻酸盐水凝胶具有较低的细胞毒性;对活/死细胞染色和MTT实验证明,被水凝胶包被的软骨细胞能够存活并保持其代谢活性。利用碳二亚胺将细胞黏附配体RGD序列接枝到海藻酸钠分子链上,由于RGD能够与细胞膜上的受体特异性结合,当接枝RGD的海藻酸钠与细胞混合时,细胞就成为聚合物网络的交联点,形成可注射型水凝胶。该方法有利于细胞在凝胶内部黏附,生物相容性好,同时RGD的引入解决了海藻酸钠分子链缺少细胞识别位点的缺陷。进一步将细胞交联与离子交联结合,在细胞交联的基础上添加钙离子,可得到剪切可逆的可注射水凝胶,混合软骨细胞注射入鼠背部,6周后凝胶体积增大20%,无明显炎症反应,并有大量糖胺多糖(GAG)分泌,有软骨样组织生成,避免了软骨细胞直接注入鼠背部的细胞坏死和组织纤维化反应。

修复受损或退化的软骨是骨科领域所面临的重大挑战之一,最近的研究表明,组织工程的方法在软骨再生方面具有很大的潜力。已经证明,利用海藻酸盐凝胶移植软骨细胞能够用于恢复动物模型中受损的软骨。早期的研究中,将软骨细胞的悬浮液加入到硫酸钙混合的海藻酸盐溶液中,然后注射入面部移植物模型中,以形成预成形的软骨。将这种混合体系移植到小鼠和羊体内,在30周后,形成了三围尺寸稳定的软骨组织,这种组织工程化的软骨中蛋白多糖和胶原的含量以及弹性模量能够达到原生软骨的80%。

形状记忆性的海藻酸盐凝胶通过微创递送,能够在体内形成所需形状和尺寸的软骨。简单地说,就是将预先设定几何结构的大孔的海藻酸盐凝胶压缩成很小的体积(干态),并通过小导管引入小鼠体内。然后凝胶与牛关节软骨细胞的悬浮液在原位进行再水合,并在1小时内恢复其设定的形状和尺寸,这就能够在小鼠体内按期望的几何形状形成软骨。

利用干细胞进行软骨再生是非常有吸引力的,因为软骨的创伤和破坏的修复需要从组织中获取初级软骨细胞。干细胞封装在海藻酸盐凝胶中可以调节其分化,尤其是可以增强软骨形成的能力。已被证明,成体干细胞的软骨细胞系可以通过引入可溶性因子和在三维细胞培养系统中通过生物物理刺激来调节。此外,有研究表明,海藻酸盐凝胶能够促进封装其内的干细胞向软骨细胞方向分化。

体外分离培养人脐带间充质干细胞,并对其进行软骨方向诱导,并附载在具有通孔结构的矿化海藻酸钙/羟基磷灰石水凝胶中构建软骨组织工程支架,将其置于直径 5 mm、深 3 mm 大小的软骨缺损处,术后 6 周,对照组缺损处凹陷明显,修复组织为灰白色,表面粗糙,周围少量肉芽爬行填充,纤维结缔组织增生;海藻酸钙/羟基磷灰石水凝修复组可见缺损大部分被半透明组织填充,修复组织呈黄白色外观,表面较光滑,有一定弹性,修复组织中可见较多的类幼稚软骨细胞和基质,可见软骨陷窝,细胞排列较整齐。证明海藻酸钙/羟基磷灰石水凝胶具有良好的生物相容性,能够有效修复软骨缺损。

将封装人间充质干细胞的海藻酸盐凝胶微球用含有转化生长因子(TGF)-1、地塞米松、抗坏血酸-2-磷酸的无血清培养基培养 1 周以上,可以在大型骨-软骨缺损处形成软骨。将兔骨髓基质干细胞在海藻酸盐凝胶中培养并注入兔膝骨软骨缺损处而不使用骨膜碎片,也能显著增强细胞增殖且引导骨髓基质干细胞向软骨细胞分化,从组织结构上和机械性能上改进了骨-软骨缺损组织。人脂肪源性干细胞(hASC)用于软骨形成的潜能表明这类细胞可作为细胞来源用于软骨再生,且当 TGF-β1 存在时,接种在海藻酸盐凝胶中的 hASC 的成软骨分化能力大大提高。通过传导携带 TGF-β2 质的腺病毒粒诱导 hASC 预分化能够维持体内的软骨细胞的表型,当将细胞封装在海藻酸盐凝胶微球中并移植到小鼠皮下时,能够实现新软骨的形成。

采用原位释放法制备的海藻酸钙水凝胶中包裹软骨细胞,软骨细胞在凝胶中呈圆形簇状生长,这同软骨细胞在天然软骨陷窝中的生长状态一致,而一般的一维或者二维培养的细胞都会向成纤维样细胞分化,说明海藻酸钙凝胶能很好地维持软骨细胞形态。

海藻酸钠水溶液和含有钙离子的水溶液两个组分通过"Y"型注射器同时注射到所需部位凝胶化,可作为软骨组织工程支架材料,与骨膜复合,体内试验表明 6 周凝胶材料形成透明状软骨组织,有软骨特异性蛋白聚糖和Ⅱ型胶原表达。将海藻酸钠、纳米羟基磷灰石与骨形态发生蛋白(BMP)复合,采用原位释放法能够制备结构均匀的可注射水凝胶,鼠皮下注射 4 周可见新生软骨组织生成。离子交联的海藻酸水凝胶在体内降解难以控制,为改善其降解性能,Mooney 等采用高碘酸钠对海藻酸钠进行部分氧化,糖醛酸顺二醇的碳—碳键断裂形成双醛结构,促进了海藻酸钠在水溶液中水解。部分氧化的海藻酸钠仍能够与多价离子交联形成水凝胶,体内试验表明部分氧化的海藻酸钙水凝胶能够促进软骨细胞的生长。

利用海藻酸与多价离子的成凝胶特性,近年来人们构建了多种具有特殊结构的海藻酸盐水凝胶。将多层负载牛软骨细胞的水凝胶叠合浸入 CaCl₂ 水溶液中,制备层状结构的海藻酸钙水凝胶;与非层状结构的海藻酸钙水凝胶相比,在细胞培养过程中,层状结构提高了水凝胶的力学性能,剪切模量提高了 6 倍,刚度和剪切强度提高了 2 倍,同时在多层凝胶的界面上有组织生长,且羟基脯氨酸表达增加。

海藻酸离子交联水凝胶会自发形成各向异性的毛细管结构,当海藻酸钠水溶液遇到含有二价或多价离子水溶液,在两种溶液界面上形成离子交联的海藻酸凝胶膜,离子通过凝胶膜扩散进入海藻酸钠溶液，反向扩散梯度和聚电解质分子链间的摩擦引起耗散对流，从而形成了规整的毛细管结构。这种具有规整通孔结构的支架材料能有效地促进均质细胞传播，在细胞培养期间保证足够的营养供给并且在植入后有利于血管的快速形成。因而通孔支架材料在软骨组织工程中具有十分广泛的应用。以海藻酸钠和钙离子为原料，采用离子扩散交联，通过自组装能够制备具有规整通孔结构的海藻酸盐水凝胶，海藻酸盐的浓度对形成的通孔尺寸有显著影响。随着海藻酸浓度的增加，通孔海藻酸盐水凝胶的孔径变小，同时单位面积内的孔洞数量也增加。软骨细胞在通孔凝胶中培养1周后在扫描电镜下观察，可见部分细胞横跨孔洞生长，一部分贴在孔洞壁上生长，细胞表面粗糙并在材料上的生长形态铺展，细胞分泌颗粒状的物质，并伴生出树枝状突起且有伪足，与材料表面结合良好，证明通孔海藻酸盐水凝胶材料适合软骨细胞生长。

三、骨黏合剂中的应用

目前普遍使用的医用黏合剂或多或少都存在一些缺陷。如 α-氰基丙烯酸酯类黏合剂，虽然黏合速度快，但胶层脆性大、黏合强度不高，分解时会产生有毒的甲醛；纤维蛋白类胶黏剂，黏接强度较低，又是血液制剂，不容易被患者所接受。即使是专门的骨科胶黏剂骨水泥，在黏合过程中也会产生有毒的单体，且在骨间容易形成较厚的结合组织膜，使黏结不牢固。因此，寻找高效、安全、可靠的黏合材料，成为医用黏合剂研究开发的主要目标。

随着粉碎性骨折的日趋多见，其固定方法虽多，但小骨块的固定却长期存在问题，目前还没有很好的治疗方法，尤其是关节内粉碎性骨折。骨内固定物的应用对骨块的大小有一定要求。术中对小骨块强行使用螺钉、克氏针固定，易造成骨块粉碎加重，且需后期取出，否则有金属腐蚀、潜在致癌等不良反应；且操作时常需剥离与骨块相连的软组织而影响骨块血运，甚至导致骨不连。比较理想的方式是应用胶黏剂直接黏合骨碎块，医用黏合剂在临床上已广泛应用。化学性黏合剂虽黏合力较强，但体内较难吸收，进而影响骨爬行替代，且有一定的毒副作用；而蛋白性黏合剂可能引起强烈的过敏和免疫反应或感染病毒，且因黏合力太小难以黏结固定骨块，因此要应用于骨骼，尚需进行一定改性研究或开发新型胶黏剂。

骨水泥，它是由单体、聚合物微粒（150～200 μm）、阻聚剂、促进剂等组成。为了便于 X 线造影，有时还加入造影剂 $BaSO_4$。骨水泥属于丙烯酸类。由于骨水泥聚合反应过程中释放出的少量单体易引起细胞毒性反应，骨水泥与骨组织界面有纤维组织生长，形成厚的结合组织膜，并伴有血压下降，因此存在结合力不充分的问题。临床上也常采用多孔性植入体和磷酸钙系作为骨科用胶黏剂。

张建新等以海藻酸钠为主体胶，分别与羧甲基纤维素钠和瓜儿胶按适当比例混合，制备新型骨黏合剂。混合胶综合了各自的特性，弥补了单一胶体的不足。向海藻酸钠胶中加入适当比例的羧甲基纤维素钠,可改善胶的黏性,使黏力强度能满足黏结骨块的要求。骨块用以上混合胶固定好后浸入氯化钙溶液,氯化钙可与海藻酸钠反应而在胶的表面形成一层海藻酸钙膜,该膜难溶于水,可有效防止体液对胶的溶解。且无毒无致敏性,能被组织降解吸收;其所含钙锌离子有止血效能,因此渗出较少,在膜下迅速形成凝血块,保证了作为骨再生基础的血肿的完整性;海藻酸钙膜表面光滑柔韧,顺应性较好,其水气透过性能和对中小分子量物质通透性良好,并有阻止细胞和细菌通过的屏障效能,故能为上皮细胞和纤维结缔组织细胞的移行提供一个平滑的表面,起着导向和分隔作用,而对骨诱导因子有早期富集作用。可见该胶具有理论上的良好生物相容性、可降解性,并具有一定促进骨折愈合能力。通过体外实验观察其对碎骨块的黏合力。用其黏合猪股骨断面面积为 1 cm×2 cm 左右大小的皮质骨块,然后用氯化钙溶液固化,分别测试实验当天和浸泡于生理盐水 1、2、3 周后骨块的剪切应力。结果表明:两种混合胶的黏合力随着时间的推移呈正态分布曲线,在 1 周后达到最高峰,剪应力达到 17 000 σ/Pa,之后逐渐下降,黏剂完全有能力粘固断面面积 1 cm×2 cm 左右大小的骨块。表明海藻酸钠改性后加入适当增黏剂,可以起到固定小骨块的作用。为获得可作为骨折尤其是粉碎性骨折的生物胶黏合剂,陈蕾等以海藻酸钠为主体胶,以硫酸软骨素、羧甲基纤维素钠和瓜儿胶等为辅助混合胶体,筛选适合骨碎块粘合的生物黏合剂。通过正交实验,以 NDJ-1 型旋转黏度计测定混合胶体的动力黏度以确定海藻酸钠为主体的混合胶体的最佳混合比例,通过梯度实验确定混合胶体固化的最佳时间。结果表明,以海藻酸钠、羧甲基纤维素钠和硫酸软骨素三者混合获得的混合胶,其动力黏度达 1 970 000 mPa·s,性质稳定,粘接强度大。该混合比例的胶体已用于体外实验及动物实验。同时,海藻酸钠、羧甲基纤维素钠和瓜儿胶三种物质制成的混合胶体以后虽显现较大的动力黏度,但常温下保存 24 小时后再次测量时,发现两种混合胶体均表现出动力黏度显著下降。

以色列 Sealantis 公司仿效海藻酸盐来有效处理手术内部切口。内部组织通常被很多液体包围着,通常很难处理。很多黏合剂在此环境下是无效的。当 Havazelet Bianco-Peled 教授在寻找解决这个问题的方法时,她联想到了海底这个总是潮湿的环境。自 2000 年初以来,Bianco-Peled 研究藻类在水下岩石的黏附机制,并且她的研究被证明是卓有成效的。海藻胶的化学成分被公布以后,Bianco-Peled 模仿藻类的黏附机制和化学成分继续研发出一种合成黏合剂。Bianco-Peled 在 2007 年建立了以色列理工学院的创业组织 Sealantis。10 月初宣布他们研发的血管手术密封剂 Seal-V 被欧洲理事会认可。Sealantis 发明的无缝切口技术,有效地替代了术后缝合,在解决术后泄漏问题方面有潜在的应用。模仿海藻酸技术能够使黏合剂 Seal-V 在潮湿的表面也依然能够保持黏合作用。密封手术切口需要密封剂能够粘连住潮湿的组织表面,而大多数的粘合剂通常不能满足这样的条件。Seal-V 技术是由双组分的海藻酸凝胶前驱体硬化,从而创建有效的黏结区域。使用的时候首先需要外科医生用涂抹器将海藻酸凝胶前驱体溶液涂抹在患者的伤口区,大约 1 分钟后海藻酸凝胶前驱体溶液变成坚硬的胶。这种两步操作的方法使外科医生能够确保溶液在所需的部位变硬成胶,从而能够有效地避免一些手术的并发症,并且将胶染成蓝色,从而使涂抹伤口区域的时候能够可视化。不像止血剂通常在用于密封切口时需要密封剂有凝血作用,Seal-V 是一种无论血液存在与否都能有效粘结的胶黏剂。Seal-V 也同样有生物降解和组织修复作用,这意味着伤口愈合后,它将自动被人体吸收。Sealantis 公司的 Seal-V 已经成功进入欧洲市场,为外科医生提供了一个替代缝合线止血的新的和更好的选择。除了 Seal-V,Sealantis 公司还开发出了一系列产品,其中 Seal-G 胃肠密封剂能够有效地减少或防止胃肠道手术后肠内未消化物的泄漏。

第四节 · 海藻酸盐用于心力衰竭患者的组织增强

心力衰竭的发病率高,死亡率高,且随着全球范围老龄化的加剧以及环境、社会竞争、生活节奏等的加快,心力衰竭的发病率有所提升,近些年更有年轻化的趋势,严重影响了人们的健康状况和生活质量,是危及生命安全的几大临床难题之一,给社会公共卫生事业和医疗事业造成了巨大的压力。作为一种世界性的高发且高死亡率疾病,心力衰竭的治疗业已成为亟待解决的临床难题。传统的治疗手段或器械可以从一定程度上减缓心力衰竭进程或代偿部分受损功能,但预后质量尚需进一步提高,且难以从根本上解决心力衰竭问题。

鉴于传统医学手段存在多种局限,针对由于心肌重塑导致的心脏球形膨胀不能有效抑制甚至逆转,因此难以阻止心力衰竭的累进性恶化。近年来,再生医学和组织工程学理论与医学、工程学等相结合、交叉,已经为临床多种疑难病症的有效治疗提供了新途径、新思路,因此,若能利用再生医学手段开发一种新型治疗手段或器械,不仅可以用于心力衰竭的辅助治疗,而且可以在一定程度上原位诱导心肌再生,则有望为从根本上解决心力衰竭提供一条新途径。本节将新开发的海藻酸基生物材料用于心力衰竭组织增强研究进行阐述。

一、海藻酸盐用于心力衰竭治疗的原理

心脏的结构失常是心力衰竭治疗的关键难题之一,临床研究业已证实,心室扩张与心力衰竭之间存在密切的因果关系。随着心室扩张,心肌壁应力增加,导致许多蛋白、收缩相关因子合成以及基因表达均发生变化,从而进一步加重心室的重塑,左心室壁应力增加也被视为左心室持续性重塑的独立性预测指标。心力衰竭的严重性由心室扩张导致,而与心肌的收缩功能障碍无关,因此,如何减轻或阻止心室的恶性扩张是心力衰竭治疗亟须解决的重要

问题。若一种治疗策略可通过增加心室壁厚、减轻心壁压力及减小左心室尺寸以有效减轻左心室扩张及重塑,将有望为心力衰竭的治疗提供一种全新的治疗手段。导致心力衰竭累进的主要机制是左心室的持续扩张及恶性塑形导致的左心室心肌纤维张力和应力的逐渐增加,随着心室半径的逐渐增加,收缩期室壁应力也逐渐增大,其对心肌细胞的作用可用Laplace 定律计算:

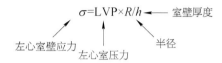

$$\sigma = LVP \times R/h$$

左心室壁应力　左心室压力　半径　室壁厚度

随着心脏的胀大,心室半径(R)增加,心脏细胞需要的室壁应力(σ)增大以维持正常射血所需要的压力(LVP)。因此,泵出同等量的血液,已扩张的心脏需要能量远高于正常心脏。心力衰竭时心室半径增大,使得心肌细胞所承受的收缩期室壁应力增加,心肌耗氧量(MVO_2)增加,而 MVO_2 的增加进一步加剧心力衰竭的发展。室壁应力增加还导致左心室的持续重塑,使得业已受损的心肌细胞损伤加剧,因而心脏功能继续恶化。由此可见,左心室扩张是致使心力衰竭累进和恶化的主要因素,而心脏收缩功能障碍则仅仅是扩张型心肌病(dilated cardiomyopathy,DCM)中由于心室壁应力增加、心室扩张、疾病恶化而导致的副作用而已。由于心室扩张,而非收缩功能障碍,是决定心力衰竭严重程度的主要相关因素,因此,左心室尺寸通常作为判断心力衰竭分期的强烈信号,而如何减轻或阻止左心室恶性扩张也成为治疗心力衰竭的重要治疗目标。

将生物材料注射到左心室肌壁中进行占位填充,不仅可以瞬时增加室壁厚度、稳定心室尺寸,代偿由于球形膨胀引起的心室扩张,而且可减少心壁应力从而减少因心肌重构导致的心肌细胞缺血性死亡,从长期效果而言,可为心肌细胞提供良好的外环境,协助维持其正常活性及形态结构。已有报道显示,将胶原、生物胶、自组装纳米肽、海藻酸等生物材料注射到室壁中,可以促进创伤愈合,提供心室重塑的质量,增加心脏功能。已有多项研究报道,将无源材料植入心室壁中可以减轻心肌纤维的应力,提高心肌力学性能,阻止心力衰竭恶化。

Yu 等的研究指出,无源材料的植入可减小内径/心室,这是其用于心力衰竭治疗的最主要功能,需强调的是,该研究通过小剂量植入对心室壁进行填充,但即便是植入大剂量的无源材料,其最主要的功能依然是通过减少心室内径增加壁厚从而调节心力衰竭。Wall 等采用计算机三维建模手段,对可注射材料用于心力衰竭治疗的机制进行了模拟和分析,结果显示,材料植入心肌后,对心脏力学的影响与材料的植入量、材料刚性以及植入位点相关,其作用方式主要通过减少病理性的室壁应力从而改变心脏的性能指标,这与标志性的心脏泵功能是否提高并不相关。计算机模型研究显示,心肌壁量的 $0.5\% \sim 5\%$ 微小改变均可减少心壁应力,影响舒张末期和收缩末期的 pressure-volume 关系从而提高射血分数。图 7-9 所示

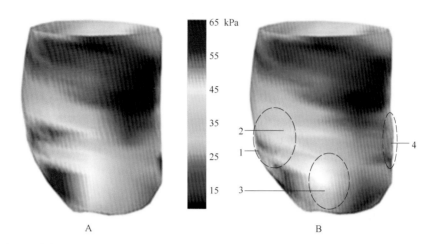

图 7-9 体内原位组织工程策略中单纯生物材料植入术用于心力衰竭治疗机制的三维数学模型

A、B. 分别为生物材料植入前、后心脏各部位心肌壁应力的分布示意图。
B 图中箭头所示的 4 个点分别显示了生物材料植入后心肌壁应力减小的部位

为注射不同剂量后左心室压力和容积的关系模拟图,在室壁中植入生物材料可改变左心室压力和容器,其程度与材料的植入量成正比相关。这一研究结果证实可注射材料植入后可以有效阻止左心室扩张以及功能衰退的持续恶化。基于上述三维模型分析以及相关研究结果,一般认为,可注射性生物材料作为原位组织工程手段用于治疗心力衰竭的设计机制可能为:具有良好生物相容性及适宜机械性能的可注射性生物材料植入左心室壁后可增加室壁厚度,减少室壁张力并为左心室壁提供力学支撑,从而帮助心脏维持相对良好的形态、尺寸和力学(如左心室功能)等,同时还可以阻止左心室的持续扩张,通过减小左心室尺寸、增加室壁厚度以降低室壁应力和左心室压力,增加射血分数和每搏容积,最终减缓甚至逆转心室的扩张/球形膨胀,修复甚至恢复心脏的正常生理功能。

Christman 等发现,在心肌梗死大鼠模型建立 5 周后,将纤维胶注入心肌中可有效改善心脏功能,Dai 及其团队将胶原蛋白注入心肌梗死大鼠模型的心肌中也发现类似结果,胶原蛋白的植入可增加梗死的厚度,提高左心室每搏容积以及左心室射学分数,这一结果显示,相对惰性的材料如胶原蛋白也可以不通过生物化学作用(如组织新生血管化作用)而改善左心室结构和功能。上述研究均证实,通过向左心室游离壁中注入高分子生物材料可改善左心室功能。

Natali Landa 等将海藻酸经离子交联后获得低黏度水凝胶(10~50 cp)注入心肌梗死部位,研究可注射型生物材料对心肌梗死并发心力衰竭的治疗效果,并与胎鼠心肌细胞注射组做对比。他们发现,植入 6 周后,海藻酸材料基本降解完毕,其所在位置基本被结缔组织和肌肉成纤维细胞取代;与胎鼠心肌细胞注射组相比,海藻酸注射组心壁厚度显著增加,心肌组织的强度和弹性均得到改善。

Jonathan 等以钙离子交联的 2% 浓度海藻酸用于猪心肌梗死模型的注射治疗,设置生理盐水注射组为对照组,60 天后,对照组的左心室舒张区扩张 44%,左心室收缩区扩张 45%,左心室尺寸增加 35%,而海藻酸注射组的上述指标则有显著改善($P < 0.01$)。数据统计分析显示,注射 2 ml 海藻酸可使瘢痕厚度增加 53%、前壁厚度增加 34%,海藻酸注射区可完全被肌肉成纤维细胞和胶原取代,同时正常的心肌细胞没有因为海藻酸的注入而受到损伤,无末端栓塞、心律失常等副作用。他们认为注射型海藻酸是一种新型的心力衰竭治疗手段,方便、快捷、有效,可用于心肌梗死后的心脏修复并可阻止由心肌梗死并发心力衰竭的发展。Dai 等将胶原蛋白注射到心肌梗死大鼠模型中,也证实了注入生物材料可有助于心室形态的保持,减少心肌梗死后心室重塑的恶化。

Ifkovits 等制备了透明质酸丙烯酸酯温敏性水凝胶,注射到羊心肌梗死模型中后发现,高取代度的水凝胶可显著减少心肌梗死区域的面积,且心排血量和射血分数等心脏功能也有明显改善,而低取代度的水凝胶组则无统计学意义。

上述研究结果均证实了选择适宜的生物材料注射植入受损部位便可有效改善心脏形态和功能。由于该方法单纯通过可注射型生物材料的物理作用改善左心室形态、结构和功能,而非通过生物学、生理学或生物化学作用与心肌组织相互作用,降低了对心肌细胞正常信号传导通路的影响风险,而且整个过程中没有引入其他作用物质,便于后期产品开发过程中成本控制、质量控制和风险管理,更利于大规模生产。最新资料显示,已有该类产品进入临床验证阶段,其用于心力衰竭的安全性和有效性在动物实验及临床预实验中均得到证实。

二、制备工艺

(一)海藻酸盐的优势

海藻酸盐作为原位组织工程材料用于心力衰竭治疗的优势显著,主要表现为以下几个方面。

1. 相对生物惰性

从上述结构基础和功能基础的介绍中可以看出,作为最早应用于临床的天然生物材料之一,海藻酸由于缺少哺乳动物细胞特异识别位点,蛋白质吸附少,而且不能被哺乳动物体内的生物酶自然降解,具有相对生物惰性。生物惰性是双刃剑,使得海藻酸不具备如壳聚糖、透明质酸等材料的活跃的生物活性以及生物诱导功能,但同时也可大大延缓海藻酸盐在生物体内的降解进程,使其具有更好的在位性和组织支撑功能,而且还可避免与受体相互作用导致的细胞分化,从而更好地维持细胞表型。

电信号发生和传播是心肌细胞行使正常生理功能的保证,因此,任何植入的材料应不仅对心肌细胞无毒性或遗传毒性作用,而且还应尽量减少对心肌细胞电信号的干扰。目前常用的生物活性材料如透明质酸、壳聚糖、纤维蛋白等虽然具有良好的细胞相容性且刺激细胞生长,但其活跃的生物活性则可能扰乱细胞的电信号传导,从而引起心律失常等不良反应,造成临床不良事件,甚至增加死亡风险。海藻酸盐的相对惰性则可有效避免此方面风险。此外,由于海藻酸盐在体内的降解进程较慢,在位时间有效延长,可提供较为持久的空间支撑性能,维持心脏塑形。海藻酸盐与多价阳离子可成迅速而且不可逆的结合反应,形成稳定的水凝胶结构,该凝胶不仅具有良好的空间支撑性能,而且具有良好锁水性。通过离子化交联形成水凝胶不仅可有效减少有机试剂的引入,降低化学残留风险,而且反应温和、时间可控,用于原位组织工程时几乎不影响植入部位组织的正常功能。

2. 结构调节的可控性

通过调节海藻酸盐分子中的 M/G 比例以及 G 单元的分布模式可有效调控海藻酸盐的理化性能和生物功能,从而实现对所需制备的水凝胶的凝胶化时间、力学性能以及降解速率等的有效调控。选用高 G 含量的海藻酸盐制备的水凝胶不仅具有更好的生物学惰性,而且凝胶时间、凝胶强度、压缩性能以及降解速率等均大为改善,可与心肌组织的力学性能相匹配。

3. 体内降解代谢慢,在位性良好

海藻酸盐在哺乳动物体内的降解途径较为特殊,不是通过生物酶解方式进行,降解产物中的片段化或颗粒性现象较少,一般不引起显著的非菌性炎症反应。海藻酸盐在体内的降解速度一般低于等同分子量的透明质酸、壳聚糖、胶原蛋白等生物大分子,因此,植入体内后在位时间较长,可提供更为长效的空间支撑作用。

基于前期研究和大量的文献调研,海藻酸基生物材料具有良好的生物学功能,作为生物支架材料具有良好的结构塑形性,生物相容性良好但在体内不能降解,有望作为新型生物医用材料用于心力衰竭辅助治疗。但作为医用材料进行体内植入对海藻酸的纯度、结构、分子量等均提出了极高要求,目前国内生产的海藻酸难以满足要求,此外,对于海藻酸基生物材料能否符合心力衰竭治疗产品的要求、其功能及作用机制等均未见系统、详尽的研究报道,因此尚需进行大量的研究工作对上述问题进行一一探讨。

(二) 可注射型海藻酸盐水凝胶的制备方法

可注射型水凝胶是海藻酸盐用于心力衰竭治疗的主要产品形式,其制备方法有多种,主要包括:

1. 离子交联法

离子交联是最常用的海藻酸基水凝胶材料的制备方法。海藻酸盐中的 G 单元可与二价离子结合,将其固定于椅式构象的 G 残基间形成"蛋盒"结构,所形成的水凝胶强度与海藻酸盐浓度、分子量、M/G 比例以及二价离子的结合程度密切相关,此外,GGG 模块的长度越高,凝胶的机械强度和结构稳定性也随之增强。凝胶化过程的可控性及凝胶率是影响离子交联法制备的海藻酸基水凝胶材料性能的主要因素,一般而言,凝胶化速度越缓慢,所得凝胶的结构越均一,机械性能越优异。通过选择适宜二价离子及控制二价离子的释放速度、pH、温度等手段可以获得符合要求的水凝胶材料。例如,向反应体系中添加六偏磷酸钠可以与二价离子竞争结合海藻酸的羧酸位点,从而减缓凝胶化速度,或者采用中性条件下微溶或不溶于水溶液的 $CaSO_4$ 或 $CaCO_3$ 为二价离子供体,加入葡萄糖醛几内酯使得体系的 pH 逐渐降低,从而使得二价 Ca^{2+} 逐渐释放,达到控制凝胶化进程的目的。低温下,二价离子的活性降低,交联速度降低,也可达到交联更有序、强度更优化的目的。此外,离子交联所得的海藻酸基水凝胶材料的机械性能也因所用的海藻酸结构不同而有很大差异,高 G 单元含量的海藻酸形成的水凝胶材料其机械性能远高于高 M 含量的海藻酸,因此,应根据不同的需求选择适宜的海藻酸原料用于水凝胶材料的制备。

值得关注的是,离子交联的海藻酸水凝胶材料植入体内后,其中二价离子会与周围体液或组织液中单价粒子产生离子交换作用而逐渐释放,从而使得凝胶逐渐解交联,因此这种方法形成的海藻酸基水凝胶在体内难以长期稳定存在。

2. 共价交联法

与离子交联相比,共价交联可显著提高海藻酸基水凝胶的机械性能,该方法已广泛应用于海藻酸基生物材料的改性,在组织工程领域中尤为突出。但用作共价交联剂的分子多为有机分子,对机体具有毒性或刺激作用,因此需同时考虑交联剂的去除或灭活问题,并严格控制交联剂的残留量以保证材料的安全性。

用不同分子量的聚乙二醇二胺(PEG)对海藻酸进行交联,可制备不同机械强度的海藻酸基水凝胶,而且随着交联剂浓度或含量的增加,水凝胶的弹性模量逐渐增加。通过控制交联剂的浓度以及使用不同的交联剂分子,可以有效调整海藻酸基水凝胶的机械性能和膨胀性,而交联剂分子的化学性能也会显著影响水凝胶的膨胀率。虽然经共价交联的水凝胶其亲水性通常有所降低,但由于引入的交联剂分子多为亲水性大分子如聚乙二醇(PEG)等,其本身便具有很好的亲水性能,因此可部分代偿由于交联而损失的亲水性能。

多功能共价交联剂的使用可更为有效地对海藻酸基水凝胶的机械性能和降解速率进行严格调控。有研究证实,以聚丙烯酰胺-共-酰肼(PAH)为多功能交联剂、以己二酸二酰肼

(AAD)为双功能交联剂分别制备海藻酸基水凝胶,前者所得的水凝胶机械强度远高于后者,而且降解速率也明显降低。

光交联是制备海藻酸基水凝胶的另一种共价交联方法,由于其反应条件温和以及原位凝胶化等优点,近年来已引起普遍关注。这一方法通常先用甲基丙烯酸甲酯对海藻酸进行接枝修饰,然后在曙红和三乙醇胺存在的条件下经氩离子激光(514 nm)照射 30 秒,即可原位形成透明度良好的弹性水凝胶,这种方法形成的海藻酸基水凝胶已作为生物胶成功用于角膜穿孔的修补术。常规的光交联方法一般均需采用光敏剂或酸缓释剂,均对机体有潜在毒性,因此其临床应用受到限制。有一种替代方法将 α-苯氧肉桂乙酰氯部分修饰聚丙烯胺后,用于海藻酸的接枝修饰,330 nm 下该修饰基团可进行二聚化交联反应而不释放任何毒性副产物,可有效满足安全性要求。研究证实,该种方法形成的海藻酸基水凝胶对细胞色素 C 和肌红蛋白均有良好的渗透性,有望作为一种组织工程支架材料用于组织修复。

3. 热交联

热交联法制备的海藻酸基水凝胶具有热敏感性,可根据不同温度变化有效控制药物或因子的释放,因此已广泛应用于药物缓释领域。聚 N-异丙基丙烯酰胺(PNIPAAm)在生理温度附近(32 ℃)可进行可逆性相转变,是制备生物医用温敏性材料最常用的交联剂,"细胞片层"(cell sheet)技术便是利用 PNIPAAm 这一特性体外培养获得完整的细胞片层用于再生修复。通过与亲水性单体如丙烯酸或丙烯酰胺共聚,可对 PNIPAAm 的相转变温度进行调整。已有研究显示,将海藻酸钠与 NIPAAm 和聚乙烯醇-共-聚己内酯(PEG - co - PCL)大分子经紫外线辐照可原位形成"聚合物半互穿网络"(semi - IPN),在恒定温度下,该凝胶的溶胀性随海藻酸钠浓度的升高而增大,而随着温度的升高,溶胀性则逐渐降低。

4. 细胞交联

细胞交联法是较为少用的一种交联方式,主要借由细胞表面的特定受体与海藻酸基材料上的配体相互识别而形成交联作用,通过这种方式,细胞表面受体可与多种聚合物链相结合,即使在缺乏化学交联剂的条件下也可形成长距离的、可逆性网络结构。业已证实,细胞表面受体可以和 RGD 肽修饰的海藻酸相识别,从而形成有序交联的聚合物网络。而细胞与未经 RGD 肽修饰的海藻酸溶液混匀后,则主要产生细胞-细胞间的相互作用,仅能形成非有序结构。由于细胞交联方法主要通过脆弱且可逆的配体-受体相互作用形成,因此形成的海藻酸基水凝胶为剪切可逆性,而且可重复多次,当外加剪切力时,凝胶结构破坏,但一旦撤去剪切力,则一段时间后仍可形成交联网络。这种水凝胶体系在组织工程领域中是一种理想的细胞载体,与细胞混合时可以以液体形态顺利注射到目标组织,一旦进入机体后则可原位形成水凝胶以保持植入细胞的在位性。

（三）制备工艺改良

作为特殊的人体器官,心脏承担着供应机体能力的关键作用,具有特殊的结构、功能和生理学特征,对于植入心肌内的生物材料具有特殊的要求,尤其对于安全性方面更为严格。从临床应用方便角度而言,对于水凝胶的机械强度、凝胶化时间均有一定要求。机械强度低利于注射到机体组织,但存留时间短;强度过高则由于内聚力高而不利于注射,但机体存留时间长。凝胶化时间过短,则不便于临床操作注射;时间过长则延长手术时间,增加手术风险。此外,尽管海藻酸基材料业已被证实具有优异的组织相容性和生物安全性,但仍需要考虑引入的交联剂可能导致的生物毒性以及引起心律失常等不良影响。

共价交联法和热交联法制备的海藻酸基水凝胶虽然具有更为优异的机械性能、膨胀率以及较长的降解周期,可更长时间留存于心肌组织内起到组织充填作用,但是由于涉及的交联剂为有机或化合物分子,均对机体有一定的毒性作用,用于心肌内注射的风险性较高,不是优选方案。此外,为降低产品注册和合理缩短产品研发周期,应尽量减少或不涉及任何细胞或活性因子,因此,细胞交联法也不是优选方案。离子交联法是物理手段制备海藻酸基水凝胶材料,不涉及任何化学试剂或有毒试剂的引入,无需考虑有机物残留问题,便于以后规模化生产的成本控制和风险管理,具有良好的转化可行性。但是,传统的离子交联法制备的凝胶机械强度、凝胶化时间等均存在一定问题,不能满足心力衰竭治疗的要求。

基于上述考量,选择优化的离子交联法制备海藻酸基生物材料水凝胶既可有效保留物理交联的优点,又可增加交联反应的可控性以及交联产物的机械性能,更能满足心肌组织植入的要求。优化离子交联法主要包括海藻酸钠体系和交联体系,其中,交联体系摒弃了传统的简单二价金属离子或二价金属离子供体＋缓释剂的方式,而是采用同样具有长链结构的海藻酸基二价离子体系——海藻酸钙作为离子供体,即不影响二价离子对于海藻酸钠分子链的交联作用,其交联剂体系的分子链还可与海藻酸钠分子链形成柔性网络,不仅可增加水凝胶的机械强度和膨胀率,而且可有效控制交联时间和凝胶速率,减缓植入体内后钙离子与单价离子的交换速率,延长体内存留时间。此外,交联体系也可由其他生物材料基钙盐承担,如葡萄糖酸钙,此类体系的共同特征是本身具有聚分子结构基础以及钙离子缓释功能,与海藻酸钠体系混合后既可实现离子交联,又可借由生物分子链间相互作用形成更稳定的网络结构,从而提高水凝胶的力学性能和结构稳定性。

优化离子交联法所采用的材料及加工方法中不涉及有机试剂或有机化学反应,反应体系温和,条件可控,不存在毒性交联剂或助剂等残留问题。海藻酸钠体系和交联剂体系反应彻底,无交联剂残留问题。所用材料、试剂等均具有良好的生物安全性,大大降低了临床应用的安全性。此外,本方法减少了目前常用的离子交联工艺方法中存在反应过快或过慢导致的反应不均、机械强度低等问题,工艺方法简单可控,大幅度降低了制备过程中风险管理的难度。通过本改良方法制备的可注射型海藻酸基生物材料具有良好的力学性能,亲水性良好,有很强的吸水性和保水性,通过介入手段植入心壁后可形成黏弹性良好的胶体,不仅具有良好的组织充填作用,而且能保持较好的组织塑形性,与周围组织相容性良好,能相对长期存在于心肌组织但不引起异物反应,从而保持长期的心壁填充塑形作用,改善心肌功能。

三、用于心力衰竭治疗的制剂种类

作为一种世界性的高发且高死亡率疾病,心力衰竭的治疗业已成为亟待解决的临床难题。传统的治疗手段或器械难以满足日益提高的临床需求,因此基于再生医学理论开发新的心力衰竭治疗手段成为新的发展方向。心力衰竭发生后,在组织学上表现为左心室扩展,舒缩力下降。将海藻酸基生物材料注射到左心室特定的部位并在体内形成具有一定强度和韧性的凝胶态物质。该凝胶在体内很少或基本不与周围的细胞和组织起化学、生物电学或免疫学反应,而且人体缺乏降解海藻酸的酶,因此,该凝胶可作为生物惰性假体物质长期存在于填充部位。海藻酸基生物材料注射到左心室特定部位后,可增加室壁厚度,减少左心室的扩张尺寸,从而降低左心室心肌的张力,减少射血能耗,增加射血量,降低左心室的室壁应力,从而帮助已扩张的左心室重新塑形改善心脏功能。

利用原位组织工程法制备海藻酸基水凝胶材料用于心力衰竭或心肌梗死并发心力衰竭的治疗是近年来的新兴技术,随着研究的不断深入和完善,其已逐渐发展成为国际普遍关注的研发和转化的重点技术。虽然该项技术的研究在国外已得到了良好的动物试验结果甚至初期临床试验数据,但迄今为止尚未有类似产品获得 FDA 认证,仅于 2013 年有 1 项海藻酸基产品用于心肌梗死的治疗获得 CE 认证并成功应用于临床。在中国,此类研究尚处于起步阶段,虽然已有研究团队得到初步研究成果,但仍未形成系统的动物模型评价,临床试验方面更是空白。

载细胞生物材料植入术实质上是利用可注射性生物材料作为载体将外源性细胞定向定位地引入受损心肌组织中,并可为其提供相对良好的增殖环境,增加细胞存留量和在位性,并提高细胞的长效存活率和活性。该技术与体外组织工程策略中植入型细胞-支架复合物的区别是:后者是细胞、材料在体外先共培养形成一个整体的细胞-材料复合物再植入心肌膜表面,而可注射型细胞-材料混合物则是将细胞、材料在体外混合后共同注射到心肌层中。该技术中,所用的生物材料应为生物友好型材料,不仅可以创造良好的细胞外微环境,而且可以提高细胞的存活率,同时具有良好的结构整合性,使其可以与周围正常组织相匹配,从而起到室壁功能改善的作用。

Yu 等将海藻酸接枝 RGD 肽制备成微球,制备人间充质干细胞(hMSC)的载体微球,用于心肌梗死后心力衰竭的辅助治疗研究。他们发现,体外实验中,RGD-海藻酸微球包裹的细胞黏附性好,细胞增殖率提高,血管生成因子的表达也显著增加,体内实验结果显示,注射RGD-海藻酸微球包裹的 hMSC 可有效保持左心室的正常形态,防止心肌梗死后心室重塑的恶化,hMSC 在位性良好且动脉血管的生成率明显提高。

载细胞生物材料植入术系细胞植入术和单纯生物材料植入术的复合技术,兼具二者的特色和优势,既可代偿由于缺血损伤导致的心肌细胞数量减少、活性降低,又可补偿由于左心室扩张引起的左心室壁变薄、心室尺寸增加和室壁应力增加,从两方面同时对心力衰竭中左心室结构重塑和功能恶化进行改善,具有技术层面的可行性和优越性。但考虑到迄今各国政府对细胞治疗术应用于临床均持保留意见,尚无明确将该方法正式列入临床指南的指导意见或条文,我国 CFDA 目前也没有放开细胞治疗术用于临床的口子,因此,该技术在产品技术审评和文号审评阶段缺乏政策层面的支持和明确引导,在未来几年中难以作为生物医药制品或医疗器械产品推广应用。

载活性因子生物材料植入术以可注射型生物材料作为抗心力衰竭活性因子的缓释载体植入心肌损伤部位,不仅可以提高活性因子作用窗的定向性,而且可以增加活性因子的稳定性以及存留时间。迄今这一领域的报道所用的生物材料载体以自组装多肽材料或明胶材料居多,所用的活性因子多为促新生血管生成类的生长因子,植入体内后选择性改善局部缺血情况减少心肌细胞死亡,主要包括碱性成纤维细胞生长因子、血小板源性生长因子等。

2003 年,Iwakura 等便发现,用可注射型明胶微球载负碱性成纤维细胞生长因子注射到心肌缺血部位,可显著促进新生血管生成,改善局部血供和心肌功能。2005 年,Christman 及其课题组的研究也证实,以纤维蛋白胶作为载体,将可编码血管生长因子多功能蛋白的质粒注射到心肌缺血部位后,可有效促进原位血管的再生,减少细胞缺血/缺氧坏死。Hsieh 等则制备一种自组装多肽作为载体用于载负血小板源性生长因子-BB,植入体内后可在 14 天内维持活性因子的持续缓释,与单纯的自组装多肽植入组、活性因子植入组相比,这种载因子自组装肽植入组更能显著改善心肌损伤部位的血供情况,减少心肌细胞死亡率并提高心脏功能,损伤部位的面积也随着时间的延长逐渐减小,证实该方法可以阻断甚至逆转心肌缺血的恶化和累进。

载活性因子生物材料植入术可针对缺血损伤部位进行定点血供重建,从而及时有效地保护心肌功能,以生物材料作为活性因子载体可实现长效、稳定、持续的心脏功能改善,避免活性因子局部或短时间内浓度过高、活性不稳定等原因引起的副作用。但该类技术在产品开发过程中还存在难以规避的壁垒,例如活性因子价格不菲造成的产品成本控制问题,活性因子半衰期短且保存问题低造成的生产工艺、运输、产品贮存以及货架期短等问题,以及活性因子适宜作用浓度问题等,此外,CFDA 一般将各种活性因子作为药品注册管理,生物材料则多作为医疗器械管理,二者结合使用则在产品注册审批时应根据药械结合产品审评,无疑将增加产品注册周期和费用,这也是成果转化时不得不引起注意的问题。

除上述三大策略外,基因疗法作为再生医学手段用于心力衰竭治疗的研究也取得了突破性进展。AHA 2010 年公布了一项对晚期心力衰竭患者所做的Ⅱ期临床研究(CUPID 研究),研究者采用腺相关病毒包装的人 SERCA2a,观察酶替代法治疗晚期心力衰竭的效果。CUPID 研究纳入了 39 例严重但处于稳定期的心力衰竭患者,心功能Ⅲ～Ⅳ级,LVEF≤ 35%,受试者随机分配至 3 个腺相关病毒 SERCA2a 剂量中的 1 个剂量组或安慰剂组对照,并接受单纯冠状动脉内注射治疗。大剂量组治疗 6 个月和 12 个月后,患者的死亡率、心力衰竭加重、心力衰竭相关的住院率、心脏移植和 LVAD 的需求较安慰剂组显著下降。此外,在腺相关病毒 SERCA2a 治疗后 6 个月患者运动能力改善、症状缓解并且生活质量提高。CUPID 研究证实了腺相关病毒 SERCA2a 的安全性和可行性,并显示出患者临床转归、症状及心脏功能状态的获益。这预示着可以继续展开更大样本量的临床研究。即便如此,充血性心力衰竭的基因治疗仍存在诸多问题:首先,基因治疗的效果并不能长期维持。其次,人体的免疫系统对外来的基因具有较强的排斥性,给重复治疗带来困难。然而,随着基因表达调控的不断进步,尤其是高特异性的载体和基因表达的不断实现,将为心力衰竭的基因治疗提供良好的前景。

海藻酸基生物材料已有多年临床应用历史,具有很好的临床安全性和有效性。作为一种常用的组织工程材料,海藻酸基生物材料具有仿生结构,但由于其具有相对生物惰性,体内降解速率低,对哺乳动物细胞缺乏识别位点,可较好地维持细胞和组织的表型。在近 3 年中,已相继有近 10 个Ⅱ类海藻酸盐敷料获得我国各省市 CFDA 批准,在齿科印模、血管栓塞、药物缓释等方面的产品也陆续得到市场准入。更值得注意的是,海藻酸基生物材料在一些急需解决的临床难题的治疗研究方面,显示出良好的临床潜力和市场前景,相关报道已发表在国内外前沿的学术期刊或杂志,引起了临床和基础研究的普遍重视,例如:海藻酸基水凝胶心肌注射治疗心力衰竭或心肌梗死的介入治疗心肌坏死、海藻酸基生物材料作为生物黏合剂用于组织黏合或封堵,以及海藻酸微囊用于细胞、药物、活性因子或基因的靶向导入及释放等。此外,随着理论体系的不断完善和技术的不断提升,海藻酸基生物材料在组织工程和再生医学领域的研究和应用范围也大大拓展。

四、海藻酸盐用于心力衰竭治疗的研究现状

将海藻酸盐材料用于心力衰竭治疗的研究在国外开展较早,不仅已形成了许多学术成果,而且已有部分研究完成动物实验进入临床验证阶段。美国研究团队在该领域处于领先地位并在临床治疗方面取得了突破性进展。

(一) Algisyl-LVR™

Algisyl-LVR™ 是美国 LoneStar Heart 公司开发的一种用于心力衰竭治疗的海藻酸盐

医疗产品,主要治疗的对象为严重心力衰竭或心力衰竭末期的患者,多为扩张型心肌病,旨在通过改善心脏结构和功能,阻止或逆转心力衰竭的累进过程,从而提供患者的临床症状及生活质量。Algisyl-LVR™ 注射到心力衰竭后扩张特定心壁部位并可长期存在,该材料植入后不降解、不引起异物反应,可减少心室尺寸并帮助心室重新塑形,前期临床研究业已表明该方法对于心力衰竭治疗具有显著疗效,且长期追踪结果显示可减轻甚至部分逆转心力衰竭的进程,目前该产品正在意大利、德国、荷兰、澳大利亚、中国、美国等区域进行国际多中心临床试验并完成 11 位患者的安全性及效能临床实验,已获 FDA 批准进入 II 期临床试验。国际多中心的临床预实验的结果显示,Algisyl-LVR™ 用于重度心力衰竭患者以及扩张型心力衰竭患者的治疗均有不俗的临床表现。

Algisyl-LVR™ 为海藻酸基生物高分子材料,水凝胶由两种组分构成：含非水溶性海藻酸钙颗粒的分散液、海藻酸钠溶液。通过两个注射器将两组分混合后,钙离子在非水溶性的海藻酸钙和水溶性的海藻酸钠中重排,形成新的交联海藻酸基水凝胶用于心肌注射。这一交联过程进行较快,混合 1 小时后可达到稳定。自凝胶化过程可通过多个参数调节如海藻酸钙颗粒的尺寸、海藻酸以及钙离子的浓度等。凝胶化时间为特定时间以便于手术操作。凝胶强度随时间的变化可简易检测。由于该水凝胶基本没有生物活性,植入机体后理论上不会引起免疫排斥反应,植入后降解缓慢,可提供长效的在位组织支撑作用。

对心力衰竭患者实施左侧开胸手术后,将 Algisyl-LVR™ 注射到左心室游离壁的心肌组织中可发生自身凝胶化,阻止左心室的持续扩张,使其保持相对理想的形态从而帮助心室塑形。整个手术操作过程不超过 1 小时,手术操作引入的风险较低,属于临床可接受范畴。该种产品用于心力衰竭的治疗见效快且持续时间长,业已证实,植入 1 小时后即可发挥作用,其疗效至少可持续 26 周。Algisyl-LVR™ 的功能类似于“假体支架”,植入左心室壁后可提供力学支撑作用,帮助左心室的形态及尺寸的维持,并阻止左心室扩张的累进,甚至有迹象表明,该产品的植入可以逆转重度心力衰竭的恶化进程。在此过程中,Algisyl-LVR™ 是通过其力学/物理效应而非药学、免疫学或其他的代谢活动而发挥作用。动物实验业已证实,Algisyl-LVR™ 生物相容性良好,作用持久。

迄今为止,LoneStar Heart 公司已根据 510 k 的要求,建立狗慢性心力衰竭模型,对 Algisyl-LVR™ 用于心力衰竭的安全性和有效性进行了系统的临床前研究。动物实验结果显示,Algisyl-LVR™ 可有效改善心脏左心室的结构和功能,并可阻止或逆转由慢性心力衰竭导致的心肌重塑,对心力衰竭确有显著的治疗和改善作用,为后期的临床研究奠定基础。

组织学分析显示,将 Algisyl-LVR™ 植入犬心脏心肌壁中,实验组注射位点及其周边组织为典型的异物反应,包裹成分为成熟的胶原蛋白以及炎症细胞(中性粒细胞),炎症细胞随时间延长逐渐减少。除注射位点外,其他的心肌部位无相关反应,属于机体可耐受范围且随时间延长而逐渐消失。临床表现、体重变化、临床病理指标变化或器官重量变化均无异常,多引线心电图检测证明试验组动物基本无心律失常现象,心功能数据均在正常值范围内,表明材料的植入对犬类正常心脏无不良作用。

采用聚乙烯微球(77~102 μm)栓塞法诱导犬中度和重度心力衰竭模型,射血分数为35%、25%(正常射血分数应为50%左右)显示建模成功。心力衰竭诱导之前,先行血流动力学、血管造影以及超声心动图检测,在注射治疗之前对实验组和对照组的动物再行上述检查。术后2、6、12周行血流动力学、血管造影以及超声心动图检测,动物处死后行组织切片和组织学评价。两种模型中,实验分组为 Algisyl-LVR™ 组($n=6$)和生理盐水对照组($n=6$),另设一组非处理动物($n=7$)作为空白组进行对比研究,评价材料植入对左心室功能和心室重塑的作用。

中度心力衰竭动物模型中,术后12周时,与注射前相比,生理盐水组动物的左心室舒张末期容积(LV EDV)和左心室收缩末期容积(LV ESV)均显著增加,表明心力衰竭症状持续累进恶化,而 Algisyl-LVR™ 组的动物 LV ESV 明显降低,表明左心室 LV 尺寸有效减小,心肌重塑情况得到部分逆转。同时,12周时,生理盐水组动物的左心室射血分数(LV EF)等与空白组相比显著降低,而每搏输血量保持不变,说明左心室的收缩功能持续恶化。Algisyl-LVR™ 组的左心室射血量则有显著提高,表明左心室功能的恶化得以部分逆转,功能磁共振的结果证实了上述结果。研究发现,术后2周便有左心室舒张和收缩功能的明显提高,术后12周,对试验组心脏组织切片后行 Masson 三色染色观察,Algisyl-LVR™ 植入物被结缔组织薄层包绕,无明显的炎症反应,其纤维化程度等情况与"心肌植入的安全性评价"试验相似且各时间点间无显著差异,水凝胶稳定在位且相容性良好。LV EF 显著增加,上述变化相对对照组均有显著差异。组织形态学检测结果表明,与正常组相比,Algisyl-LVR™ 组和对照组的 VFRF 均显著增大,这由二者均发生心力衰竭导致,侧面证实动物模型建立成功。与对照组相比,Algisyl-LVR™ 的 VFRF 增加相对较小且呈有降低趋势,但与对照组无显著差异。MCSA 是心肌细胞肥大的重要检测指标,与对照组相比,Algisyl-LVR™ 组的 MCSA 显著减小,可能与毛细血管密度的增加以及组织氧扩散距离的增加有关。此外,与对照组相比,Algisyl-LVR™ 组的左心室壁应力、MCSA 及左心室肥大均减小。由此可以推断,Algisyl-LVR™ 对中度心力衰竭(射血分数约35%)的动物模型有如下作用:①减小左心室尺寸;②增加左心室收缩功能;③部分恢复左心室的生理形态;④从细胞水平阻止左心室重构的恶性累进。最重要的是,术后2周便可观察到血流动力学的改善,这一状况可持续到实验结束(3个月)。Algisyl-LVR™ 处理未导致相关的不良事件如死亡、急性心脏代偿或慢性心律失常等。

重度心力衰竭模型中,整个观察期内无任何急性心脏失代偿现象发生。植入手术时,对照组和实验组均发生急性的瞬间心律失常,但对照组术后10~15分钟内症状消失。左心室造影、超声心动图和多普勒对实验组和对照组的心脏功能和血流动力学进行检测,结果显示,与对照组相比,实验组的 LV 舒张末压显著降低,LV EDV 和 ESV 显著减小,ESSI、EF 和 FAS 则显著增加。术后 3 小时的检测评价 Algisyl-LVR™ 植入的急性效应,行心脏血流动力学、心脏功能以及组织学检测。对照组中,术前和术后的室壁厚度无显著变化,EDV、ESV、ESSI 和 EDSI 也均无显著变化。而 Algisyl-LVR™ 组中,术后心室前壁和后壁的舒张末期壁厚及收缩末期壁厚均显著增加,EDV 和 ESV 减小,EF、ESSI 和 EDSI 显著增加,使得左心室的球形膨大减少,生理性椭球态部分恢复。同时,Algisyl-LVR™ 组的射血分数显著增加,表明心脏功能有明显改善。压力-容积(PV)循环分析显示,与术前相比,Algisyl-LVR™ 组术后 3 小时的 ESPVR 斜率有增大趋势,而 EDPVR 斜率有减小趋势,表明左心室的收缩和舒张功能均有所提高。上述结果证明,Algisyl-LVR™ 植入后可即刻改善心脏功能,术后 1～3 小时内左心室射血分数便可显著增加,这可能由 LV ESV 减小所致。对照组中没有观察到上述变化。同时,Algisyl-LVR™ 组的左心室结构和功能以及 ESPVR 和 EDPVR 均得到明显改善。PV 循环分析数据显示,Algisyl-LVR™ 植入心肌后不影响心肌的生理收缩,不增加左心室的舒张刚度,有效证实了 Algisyl-LVR™ 注射到心肌后可快速产生左心室重构的改善效应。分别在术前和术后 17 周进行 P-V 循环分析,Algisyl-LVR™ 组的 ESPVR 斜率显著增大且具有统计学意义,表明术后 17 周时,左心室的舒张度仍保持显著降低,心脏功能明显提高。

上述结果显示,Algisyl-LVR™ 用于改善重度心力衰竭不仅具有较好的安全性,而且还可有效提高左心室的收缩和舒张功能,改善心脏功能。Algisyl-LVR™ 可以:①减少左心室尺寸;②提高左心室射血分数;③部分恢复左心室的生理形态,上述效应可能与 ESPVR 和 EDPVR 的良性改善有关。Algisyl-LVR™ 注入心肌后,可以增大 ESPVR 斜率,减小 EDPVR 斜率,证实其用于重度心力衰竭切实安全有效,对于左心室的舒张刚度无长期负面效应。24 小时心电图追踪检测结果显示,术后 26 周时 Algisyl-LVR™ 组已无早搏性心律失常行为。

对上述动物模型试验中左心室扩张及肥大相关蛋白的表达水平进行初步分析,心力衰竭发生后,许多信号因子如 ANP、BNP、p21ras、p38MAPK 等高水平表达,调节心肌细胞的结构和功能使得收缩功能降低、心室扩张、心室结构重塑。Algisyl-LVR™ 植入左心室心肌壁后,可使得上述扩张-收缩相关蛋白以及细胞骨架蛋白表达恢复至接近正常水平,从而保持心肌细胞许多关键信号通路处于正常工作状态,维持心脏的生理形态及功能。

此外,Sahhah 等也报道了采用冠状动脉微栓塞法建立狗心力衰竭模型(左心室射血分数<30%),评价 Algisyl-LVR™ 对重度心力衰竭治疗的有效性。试验共入组 14 只狗,设置生理盐水安慰剂对照组($n=6$)和 Algisyl-LVR™ 组($n=8$),开胸手术后行心肌内注射,每只模型动物心脏设置 7 个注射点,点间距离 1.0～1.5 cm,每点注射量 0.25～0.35 ml,共注射 1.8～2.1 ml。分别于术前和术后 17 周行血流动力学和心室造影检测,对照组的术前和术

后 17 周射血分数分别为 (27 ± 0.3)％和 (24 ± 1.3)％，没有明显改善；而 Algisyl-LVR™ 组术后 17 周射血分数则显著增加到 (31 ± 0.4)％，表明心脏功能有了明显增强。同时，Algisyl-LVR™ 组中左心室的舒张末期容积和收缩末期容积也大大减小，左心室的生理构型相对良好，且左心室的舒张刚度没有增加，表明 Algisyl-LVR™ 与心肌组织的耐受性良好，植入后可有效协助左心室构型的保持，从而减少室壁应力，增加室壁厚度，阻断重度心力衰竭动物模型的持续恶化。

在前期的临床研究中，Algisyl-LVR™ 用于犬心脏注射的安全性和有效性均已得到证实。有效性研究结果表明，Algisyl-LVR™ 用于犬的中度到重度心力衰竭模型后，可：①减小左心室尺寸；②提高左心室收缩功能；③部分恢复左心室的生理形态；④从细胞水平降低左心室病态重塑的进程。Algisyl-LVR™ 注入心肌后，血流动力学便有明显改善，这一效应可持续 6 个月，其间无 Algisyl-LVR™ 相关的死亡、急性心脏功能失代偿或慢性心律失常等事件发生。此外，相关研究也证实，Algisyl-LVR™ 用于心力衰竭动物模型不会导致死亡、体重减少、临床病理学改变等不良反应，虽然在手术期有短暂的心律失常，但很快会消失，植入部位有轻微或中度炎性反应，但属于正常"异物反应"，可被机体良好耐受。Algisyl-LVR™ 植入心肌壁后，可有效增加室壁厚度，减少心室尺寸并提高血管化程度，而且能相对长期存在于心肌组织，保持长效力学支撑作用，改善心脏功能。由此可以推断，Algisyl-LVR™ 作为治疗心力衰竭的新策略主要基于其力学的空间支撑功能对受损心肌部位的空间结构进行调整，从而减轻/阻断心肌病理性重构的恶化，与海藻酸基生物材料的药理学、免疫学或生物学活性无关。

临床前安全性研究证实，动物模型对 Algisyl-LVR™ 均有较好的耐受性，Algisyl-LVR™ 注射到健康犬的心脏后不会引起死亡、临床事件、体重变化、临床病理学参数变化或器官重量变化。术后，在植入物周围有组织学反应，但 90 天后便处于静止态直至 2 年的观察期结束，这属于典型的异物反应。观察期内最多发的器械相关性不良反应为围手术期的心律失常，发生率为 7.5％，其中绝大部分由器械的错误使用导致。Algisyl-LVR™ 植入心肌壁后不仅可以提高左心室功能而且风险较低，安全性良好，可进入临床实验研究。

Algisyl-LVR™ 的第一期临床试验为开放性、非对照研究，分别在 3 个德国的临床中心和 1 个波兰的临床中心进行，评价使用的安全性、作用的持续性以及操作的简便性。截至 2010 年，入组患者共 10 例，年龄 18～75 岁，患扩张型心肌病，NYHA Ⅲ 或 Ⅳ 期，射血指数≤40％，LVEDDI 30～40 mm/m² (LVEDD/BSA)，均在进行冠状动脉搭桥或血管手术的同时进行 Algisyl-LVR™ 左心室心肌壁注射，术前及术后 3 天、8 天、3 个月、6 个月、12 个月、18 个月以及 24 个月进行临床观察。通过对不良事件、血液化学、心电图以及 24 小时动态监测等手段评价 Algisyl-LVR™ 的安全性。通过心电图监测心脏尺寸和功能，适用时也可用磁共振成像监测心脏功能。KCCQ 法和 NYHA 法评价心脏的各个功能/物理参数。

截至 2012 年的临床研究中,9 例患者(90.0%)至少发生了 1 起不良事件,10 例入组患者共发生 29 例临床不良事件(SAE),其中绝大部分 SAE(69%)为轻度(1 级),仅 3 种(失代偿性心力衰竭、房颤和心动过速)为重度(3 级)。最常发的 SAE 为紊乱性疾病(5 例,71%)和感染(3 例,43%),均为常规心脏手术中的常见病症,与 Algisyl-LVR™ 的植入无相关性。仅 1 例患者发生的 3 种不良事件(心房扑动、房颤和心动过速)可能与 Algisyl-LVR™ 相关。

如表 7-4 所示,心电图数据表明入组患者的射血分数增加(提高 25%),左心室舒张末期容积(降低 12%)和收缩末期容积减小(降低 23%),上述变化在术后 3 天便可观察到,持续至少 3 个月。患者的 NYHA 功能分级也有提高,所有患者均至少提高 1 级,其中 3 例患者由 NYHA Ⅳ 期改善到 Ⅱ 期。MRI 影像学分析结果显示,Algisyl-LVR™ 植入后可显著减小左心室尺寸、保持左心室构型且增加室壁厚度,从而大大提高射血效率和射血分数(图 7-10)。此外,患者的 KCCQ 指数也有明显提高。上述临床数据初步证实了 Algisyl-LVR™ 用于中度到重度心力衰竭患者的心脏植入可明显改善心脏功能,提高射血分数,减缓左心室重塑的恶性累进过程,从而阻断甚至逆转心力衰竭的发展,成功解决传统治疗手段的瓶颈难题。

表 7-4 Algisyl-LVR™ 用于心力衰竭治疗的临床研究中心电图、KCCQ 评分和 NYHA 分级情况

	术前	术后 3 天	术后 8 天	术后 3 个月
LVEF(%)	28.7±8.5	37.6±11.2	36.5±16.0	36.0±13.5
LVEDV(ml)	139.5±20.6	122.5±13.9	123.5±45.0	123.6±18.6
LVESV(ml)	99.8±25.8	79.5±22.8	87.2±46.0	77.2±29.5
KCCQ 评分	39.4±28.0	n/a	53.4±19.9	74.0±25.0
NYHA 分级 Ⅲ/Ⅳ 级的患者数	7	n/a	n/a	1

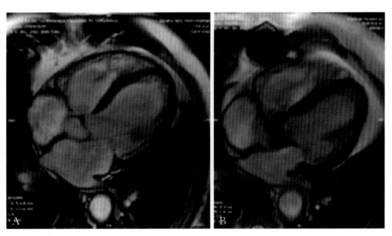

图 7-10 患者植入 Algisyl-LVR™ 前和术后 6 个月 MRI 影像图

A. 术前射血分数 32%;B. 术后 6 个月,射血分数 64%

随访期间,患者对 Algisyl-LVR™ 均有良好的耐受性,证明其用于治疗中度到重度心力衰竭(NYHA Ⅲ 和Ⅳ期)安全可靠。在对患者进行常规心脏手术(动脉搭桥或血管搭桥)过程中进行 Algisyl-LVR™ 注射,耗时 8～25 分钟,不会显著延长手术操作时间,围手术期有轻微综合征但均为心脏手术典型事件。迄今为止,无 Algisyl-LVR™ 相关的死亡事件,所有患者均无需二次手术。入组的 10 例患者均为典型的心力衰竭患者,心电图评价显示其心率、QRS、RR、PR 或 QT 间隔随时间变化均无明显改变。同样地,临床化学、血流动力学以及尿检结果均无改变。绝大多数患者(10 例中 9 例)的心脏功能提高,左心室扩张减小。所有患者的心力衰竭症状均有改善,无临床或功能状态恶化现象(NYHA 分级和 KCCQ 评分)。

2013 年,JOVE 杂志上正式刊发了 Lee 等将 Algisyl-LVR™ 用于症状性心力衰竭患者治疗的临床研究数据,所有入组患者均表现出左心室功能的明显改善,左心室容积和室壁应力状况也得到持续的良性调整。在这项临床研究中,他们采用磁共振技术(MRI)和数学模型技术相结合,首次对舒张末期和收缩末期的左心室构型进行数字模拟重建,可检测不同区域心肌纤维的应力情况,从而对术前及术后不同时间点的心脏构型及功能的变化进行定量追踪(图 7-11)。MRI 检测发现,向心力衰竭患者的左心室游离壁中植入 Algisyl-LVR™6 个后,左心室室壁明显增厚、舒张末期左心室尺寸明显减小(图 7-12),患者心脏功能、射血分数和射血量等均有显著改善,生命质量得以提升。由此可以证实,Algisyl-LVR™ 植入左心室游离壁后,可有效且持续增加左心室壁厚度、减小左心室容积,从而减小室壁应力,阻止甚至逆转由于应力增加而导致的左心室持续扩张,帮助心脏维持正常构型和功能。Lee 等于 2013 年在 Cell Transplantation 上公布了 Algisyl-LVR™ 对心力衰竭患者左心室功能及构型恢复的力学研究报道,也认为 Algisyl-LVR™ 主要通过改善左心室的力学作用调节心脏构型和功能的改善:作为左心室壁的充填物,Algisyl-LVR™ 具有与舒张心肌类似的物理学性能,可与心肌组织良好相容且长期稳定存在,持续增加心肌壁厚度、减小心室尺寸从而降低室壁应力。在此基础上,LoneStar 公司自 2012 年 4 月又启动了另外一项随机、对照性临床研究,评价 Algisyl-LVR™ 对于重度心力衰竭患者的有效性。此外,基于此的第二代产品也基本研发完成,可经微创介入手段植入心肌中,大大减少了手术风险。

基于已有的临床研究数据分析,Algisyl-LVR™ 可有效改善心力衰竭患者的心脏结构和功能,改善临床表征和生活质量,虽然有少量不良事件发生,但经验证认为大多为疾病相关或器械的非正常使用导致,基本为非器械相关性事件。研究数据显示,Algisyl-LVR™ 可能有短期或中期的中低风险,但无长期后遗症,并可改善心脏功能。Algisyl-LVR™ 或许不能完全替代心脏移植,但至少可为患者在等待合适供体的漫长期间内提供替代性治疗,但对其疗效及作用、途径等尚需进行随机的对照临床研究及大量基础研究。

(二)IK-5001

急性心肌梗死(AMI)发生后,30%～40%的患者往往伴随着左心室损伤以及结构重塑,

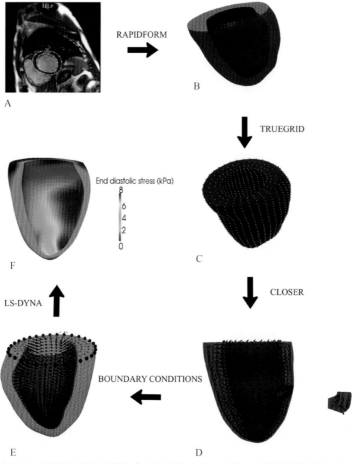

图 7-11 MRI 与数学建模技术相结合构建左心室壁应力的量化模型流程图

MRI 影像经 RAPIDFORM 软件处理后(A),形成(B)IGES 面,再经(C)TRUEGRID 软件处理构建有限元网格,
经(D)CLOSER 软件对心肌纤维进行排布分配,然后引入(E)边界条件,最后经(F)LS‐DYNA 处理得到
左心室应力的三维数学模型(引自 Hung CL 等,J. Am. Coll. Cardiol,2010,56(22):1812‐1822)

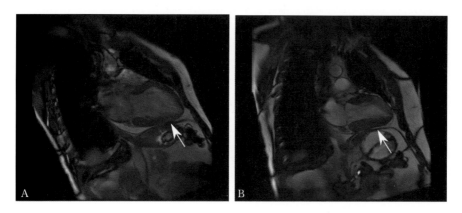

图 7-12 Algisyl-LVR™ 植入 6 个月后,MRI 检测发现,相较于术前患者左心室尺寸明显减小,
室壁厚度增加(箭头所指为左心室)

A. 术前;B. 术后 6 个月(引自 Hung CL 等,J. Am. Coll. Cardiol,2010,56(22):1812‐1822)

逐渐发展为充血性心力衰竭。IK－5001 是由 BioLineRx 公司开发的一种可降解心肌基质产品,原名 BL－1040,后由 BioLine 公司技术转让给 Ikaria 公司并更名为"可吸收心肌基质"(又名 IK－5001),主要用于 AMI 并发充血性心力衰竭的治疗,可预防心肌梗死后左心室的重塑,并可提供心肌细胞重建/修复的支架,已成功申请许多国家的发明专利。IK－5001 为双组分:2％海藻酸钠和 0.6％葡萄糖酸钙,两者等比例混合后用于心肌植入。心肌梗死 3 小时后,便可检测到心肌 Ca^{2+} 浓度的显著增加,21 日后保持较高水平。利用心导管插入术将 IK－5001 注射到高 Ca^{2+} 浓度的心肌梗死区域后,原位形成的水凝胶具有与正常心肌组织相似的抗拉强度,可替代已经损伤降解的细胞外基质,为心肌细胞提供重新分裂及生长的支架和空间,降低室壁应力,从而预防梗死部位扩散。植入 7～8 周后,随着梗死区域功能的恢复以及 Ca^{2+} 浓度的降低,IK－5001 可逐渐代谢排出。

在大型动物 AMI 模型中(猪、犬)业已证实,与对照组(生理盐水)相比,IK－5001 可有效降低舒张末期左心室容积,稳定射血分数,减少因 AMI 导致的射血分数的持续降低,从而改善心脏功能,降低 AMI 后并发心力衰竭的概率,这种改善作用在术后 6 个月内持续有效(图 7-13)。术后 60 天,动物实施安乐死后,取心脏解剖,AMI 组左心室明显扩张、球形膨胀、室壁变薄,IK－5001 组的左心室室壁基本保持正常厚度,左心室结构及形态保持良好(图 7-14),表明 IK－5001 对 AMI 中左心室重塑具有长效调整改善效应,协助保持心脏及左心室的正常生理结构和形态。

根据 FDA 以及 CE 对于产品上市前的要求,IK－5001 已经完成包括功能评价(体内、体外)、解剖学研究以及生命质量复合终点研究等临床前评价,并于 2012 年成功启动 CE mark(预期完成病例 306 例,临床研究编号 BL－1040)和 FDA 认证(预期完成病例约 1 000 例)的申请程序,其中,CE mark 的申请有望于 2014 年完成。

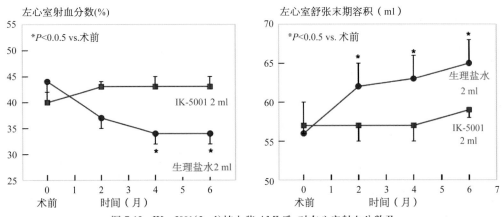

图 7-13　IK－5001(2 ml)植入猪 AMI 后,对左心室射血分数及
舒张末期左心室容量的改善作用(对照组为生理盐水)

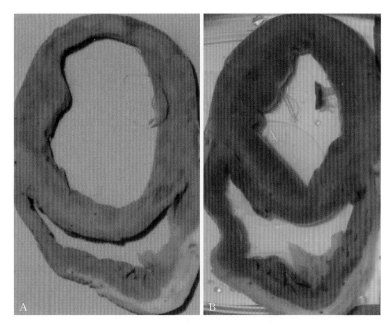

图 7-14 IK‑5001 植入猪 AMI 模型后 60 天，心脏结构的常规观察

A. AMI 组；B. IK5001 组

在 2010 年完成的开放性、非对照临床预实验中，对 27 例有高度左心室重塑风险的心肌梗死患者进行安全性和初步有效性实验，观察指标包括室性心律失常、对症性心力衰竭、肾衰竭、再次心肌梗死或心血管病入院、卒中（中风）及死亡等，入组标准为：首次冠状动脉介入手术（PCI）、左心室射血分数 20%～40%、心脏生化标记物（CK）峰值＞2 000 IU 或心肌梗死区域＞25%。将 2 ml IK‑5001 经冠状动脉介入手术注射到心肌梗死区域，术后所有病例至少随访 180 天，最长随访已近 5 年，迄今尚无器械相关的并发症、心律失常、心肌酶升高或闭塞等不良事件发生，患者对 IK‑5001 有良好耐受，超声心动图可检测到左心室容量减小，表明 IK‑5001 对左心室重塑有改善作用，患者心脏功能也有显著提高。

目前 IK‑5001 正在进行第二阶段的关键性临床研究，为国际多中心临床试验，在包括 9 个国家的 50 多个研究中心同时展开，该项研究共入组 306 例且设置安慰剂对照组，术后随访期为 6 个月，研究终点包括：舒张末期容积、生活质量表、六分钟步行试验。该项关键性临床研究预期在 2014 年末结束并形成最终研究报告。为了获得 FDA 认证，IK‑5001 正在策划一项入组超过 1 000 例患者的大型临床试验研究项目，设置安慰剂对照组术后随访期延长至 12 个月，该项工作一旦展开，则可为海藻酸材料心肌内注射防止心室扩张导致的功能障碍及恶性膨胀的安全性和有效性提供更为翔实、全面的临床证据，为该项新技术的推广应用奠定坚实基础。

（三）其他国际报道

Algisyl-LVR™ 和 IK－5001 作为较为成熟的技术业已进入临床试验阶段，此外，仍有其他许多研究虽然仍属于实验室水平的基础研究，但也为该类技术用于治疗心力衰竭的可行性和有效性提供了有力证据。

Natali 等 2008 年在 Circulation 上发表的一篇文章，总结了他们团队对可注射海藻酸材料对新近（7 天）和陈旧性（60 天）心肌梗死导致的心脏重塑及功能损伤的研究结果。与 IK－5001 相似，该研究采用 1％浓度的低黏度海藻酸钠（30～50 kDa）作为骨架材料，0.3％葡萄糖酸钙溶液作为交联剂，二者混合后的表观黏度为 10～50 cP，可顺利通过导入系统植入体内，在高 Ca^{2+} 浓度的梗死心肌区域中发生离子交联成凝胶，起到组织填充和保护作用，且注射部位无心律失常或血栓形成。为了更清晰追踪海藻酸钠材料植入体内后的行为，他们用生物素对海藻酸钠进行标记，发现植入 6 周后海藻酸钠材料基本被结缔组织和心肌成纤维细胞替代，注射区域的瘢痕组织厚度明显增加，左心室壁增厚且球形膨胀得到遏制，最后海藻酸钠材料经肾脏代谢排出。术后 60 天行超声心动图检测，材料植入组左心室的收缩及舒张性扩张和功能障碍明显得到改善，其效果甚至优于新生心肌细胞移植术。

Leor 等用瞬间球囊闭塞冠状动脉前降支法建立猪心肌梗死模型，建模成功 4 天后，将含 2％海藻酸钠和 0.6％ D-葡萄糖酸钙的混合液经冠状动脉注射到梗死的心肌区域，72 小时内没有心律失常、缺血栓塞等现象发生，注射点也无坏死、炎症、纤维化等现象，未观察到远端血栓。超声心动图追踪术后 60 天的结果，发现对照组（生理盐水组）的左心室舒张面积、收缩面积及左心室尺寸已显著增加，而海藻酸钠基材料植入组则表现为左心室构型的改善，其左心室尺寸的扩张被阻断甚至逆转。

Tsur-Gang 等报道了一项很有趣的研究，他们为提高海藻酸钠与细胞的黏附性并增加治疗效果，设计实验用 RGD 肽和 YIGSR 或 RGE（一种非特异肽，对心肌梗死有快速治疗作用）修饰海藻酸钠后得到 RGD/YIGSR-Alginate 和 RGE-Alginate，参照 IK－5001 的制备方法将所得的海藻酸钠衍生物与葡萄糖酸钙混匀分别制备注射用水凝胶，注射到梗死 7 天的心肌部位。术前及术后 60 天行超声心动图检查，发现未经修饰的海藻酸钠水凝胶对左心室尺寸、厚度、功能等指标仍有明显改善作用。而出乎意外的是，经多肽修饰后的海藻酸钠基水凝胶 RGD/YIGSR-Alginate 和 RGE-Alginate 组的瘢痕组织厚度、左心室功能和尺寸等指标比未经修饰的海藻酸钠组均有所降低，表明多肽修饰反而对海藻酸钠材料改善心肌功能的效应有所妨碍。更有趣的是，修饰后海藻酸钠组的新生血管数量和密度与未修饰组相比也没有增加迹象，甚至 RGD/YIGSR-Alginate 还有所降低。这一结果大大出乎实验设计的预期，但也证明了植入材料的化学和物理学性能会显著影响其对心室构型和功能的调节作用，至于是属于正向还是负向调节则需要进行切实有效的实验证实。Tsur-Gang 等最终推测可能是由于修饰后海藻酸水凝胶的表观黏度增加,使得植入梗死心肌后水凝胶不能顺利到达靶点部位,从而降低了其治疗效应,但这一推断尚未得到证实。

Yu 等也对海藻酸钠进行 RGD 肽接枝修饰后制备可注射性水凝胶,用于治疗心力衰竭,但所得的试验结果似乎与 Tsur-Gang 等的报道有所不同。Yu 等对于 RGD 肽修饰后与葡萄糖酸钙形成的水凝胶进行了体内动物试验和体外细胞试验,证实 RGD 肽的引入可显著提高水凝胶材料对人脐带静脉内皮细胞(HUVEC)的黏附和细胞增殖活性。建立大鼠心力衰竭模型后,将两种水凝胶材料植入心肌梗死区域,均可改善心脏功能和构型,而且与对照组相比,两种水凝胶都可以提高梗死区域的微血管密度,但 RGD 修饰后的水凝胶组促进新生血管生成的效果最为明显,由此可以推断,这种 RGD 修饰后的海藻酸钠原位水凝胶可能对于组织微环境的改善有影响,有临床开发潜力和前景。2010 年,Yu 等还在 Biomaterials 杂志上发表了一篇论文,用 RGD 肽修饰的海藻酸微球包裹人间充质干细胞(hMSC)后用于大鼠心肌梗死模型的修复,体外细胞实验证实修饰后的海藻酸微球对 hMSC 的黏附性和 FGF2(是促进血管生成的主要信号因子)表达显著增强。分别将 hMSC、RGD-海藻酸微球、hMSC+RGD-海藻酸微球、PBS(对照组)植入大鼠心肌梗死模型,术后 2 天、5 周、10 周行超声心动图、血管生成及组织学观察。单纯 hMSC 植入 7 天后已基本难以检出留存细胞,而微球包裹后,hMSC 的滞留时间显著延长,7 天后仍有大量细胞存在。在左心室构型和功能方面,单纯 hMSC 植入组和 PBS 组无改善效果,RGD-海藻酸钠微球组的效果最为显著,甚至优于载细胞组。在新生血管形成方面,hMSC、RGD-海藻酸微球、hMSC+RGD-海藻酸微球组的血管生成均显著提高,后两组的效果相近均高于单纯细胞注入组。这一实验中,虽然证实了 RGD 肽-海藻酸微球作为细胞载体有很好的安全性和有效性,但在心肌梗死治疗方面,载细胞微球表现出的对左心室功能和构型的改善作用相较于单纯微球植入组而言,并无显著优势,在左心室壁增厚等方面甚至效果略差,因此,这种载细胞微球技术用于治疗心肌梗死导致的左心室功能衰退的必要性和可行性仍有待探讨。此外,Yu 等还对比研究了纤维蛋白胶和海藻酸凝胶对于陈旧性缺血心肌病左心室功能和构型的作用,前者由纤维蛋白原和凝血酶组成,后者由 1.5% 的海藻酸钠(高 M 单元,0.9% 生理盐水配置)和 102 mmol/L CaCl$_2$ 组成,实验动物为已形成左心室动脉瘤的大鼠慢性心肌梗死模型。将上述两种材料植入左心室心肌壁中,超声心动图检测左心室功能,分别于术后 24 小时和 5 周处死动物,行组织学检查。术后 2 天,两组材料的结果类似,均可有效增加左心室厚度和短轴缩短分数、减少左心室尺寸;术后 5 周时,纤维蛋白胶组虽然仍基本保持了心肌壁的增厚程度,但对于左心室功能的提高作用已消失,海藻酸凝胶组则对左心室的厚度、短轴缩短分数等仍有持续调整作用。究其原因,可能与纤维蛋白胶已基本降解吸收而海藻酸凝胶仍具有良好在位性有关。

Banquet 等发现,成纤维细胞生长因子(FGF2)和肝细胞生长因子(HGF)联用后,体内促血管生成更为有效且持久。他们采用冠状动脉结扎建立大鼠慢性心力衰竭模型,以交联白蛋白-海藻酸微球作为缓释载体载负 FGF2 和 HGF 后植入心肌组织,可有效且持续地促进血管发生和动脉形成,防止心肌肥大和纤维化,从而减少左心室的恶性重构、提高心脏功能。

Dahlmann 等将海藻酸、透明质酸部分氧化或联氨化后获得衍生物 Alg – Ald 和 HyA – Ald,并以此为原料制备可注射水凝胶,将体外培养的胎鼠心肌细胞接种至水凝胶支架内部,体外构建组织工程心肌组织。生物反应器中培养 14 天后,荧光显微镜观察显示细胞无黏附、迁移或伸长等,在凝胶内部呈球形规则分布,施加外力作用后可观察到细胞搏动,其行为与生理搏动类似。由此,他们认为这类原位交联的水凝胶支架可用于改善或提高心肌功能,有望作为一种新策略用于损伤心肌组织的修复重建。

Zouein 等综合调研生物材料植入法对于心力衰竭及心肌梗死后改善左心室功能及构型,对其进展、机制及前景做了系统分析,调研结果发表于 2012 年的 Congest Heart Fail 杂志上。他们认为,植入材料对左心室功能和构型的改善作用可能有如下几方面因素(图 7-15):①物理支撑功能,材料的植入可有效充填心肌组织,增加其厚度,减少由于扩张而增加的室壁应力,避免由于组织坏死、溶解对心肌组织厚度和强度的胁迫作用;②促进血管生成,材料具有良好的生物学性能,可刺激血管化发生,且随着材料在体内逐渐降解排出,前体细胞可逐渐浸润到相应区域进行心肌组织的修复;③负面因子捕捉功能,植入的材料可有效捕捉坏死或凋亡细胞到三维网状结构中,抑制促炎症相关分子(DAMP)向周围组织释放,从而减轻相邻组织细胞的应力,降低由此引起的一系列负面行为,包括心肌细胞的死亡、收缩功能的降低、梗死区域边缘的扩展以及心力衰竭的恶化等。因此,植入材料的许多参数的调整均可能导致左心室调整功能的改变,例如材料的分子量、交联度、降解时间、原位凝胶化时间等可能会显著影响水凝胶的物理性能、细胞浸润以及血管发生等多种行为。许多动物实验结果业已证实材料植入法可有效改善心力衰竭或心肌梗死后的心脏功能和构型,阻止甚至逆转疾病的发展恶化。需要注意的是,动物实验毕竟不能完全模拟临床行为,例如:动物模

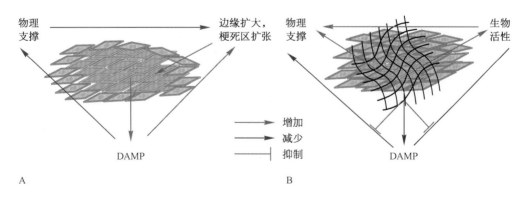

图 7-15 生物材料植入对于心脏功能和构型改善的机制示意图
(引自 Zouein F.A.等.Congest Heart Fail,2012,18:284–290)

型中仅进行材料植入,而临床患者则在术前、术后都有相当长期的药物使用史,因此情况更为复杂。从另一方面来看,在无辅助药物的前提下,该技术仍取得了药物难以企及的治疗效果,更能有力证明其巨大的临床应用价值和潜力。

(四) 国内研究现状

我国对于原位组织工程策略用于心力衰竭的治疗研究资料不多,且多处于实验室初步试验阶段,截至目前尚没有成熟的技术进入到临床研究阶段。可喜的是,近年来已有许多国内研究团队、医院逐渐关注到这一新技术并展开了基础研究和应用研究。

1. 哈尔滨工业大学团队的相关研究现况

田维明等在专利"用于治疗心肌梗死的海藻酸钠-蛋白胶可注射凝胶材料及其制备方法(申请号:201110103709.0)"中,将海藻酸钠部分氧化制备部分醛基化海藻酸钠,并将其与明胶/胶原溶液混合,通过化学交联制备一种海藻酸钠-蛋白胶可注射凝胶用于治疗心肌梗死。这种通过化学交联形成的水凝胶保留了海藻酸钠良好的生物相容性,部分氧化使其具有更好的可降解性,该水凝胶具有良好的力学性能和化学稳定性,体内降解时间为6~8周。注射到体内后,可为细胞的存留、迁移和新生血管形成提供基质,从而较易修复梗死的心肌。

扫描电镜观察,该水凝胶为相互连通的多孔结构,利于细胞在其间的生长、增殖和迁移(图7-16)。流变学检测结果表明,水凝胶的存储模量与损耗模量随时间延长而增加,混合后0~30分钟内,损耗模量大于存储模量,材料更多表现为液态;混合30分钟后,存储模量大于损耗模量,材料凝固成胶态用于心肌组织注射具有较好的力学性能(图7-16)。

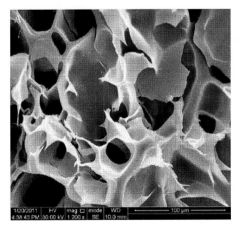
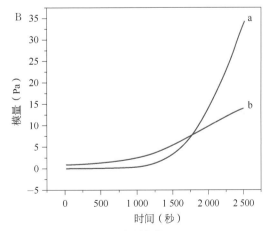

图 7-16　海藻酸钠-蛋白胶可注射凝胶的扫描电镜和流变学性能

A.扫描电镜图,凝胶为连通的多孔结构;B.流变性能,其中 a 线为储能模量,
b 线为耗能模量(引自田伟明等专利 CN 201110103709.0)

手术结扎冠状动脉前降支制作大鼠心肌梗死模型,心梗位置主要位于心尖,心电监测发现肢体导联的 ST 段上抬、R 波振幅升高,证实模型制作成功。设置生理盐水注射对照组。将制备的海藻酸钠-蛋白胶水凝胶经心外膜分 5 点(每点 20 μL)注射至左心室壁苍白和运动减弱区,注射后未见心律失常和栓塞形成。分别于术后 2 周、4 周、6 周行超声及左心室造影追踪大鼠心功能情况,包括心肌室壁厚度、射血分数等指标。海藻酸钠-蛋白胶水凝胶组大鼠的心肌壁厚度显著增加,左心室短轴缩短率增加,每搏输出量提高,左心室射血分数也明显增大,表明心脏功能得到改善。

术后 6 周,采用静脉注射氯化钾溶液使得大鼠心脏停跳并处于舒张期,取心脏样本,固定、包埋后行组织学观察,计算左心室膨大指数(代表左心室重构的程度,指数越高则重构越严重)和梗死区域血管再生情况。对照组的左心室膨大指数均值为 1.51,而水凝胶组的均值则为 0.78,证实该水凝胶可显著抑制由于心肌梗死导致的左心室重构,协助保持左心室构型。对组织切片特异荧光染色后,计算新生血管情况,对照组梗死区域新生血管密度为 90～130 根/mm^2,水凝胶组则为 160～175 根/mm^2,材料的植入可刺激血管再生。

此外,田维明课题组还探讨了用可注射性明胶纳米微球水凝胶作为缓释体系载负 BIO 和 IGF 因子,对大鼠陈旧性心肌梗死模型中心肌细胞增殖、血管生成、心脏功能修复的影响,也得到了很好的结果,该项目获得了国家自然科学基金委员会(NSFC)-加拿大卫生研究院(CIHR)健康研究合作计划项目(2013 年)的支持。

2. 北京大学团队的相关研究现况

2013 年,同时在奚廷斐、顾其胜教授的带动下,以位晓娟博士为主的研究团队就海藻酸基生物材料用于心力衰竭治疗进行了较为详细的前期研究,基于此项技术形成的发明专利"用于心衰治疗的可注射型海藻酸基生物材料及其制备方法(申请号:201310401817.5)"正在实质审核阶段。

该团队探讨了海藻酸钠及海藻酸钙原料的分子量、M/G 比例对于海藻酸钠凝胶的凝胶化时间、力学性能、生物相容性等的影响,并建立体外心肌细胞缺血模型,初步研究了海藻酸钠-海藻酸钙交联凝胶材料对于正常心肌细胞的相容性,以及对细胞损伤模型的损伤修复和损伤保护作用,并采用正常猪心脏左心室壁植入实验评价体内安全性,同时也为其有效性研究提供初步证据。该项研究的最终数据仍在整理中,尚未对外正式公布,在本节内容中提供部分研究内容。

在前期研究中,他们发现高 G 单元含量、高分子量的海藻酸钠形成凝胶的时间、力学性能更为接近临床操作需求,但为操作方便起见,仍需将二者控制在一定范围。据此,他们制备的凝胶可精准控制凝胶化时间集中于 7～8 分钟的范围,满足临床操作且不增加手术风险。环境扫描电镜显示,所形成的水凝胶相中含有均一的颗粒相,推测该种结构的形成可能是海

藻酸钙组分中的 Ca^{2+} 与海藻酸钠溶液组分中的 G 单元形成交联的"蛋盒"结构的同时,海藻酸钙与海藻酸钠的高分子链之间也形成了相互缠绕的三维空间结构,有利于提高凝胶的稳定性和机械性能(图 7-17)。差示热扫描检测证实了这一推测,海藻酸钠组分与海藻酸钙组分经充分交联水凝胶后,其结晶温度和结晶焓均显著增高,水凝胶样品在近 200 ℃时完全分解,结晶温度为 162.8 ℃、结晶焓为 166.6 J/g,显著高于两种原料的热稳定性(图 7-17)。

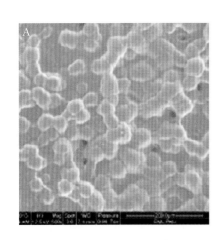
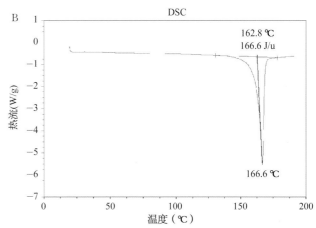

图 7-17 海藻酸钠-海藻酸钠钙水凝胶的(A)环境扫描电镜结构观察,以及(B)差示热扫描的热稳定性检测结果

间接接触法评价大鼠胚胎心肌细胞株 H9C2(2-1)与该海藻酸钠-海藻酸钠钙水凝胶的相容性,细胞生长良好、胞体清晰、细胞核位于细胞中部,CCK-8 法证实细胞增殖正常,无毒性作用。但有趣的是,通过 $CoCL_2$ 建立细胞缺氧损伤模型后,再用水凝胶浸提液处理受损细胞,其细胞形态、增殖、蛋白质合成等行为均比单纯损伤组有一定程度提高。此外,若将损伤因子 $CoCL_2$ 与浸提液同时处理正常的心肌细胞,也得到相似的结果。由此可以推测,虽然海藻酸钠-海藻酸钠钙水凝胶没有明显的促进正常心肌细胞增殖的作用,但是,在缺氧胁迫的环境下,该水凝胶的存在则可以提供类似"胁迫遮挡"或"胁迫屏障"的作用,不仅对已损伤的细胞有一定的损伤修复作用,而且可能有协助正常心肌细胞对抗过氧化氢胁迫的潜能,但对于水凝胶植入体内后是否可以保护正常组织减轻炎性因子或其他胁迫因子的压力,仍需进行体内动物模型实验予以反复验证。

该团队还将制备的海藻酸钠-海藻酸钠钙水凝胶植入正常猪心脏的左心室游离壁中。植入 30 天后,心脏的正常生理功能无损伤,心电图检测显示心脏功能正常,无心律失常或紊乱等不良反应,显示该材料植入后与心肌组织相容性良好,不会影响正常心脏功能和心肌电信号传播,体内植入风险较低。值得注意的是,实验动物的射血分数比正常状态下有一定增加,虽然并不显著,但也提示了即使对于正常心脏,少量材料的植入也可部分提升其射血能力、增强心肌功能,为下一步的有效性试验提供了支持和证据。

五、海藻酸盐用于心力衰竭治疗的反思与挑战

许多动物实验业已证实，生物材料植入法对于由心力衰竭或心肌梗死造成的心脏功能和构型损伤的确有显著改善作用，在前期临床研究中也取得了令人振奋的进展，随着相关产品 CE mark 及 FDA 进程的推进，该项技术在临床的应用前景日趋明朗。在肯定上述突破性进展的同时，我们也应该针对该类技术或产品做沉静的反思，作为治疗心脏功能衰竭的一项新型技术或产品，在切实应用推广之前，仍需进行大量基础研究和应用研究以更清晰地阐释其机制、作用途径及风险控制等问题，为临床应用的安全性、有效性和挑战性提供数据支持。

迄今，尚难以明确对心脏功能发挥最佳调整作用的最优参数，包括材料性能、植入技术等的不同造成的效果差异。例如，在不同实验中，各种材料向心肌内的注射量从 10 μL 到上百微升不等，势必造成了各实验结果的不对等；注射位点和数量也是重要的影响因素，多点注射的效果显著优于单点注射；材料注射到梗死边缘比梗死中部区域更有利于促进周围健康组织中细胞向梗死区域浸润、增殖；此外，心内膜注射和心外膜注射也各有优劣，因此，注射技术和功能成像技术的联用是亟需解决的问题，通过功能成像可有效确定注射的适宜位点和最佳部位，提高治疗的准确度和精确度。在材料方面，海藻酸、衍生化海藻酸、纤维蛋白胶、胶原蛋白、透明质酸、壳聚糖以及 Matrigel 等都被用于动物模型实验，由于上述材料均为生物高分子，其分子量及其分布、结构单元分布、分子结构、晶型、使用浓度、交联方式等因素均会影响实验结果。已有的对比性研究中，对于各种材料的研究结果没有普遍认可的结论，甚至有的研究得到相反结果。归根究底，采用生物材料进行心肌充填以改善心脏构型和功能是一种新技术、新思路，由于尚没有产品投放市场，也缺少足量的临床数据支持，其长效风险仍没有切实追踪数据，基础和临床研究都在不断探索、改善、提升中，没有形成科学的、统一的、普遍认可的验证标准或判别依据。

心脏功能和构型损伤程度及类型的复杂性也增加了对已有研究结果评估分析的难度，不同动物、不同建模方式也直接影响研究结果。目前所能检索的研究大部分是针对新近或陈旧性心肌梗死的动物模型研究，但对于梗死时间、程度、详细类型等各研究并不一致，导致其研究结果缺乏对比分析的科学性；材料植入时间也从建模成功后几小时到几周不等，而通常认为在梗死发生后，处理越及时，预后效果越好，因此，对于晚期心肌梗死的治疗结果，理论上应该更具有研究价值，但迄今针对此方面的研究相对较少；梗死的类型、部位以及区域面积等因素也会对材料植入后的治疗效果有所影响；心力衰竭或心肌梗死患者通常还患有其他各种疾病如瓣膜病、糖尿病等，其治疗的复杂性远非目前的动物模型实验可以有效模拟的。基于上述考量，将动物实验结果外推至人体临床，还需将许多因素考虑在内进行科学的复合拟合计算后，才能得到更为合理的分析结果。

植入材料对于心脏功能和构形重塑的路径和机制尚没有定论。一般认为,材料植入心肌后主要通过物理学性能如力学支持、组织充填作用减少左室容积、增加室壁厚度,从而降低左心室应力、增加射血分数和射血量。也有研究显示,材料的植入(海藻酸凝胶)可抑制心肌扩张相关因子的表达、促进血管再生和前体细胞浸润,而这些行为究竟是由材料的物理学、化学导致,还是生物学性能导致? 这些活性或刺激行为是否会影响心肌细胞电信号的正常发生和传导? 多数研究认为,材料在心肌组织中留存的时间越长,其心脏恢复效果越好,但同为海藻酸基凝胶材料,Algisyl-LVR™ 在心肌内 2 年之后仍稳定存在,而 IK - 5001 则 6 周后即被排出,这可能与二者的临床适用证不同有关,但是如何针对不同的临床适应证选择适宜的材料? 其标准是什么? 这些问题仍难以得到普适性回答。此外,研究中涉及的植入材料多种多样,其分子结构、机械性能、降解时间、生物学功能等均存在很大差异,即使对于同种原材料制备的凝胶,其分子量及分布、结构单元排布、交联性质及交联度等多种参数的差异也导致凝胶性能的千差万别,更增加了研究结果外推普适的难度。

综上,海藻酸基凝胶材料用于改善心力衰竭中心脏功能和构型损伤的有效性已经得到动物实验和初期临床研究的证实,随着 CE mark 以及 FDA 申请的推进,极有可能在最近两年内形成产品投放市场,解决传统医学难以回避的难题,再次证实了再生医学与转化医学在临床实践中的巨大潜力。虽然相关的基础研究最早在 21 世纪初已有报道,但切实走入临床应用仍属首次,势必引起心力衰竭和心肌梗死临床治疗方法的巨大变革。相较于在政府和企业共同快速推进的临床研究,基础研究虽然起步早但进展慢,仍有许多问题悬而待决。例如,不同材料对于心肌功能改善的作用仍需进行大量对比研究。这种改善作用究竟是仅仅源于左心室力学环境的改善,还是由于室壁增厚、应力减小而引起的一系列反应? 植入材料本身及其降解行为引发的炎症反应或异物反应对于心脏功能的长效影响是正面还是负面? 针对上述许多问题,学者们众说纷纭甚至研究结果相悖。因此,海藻酸基凝胶材料在心力衰竭治疗中的应用虽然曙光已现,但仍任重道远,需要更科学、系统、严谨的科学研究和临床应用予以证实和支持。

(位晓娟 周长忍 任 英 李晓霞)

参 考 文 献

[1] Liu S, Ghosh K, Muthukumar M. Polyelectrolyte solutions with added salt: A simulation study [J]. Journal of Chemical Physics, 2003,119(3): 1813 - 1823.

[2] Guptha V S, Hsiao P Y. Polyelectrolyte brushes in monovalent and multivalent salt solutions [J]. Polymer, 2014,55(12): 2900 - 2912.

[3] South A B, Lyon L A. Autonomic self-healing of hydrogel thin films [J]. Angewandte Chemie International Edition, 2010,49(4): 767 - 771.

[4] Li Y, Chen S, Wu M, et al. Polyelectrolyte multilayers impart healability to highly electrically conductive films [J]. Advanced Materials, 2012,24(33): 4578 - 4582.

[5] Wei Z, Yang J H, Liu Z Q, et al. Novel biocompatible polysaccharide-based self-healing hydrogel [J]. Advanced

Functional Materials, 2015,25(9): 1352 - 1359.

[6] Wang X, Liu F, Zheng X, et al. Water-enabled self-healing of polyelectrolyte multilayer coatings [J]. Angewandte Chemie International Edition, 2011,50(48): 11378 - 11381.

[7] Guvendiren M, Lu H D, Burdick J A. Shear-thinning hydrogels for biomedical applications [J]. Soft Matter, 2012,8(2): 260 - 272.

[8] Skorb E V, Andreeva D V. Self-healing properties of layer-by-layer assembled multilayers [J]. Polymer International, 2015,64(6): 713 - 723.

[9] Wei S J, Zhang M, Li L, et al. Alginate-based multi-membrane hydrogel for dual drug delivery system [J]. Applied Mechanics and Materials, 2013,275: 1632 - 1635.

[10] Li L, Lu L, Zhou C R, et al. Surface modified polylactic acid microspheres reinforced calcium alginate hydrogels [J]. Applied Mechanics and Materials, 2012,140: 58 - 62.

[11] Kolambkar Y M, Dupont K M, Boerckel J D, et al. An alginate-based hybrid system for growth factor delivery in the functional repair of large bone defects [J]. Biomaterials, 2011,32: 65.

[12] Mihardja S S, Gonzales J A, Gao D W, et al. The effect of a peptide-modified thermo-reversible methylcellulose on wound healing and LV function in a myocardial infarction rodent model [J]. Biomaterials, 2013,34(35): 8869 - 8877.

[13] Sabbah H N, Wang M, Gupta R C, et al. Augmentation of left ventricular wall thickness with alginate hydrogel implants improves left ventricular function and prevents progressive remodeling in dogs with chronic heart failure [J]. JACC Heart Fail, 2013 ,1(3): 252 - 258.

[14] Lee K Y, Mooney D J. Alginate: Properties and biomedical applications [J]. Prog Polym Sci, 2012,37(1): 106 - 126.

[15] Lam M T, Wu J C. Biomaterial applications in cardiovascular tissue repair and regeneration [J]. Expert Rev Caridiovasc Ther, 2012,10(8): 1039 - 1049.

[16] Zouein F A, Zgheib C, Liechty K W, et al. Post-infarct biomaterials, left ventricular remodeling, and heart failure: Is good good enough? [J]. Congest Heart Fail, 2012,18: 284 - 290.

[17] Venugopal J R, Prabhakaran M P, Mukherjee S, et al. Biomaterial strategies for alleviation of myocardial infarction [J]. J R Soc Interface, 2012,9: 1 - 19.

[18] Ruvinov E, Leor J, Cohen S. The promotion of myocardial repair by the sequential delivery of IGF - 1 and HGF from an injectable alginate biomaterial in a model of acute myocardial infarction [J]. Biomaterials, 2011,32(2): 565 - 578.

[19] Nelson D M, Ma Z, Fujimoto K L, et al. Intra-myocardial biomaterial injection therapy in the treatment of heart failure: Materials, outcomes and challenges [J]. Acta Biomater, 2011,7: 1 - 15.

[20] JoAnn L, Nacy M A, John P B, et al. Executive summary: HFSA 2010 comprehensive heart failure practice guideline [J]. Journal of Cardiac Failure, 2010,6(6): 475 - 539.

[21] Jamie L F, Elena T, Masahito M, et al. Injectable hydrogel properties influence infarct expansion and extent of postinfarction left ventricular remodeling in an ovine model [J]. PNAS, 2010,107(25): 11507 - 11512.

[22] Lloyd-Jones D, Adams R J, Brown T M, et al. Heart disease and stroke statistics - 2010 update: a report from the American Heart Association [J]. Circulation, 2010,121(7): 948 - 954.

[23] Hung C L, Verman A, Uno H, et al. Longitudinal and circumferential strain rate, left ventricular remodeling, and prognosis after myocardial infarction [J]. J Am Coll Cardiol, 2010,56(22): 1812 - 1822.

[24] Ilsar I, Wang M, Sabbah M S, et al. Acute left ventricular reconstruction with circumferential midventricular intramyocardial injections of alginate hydrogel in dogs with chronic heart failure [J]. J Cardiac Failure, 2010,16(8): S42 - S43.

[25] Yu J S, Du K T, Fang Q Z, et al. The use of human mesenchymal stem cells encapsulated in RGD modified alginate microsphere in the repair of myocardial infarction in the rat [J]. Biomaterials, 2010,31: 7012 - 7020.

[26] Jonathan L, Shmuel T, Victor G, et al. Intracoronary injection of in situ forming alginate hydrogel reverses left ventricular remodeling after myocardial infarction in swine [J]. Journal of the American College of Cardiology, 2009,54 (11): 1014 - 1023.

[27] Yu J, Gu Y, Du K T, et al. The effect of injected RGD modified alginate on angiogenesis and left ventricular function in a chronic rat infarct model [J]. Biomaterials, 2009,30(5): 751 - 756.

[28] Tsur-Gang O, Ruvinov E, Landa N, et al. The effects of peptide-based modification of alginate on left ventricular remodeling and function after myocardial infarction [J]. Biomaterials, 2009,30(2): 189 - 195.

[29] Kristiansen K A, Schirmer B C, Aachmann F L, et al. Novel alginates prepared by independent control of chain stiffness and distribution of G-residues: Structure and gelling properties [J]. Carbohydrate Polymers, 2009,77(4): 725 - 735.

[30] Yu J, Christman K L, Chin E, et al. Restoration of left ventricular geometry and improvement of left ventricular function in a rodent model of chronic ischemic cardiomyopathy [J]. J Thorac Cardiovasc Surg, 2009,137: 180 - 187.

[31] Natali L, Liron M, Micha S F, et al. Effect of injectable alginate implant on cardiac remodeling and function after recent and old infarcts in rat [J]. Circulation, 2008,117: 1388 - 1396.

[32] Silva E A, Kim E S, Kong H J, et al. Material-based deployment enhances efficacy of endothelial progenitor cells [J]. Proc Natl Acad Sci U S A, 2008,105(38): 14347 - 14352.

[33] Damasceno A, Cotter G, Dzudie A, et al. Heart failure in sub-saharan Africa: Time for action [J]. J Am Coll Cardiol, 2007,50: 1688 - 1693.

[34] Augst A D, Kong H J, Mooney D J. Alginate hydrogels as biomaterials [J]. Macromol Biosci, 2006 ,6: 623 - 633.

[35] ASTM F2064-00(2006)e1 Standard Guide for Characterization and Testing of Alginates as Starting Materials Intended for Use in Biomedical and Tissue-Engineered Medical Products Application.

[36] Glenn R G, Ira S C. Cardiac regeneration: materials can improve the passive properties of myocardium, but cell therapy must do more [J]. Circulation, 2006,114: 2575 - 2577.

[37] Wall S T, Walker J C, Healy K E, et al. Theoretical impact of the injection of material into the myocardium: a finite element model simulation [J]. Circulation, 2006,114(24): 2627 - 2635.

第八章 · 海藻酸盐生物医用 材料研究新进展

　　海藻酸盐水凝胶具有三维网状结构,可储存大量的水分,其丰富的多孔结构,有利于营养物质进入,为细胞提供营养,故其可用于培养细胞及传递细胞,提高细胞生存率。海藻酸钠材料具有羧基、羟基的修饰位点,可用于生物活性基团的修饰,是研究细胞与材料间通过特殊活性基团、配体产生相互作用的理想材料。更重要的是,海藻酸盐材料具有凝胶-溶胶转化能力,具有易于加工成型的优势,且可以借助简单的离子交联,在温和条件下制备成水凝胶支架,充分显示出其可在全生理条件载细胞制备水凝胶的优势,因此,海藻酸盐生物医用材料已被广泛用于组织工程领域。随着组织工程技术的发展,近些年兴起的以微流控技术为基础的器官芯片,已成为组织工程领域研究的一个热点方向。增材制造技术更为组织工程研究提供了个性化精准治疗策略,成为组织工程领域的又一热点。因此,本章以微流控技术和增材制造技术为代表,对海藻酸盐生物医用材料在这两大组织工程领域新兴起的加工技术中的应用现状及其研究新进展做高度概括。

第一节 · 海藻酸盐生物医用材料在微流控领域的应用

微流控技术(microfluidics)是以微机加工为基础,微流体驱动及控制为核心技术,检测技术为依托的分析系统。该技术克服了传统检测方法和技术的种种缺陷,彻底改变和颠覆了传统的分析过程和检测方式。其特点是:将各种基本操作单元(细胞培养、分选、裂解、样品制备、反应、分离、检测等)集成到一个只有几平方厘米的芯片上;由微通道形成网络,以可控流体贯穿整个系统。从而取代常规生化实验室的各种功能。

近些年来,以微流控技术为基础,利用生物材料、细胞及相关因子为元素,通过各种微加工技术,构建一个器官芯片(organ-on-a-chip),已成为组织工程领域研究的一个热点方向。它是一种利用微加工技术,在微流控芯片上制造出能够模拟人类器官的主要功能的仿生系统。除了具有微流控技术微型化、集成化、低消耗的特点外,器官芯片技术能够精确地控制多个系统参数,如化学浓度梯度、流体剪切力以及构建细胞图形化培养、组织-组织界面与器官-器官相互作用等,从而模拟人体器官的复杂结构、微环境和生理学功能。

这种微缩的组织器官模型,不仅可以在体外重现人体器官的部分生理或病理活动,还能使得科学家以一种全新的方式来研究机体的各种生物学行为,预测人体对药物或外界刺激所产生的反应。2015年,Nature杂志发表评论,称器官芯片是未来可能替代动物试验的革命性技术。

经过近些年的快速发展,研究人员已经在微流控芯片上实现了众多人体器官的构建,如芯片肝、芯片肺、芯片肠、芯片肾、芯片血管、芯片心脏以及多器官芯片等。该器件通过微通道不但能够保障结构内细胞所需营养的物质传递,同时也为细胞提供一个近似于体内的微环境,并通过微尺度空间内流体和组分的分布,在时空上实现对其内部生化微环境的动态调控。基于此,我们可以推断,构建一个类似于机体微环境的器官芯片,将在组织工程、再生医学、疾病模型、药物筛选等领域具有潜在的应用价值。

本部分将从以下几个方面展开:传统微流控芯片简介、器官芯片技术、海藻酸基材料在器官芯片领域的研究现状。

一、微流控技术

1. 微流控技术的起源

微流控芯片起源于微机电系统(MEMS)技术。MEMS技术全称 Micro Electromechanical

System，MEMS 是由诺贝尔物理学奖获得者 Richard Feynman 教授于 1959 年提出，其基本概念是用半导体技术，将现实生活中的机械系统微型化，形成微型电子机械系统，简称微机电系统。

1962 年全球第一款微型压力传感器面世，这一创新产品后来被应用于医疗（有创血压计）和汽车安全（轮胎压力检测），开启了 MEMS 时代。今天的 MEMS 技术在航天航空、军事、生物医药、工业交通等领域扮演着核心技术的角色，智能手机中就嵌入了多个 MEMS 芯片，如麦克风、加速度计、GPS 定位等。

2. 微流控芯片的结构及工作原理

微流控芯片是微流控技术实现的主要平台（图 8-1）。其装置特征主要是其容纳流体的有效结构（通道、反应室和其他某些功能部件）为微米级尺度，使得流体在其中具有与宏观尺度不同的特殊性能。因为其具有液体流动可控、消耗试样和试剂少、分析速度成十倍和上百倍地提高等特点，它可以在几分钟甚至更短的时间内同时对上百个样品进行分析，在线实现样品的预处理及分析的全过程。

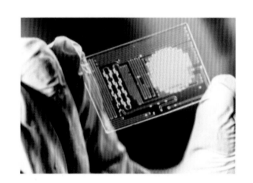
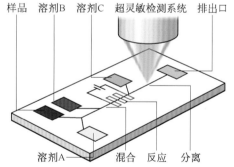

图 8-1　微流控芯片

采用类似半导体的微机电加工技术，在芯片上构建微流路系统，将实验与分析过程转载到由彼此联系的路径和液相小室组成的芯片结构上，加载生物样品和反应液后，采用微机械泵、电渗流或电水力泵等方法驱动芯片中缓冲液的流动，形成微流路，在芯片上进行一种或连续多种的反应。

多种检测手段可以被用在微流控芯片中，例如：激发荧光、电化学以及与质谱等分析手段，可以实现对样品的快速、准确和高通量分析。虽然对一些化学或生物物质的检测可以通过相应的检测设备来实现，但是要想实现快速高效的检测，微流控技术无疑是理想的检测手段。例如，对水质中重金属的检测，虽然可以使用高精度的原子荧光光谱和原子吸收光谱等方法，但是在应对突发性污染物泄露，或者对一个区域进行连续监测的情况下，微流控技术的优势非常突出。

微流控芯片的结构由具体研究和分析的目的决定(图 8-2)。微流控芯片的主体结构由上下两层片基组成,包括微通道、进样口、检测窗等结构单元构成。外围设备有蠕动泵、微量注射泵、温控系统,以及紫外、荧光、电化学、色谱等检测部件组成。附加在微流控芯片结构上的电器设备是微流控芯片进行研究的必要组成部分,主要功能如驱动和控制微流体的流动、温度调控、图像采集和分析,以及自动化控制等。

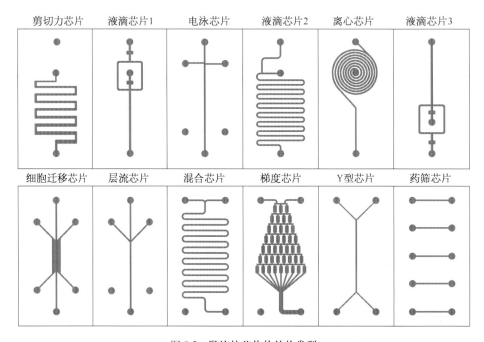

图 8-2　微流控芯片的结构类型

3. 微流控芯片的材料

早期常用的材料是硅和玻璃,近年来高分子聚合物材料已经成为微流控芯片加工的主要材料,它的种类多、价格便宜、绝缘性好,可施加高电场实现快速分离,加工成型方便,易于实现批量化生产。

硅材料具有散热好、强度大、价格适中、纯度高和耐腐蚀等优点。随着微电子的发展,硅材料的加工技术越来越成熟,硅材料首先被用于微流控芯片的制作,因具有良好的光洁度和成熟的加工工艺,可以用于微泵、微阀和模具等器件。但是硅材料也有本身的缺点,例如绝缘性和透光性较差、深度刻蚀困难、硅基片的黏合成功率低等,这些都影响了硅材料的应用。

玻璃也被广泛用于制作微流控芯片,使用光刻和蚀刻技术可以将微通道网络刻在玻璃材料上,它的优点是有一定的强度,散热性、透光性和绝缘性都比较好,很适合通常的样品分析。

目前,高分子聚合物材料由于成本低、易于加工成型和批量生产等优点,得到了越来越多的关注。用于加工微流控芯片的高分子聚合物材料主要有三大类:热塑型聚合物、固化型聚合物和溶剂挥发型聚合物。热塑型聚合物受热时可塑化,冷却时则固化成型,并且可以如此反复进行,热塑型聚合物包括有聚碳酸酯(PC)、聚酰胺(PI)、聚对苯二甲酸乙二醇酯(PET)、聚甲基丙烯酸甲酯(PMMA)等;固化型聚合物有聚二甲基硅氧烷(PDMS)、环氧树脂和聚氨酯等,将它们与固化剂混合后,经过一段时间固化变硬后便得到微流控芯片。溶剂挥发型聚合物有丙烯酸、橡胶和氟塑料等,将它们溶于适当的溶剂后,经过缓慢的挥发溶剂而得到微流控芯片。

PDMS 材料因其独特的优势,如成本低、使用简单、同硅片之间具有良好的黏附性、良好的化学惰性,成为一种广泛应用于微流控芯片领域的聚合物材料,在工业界与学术界中的应用极为广泛。PDMS 芯片经软刻蚀加工技术,可以实现高精度微结构的成型。除此之外,由于其对可见光与紫外光的穿透性,使得其得以与多种光学检测器实现联用。更重要一点是在细胞实验中,由于 PDMS 的无毒特征以及透气性,因此与其他聚合物材料相比有着不可替代的地位。

4. 微流控芯片的发展趋势

基于其集成化的微全分析系统,微流控芯片可以用于各个分析领域,如生物医学、新药物的合成与筛选、临床诊断、食品和卫生检验、环境监测、刑事科学和航天科学等其他重要应用领域,其中生物分析是热点。未来的研究和应用主要集中在以下几个方面:

(1)基于微流控的超高通量筛选技术将对新药研发、结构生物学研究、生物工程酶的改进等研究起到关键的推进作用。

(2)以循环肿瘤细胞 CTC 捕获芯片和数字 PCR 芯片为代表的"液体活检"诊断工具,将可能突破当前癌症早期诊断和术后疗效评估存在的技术瓶颈,成为新的癌症诊断标准。

(3)微流控技术将在即时检验中扮演着越来越关键的作用,在传染病检测、环境监察、食品安全检测、农残检测、家用医疗仪器等方面具有强大的市场前景。

(4)微流控技术将成为单细胞分析的核心工具,促进单细胞基因组学、蛋白质组学、代谢组学的发展,从单细胞层次揭示新的分子机制、信号传导和代谢通路。

(5)器官芯片和人体芯片技术的继续发展,可能在芯片上构建用于药物研究的仿生人体微器官和组织,从而显著降低当前新药研究成本和研发周期。

二、器官芯片

生命科学研究的主要目标是为了解析人类的生命现象,探究人体的生理活动以及疾病发生过程,并寻求有效的治疗方案。尽管生命科学和医学的快速发展,已经为人类健康的改善发挥了重要的作用,但是,近一个世纪以来,大量的生物学试验仍旧依赖于非常简单的单层细胞培养方式。研究人员将来自机体的细胞接种在刚性基板上进行培养,来研究观察细胞的行为,通常情况下,细胞一旦离开机体组织或器官的微环境,很快便失去其部分极性和功能,从而难以全面反映机体内组织器官的功能,更难以对外界药物或刺激做出正确的评价。

动物试验虽然可以提供一定的体内信息,但是仍然存在种属差异,以及对人体生理反应预测能力低下的问题。以药物研发为例,据美国食品药品管理局(FDA)统计显示,每种新药的平均研发周期为 10 年,费用为 5 亿~10 亿美元,其中,约 92% 的药物经动物实验验证有效,而在临床人体试验中失败,从而造成新药研发高投入、高风险和低产出的尴尬问题。

基于上述两个研究评价体系所存在的问题,迫切需求类似人体器官芯片这一新兴技术的出现,构建一种基于组织和器官水平的创新研究体系。

1. 构建器官芯片的材料

如上所述,传统的微流控芯片所使用的材料主要有:硅、玻璃、PDMS 和 PMMA,其制备过程是通过刻蚀的方法,在上述材料上加工出各种尺寸的微通道。虽然这些材料容易被加工成微流控芯片,且制备技术成熟,但是从仿生的角度来看,这些材料并不适用于构建器官芯片。器官芯片,是通过模拟体内细胞-细胞、细胞-基质、流体剪切、浓度梯度等微环境因素,来达到仿生的目的。因此,构建器官芯片系统对于生物材料的要求尤为关键,为了实现器官芯片的仿生微环境,该类材料不但需具有良好的生物相容性、与机体组织器官相接近的弹性模量、细胞黏附等性能,还应具有可被加工成芯片结构的特质。

迄今为止,已有多种生物材料,特别是凝胶类材料,被用于制备器官芯片。从来源分类,这类凝胶类的材料有天然聚合物和合成聚合物,天然聚合物主要有胶原、明胶、GelMA、纤维蛋白原、海藻酸、透明质酸、琼脂等,合成聚合物主要有聚丙烯酰胺、聚乙烯醇、PEG 等。

2. 构建器官芯片的方法

在目前的研究中,构建器官芯片的方法主要有:层叠层法(layer-by-layer)和牺牲模具法(sacrificial molding)。在所形成的微通道系统中,通道内壁可以培养内皮细胞,并诱导其形成类似于血管壁的类组织,另外,在支撑通道的外围基质中,可以接种其他器官或组织的细胞,例如肝实质细胞、肾细胞、肺细胞等,从而构建出一个类似于机体组织的体外血管化类组织芯片。

(1)层叠层法:通过软刻蚀或微加工,构建一类微尺寸的模具,然后将水凝胶的前体聚合物浇筑到模具上,待水凝胶完全交联后,去除模具,形成具有沟槽状的平板结构,再将上下两组平板粘合起来,便构建出一个贯穿有微通道的芯片结构。

通常情况下,模具有两种类型,一种是具有长方体结构,如图 8-3 所示,通过此模具的成型作用,会在平板凝胶的表面形成长方体的沟槽结构,然后将另一平板凝胶覆盖在表面有沟槽的平板凝胶上,再通过交联作用,将上下两片平板凝胶连接起来,这样便形成了一个连通网状结构的微通道芯片,由此构成的通道横截面是正方形结构。另一种模具是半圆柱形结构,其制备成型过程类似于前一种方法,所不同的是,所形成的通道横截面是圆形结构,更符合接近于机体内的血管结构(图 8-4)。

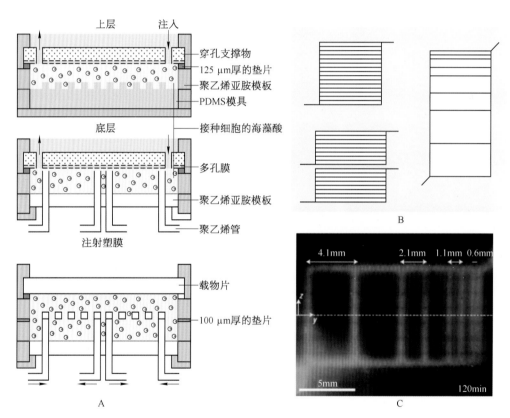

图 8-3 方形通道的结构及形成过程

A. 形成过程示意图;B. 微通道结构示意图;C. 微通道芯片内的物质传递效果(Nak Won Choi, Nature Materials, 2007)

通过层叠层组装,可以生成任意几何形状的复杂微通道结构,在水凝胶片材的粘接中,可以通过压力机械粘接或化学粘接,将片层结构连接起来。通常情况下,水凝胶材料的水界面会造成粘结困难,水凝胶片的粘结一般需要特定的化学试剂或物理条件,只能适应特定的材料。此外,化学试剂的引入可能会导致通道的变形,从而影响微通道尺寸的精度。更需要注意的是,虽然通过交联反应可以将两个水凝胶片层连接起来,但是并不能完全形成一个完整的结构,因而在连续灌流时可能存在导致粘结界面破裂的风险。

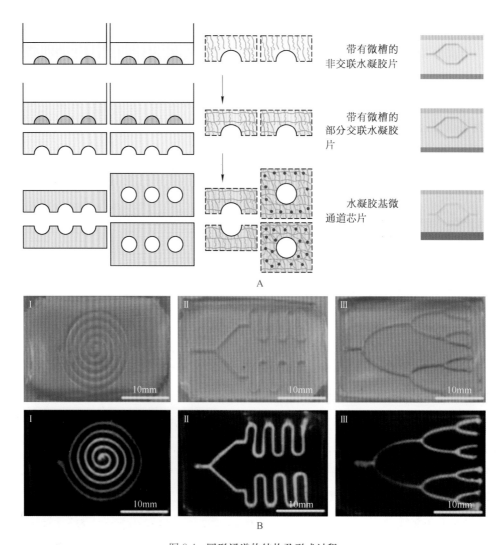

图 8-4　圆形通道的结构及形成过程

A. 形成过程示意图；B. 微通道芯片内的物质传递效果(Jing Nie, Small, 2018)

　　(2) 牺牲模具法：即通过去除包埋在凝胶体系内的柱状模具，从而在凝胶内部形成单通道或网络微通道的方法。该方法涉及两类材料，一类是制造牺牲模具的材料，另一类是包埋牺牲模具的外围基质材料。相对于层叠层法，该方法的优势是制备过程简单，且形成的芯片结构是一个整体系统，力学性能稳定，在未来器官芯片的研究和应用中具有一定的潜力。

　　理想的牺牲模具材料应具备以下特点：第一，良好的成型特征，根据芯片中微通道的图案化结构，能制造出相应的图案化模具结构，具有一定的保真度和精确度；第二，环境响应的相变特征，模具在受到外界环境因素(温度、pH、离子强度、光照等)改变的影响下，发生相变，由凝胶态转变成液态,从而容易从芯片中去除;第三,相变过程生物相容,即去除牺牲模具的操作过程没有细胞毒性,或者细胞毒性较低,不会破坏种植在芯片结构中的细胞。

　　早期的研究也有使用棒状结构材料作为牺牲模具,Sadr 课题组使用直径 600 μm 圆柱形玻璃棒作为基材,通过磁控溅射方法在玻璃棒上溅镀一层金薄膜,其次在金薄膜表面连接寡肽(CGGGKEKEKEKGRGDSP)形成自组装分子层(SAM),用来促使人脐带血管内皮细胞(HUVECs)在薄膜的表面黏附。HUVEC 在金棒上形成致密细胞层后,再使用甲基丙烯酸修饰的明胶(GelMA)水凝胶将其包埋,待水凝胶在光作用下交联完成,通过电位刺激取出金棒,从而在水凝胶内部形成衬有内皮细胞的类血管通道结构(图 8-5)。

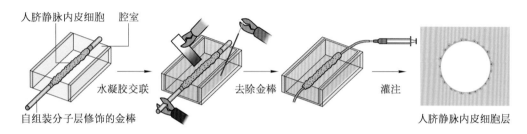

图 8-5　棒状结构材料作为牺牲模具,用于构建类血管通道

　　近些年来,随着人们对器官芯片研究的关注,越来越多可作为牺牲模具的材料被尝试,研究较为成熟的主要有:明胶、Pluronic F127、糖类物质、海藻酸等物质。而构建图案化模具的方法主要是软刻蚀和 3D 打印。

　　软刻蚀的方法是将 PDMS 加工成微通道的网络结构,然后在通道内注入流体牺牲材料,通过相变将液态牺牲材料转变成凝胶,之后将所形成的凝胶网状结构从 PDMS 中取出,并封装在另一种水凝胶体系中,再一次通过相变将凝胶态的牺牲材料转变成液态,并将其从体系中排出,从而形成相应的微流控通道结构(图 8-6)。

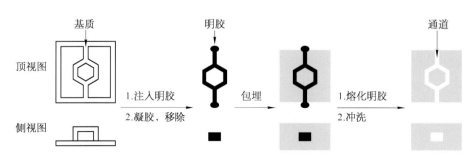

图 8-6　通过软刻蚀构建网状模具,再通过包埋和去除牺牲模具
来构建微通道结构(Golden,Lab on a Chip,2007)

除了软刻蚀方法,3D生物打印亦是一种非常有潜力的方法,即通过3D打印技术将牺牲材料组装成图案化模具,并进一步形成微流控芯片的过程。在该研究方向,目前的主要研究组织有哈佛医学院Lewis课题组、哈佛大学Ali Khademhosseini课题组、宾夕法尼亚大学Christopher S. Chen课题组、浙江大学贺永课题组等。

Lewis课题组所使用的牺牲材料是Pluronic F127,该材料的全名是聚氧乙烯-聚氧丙烯-聚氧乙烯(PEO-PPO-PEO)三嵌段共聚物,是一类重要的两亲分子,商品名为pluronics。它也是一类温度响应型的聚合物,在4℃以下时为液态,当温度高于4℃以后,开始转变成凝胶态。利用该材料对温度的响应性,在室温条件下通过3D打印制备出图案化结构的模具,然后将外围基质浇筑牺牲模具,将其包封在基质中,待外围基质固化后,再降低温度到4℃以下,此时,牺牲模具发生相变,变成液态,再将其排出基质,便形成了网状的微通道系统(图8-7)。

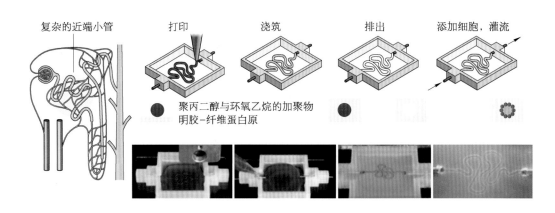

图8-7　以Pluronic F127作为牺牲材料,通过3D打印来构建仿生的图案化模具,再通过包埋和去除牺牲模具来构建微通道结构(Homan,Scientific Reports,2016)

曾经有人以焦糖化蔗糖纤维为核心模板,采用熔融纺丝技术制备了腔内微通道的仿生神经支架。Christopher S. Chen课题组和贺永课题组选用糖类物质作为牺牲材料(图8-8)。以碳水化合物糖类物质作为牺牲材料,当熔融糖被挤压时,会形成光滑的微纤维,微纤维被用作微通道的模板。该方法将熔融的糖纤维打印在基体上形成二维图形或三维网格矩阵,然后将另外一种封装材料浇注到模具结构上,一旦封装材料凝固,糖类材料再被溶解,进而形成具有三维微通道的微流体芯片。

糖类物质作为牺牲材料的最大优势是:第一,相对于其他凝胶类材料,凝固后的糖纤维具有一定的刚度,能够支撑其自身的三维结构,从而使得组装三维支架结构成为可能。第二,基于糖类物质易于成形、粘结和组装的特性,使得组装连通的脉管结构的过程更为简便,例如,每个层面的微通道,在某些节点上可以与下一层的通道相连。

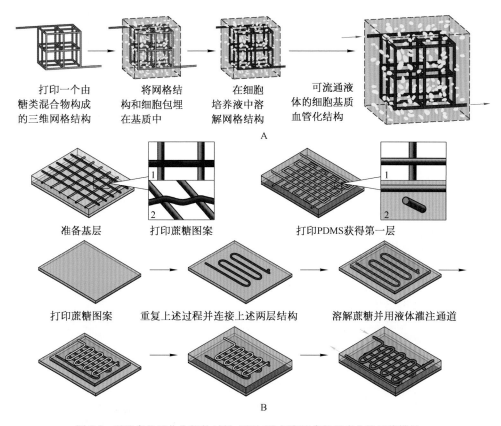

图 8-8　以糖类物质作为牺牲材料，通过 3D 打印糖类物质来构建网状模具，
再通过包埋和去除牺牲模具来构建微通道结构

A. 以 Carbohydrate glass（蔗糖-葡萄糖混合物）作为打印材料（Miller，Nature Materials，2012）；
B. 以棉花糖作为打印材料（Yong He，Microfluid Nanofluid，2015）

3. 器官芯片的研究现状

有关人体器官芯片的最早报道起始于 2004 年。

真正引起学术界和产业界广泛关注的标志性工作，是哈佛大学开展的肺芯片研究（2010 年）。

2011 年，美国政府率先宣布启动人体芯片计划（Human-on-Chip），其目的是开发人体芯片用于新药开发和毒性预测领域。

2015 年，第一届世界器官芯片大会在美国波士顿召开。

2017 年初，美国设立多项基金支持国家实验室开展人体器官芯片试验。

2017 年 4 月，FDA 正式宣布对一种肝脏芯片开展系列测试，以期获取新药审批认可的研究结果，进而取代动物实验。

基于器官芯片具有广泛的应用和产业化前景，一些国际企业也纷纷涉足这一高新技术领域。CN Bio Innovations、CN Bio、Emulate 等一批致力于器官芯片开发的生物公司陆续涌现，一些大型化妆品公司和制药企业（如强生、罗氏、默克、欧莱雅、赛诺菲等）也开始介入这一领域，例如瑞辉公司将 Draper 公司的器官芯片技术用于药物研发。

在学术界、产业界和政府的大力推动下，人体器官芯片技术将有可能成为新一轮科技革命的重要战略之一。

（1）肺芯片：肺是人体的呼吸器官，而肺泡是肺部气体交换的重要部分。传统的生物学研究无法在体外模拟出肺泡复杂的结构及周期性的呼吸运动，而肺芯片的目标旨在模拟体内气血屏障、机械压力、流体剪切力作用以及病理生理过程。2010 年，Ingber 课题组构建了一种双层膜芯片（图 8-9），重构肺泡和毛细血管之间的界面结构，以模拟人肺组织的呼吸过程。研究发现，在气体通道中通入 TNF、SiO_2 纳米颗粒和细菌，均能诱导血管内皮细胞黏附因子（ICAM）表达水平的增加，并进一步促进下层通道内中性粒细胞的黏附。在纳米毒理学

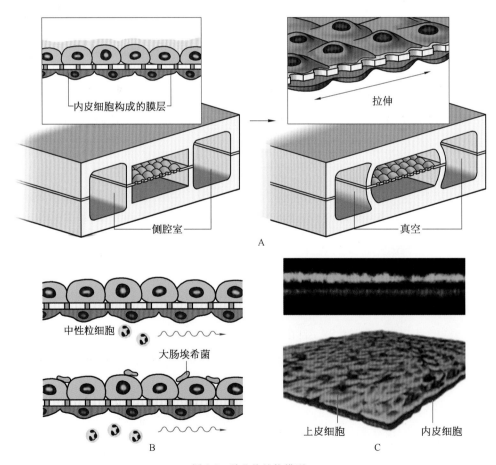

图 8-9　肺芯片结构模型

A. 肺芯片结构中上皮组织和内皮组织构成的界面；B. 模拟炎症因子和细菌对组织界面的影响；
C. 芯片中所形成的界面组织结构（Ingber，Science，2010）

研究中,这种模拟肺芯片的循环机械应变增强了上皮和内皮对纳米颗粒的吸收,并刺激它们进入皮下微血管通道,加重了肺组织对二氧化硅纳米颗粒的毒性和炎症反应。对比小鼠动物实验,类似的生理呼吸过程发生在该肺芯片上,这种具有机械活性的"芯片器官"微器件可重建对器官功能至关重要的组织-组织界面,非常有可能替代动物实验和临床实验,成为药物筛选和毒理学工作的一个高效研究平台。另外,这种肺芯片不仅可以重构体内肺部组织的周期性呼吸运动,也可以模拟肺部疾病的病理过程,为呼吸系统疾病的研究提供一个新思路。

(2)肾芯片:肾脏是人体非常重要的排泄器官,对维持体内自稳态与渗透压具有重要的作用,也是药物排泄的主要器官。肾单位是肾脏的基本结构单位,由肾小管、肾小囊和肾小球构成,也是肾脏发挥滤过与重吸收功能的基础。肾芯片研究主要集中在肾单位结构与功能的模拟,以及在此基础上肾脏疾病病理微环境模拟和机制研究。

Lewis课题组报道了一种通过3D打印构建肾芯片的方法,他们在体外创建了人体肾近端小管,这些小管完全嵌入在细胞外基质,并置于可灌注的组织芯片中(图8-10),可维持2个月以上。相对于平面上培养的细胞,芯片上的三维近端小管具有明显的体内上皮形态和功能特性。药物毒理学研究显示,芯片中的内皮组织在受到肾毒素环孢素A作用后,表现出与机体生理性能相似的剂量依赖型的破坏性质。总之,利用3D打印方法构建的肾芯片,可再现体内肾组织的微环境,可为肾脏的疾病模型构建、药物筛选及再生医学的研究提供一个解决方案。

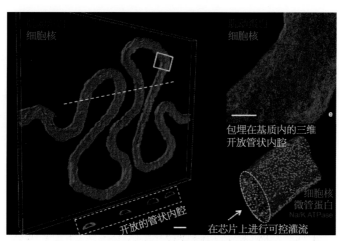

图8-10 利用3D打印技术构建的肾近端小管芯片
(Lewis,Scientifical Reports,2016)

(3)肝芯片:肝脏是人体内重要的代谢器官,由多细胞和管道结构的肝小叶构成。原代肝细胞具有高度的极性和复杂的功能,一旦离开机体组织,肝实质细胞很快便失去其极性和功能,因此,在体外如何长时间维持肝细胞的生物学特性和功能,是肝组织工程研究的重点和难点。目前,肝芯片研究的方向主要是在芯片上集中建立多种细胞组成的功能化肝组织模型,例如肝小叶、胆小管、肝血窦等,并将其用于药物毒理学评价和 ADMET 动力学分析。Lee 课题组构建了一个肝窦芯片,用高度渗透性的内皮间隙结构将肝实质细胞与外部血窦样区域分开,重建肝细胞的极性,维持肝细胞的功能。器官芯片技术的优势主要是模拟机体组织的微环境,并能多维时空地实现微环境的可控变化,能更好地实现体外肝组织的功能化的重建,并能形成高通量的分析,为其在病理模型构建和药物的高通量筛选研究方面提供一个很好的研究平台。

(4)血管芯片:血管系统是机体内一类广泛而重要的器官,它介导血液和组织之间的相互作用,它定义了组织内微环境的生物学和物理特征,并在许多病理的发生和发展中发挥作用,包括癌症和心血管疾病。在目前的研究中,传统的平面培养不能重建微血管的三维几何结构(管腔和轴支点),以及内皮细胞与血管周细胞、细胞外组织和血流的相互作用。

在三维基质中构建血管结构的组织工程,将有助于阐明血管系统在健康和疾病机体中的作用机制。这一目标可以通过以下几个方面来实现:生物来源或合成材料用于构建大血管和内皮化微管;细胞自组装用于生成随机的微血管;微加工技术用于在微观尺度上构建体外血管模型。其中,体外血管模型将为开发各种血管疾病模型铺平道路,这些模型将彻底改变动脉粥样硬化、高血压、心搏骤停、卒中(中风)、癌症和许多其他疾病的新疗法。此外,在微流控平台上开发功能性健康或病变血管模型,将极大地促进患者特异性智能诊断和个性化医疗的发展。

具有代表性的工作是 Stroock 课题组构建的血管芯片,他们在三维组织支架中构建了一个活的微血管网络,并在体外展示了它们的生物学功能。他们通过软刻蚀技术在天然胶原基质中形成内皮化微流体血管结构,描述了内皮的形态、传质过程和长期稳定性,阐明了内皮细胞的血管生成以及与胶原体中类血管周围细胞的相互作用,证明了血管内皮细胞的非血栓本质,及其炎症反应中向前血栓状态的转变的性质(图 8-11)。这些类似于机体血管结构和功能的结果证明,该模型在心血管生物学和病理生理学研究方面将具有广阔的潜力。

(5)血脑屏障芯片:血脑屏障是机体中介于血液和脑组织之间的一道生理屏障,对维持脑内微环境和中枢神经系统的生理活动至关重要,因而建立类似于生理水平的血脑屏障模型,将有助于推动神经系统药物研发的进程。例如:Wang 等构建了一个血脑屏障芯片系统(图 8-12),该芯片的特征在于使用脑微血管内皮细胞与大鼠星型胶质细胞在多孔膜两侧共培养。秦建华的研究团队利用芯片技术,构建了一个包含多种脑细胞、胞外基质和机械流体等关键因素的三维血脑屏障模型,验证了其类似于机体生理环境的结构及功能特征,并利用其开展对临床抗肿瘤药物的筛选,为脑肿瘤研究和药物研发提供了一个新思路。

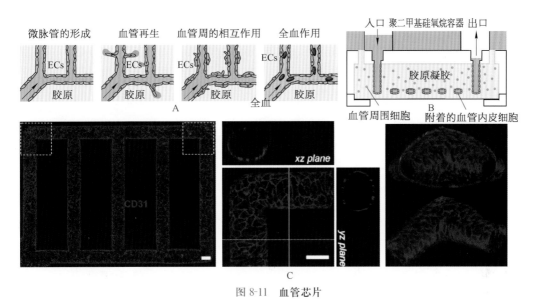

图 8-11　血管芯片

A.血管芯片的研究方向;B.血管芯片的空间结构;C.血管芯片中所形成的
内皮组织具有类似于血管壁的结构(Stroock,PNAS,2012)

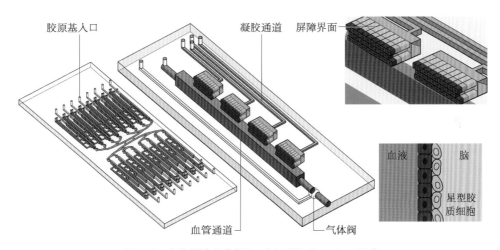

图 8-12　血脑屏障芯片(Qin,Scientific Reports,2016)

　　(6)多器官芯片:随着器官芯片技术的发展,在芯片上同时构建多个微器官的"多器官芯片"成为目前研究的热点之一。多器官芯片可以在芯片上的不同区域模拟多个微器官,通过微通道将这些微器官相连接,模拟人体对外来物质(通常为药物)的吸收、代谢、转化和排泄的过程,并最终评价出药物的药理和毒性作用。人体芯片的发展目标是将拥有 10 种以上的器官类型,包括肠、肝、肾、心、肺、脑、生殖系统、免疫系统、血管系统等(图 8-13)。此外,为实现多器官芯片的信息采集,将多模式传感技术与芯片进行集成是未来的发展趋势。已有

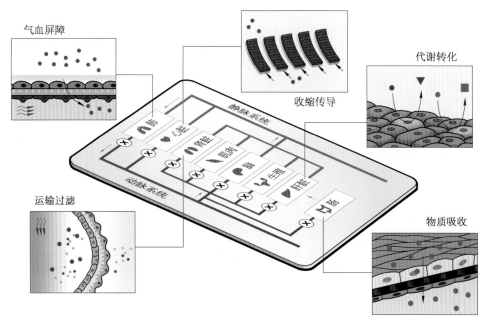

图 8-13 多器官人体芯片示意图（秦建华，人体器官芯片，2017）

研究团队开发了一种可集成免疫传感和电化学的多器官芯片，它可同时检测芯片系统中的微环境参数（氧浓度、pH、温度等），以及相关的可溶性生物标志物。

4. 器官芯片的应用领域

人体器官芯片技术研究的方向，旨在构建一个与人体复杂组织器官结构和生理功能相似的微系统结构，从而为疾病研究、药物开发、毒理学评价等提供一个近似生理的体外模型。

（1）疾病研究：在疾病研究领域，器官芯片为体外重现人类疾病特征和研究疾病病理机制提供了一个新的思路。相对于人体组织器官复杂的功能，虽然器官芯片技术只能进行一些简化模拟，但该技术在重建复杂器官功能和疾病生理学特征方面仍具有重要的作用。例如，肠芯片可以实现对多种细胞的共培养，包括免疫细胞、上皮组织和细菌（共生细菌和致病菌），从而可用来研究炎性肠病发病过程中免疫细胞和细菌的相互作用特征。秦建华的研究团队构建了一个肾芯片，通过该芯片可以观察到肾病发生过程中早期肾小球损伤的病理变化特征。

另外，采用来自患者的干细胞可以构建"个性化人体芯片"，将干细胞生物学与器官芯片技术相结合，实现了人诱导多能干细胞来源的类器官模型构建，使得个体化的疾病研究、药物药效评价、毒理评估和预后分析成为可能。

（2）药物评价：研究药物与人体系统之间的作用，根据药物吸收、分布、代谢、排泄（ADME）的体内过程，确定其有效性和安全性。器官芯片作为一种体外模型，可以反映药物在体内的动态变化规律,以及人体器官对药物刺激的真实相应,弥补现有模型与人体器官偏差较大的不足,构成了一种集成药代、药效和毒性的评价体系。例如,秦建华课题组构建了一种多器官芯片,以卡培地滨微模型药物,使用该芯片评价了药物经肝细胞代谢后生成的代谢物对不同组织的影响。另外,他们还建立了肝-肾、肠-肾等复合器官芯片模型,开展药物肠吸收、肝代谢及肾毒性的研究。利用器官芯片进行药代研究,对获得更为可靠的检测数据和减少动物实验具有重要的意义。

(3)毒理学评价:随着经济的发展,人们对化学品、农药、食品添加剂、化妆品等各种化学物品的安全风险评估要求越来越高,需要更科学、高效、经济的毒性测试方法来完成毒理学评价工作。由于人体结构和功能的复杂性,现有的体外评价模型和动物实验都不能准确地反映人体对化学物质的反应。而将器官芯片技术应用于毒理学评价领域,用于环境污染物、纳米颗粒、化学品、生物毒素、物理辐射等毒理学测试,能够更为准确地反映测试效果,并显著减少毒性评估的成本和时间,将具有非常大的应用空间。

综上所述,人体器官芯片技术将在疾病研究、个性化治疗、新药研发、毒性预测等领域发挥重要的作用。随着该技术的发展,利用人体器官芯片有可能构建一种"类人"的生命模拟系统,从而为生命科学和医学研究提供一个整体、系统的解决方案。

尽管器官芯片技术在近几年已取得显著进展,但是其未来的发展仍面临着诸多挑战,例如:基于器官芯片技术的生物材料开发,如何构建更接近人体生理的器官芯片,如何实现多器官芯片的功能关联和兼容,如何实现芯片的标准化和集成传感检测等。另外,器官芯片技术与其他技术的交叉融合,将是未来的发展趋势,这些技术包括:干细胞技术、组学技术、高分辨成像、大数据、人工智能等。

三、海藻酸盐在器官芯片领域的研究

由于其良好的生物相容性和成凝胶性能,海藻酸盐生物材料在组织工程研究领域发挥着重要的作用。近些年来,随着组织工程研究的深入发展,越来越多的研究开始关注生物材料用于构建器官芯片的研究,海藻酸盐凝胶由于其自身独特的性能,也受到了人们的青睐。目前,海藻酸盐材料分别作为牺牲模具和外围基质,在器官芯片的研究中发挥着作用。

1. 海藻酸盐作为外围基质构建器官芯片

目前,主要有两种方法用来构建海藻酸盐器官芯片,分别是软刻蚀技术和3D打印技术。

在前面的第二部分,我们介绍了软刻蚀方法构建凝胶基微流控芯片的方法,若是以海藻酸盐材料为基材,其加工过程类似,即首先是加工出相应的模具,然后将海藻酸钠溶液填充到模具的周围,再通过凝胶化处理,将海藻酸钠溶液转变成海藻酸凝胶,撤掉模具,将两组海藻酸凝胶粘合在一起,便组装成了一个简单的微流控通道芯片。早在 2005 年,Stroock 课题组首次报道了通过软刻蚀方法构建海藻酸盐微流控通道(图 8-14),相对于传统的硅基、玻璃基及其他有机物材料构成的微流控通道,由海藻酸盐材料构成的微流控芯片具有更多的优势,例如:物质结构通透,有利于物质传递;弹性模量接近于机体软组织,更能模拟机体组织微环境,这对于器官芯片的研究至关重要。

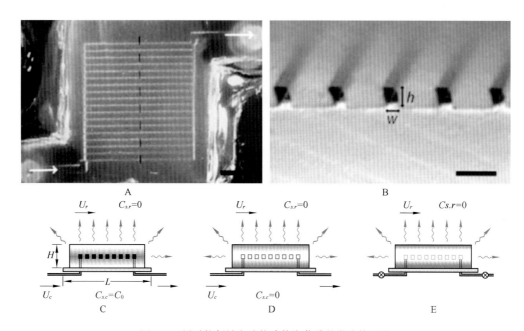

图 8-14 通过软刻蚀方法构建的海藻酸基微流控通道

A. 海藻酸基凝胶芯片;B. 通道结构;C～E. 凝胶芯片结构内的物质传递模拟(Stroock,JACS,2005)

作为芯片结构的外围基质,海藻酸盐凝胶材料存在两个问题,一个是生物惰性,另一个是机械稳定性较差。海藻酸盐材料是一类带负电荷的多糖类物质,从褐藻中分离,由于表面带有负电荷,通常情况下细胞难以黏附在其表面,从而造成较弱的细胞-材料之间的相互作用,成为制约其构建器官芯片的主要问题。为了解决该问题,目前的主要手段是对该材料进行改性,接枝有利于细胞黏附的基团,例如含有 RGD 的片段,或者将海藻酸盐与其他材料复合,如胶原、壳聚糖、明胶等材料(第三章专门介绍海藻酸盐材料的改性研究)。

针对海藻酸盐凝胶的力学稳定性问题,虽然海藻酸与钙离子结合能瞬间形成凝胶,但是由于物理交联作用较弱,所形成的凝胶很容易受到外界环境因素(单价阳离子)的影响,从而造成凝胶膨胀,致使其丢失原初结构,直至完全液化。为了解决该问题,目前主要的解决途径是在海藻酸盐材料中添加抗凝剂,或将海藻酸盐材料与其他聚合物复合,例如,在海藻酸盐凝胶中添加 3% 的藻酸丙二醇酯(PGA,海藻酸衍生物),可将海藻酸凝胶的膨胀度控制在

10％以内（图 8-15）；或者在物理交联的基础上引入化学交联，从而增强凝胶的力学性能，甚至形成高弹性或具有强拉伸性能的凝胶结构（有关增强海藻酸基凝胶材料力学性能的内容，参考本书的海藻酸材料改性部分）。

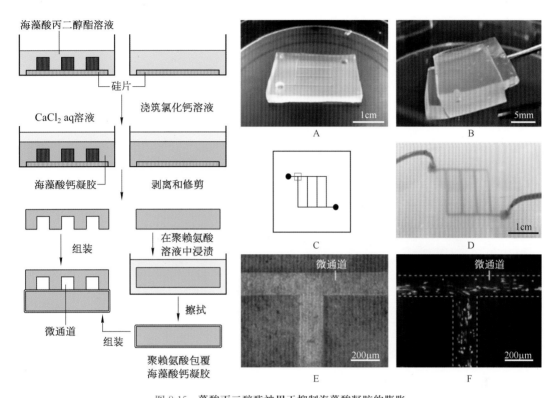

图 8-15　藻酸丙二醇酯被用于抑制海藻酸凝胶的膨胀

基于海藻酸基凝胶微流控芯片的制备过程及结构（Yajima，Biomicrofluidics，2014）

2. 海藻酸盐作为牺牲模具构建器官芯片

基于其离子交联成胶的可逆特性（图 8-16），海藻酸盐材料也可被作为牺牲材料，用于构建牺牲模具，将外围基质浇筑在牺牲模具上，然后再通过离子交换作用，置换掉海藻酸钙凝胶中的钙离子，导致海藻酸凝胶液化，去除液化的海藻酸，便在外围基质中形成图案化的微通道结构。通常用于液化处理海藻酸钙凝胶的试剂主要有柠檬酸钠溶液和螯合剂（EDTA），该操作过程温和，没有细胞毒性，因此海藻酸盐材料是一种理想的牺牲模具材料。

在初期的研究中，主要是通过流体纺丝法将海藻酸盐材料加工成海藻酸钙凝胶纤维（图8-17），该方法虽然最终能够形成通道结构，但是所形成的通道是杂乱无序的，无法应用于微流控芯片。目前，加工海藻酸牺牲模具的方法主要是软刻蚀法，该方法的贡献是能构建出图案化的凝胶模具，从而使得图案化的微通道结构成为可能。

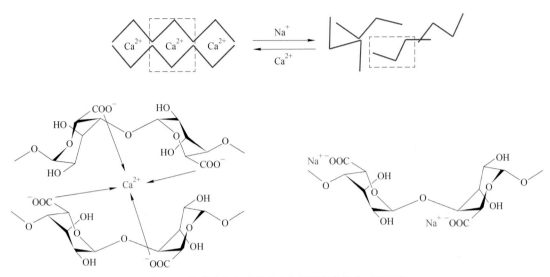

图 8-16　海藻酸钙凝胶转变成海藻酸钠溶液的可逆过程

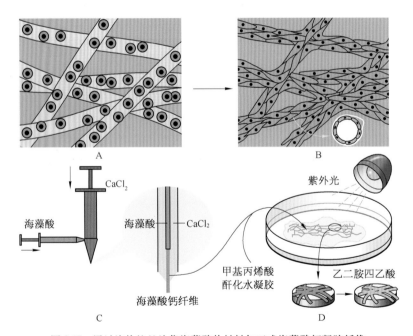

图 8-17　通过流体纺丝法将海藻酸盐材料加工成海藻酸钙凝胶纤维

A. 通过流体纺丝构建的海藻酸钙凝胶纤维；B. 液化处理形成微通道结构；

C. 凝胶纤维制备过程示意图；D. 微通道形成过程示意图(Fan Yang, Tissue Engineering C, 2013)

武汉大学黄卫华课题组通过软刻蚀方法，构建了一个仿生图案化的三维凝胶微流控网络(图 8-18)，他们首先使用成型的海藻酸钠网络作为牺牲模板，牺牲模板通过与 Ca^{2+} 交联，在聚二甲基硅氧烷(PDMS)微流控芯片中快速成型，然后将成型的海藻酸钙凝胶网络完全封装在水凝胶中，再用 EDTA 溶液溶解，得到尺寸和形貌可控的连通通道。将人脐静

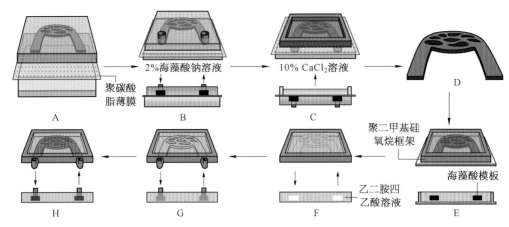

图 8-18　软刻蚀法构建仿生图案化的三维凝胶微流控网络过程示意图（Huang，Lab on a chip，2014）

脉内皮细胞引入到微通道内培养，细胞在内壁的黏附和对剪切应力的适应性促使细胞增殖形成一个融合的细胞层，对内皮层的屏障功能进行了表征，结果表明，该细胞层具有类似于血管内皮层的结构和功能，该血管模型可被用于血管功能和血管组织工程的生理学研究。

　　除了软刻蚀法，3D 打印也是构建微流控芯片的一类非常有潜力的方法。在上一节内容中，我们介绍了通过 3D 打印各种牺牲材料来构建微流控芯片的例子，这些材料包括 Pluronic F127、糖类、明胶等物质。但如果以海藻酸盐材料作为生物墨水，却不能打印出图案化结构，这主要是由于海藻酸瞬间成胶导致的结构变形。针对该问题，黄晓波课题组提出一种在凝胶支撑体系内打印海藻酸盐材料的方法（图 8-19），在支撑体系凝胶的干预下，从而保障了所打印海藻酸凝胶模具结构的完整性，进一步确保了所形成通道结构的完整性。

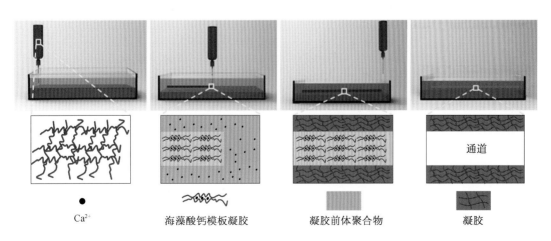

图 8-19　通过在支撑体系中打印海藻酸牺牲材料来构建微流控芯片

综上所述,海藻酸盐材料无论是作为外围基质,还是牺牲模具材料,都能够用于构建凝胶基微流控芯片,并非常有可能被加工成器官芯片用于组织工程的研究。但是,作为器官芯片的基材,海藻酸盐材料尚存在一些问题,例如:易于膨胀、结构不稳定、没有细胞黏附性能等。因此,海藻酸盐微流控芯片的进一步发展还需对该材料做进一步的修饰和改性。

海藻酸钠水溶液在钙离子的作用下发生侧向交联,由液体变为凝胶体,所形成的藻酸钙水凝胶呈现开放的网状结构,包埋在水凝胶中的细胞可进行营养和代谢物质的交换。虽然海藻酸钙的强度不足,但由于在生物相容性、可降解性、细胞-材料界面、三维立体多孔结构和可塑性等方面,海藻酸钙都有利于种子细胞的接种和生长,因此是理想的组织工程基质材料,可应用于骨、软骨组织工程等方面。海藻酸及其衍生物由于来源丰富,有一定的食品、医疗保健价值,目前在医药、食品、化妆品及组织工程领域均有广泛的应用。总的来说,近几年,关于海藻酸及其衍生物在医药、食品、化妆品及组织工程领域的应用仍会成为全球范围内的研究热点。随着人们生活水平的提高,对绿色健康的食品及医疗保健的需求也随之增加,因此,对海藻酸及其衍生物的更全面的开发利用有着重要的市场价值。

海藻酸盐及其水凝胶由于具有良好的生物相容性、生物降解性、无毒性和非致免疫性,成为制备组织工程支架的理想材料。但研究也发现,海藻酸盐水凝胶用于组织工程时存在明显的缺陷:①降解效率低,海藻酸盐在活体内降解缓慢;②海藻酸盐缺少细胞识别位点,细胞黏附能力弱;③力学性能差,限制了它在骨组织工程中的应用。这些缺陷可以通过物理共混或化学改性的方式得到改善。然而,海藻酸盐水凝胶的改性对其生物相容性势必会带来一些影响,即可能会引入不利于细胞增殖和分化的有害物质,大大降低海藻酸盐水凝胶的生物相容性。因此,在改性过程中,必须对这类问题加以考虑,才能从根本上提高海藻酸盐水凝胶的生物应用能力。

海藻酸盐是一种具有良好生物相容性的生物材料,在临床医学领域展现出巨大的应用潜能,目前的研究热点主要集中在伤口敷料、组织工程、栓塞剂和药物控释等领域。存在的不足主要是:①敷料功能仍较单一,未来将开发兼具止血、镇痛、抗菌、促愈合甚至抗肿瘤等功能的复合敷料,例如,可将具备某种或多种生物活性的物质负载至海藻酸盐敷料中,用以拓展敷料的功能,使敷料的治疗作用更加持久和可控等;②机械强度不足,未来可通过改进支架的制作工艺和方法,制备出用途更广、适用范围更宽的海藻酸盐支架;③在栓塞治疗领域的应用时间不长,需对其作用机制进行深入研究,目前市场上尚未出现海藻酸盐栓塞剂,有待深度开发;④作为药物载体材料,海藻酸盐的相关开发应用还需不断深入和完善,其在药物缓释方面的发展仍有很大的空间。

第二节 · 海藻酸盐生物医用材料在增材制造领域的应用

一、增材制造概述

1. 生物材料的增材制造

生物材料的增材制造（additive manufacturing，AM）已经从用于研究和开发的快速原型制作工具转变为用于患者个性化医疗的可行方法。该技术的关键在于根据计算机断层扫描（computed tomography，CT）和磁共振成像（magnetic resonance imaging，MRI）获得医学成像数据，并精确控制三维结构和材料特性，制备独特的具有解剖学和生理学特征的产品。因此，增材制造又称 3D（three dimensional，3D）打印。由于具有可以制造出复杂结构及个性化定制的优势，3D 打印技术被广泛应用于航空航天、建筑、工艺设计、教育、医疗、生物等领域。

2. 细胞 3D 打印技术

近期，3D 打印技术被用于组织工程和再生医学领域，解决器官供体缺乏的问题。目前有两种方法实现细胞三维集群模拟真实的器官结构，其一是利用传统组织工程思路，打印支架后在支架内培养细胞；其二是借助 3D 打印的思路，利用细胞直接打印器官。传统组织工程方法的缺点是难以实现细胞密度、细胞种类的空间分布可控，也难以实现细胞在三维环境中生长。因而，目前生物打印技术，又称细胞打印和器官打印，开始逐渐成为生物器官制造的研究热点。其原理是将细胞混合生物材料制成生物墨水，根据器官模型数据，利用三维打印技术定向控制细胞沉积，层层累积制造成接近于真实器官结构的活性器官模型。

打印细胞远比打印一般的三维模型困难得多，在生物打印过程中，有三个关键的难题：一是寻找合适的凝胶材料，将细胞包裹起来打印成型；二是组织打印成型后，如何对细胞输送营养，实现体外培养；三是在培养过程中，如何调控培养环境使得独立的细胞个体融合成有功能的组织。

3. 3D 打印工艺方法

根据成型原理和打印材料的不同，生物打印技术可以分为喷墨式打印、激光直写式打印、挤出式打印、光固化式打印、叠层组装式打印等。本节首先介绍每种打印方式的原理、特点和适用范围，然后给出目前生物打印可以制造的组织器官，最后指出生物打印目前的局限性和未来的发展方向。

(1) 喷墨式生物打印(inkjet-based bioprinting)：喷墨打印被认为是最早的生物打印技术。与传统的 2D 喷墨打印类似,利用压电或热力驱动喷头,将生物墨水分配成一系列的微滴,经过层层打印,形成含有细胞的三维结构。在这个过程中,微滴是成型的基本单元,因此如何保证微滴相互粘结融合非常重要。

(2) 挤出式生物打印(extrusion-based bioprinting)：挤出式打印技术是应用最为广泛的生物打印方法,它是从喷墨打印技术演变过来的,可以打印黏度较高的生物材料。这一方法利用气压或者机械驱动的喷头将生物墨水可控挤出。微纤维从喷头挤出,沉积到成型平台上形成二维结构,随着喷头或者成型平台在 z 方向上的运动,二维结构层层堆积形成三维结构。

在挤出式打印过程中,通过连续挤压可以形成不间断的纤维,而不只是单个的微滴。这种成型方式可以打印不同黏度的生物材料和不同浓度的细胞,材料使用范围比较广,因此可以制造出结构强度较好的组织结构。挤出式生物打印技术可以打印不同浓度的离子、温度或光交联型水凝胶,生物兼容性较好。此外,挤出式生物打印机组装过程简单,商业化的绘图仪或者桌面型 3D 打印机很容易改装成挤出式生物打印机,这种打印方式很适合低成本的定制化服务。

(3) 光固化式生物打印(photocuring-based bioprinting)：光固化打印技术最初被用于制造细胞支架,细胞种在打印的支架表面,而不是直接和材料一起成型。后来,光固化打印技术被改用于生物打印,跟激光直写式打印类似,光固化打印也是利用光来选择性交联生物墨水,层层固化形成三维结构。紫外光通过数字微镜装置选择性地投射到生物墨水表面,被照射的区域材料开始固化,通过成型平台的上下运动,逐层固化得到三维结构。光固化打印装置利用数字光投射器对生物墨水的整个面进行固化,效率较高,不论单层结构复杂程度如何,打印时间都是相同的,且打印精度较高。打印机只需要一个垂直方向运动的平台,相比于其他方法,装置简单,易于控制。

(4) 叠层组装式生物打印(laminated assembling bioprinting)：叠层组装式生物打印是从叠层制造 3D 打印工艺演化而来的,首先利用模具制造单层凝胶结构,然后用不同的方法处理单层凝胶结构的表面,让相邻结构键合在一起形成三维结构,这种工艺的关键是寻找合适的键合方法让片层之间相互融合。

由于叠层组装式生物打印不仅可以制造特定形状的结构,还可以为细胞提供三维培养环境,所以在组织器官的制造中有着广泛地应用。由多糖和(或)蛋白质组成的生物水凝胶是一类对 3D 打印具有挑战性的材料。它们首先必须在制造过程中要实现原位凝胶化,并具备支撑能力,以便它们在自身重量下不会塌陷或变形。因此,多糖、蛋白质类大分子物质成为细胞 3D 打印技术的热点生物材料。

二、海藻酸盐 3D 打印技术

3D 打印技术参数对海藻酸盐打印的影响

参数是所有设计的显著特征,有助于将实验工作流程引导至优化输出,这在打印制造领域更为突出。图 8-20 打印前、中、后的相关参数均会影响海藻酸盐 3D 打印支架的最终机械和生物功能。打印方法,例如挤压影响定向和分布,除细胞黏附外,还影响细胞增殖、营养传递和迁移的孔隙率。然而,打印前体、交联剂,以及其类型、浓度、原型设计、界面结合和控制相互作用有助于控制机械模量,稳定外部环境中打印产品的结构和拉伸强度。例如,具有二价或更高价态离子的钡/钙的存在赋予交联结构放大性质,以便在药物递送和支架打印中使用。用于添加剂制造的生物材料使组织/细胞生长,具有良好的生物相容性和降解性。此外,复合前体改变了相互作用(粘合)、细胞活性和黏合性、屈服强度、模量、溶胀行为和流变学可打印性,以用于更自然地模拟。对于挤出打印,剪切力或由于喷嘴约束而对生物墨水施加的压力对细胞存活具有相反的影响。类似的结果也可以来自分配时温度的升高,且随着在该温度下时间的延长而进一步恶化。打印速度可以优化每个沉积长丝的孔径、几何形状和分辨率。最后,处理(前或后)到最终打印期间的固有或诱导因素引导性能以优化其实际效用。

材料和成分选择是最重要的,He 等也证明了这一点。他们用不同的明胶-海藻酸盐(加入明胶以改善墨水黏度和打印后的结构稳定性)组合组成成分进行打印。由于明胶体系以氢(H)键为特征,在交联时,氢键与羧酸阴离子(COO^-)的亲和力超过了钙(Ca^{2+})与 COO^- 的相互作用,从而产生稳定的配分。然而,前体也可以指导墨水的流变性(高黏性前体墨水难以分配),从而导致机械模量(明胶诱导的刚度和海藻酸盐诱导的流动性)和损耗角正切,推导出适合的范围。0.25~0.45 用于平滑无瑕打印(损耗角正切-1)。贾等证明了另一种成分影响,他们将海藻酸盐氧化成不同程度后,发现打印分辨率、细胞活力、墨水的均匀性、氧化程度均与黏度成反比关系。相应地,Ooi 等还用降冰片烯基团对海藻酸盐的外部进行了功能化,随后添加了硫醇键,用于 RGD 附着以使细胞黏附。Zineh 等用埃洛石纳米管、甲基纤维素和聚偏二氟乙烯(PVDF)复合海藻酸盐,观察到拉伸强度(~447 kPa,埃洛石纳米管浓度和原始海藻酸盐=~110 kPa)、压缩强度(669~711 kPa)、细胞附着和活力增强 8.75%(PVDF 掺入),近距离模拟软骨解剖强度。然而,海藻酸盐(或复合)溶解溶剂的离子强度也是一个重要的影响因素。Li 等在配制水凝胶(海藻酸盐-明胶)时仔细考察了磷酸盐缓冲溶液(PBS)离子强度的效力。他们观察到离子强度与水凝胶的储能模量(与结构稳定性相关)和挤出压力(用于分配)成反比关系。使支架的物理特征[例如透明度、表面形态(颗粒或扁平)、絮凝、毛孔等]以及支架上使用的表皮细胞的生物增殖受到影响。最后,作者发现低离子强度 PBS 溶剂(0.082 M)适用于分辨打印和与汗腺生物工程的影响相互作用。温度是调节海藻酸-明胶流变学、交联时间和交联能力的另一个参数。欧阳等描述了将温度(37~22.5 ℃)降低可以提高机械和流变特性,如黏度和弹性模量,这种变化与明胶作为热敏生物聚合物的存在有关。打印过程中和(或)打印后聚合物中添加的交联剂有助于网络结构的形成(凝胶进化),从而赋予水凝胶更多的必要特性。Ooi 等研究了水凝胶的双交联机制,首先是 10wt%PEG 二硫醇,其储能模量为 1.6 kPa;其次,通过加入氯化钙(CaCl$_2$)使模量增加到 6 kPa,同样的模量也得到了证明。在 4 臂 PEG 中,由于附着部位增加,产生了具有所有伸展链(臂)的更硬的网络。通过调整交联剂可以获得用于打印专门组织的这种刚度,即用于脑或其他精细部分的较软组织和用于肌肉、骨骼等的较硬组织。除钙化合物外,双重交联也可以通过掺入钡化合物来进行。尽管对机械性状具有微小影响,但随着 U87 - MG(肿瘤细胞)扩增和水凝胶稳定性的增加,BaCl$_2$ 在 40 M、60 M 或更高的摩尔浓度下降解时间延长了 7 天。

与外部因素相关的是交联时间,Giuseppe 等证明了压缩机械模量与交联前体材料所需时间之间的直接比例关系,将优化时间确定为 15 分钟(这个最佳交联时间也由 Demirtas 等证实)。Ahn 等结果显示,当 CaCl$_2$ 浓度从 0 提高到 10% 时尽管机械性能有所提高,但细胞活力从 97% 降至 86%。此外,研究也考察了交联剂浓度对凝胶化时间的影响。并初步解释了打印速度与支架结构稳定性的关系,即对于大于 20 mm/s 的打印速度而言,用低浓度海藻酸盐制备的支架不牢靠。就可打印性来说,最重要的是生物墨水的成分,其主要由交联剂的类型、海藻酸盐的扩散速率和分子量(均相互关联)决定。例如 Freeman 和 Kelly 研究发现对于钙的氯化物、硫酸盐和碳酸盐而言,海藻酸盐与钙的氯化物的凝胶化速度最快;且由低分子量海藻酸盐打印出的支架扩散速率最慢,但表现出快速的降解特性。而对于高分子量的海藻酸盐,不仅减慢了支架的降解速率(>21 天),同时促进了生长因子的附着和有目的性释放,从而促进细胞的后期增殖。表 8-1 简要概述了整个打印过程中涉及的一些参数。

表 8-1　海藻酸盐材料 3D 打印效果的影响因素

材料	细胞	参数	结论
海藻酸钠	骨髓间充质干细胞	海藻酸钠分子量	高 M_W 的海藻酸盐=25∶9(海藻酸盐∶交联剂)表现最佳黏度和最小的流动性,增加了机械性能,21 天没有降解报道 低 M_W 的海藻酸盐=4∶3(海藻酸盐∶交联剂)是最佳配比,具有最低的流动性,对于更高配比,墨水不可打印且快速降解。低分子量海藻酸盐所使用交联剂的量<高分子量海藻酸盐

续　表

材料	细胞	参数	结论
氧化海藻酸钠	人脂肪来源的干细胞	浓度和氧化程度	海藻酸钠的氧化程度与其黏度成反比,与细胞活性、增殖和其降解特性成正比;高黏度的海藻酸盐($3\,000\ mm^2/s$,细胞可以均匀分散,同时随着氧化程度的增加,可打印性、细胞活性和打印精度都增加)
海藻酸钠-明胶	L929 成纤维细胞	浓度,线宽	明胶的添加增加了拉伸强度,海藻酸盐的浓度与其黏度成正比;针尖和表面的距离正比于线宽,与凝胶扩散速率成反比
海藻酸钠-明胶		浓度	随着明胶浓度的增大,黏度和打印结构的完整性增加;$0.25 \leqslant \tan \leqslant 0.45$ 区间内可以流畅打印,打印结构完整;并且打印墨水的黏度与细胞凋亡成正比
功能化海藻酸钠	L929 成纤维细胞	交联剂	对于低分子量的交联剂($1\,500\ g/mol$)膨胀度增大;随着交联官能团增加,如 4-臂-PEG,膨胀度下降 $CaCl_2$ 添加,弹性模量升高(3 分钟内从 1.6 kPa 提高到 6 kPa),细胞活性与打印压力成反比,与打印速度成正比
海藻酸钠	U87-MG 细胞(脑肿瘤细胞)	交联剂($CaCl_2$ 或者 $BaCl_2$)	喷嘴和 $CaCl_2$ 之间的距离需要优化。如果太近,$CaCl_2$ 会扩散,中断墨水的连续性和均匀性 $BaCl_2$ 在 $CaCl_2$ 后的进一步交联可以稳定打印的结构并防止早期降解
海藻酸钠	MC3T3-E 细胞	交联剂浓度	交联剂 $CaCl_2$ 浓度为 2.5wt% 黏度随时间没有变化;当浓度为 10wt% 时,黏度随着时间有显著变化
海藻酸钠-甲基纤维素-PVDF-HNT	人软骨细胞	组成	拉伸强度、黏度、耐受压力应力随着 HNT 添加而增强,从支架中洗掉甲基纤维素(增加 PVDF)可促进细胞黏附
海藻酸钠-明胶	小鼠胚胎干细胞	凝胶化温度和时间	凝胶化不完全=液滴分散不均(液滴构建) 最适凝胶化=墨水平滑流动 过度凝胶化=断裂,细胞活力降低 高 T=凝胶不足,低 T=过度胶凝,而最佳凝胶化取决于明胶浓度。例如 7.5% 明胶,25 ℃和 27.5 ℃交联时间<10 分钟,30 ℃为打印凝胶化最适合条件,不受凝胶化时间限制
海藻酸钠-明胶	间充质干细胞	打印设置条件	对于高浓度海藻酸盐和明胶(9%海藻酸钠与 8%或 10%明胶)→挤出压力太高(由于黏度高-不可打印)→剪切应力→细胞死亡内针直径减少→挤压直径轴线减小→打印时间和精度增加
海藻酸钠-甲基纤维	L929 成纤维细胞	分子内结合	层间强度随着柠檬酸钠浓度的提高而改善→增强黏着力,打印高度增加到 3.3 cm 或 150 层

三、海藻酸盐 3D 打印技术在组织工程领域的应用

1. 骨组织工程

骨骼是构成人体内骨骼的坚硬器官,功能是运动、支持和保护身体;制造红细胞和白细

胞;储藏矿物质。骨骼的成分之一是矿物质化的骨骼组织,还包括骨髓、骨膜、神经、血管和软骨。人体的骨骼起着支撑身体的作用,是人体运动系统的一部分。骨与骨之间一般用关节和韧带连接起来。骨的中心结构或松质部分是有孔的(体积50%~90%)培养骨髓,而周围部分相对致密,体积孔隙率最大为10%。骨骼具有自我修复小损伤的能力,但修复大损伤需要外部因素的干预,从而衍生出骨组织工程的子领域。骨组织工程包括人工构建的支架上的骨组织的体外培养,随后将细胞接种的支架植入损伤/缺损部位,加速细胞的增殖以促进骨修复。基于骨组织工程的概念,Park 等报道了包封成骨细胞和 BMP-2 的海藻酸盐-海藻酸盐硫酸盐支架,在 10 天内该支架(72.5%海藻酸钠-3wt%硫酸海藻酸盐组合)可持续释放 BMP-2,促进骨传导(细胞生长)和骨诱导(细胞分化),增强细胞的黏附和活力。然而,结果表明,考虑生物学特征(钙含量、孔隙率、黏附性等)和预打印参数,该复合材料被认为是有利于挤出成型的,并且对于各自的应用(骨骼)具有可打印性。Luo 等报道了海藻酸盐和介孔生物活性玻璃(简称 MBG)与人骨髓间充质干细胞(MSC)的多层复合支架(LB & LLBB)。无论 MBG 浓度如何,LLBB 模式赋予打印物 67%的平均孔隙度(互连),而 LB 模式的平均孔隙度为 50%。对其机械方面进行了 28 天的抗压测试,发现 LLBB 强度和弹性模量下降,这是由于其吸水膨胀加速了其退化,随后降低了其结构的耐久能力。然而,作者发现含有骨骼的基本成分磷(P)和钙(Ca)磷灰石层,在其支架表面用模拟体液(SBF)刺激 42 天,发现其细胞活性增强(新骨生成的增长),同一作者在他的另一个含有纳米磷灰石涂层的海藻酸盐-明胶实验中也证实了上述发现。在随后的实验中,磷酸根离子(磷灰石层)使结构牢固性和增强弹性模量分别为~135 MPa 和~119 MPa[分别为 0.5 M 和 0.1 M 磷酸二钠(Na_2HPO_4)],抗压强度为~23.9 MPa(0.5 M Na_2HPO_4),并且其细胞活性与天然骨接近,并且与之前的 MBG 实验相当。Diogo 等打印了海藻酸钠-β-三磷酸钙支架[三磷酸钙具有较差的应变耐受性(脆性)和较差的抗疲劳性,但具有良好骨传导性]。作者报道 1∶1 的混合比例可以改善力学性能和生物学特性,即抗压强度、弹性模量(上述两者均与天然骨小梁成正比)。Bendten 等在两个不同的实验中分别制备了海藻酸-羟基磷灰石-PVA 和海藻酸-羟基磷灰石-PVA-胶原蛋白支架。由于胶原蛋白固有的生物学特性,含有胶原蛋白的支架和不含有胶原蛋白的支架促进细胞增殖和黏附的速率分别是 98%和 77%。含有胶原的支架力学特性如压缩模量表现出略高的数值(7 天后>4 kPa 而无胶原组<4 kPa,后者的钙含量也可能有所下降)。含有胶原的支架具有更好的交联性,表现出良好的可打印性和孔隙度,以及适合细胞生长的营养物质扩散环境。

表 8-2 列出了用于骨组织工程支架海藻酸盐水凝胶与细胞的相容性及其相关特征。因此,根据上述研究,我们得出结论,孔径和各种孔隙之间的相互作用、扩散性、压缩性能等研究是骨再生支架制备的关键。

表 8-2　海藻酸盐 3D 打印支架在骨组织工程应用特征

领域	材料	细胞	细胞培养	重要结论
合成	海藻酸钠-PVA-羟基磷灰石	小鼠颅盖(MC) 3T3-E1	14 天	体外,细胞活力~77%(孵育后)＞22%(仅单纯的海藻酸盐),结构可完整保持至少 14 天。Agt-Hap 具有最佳的机械力学、流变性和生物学特性、PVA-HAp 可调节黏度,从而增强骨传导性
	海藻酸钠-β-三磷酸钙	人成骨细胞	7 天	打印复合材料与骨小梁结构相匹配;海藻酸钠:β-三磷酸钙=1:1 显示打印出具有明确挤压,机械、形状的参数(压缩模量、弹性、粗糙度等),水接触角为~70.7°,孔隙率为~52%,孔径为 551～875 μm
	生物活性玻璃-海藻酸钠,地塞米松	人骨髓间充质干细胞	14 天	支架的孔径、表面积、孔隙体积、刚度和磷灰石层形成等其他参数由生物活性玻璃的浓度调控;支架上磷灰石的形成,导致地塞米松药物可以持续释放
天然	海藻酸钠-PVA羟磷灰石的胶原	小鼠颅盖(MC) 3T3-E1	10 天	体外细胞活性＞98%,胶原增加细胞黏附和活性 压缩模量＜5 kPa(1%CaCl$_2$),并且 10 天后约 4 kPa(0.5%CaCl$_2$)
	海藻酸盐-海藻酸盐硫酸盐	骨形态发生蛋白-2, MC3T3-E1	7 天	体外,80%细胞增殖,改善蛋白因子存留时间,支架紧密结合 BMP-2,有助于增加细胞的黏附和活力,Ca^{2+}存在和合适的孔隙率有利于骨组织工程
	海藻酸钠-明胶,纳米磷灰石	大鼠骨髓干细胞	8 天	带有磷灰石的弹性模量=~119 MPa(0.1 M Na$_2$HPO$_4$),~135 MPa(0.5 M Na$_2$HPO$_4$),不含纳米磷灰石的弹性模量=~62 MPa;压缩模量=~23.9 MPa(0.5 M Na$_2$HPO$_4$)

2. 眼组织工程

根据世界卫生组织的报道,全世界约有 2.53 亿人患有轻微或重大眼部并发症,其中 80% 可以治愈。多种病因可以引发眼睛问题,长期来看,到 2050 年将有 1.15 亿人患上这种疾病,而到 2020 年,将有 3 850 万人患上这种疾病。一方面,眼睛/角膜的供体与接受移植的受体之间存在巨大差距;另一方面,由于角膜组织工程等替代方案满足了患者的需求,因此角膜组织工程的研究成为热点。

由于角膜的天然结构中各层均含有胶原纤维,因此将胶原蛋白与海藻酸盐生物油墨(成型复合材料)相结合,不仅能呈现自然的光晕,而且具有机械的稳固性和打印的精准性。角质形成细胞是来自角膜基质的衍生物,其通过合成胶原来促进组织修复。Isaacson 等利用胶原蛋白(天然存在于角膜中)和海藻酸盐来测试眼睛的角膜曲率,同时培养角质细胞用于眼组织工程。海藻酸钙交联可以增加支架的硬度和透明度,而胶原蛋白可以增加支架的机械强度。其还报道,作为角膜打印的必要条件,胶原蛋白的墨水浓度需要在最适合其高分辨率时挤出,但该过程需要基础支持,类似于自然角膜图案的曲线设计。除了其良好的机械特性外,细胞在海藻酸胶原复合材料培养 7 天后存活率达到 83%,为再生药物治疗角膜提供了合适的支架。作为角膜的移植物,植入支架的透光性应该更大,以保证可见性。吴等合成了海藻酸-胶原-明胶复合物,透光性达到约 62.2% 的透射率。进一步考察了柠檬酸钠对复合材料降解速率的影响(与海藻酸盐的快速降解有关),发现当柠檬酸盐与海藻酸盐比值(n)$>$1,将降解速率提高到 3 天内。并且,该比例在支架对细胞的增殖中也起作用,并且该复合物显示出可打印的分辨率,相互连接的大孔径和相当高的细胞活力高达约 94.6%。

3. 脑组织工程

各种神经退行性疾病,如阿尔茨海默病、帕金森病等,其康复机会仍然很渺茫,严重影响患者生活。就其解剖结构而言,理想的植入物应坚硬、吸水、有弹性、无毒,并应维持 PCL 等脑生理状态。例如 Dreher 和 Starly 提出了利用生物 3D 打印与静电纺丝技术相结合构建核-壳结构的杂化支架(将混有 PC12 细胞的海藻酸钠 3D 打印作为支架的核,静电纺丝法制备的 PCL 纤维作为支架的外壳)。研究发现,与内核打印成扁平结构的支架相比,内核为圆柱形的支架,其卷起的结构受到压缩模量更大,同时不利于营养扩散,从而减缓了细胞的增殖速率。Alessandri 等报道了含有海藻酸盐的核壳包裹的构建体,以促进人神经干细胞(缩写为 hNSC)的生长分化为神经元,其中基质胶作为内核的内层。在支架中培养 14 天后,海藻酸盐中细胞存活率达到~97.8%。Gu 等将上述 hNSC 细胞在海藻酸盐-琼脂糖-羧化壳聚糖(CC)上进行了不含核-壳技术的打印,并用 8.5 N 的挤出力从喷嘴推动墨水,作者证明,5% wt% 的 CC 赋予支架相互连接的小孔连接,能够在很大程度上保留水和硬度,构建类似于大脑组织的解剖和机械环境。此外,作者还通过增殖诱导多能干细胞(简称 iPSC)(随后分化为不同的细胞,其中一个由神经细胞组成)和类似的支架前体 conc 来扩展研究。Li 等使用了另一种脑细胞,即施万细胞(Schwann cell)(髓鞘生长所必需的细胞)RSC96s,并以海藻酸-明胶复合材料为基础水凝胶材料。结果显示培养 14 天后细胞存活率约为 92.34%,在 3D 支架开始培养时细胞活性约为 85.35%,其中神经生长因子的释放量为~142.41 pg/mL,2D 培养之下的为~92.27 pg/mL。3D 支架中细胞的高活性也可能与 3D 支架中细胞增殖区域的扩大有关。与上述支架不同的是,Ning 等使用了类似的细胞,在含有不同浓度的肽复溶海藻酸-纤维蛋白原-透明质酸-RGD 肽支架上进行细胞培养。并在第 4 天和第 10 天检测,发现相似存活率为 95%(上述相同细胞存活率~92.27%)。本发明还阐明了所制备的水凝胶结合物模拟了神经元的内在环境,能够在不同的环境下有效地修复受损的神经。

在脑组织工程方面,海藻酸盐不仅可被制成支架,也可以作为一个研究工具,以了解其功能和相关疾病,如检查肿瘤体外模型、细胞相关和其他产品,这可以帮助舒缓患者。与大脑相关的问题之一是神经胶质瘤,其预期寿命大幅缩短至 15 个月(初始阶段),在复发条件下由 15 个月到急剧缩短至最多 7 个月。戴等曾试图用海藻酸盐-明胶(赋予可降解性,细胞功能和机械强度)来设计胶质瘤干细胞系或细胞系(SU3 或 U87)体外 3D 培养模型。他们观察到,用于肿瘤研究的 3D 打印模型中培养 21 天的体外细胞增殖对常规化疗药物具有高度抗性,并且细胞生长模仿肿瘤细胞扩增(用感染细胞替代其附近),相比 2D 培养细胞具有 86.92% 的细胞存活率。上述研究表明,大脑问题是最微妙的,因为它们会引导我们的自愿和非自愿行为,因此需要额外的努力,以 3D 模拟人类的大脑活体栖息地(因为它与动物不同),以研究互动环境抗体(细胞感染和未感染)。

4. 耳组织工程

耳朵虽然在视觉上很简单,但它是人体最复杂的解剖结构,由柔软的弹性软骨和耳垂的脂肪组织构成。当由于某种疾病或事故导致耳软骨或其他组织受损时,就需要进行组织工程来替代。Li 等根据耳组织工程的概念,提出了一个风动式挤压打印含有软骨细胞和脂肪干细胞的 PCL 和海藻酸支架,利用聚乙二醇作为一个额外的基础支撑,制备用于结构稳定性和坚固性的悬臂式结构。支架的机械表征表现出在 $14\sim16$ kPa 的近距离范围内变化的模量,接近平均 16 kPa 的自然模量。然而,生物学评价证明了细胞的细胞活力达到 $\sim95\%$,且两种细胞在各自的空间分布内都表现出绝对的增殖状态。Manoor 等提出了一种半机械式海藻酸盐人工耳,它配备负载了银纳米颗粒(Ag),可以将声音频率转换为信号。培养 70 天后,软骨细胞的触发模量为 111.46 kPa,硬度为 $38.5\%\sim46.8\%$,电阻率为原始银的 2 倍。作者进一步描述了用于信号传输的样本,发现了其工作范围仅为赫兹到千兆赫,与增强的音频质量相结合成有价值的支架,利用嵌入式电子设备模拟半机械人器官移植的实时功能,以实现高质量的传感功能,并利用生物和人工打印的组合物实现更多的交互界面,这些组合物可作为听力受损的愈合剂,未来将有巨大的潜力。

5. 皮肤组织工程

皮肤是保护脆弱组织、毛细血管和器官免受恶劣环境和烧伤、深度割伤等不幸事件伤害的最外层,这些伤害可对组织造成严重损害,给人带来难以承受的痛苦。这些组织的修复与打印组织工程支架需要对关键孔隙度和机械强度,以及营养物质运输的健康生长提出要求。Kim 等设计了 $150\sim200$ μm 孔隙大小并且有 100% 孔隙互相连通的,可以用于细胞增殖的最优比例的支架。构建支架(由芯型和壳型组成)的模量与纯胶原模拟皮肤的模量相比,约为 6.7 倍。

Shi 等在不同的系统交联顺序下提出了基于海藻酸盐-明胶的支架。他们观察到,进行共价交联的离子交联使得构建体具有稳定的、多孔的物理化学特征,尽管孔隙率有所降低,但足以代替皮肤组织工程中的真皮层(相当的皮肤弹性～240 kPa)。Dutta 等将蜂蜜和海藻酸盐混合后的支架接种成纤维细胞,该研究表明,2%(w/v)蜂蜜足以提供机械强度(440 kPa)和黏附性,并促进细胞增殖,提高可打印性的流变性,打印精度。另外,它还具有抗炎性、预防治疗应用的抗酸痛(预防感染)和促血管生成特征。

6. 牙齿组织工程

虽然牙齿的解剖学感觉似乎被简化,但模仿植入物或支架的结构为代表的烦琐任务,进一步限制了对合适材料的选择。Athirasala 等利用同轴喷嘴,同时使油墨与 $CaCl_2$ 交联,从而在牙源性支架研究中对水凝胶进行纤维分配,报道了海藻酸盐和牙本质牙根应用于根管和牙髓组织。作者打印的支架含有成牙本质细胞,活力为 65%(由于没有 RGD),在压缩试验中共混组合物的 1～2 kPa 模量和尖角的常规/平滑打印(由于其优化的黏度和结果强度)对于顶端乳头衍生的人干细胞,观察到超过 90%的细胞存活(与可溶性牙本质相关,所述可溶性牙本质由胶原组成,其在细胞与打印支架的连接中起作用,以促进细胞生长和分化)。尽管黏度问题限制了挤出打印材料的可用性,但研究提出,除了牙科手术之外还在颅面处理中使用海藻酸盐的倡议。

7. 软骨组织工程

软骨是覆盖在骨头上的无血管保护盖,以减少或使关节进行无摩擦负荷转移和运动。软骨细胞外基质是含有大量水分(70%)和胶原纤维(蛋白质)的复合凝胶形式,使软骨具有抗拉强度、刚度、韧性,并抵抗波动负荷发生(每一个运动的关节)。创伤、事故或其他疾病可导致软骨丧失,这是医学科学家面临的严重挑战,因为软骨无血管性、功能和结构复杂性,无法自我愈合,从而需要组织工程领域的介入来达到健康功能的恢复。一般需要通过植入天然海藻酸盐支架或合成复合材料的支架,来人为地治愈体内或体外的损伤。

Yang 等研究了胶原/琼脂糖复合海藻酸盐,报道了胶原-海藻酸盐支架的细胞增殖和含水量已经超过了海藻酸盐-海藻酸盐支架(对于海藻酸-胶原)的持续负重能力。与其他软骨相比,胶原蛋白的增强可能是软骨中胶原蛋白自然存在的结果,有助于人工支架精确模拟天然微环境。然而,通过合成分子增强的海藻酸盐复合材料也有报道,例如海藻酸盐(3%)-聚丙烯酸(PAA)-二氧化硅(均为亲水性)的互穿网络(IPN)具有 98%的吸水率,模拟了 90%多孔支架对体液的吸收。二氧化硅与 PAA 的复合使其抗压强度为 9.73 MPa,断裂韧性为 0.55 J,交联弹性由 39.5 mol/m³ 下降到 6.3 mol/m³,摩擦系数为 2.6×10^{-4}(植入后有效移动关节的重要评价指标)。关于海藻酸盐降解性(对于增殖和支持必不可少),体外研究表明,对于海藻酸盐,14 天后开始降解,然而,海藻酸盐和 PLA 纤维的复合物使降解期延长超出实验的研究极限,从而赋予打印复合支架更高的稳定性,以便长期使用和修复软骨。

Shim 和 Kundu 等通过分配两侧带有海藻酸盐的细胞(2 种不同类型)的 PCL 来合成复合材料,利用多个喷头进行了打印,进一步考察其体外存活率。然后,如 Shim 等所证明的那样,为体内功能进行精心准备。Shim 等制作具有 40％未填充孔的图案(5 个孔中的 2 个保留用于营养物扩散),平均尺寸为 750 μm,而剩余的孔隙中储存有细胞的海藻酸盐,其在培养 7 天时细胞具有＞93％的活力。Kundu 等体外研究证明了 4％海藻酸盐支架结合 TGFβ 有利于软骨功能组织再生。此外,他们还研究了将上述支架植入体内,其细胞存活率达到 85％,复合物在 28 天后开始降解,同时维持复合物的机械强度,与 PCL 的 2 年降解期相反。此外,Olubamiji 等研究了相同复合物在体内的移植情况,当植入 21 天时,具有约 73％的细胞存活率。

8. 心脏组织工程

健康的生活始于健康的心脏和健康的大脑,但世界卫生组织的分析显示,全世界每年有 1 770 万人死亡,其中 31％死亡,其中超过 75％的死者是不发达国家和发展中国家的公民。除此之外,所有死亡的合理原因都被认为是不卫生的食物、肥胖等导致卒中(中风)和意外心脏病发作,占 31％死亡人数的 80％。利用组织工程通过支架负载细胞植入物可以辅助减轻这种痛苦,同时,支架细胞复杂的组合可以通过 3D 生物打印技术来进行更精确的调控。Izadifar 等设计了具有多向(0°/90°, 15°/165°, 0°/45°/90°/135°)的海藻酸盐支架,并接种人冠状动脉内皮细胞。通过 PCI - CT(基于同步加速器的 X 线相位对比成像计算机断层扫描的缩写)分析表明,在对心脏植入贴片(药物加载结构)进行 25 天评估后,最佳孔隙度、导电性、增殖和存活率(91％)、模量和更高的分辨率(载药构建体)在心脏。然而,Duan 等制作了一种带有小叶导管(支持主动脉瓣间质细胞的存活率约 83％)和根(支持主动脉根部平滑肌细胞的存活率约 81.4％)的导管。由于降解,该支架仅具有约 60％的刚度,初始和三叶设计表明大量扩散(平均 201.4 μm)、分配黏度和细胞黏附(明胶掺入)与心脏瓣膜移植一致。因此,生物科学家已经提出并试验了不同的生物材料,例如甲基化明胶和 PEG - 二丙烯酸酯作为生物墨水对海藻酸盐改性,并接种各种主动脉瓣细胞,以感知支架在心脏环境中的实用性。为了获得与流变改性剂相似的功能便于挤出打印,海藻酸盐还被添加到金纳米明胶甲基丙烯酰生物墨水中,同时表征其作为心脏组织植入物的机械性能和生物学活性(细胞活力＞70％)。

9. 肝组织工程

肝脏是人体最重要的器官,它通过分解成多种成分来消化食物,旨在实现人体功能的多样化。此外,它还可以过滤和区分成分,以保留或消除于身体。此外,它还容纳矿物质和多种维生素,作为一种后备细胞和库普弗细胞,以对抗那些在保护身体免受疾病侵害方面发挥作用的异常因子。肝脏功能障碍导致 10 亿人患有与肝脏相关的疾病,而全球有 200 万人因各种原因死亡,其中肝炎和酒精饮料是两个主要来源。对慢性肝病的治疗需要移植,但受捐赠数量的限制(因为需求数量比可用数量多)。因此,与其他制造技术不同,3D打印人工肝脏具有设计、时间、材料和成本的灵活性,以及细胞增殖体积和预定的孔隙度。Faulkner-Jones等比较了es细胞和ps细胞(由于肝细胞培养时间延长容易使细胞失活而成为祖细胞),并加入1.5% w/v海藻酸盐,使其在21天内分化为肝细胞和肝细胞。作者认为ES细胞(>85%)在细胞存活率和功能方面超过PS细胞(>60%)。由于前者用海藻酸盐水凝胶打印。这种打印见证了<55.5%的细胞活力和白蛋白分泌,这一项证实了肝细胞从es细胞分化而来,同时其白蛋白分泌与层的一致性证明了小肝组织成熟且具有足够的通透性。相比之下,Jeon等将HepG2细胞、肝癌细胞(人肝癌)与3% wt%海藻酸盐混合,培养3天后开始出现强烈的白蛋白反应。如上所述,通过3D打印结构,形成的多孔骨架可以保留或交替保留细胞和营养物质的生长/转移,增强其肝脏特性,因此具有作为肝组织工程的潜力。此外,由于明胶具有热敏感性,而胶原蛋白具有天然仿生能力,含有海藻酸盐的明胶或胶原蛋白等复合墨水不仅能增强细胞活性和功能,还能提高力学性能(如流变学)。吴等将2%w/v海藻酸盐和4%w/v的六角形纤维素纳米晶体混合并打印,制备出~20 μm的孔隙率,同时呈现良好的均匀排列。

综上,组织工程学的概念是通过将人工支架(形成生物材料)的体外制造与活细胞相结合来治疗患者,同时减少了等待捐赠者的必要性。海藻酸盐材料用于3D打印技术的优缺点概述如下:①由于海藻酸盐对细胞的黏附性、增殖、相互作用和生长特性有限,且缺乏良好的机械方面的特性,因此需要复合制剂。②采用明胶、HNT、PVDF、$CaCl_2$、ice等多种添加物,实现调节界面、孔隙度、柔韧性、降解性、稳定性、刚度、韧性、透明度、柔软度,便于适应特定的体内(生理)环境(如骨骼、软骨、眼睛、大脑等)。③控制孔隙尺寸及孔隙率,赋予营养物质、水、氧气和废物在支架的扩散特性,从而维持细胞功能。孔隙率的进一步提高可以考虑增加纳米级孔道的方法。④黏度是另一个重要参数,高黏度材料打印的骨骼支架力学性能高但也出现细胞死亡。⑤打印时支架的图案对控制孔隙、扩散率和模拟软骨的细胞外基质成分也至关重要。⑥降解动力学决定支架的使用寿命,降解速率应接近细胞增殖速率,因此降解动力学也应加以控制,真正实现"敌进我退"的理想临床效果。

四、海藻酸盐 3D 打印中的智能修正

组织工程和其他生物相关领域中可变性和结构的复杂性是3D打印的两个关键因素,引领了4D打印技术的发展,以弥补其不利之处。麻省理工学院教授Skylar Tibbits在TED演讲中提出的新奇思想已经将全球3D打印的创造力传递到4D,从而将时间作为其他三个几何轴的补充。该技术使得打印实体能够在转换过程中调节形状(提供动态性)并由此调节其

功能,所述转换过程需要必要的刺激,如水、pH、热、磁等。4D打印技术显示出其在医学领域的重要应用前景,为生物打印技术开辟了一个新的子领域。因此,在生物医学领域,4D打印给打印器官注入了活力,例如心脏等装置,配合身体的生物特征,实现对邻近环境产生感应性。

4D打印生物结构的响应性可被认为是具有形状记忆功能的生物相容性材料,其目的是诱导打印结构的活力。具有形状记忆功能的智能材料是指当暴露在适当的刺激下,由于具有与记忆程序形状和母体形状之间转换路径的奇特性质,已经吸引了全世界的生物科学家用其来研究药物和治疗手段。

然而,这些材料和邻近的微环境(刺激)必须在体内生理系统中实现。例如,水源刺激使胞孔实体(单层或层状)膨胀,根据各向异性形成不同形状,如弯曲、折叠等。类似地,可以通过热(接近体温)和磁场刺激发生转化,同时保持细胞活力随时间的变化。相反,细胞成熟有利于组织的形成,而组织的形成需要时间来完成,以便在为实际使用时模拟自然的复杂性。通过细胞包衣进行,其次基质沉积,其中细胞通过减缓降解(从2天到14天以上)延长水凝胶的寿命,最后自组织,赋予细胞重排和沟通导致毛孔清除与增强机械强度的功能。

3D打印的一个缺点是,即使使用核-壳方法,也无法实现高精确的尺寸和分辨率,而4D打印技术在一定程度上弥补了此不足之处,更大程度地发挥了其在医学领域的应用。Kirillova等提出了将海藻酸钠与透明质酸复合,利用4D打印制备出直径可变形的高分辨(直径20 μm)小静脉模拟管(中空组合)。该构建体在数秒内表现出可逆转化,体外实验结果显示在7天培养期内的细胞活力>95%。此外,他们还报道打印的小静脉稳定性超过6个月,而没有检查到毛细血管(小静脉)有任何可察觉的扩张(除非由 Ca^{2+} 浓度刺激引发),并且在组织工程中具有持续释放药物的功能。

Bakarich等报道了含有海藻酸盐和聚(N-异丙基丙烯酰胺)(PNIPAA)的4D打印阀,制备的复合水凝胶表现出温敏特性,即在20~60℃之间,通过调控温度可以实现材料的溶胀和收缩。

由此可见,4D打印技术使增材制造领域现代化,在外部刺激的存在下进行转变,驱动形状记忆材料改变其形状,表现出一定的刺激响应特性,展示出显著优势:①生物的精确性或活力是由模拟人体自然解剖和功能的刺激响应性水凝胶提供的,这是其在组织工程和药物传递中的健康应用的必要条件。②使用可转换的医疗产品能够帮助外科医生在降低相关风险的同时提高治疗的准确性。

五、海藻酸盐在增材制造的挑战与展望

在打印方面,由于挤压机喷嘴所受的应力/压力过大,致细胞死亡,导致挤压机的细胞存

活率较低。因此需要使用外部试剂或(预)打印参数进行校准,以缓解喷嘴的流量。此外,细胞凋亡因子也受生物墨水黏度的影响,生物墨水黏度虽然对形状的稳定性提供了机械支持,但在挤压过程中也会对生物油墨产生压力(因为细胞对压力很敏感)。用于模拟人体解剖结构的墨水(通过设计植入所需的支架/器官)应具有可打印的流变性,并能够支持细胞的生长以满足进一步需要,这对挤压打印提出了挑战。

天然的海藻酸盐水凝胶材料难以承受骨组织周围发生的负荷和身体波动所产生的应力,因此,需要对天然海藻酸钠的改性修饰。此外,海藻酸盐材料作为生物打印墨水满足生物打印的必要条件方面也存在不足。首先,细胞在海藻酸盐支架上的黏附、生长或增殖效果不理想;其次,材料的储能模量、弹性模量、矿化能力以及通过制造组织工程支架促进胶原蛋白合成(骨骼的主要成分)方面也存在不足。Wang 等报道了在体外条件下凝胶网络结构的机械性能和细胞行为(增殖和生长)的不可预测性,这是水凝胶中需要面对的主要问题。此外,对于有效挤出印刷海藻酸盐凝胶的机械性能优化和生物稳定性是每个实验的关键,也是一个重要的挑战。Giuseppe 等发现,由海藻酸盐 5% 和 6% 明胶复合的溶液黏度和凝胶力学性能较差,但细胞存活率最高(约 96%);而组合物(海藻酸盐 7% 和明胶 8%)以 3% 左右的细胞存活率(降低到 92% 左右)为代价提高了机械完整性和印刷性。

虽然海藻酸盐在细胞附着、降解、机械性能、分辨率、几何精度等方面存在不足,但各种复合材料的添加或交联策略都能在一定程度上克服这些问题。例如,明胶的加入赋予其交联性能,也可以通过使用 $CaCl_2$ 和 $BaCl_2$ 等试剂或借助人类可感知的电磁范围(可见光)敏感材料赋予它们在照射下激活并形成网络。然而,对极其复杂自然环境的准确复制,如抵抗运动冲击周期、流体压力和其他身体环境特征仍然是一个挑战。

海藻酸盐及其挤压印刷机制的未来前景广阔,由于海藻酸盐是形状记忆材料(SMM)中的一种主要成分,SMM(含海藻酸盐)的韧性在于它对打印体的变形,随着时间的推移,SMM逐渐发展成为一种理想的候选应用程序,而无需人类的参与。最显著的是,动物临床试验不能模拟人类作为不同物种的身体状况,因此,通过建模或其他更精确的方法可以克服当前的挑战。

海藻酸盐材料由于拥有记忆材料的相关特性,从而具备一定的 4D 打印的可能性和探索空间。智能材料前体先通过 3D 打印成型后,在外部诱导刺激下,结合时间维度上的材料性能转换,即发挥智能功效,体现出 4D 打印的优势。这种新奇的过渡对于医学领域来说是一个福音,因为它首先通过不干预人体治疗;第二,遥感和补救,实现精确定位;第三,模仿自然解剖学(孔隙度、韧性、拉伸和抗压强度、刚度、人体部位的模量等)。因此,4D 打印吸引了全世界研究和科学家的注意力,相关技术不断升级,以应对医学领域的挑战,有望通过其优势帮助诊断和治愈数百万人的痛苦。

(黄晓波 郑国爽 任 英)

参 考 文 献

[1] Bellan L M, Singh S P, Henderson P W, et al. Spector, fabrication of an artificial 3-dimensional vascular network using sacrificial sugar structures [J]. Soft Matter, 2009,5: 1354.

[2] Bhise N S, Ribas J, Manoharan V, et al. Khademhosseini, organ-on-a-chip platforms for studying drug delivery systems [J]. J Control Release, 2014,190: 82 – 93.

[3] Bischel L L, Young E W, Mader B R, et al. Tubeless microfluidic angiogenesis assay with three-dimensional endothelial-lined microvessels [J]. Biomaterials, 2013,34: 1471 – 1447.

[4] Carrion B, Huang C P, Ghajar C M, et al. Putnam, recreating the perivascular niche ex vivo using a microfluidic approach [J]. Biotechnol Bioeng, 2010,107: 1020 – 1028.

[5] Choi N W, Cabodi M, Held B, et al. Stroock, microfluidic scaffolds for tissue engineering [J]. Nat Mater, 2007,6: 908 – 15.

[6] Gao C, Liu M Z, Chen J, et al. Preparation and controlled degradation of oxidized sodium alginate hydrogel [J]. Polymer Degradation and Stability, 2009,94: 1405 – 1410.

[7] Golden A P, Tien J. Fabrication of microfluidic hydrogels using molded gelatin as a sacrificial element [J]. Lab on a Chip, 2007,7: 720.

[8] He Y, Qiu J J, Fu J Z, et al. Printing 3d Microfluidic Chips with a 3d Sugar Printer [J]. Microfluidics and Nanofluidics, 2015,19: 447 – 456.

[9] Huh D, Matthews B D, Mammoto A, et al. Reconstituting organ-level lung functions on a chip [J]. Science, 2010,328: 1662 – 1668.

[10] Jakab K, Norotte C, Marga F, et al. Tissue engineering by self-assembly and bio-printing of living cells [J]. Biofabrication, 2010,2: 022001.

[11] Lin Z F, Wu M M, He H, et al. 3D printing of mechanically stable calcium-free alginate-based scaffolds with tunable surface charge to enable cell adhesion and facile biofunctionalization [J]. Advanced Functional Materials, 2019: 1808439.

[12] Miller J S, Stevens K R, Yang M T, et al. Rapid casting of patterned vascular networks for perfusable engineered three-dimensional tissues [J]. Nat Mater, 2012,11: 768 – 774.

[13] Norotte C, Marga F S, Niklason L E, et al. Scaffold-free vascular tissue engineering using bioprinting [J]. Biomaterials, 2009,30: 5910 – 5917.

[14] Seto Y, Inaba R, Okuyama T, et al. Engineering of capillary-like structures in tissue constructs by electrochemical detachment of cells [J]. Biomaterials, 2010,31: 2209 – 2215.

[15] Takenaga S, Schneider B, Erbay E, et al. Fabrication of biocompatible lab-on-chip devices for biomedical applications by means of a 3D-printing process [J]. Physica Status Solidi (a), 2015,212: 1347 – 1352.

[16] Vollert I, Seiffert M, Bachmair J, et al. In vitro perfusion of engineered heart tissue through endothelialized channels [J]. Tissue Eng Part A, 2014,20: 854 – 863.

[17] Wu W, DeConinck A, Lewis J A, et al. Omnidirectional printing of 3D microvascular networks [J]. Adv Mater, 23,2011: H178 – 183.

[18] Wu W, Hansen C J, Aragón A M, et al. Direct-write assembly of biomimetic microvascular networks for efficient fluid transport [J]. Soft Matter, 2010,6: 739 – 42.

[19] Zhang B, Montgomery M, Chamberlain M D, et al. Radisic, biodegradable scaffold with built-in vasculature for organ-on-a-chip engineering and direct surgical anastomosis [J]. Nat Mater, 2016,15: 669 – 78.

[20] Borenstein J T, Terai H, King K R, et al. Microfabrication technology for vascularized tissue engineering [J]. Biomedical Microdevices, 2002,4(3): 167 – 175.

[21] Ling Y, Rubin J, Deng Y, et al. A cell-laden microfluidic hydrogel [J]. Lab on a Chip, 2007,7(6): 756 – 762.

[22] Golden A P, Tien J. Fabrication of microfluidic hydrogels using molded gelatin as a sacrificial element [J]. Lab on a Chip, 2007,7(6): 720 – 725.

[23] Chrobak K M, Potter D R, Tien J. Formation of perfused, functional microvascular tubes in vitro [J]. Microvascular Research, 2006,71(3): 185 – 196.

[24] Chen Y C, Lin R Z, Qi H, et al. Functional human vascular network generated in photocrosslinkable gelatin methacrylate hydrogels [J]. Advanced Functional Materials, 2012,22(10): 2027 – 2039.

[25] Price G M, Chrobak K M, Tien J. Effect of cyclic AMP on barrier function of human lymphatic microvascular tubes [J]. Microvascular Research, 2008,76(1): 46 – 51.

［26］ Miller J S, Stevens K R, Yang M T, et al. Rapid casting of patterned vascular networks for perfusable engineered three-dimensional tissues ［J］. Nature Materials, 2012,11(9): 768.

［27］ Kim S, Lee H, Chung M, et al. Engineering of functional, perfusable 3D microvascular networks on a chip ［J］. Lab on a Chip, 2013,13(8): 1489 – 1500.

［28］ Choi N W, Cabodi M. Microfluidic scaffolds for tissue engineering ［J］. Nature Materials, 2007,6(11): 908 – 915.

［29］ Kosik-Kozioł A, Costantini M, Bolek T, et al. 2017 PLA short sub-micron fiber reinforcement of 3D bioprinted alginate constructs for cartilage regeneration ［J］. Biofabrication, 9: 044105.

［30］ Luo Y, Li Y, Qin X, et al. 2018 3D printing of concentrated alginate/gelatin scaffolds with homogeneous nano apatite coating for bone tissue engineering Mater ［J］. Des, 146,12 – 19.

［31］ Li Y C, Zhang Y S, Akpek A, et al. 4D bioprinting: the next-generation technology for biofabrication enabled by stimuli-responsive materials ［J］. Biofabrication, 2016,9: 012001.

［32］ Yang X, Lu Z, Wu H, et al. Collagen-alginate as bioink for three-dimensional (3D) cell printing based cartilage tissue engineering Mater ［J］. Sci. Eng, 2018,C 83: 195 – 201.

［33］ Dai X, Ma C, Lan Q, et al. 3D bioprinted glioma stem cells for brain tumor model and applications of drug susceptibility ［J］. Biofabrication, 2016,8: 045005.

［34］ Asadi N, Alizadeh E, Salehi R, et al. Nanocomposite hydrogels for cartilage tissue engineering: a review Artif ［J］. Cells Nanomedicine Biotechnol, 2018,46: 465 – 471.

［35］ Choi J, Kwon O-C, Jo W, et al. 4D printing technology: a review 3D print. addit ［J］. Manuf, 2015,2: 159 – 167.

［36］ Freeman F E, Kelly D J. Tuning alginate bioink stiffness and composition for controlled growth factor delivery and to spatially direct msc fate within bioprinted tissues Sci ［J］. Rep, 2017: 7.

［37］ Park J, Lee S J, Lee H, et al. Three dimensional cell printing with sulfated alginate for improved bone morphogenetic protein-2 delivery and osteogenesis in bone tissue engineering Carbohydr ［J］. Polym, 2018,196: 217 – 224.

［38］ Ooi H W, Mota C, ten Cate A T, et al. Thiol-ene alginate hydrogels as versatile bioinks for bioprinting ［J］. Biomacromolecules, 2018,19: 3390 – 3400.

［39］ Jia W, Gungor-Ozkerim P S, Zhang Y S, et al. Direct 3D bioprinting of perfusable vascular constructs using a blend bioink ［J］. Biomaterials, 2016,106: 58 – 68.

［40］ Leppiniemi J, Lahtinen P, Paajanen A, et al. 3D-printable bioactivated nanocellulose-alginate hydrogels ［J］. Mater, Interfaces, 2017,9: 21959 – 21970.

［41］ Li H, Tan Y J, Leong K F, et al. 3D bioprinting of highly thixotropic alginate/methylcellulose hydrogel with strong interface bonding ［J］. Mater Interfaces, 2017,9: 20086 – 20097.

［42］ Gao Q, Liu Z, Lin Z, et al. 3D bioprinting of vessel-like structures with multilevel fluidic channels ［J］. Sci Eng, 2017,3: 399 – 408.

［43］ Schütz K, Placht A M, Paul B, et al. Three-dimensional plotting of a cell-laden alginate/methylcellulose blend: towards biofabrication of tissue engineering constructs with clinically relevant dimensions: 3D plotting of a cell-laden alginate/methylcellulose blend ［J］. J Tissue Eng Regen Med, 2017,11: 1574 – 1587.

［44］ Gao T, Gillispie G J, Copus J S, et al. Optimization of gelatin-alginate composite bioink printability using rheological parameters: a systematic approach ［J］. Biofabrication, 2018,10: 034106.

［45］ Jia J, Richards D J, Pollard S, et al. Engineering alginate as bioink for bioprinting ［J］. Acta Biomater, 2014,10: 4323 – 4331.

［46］ Hsieh F Y, Lin H H, Hsu S. 3D bioprinting of neural stem cell-laden thermoresponsive biodegradable polyurethane hydrogel and potential in central nervous system repair ［J］. Biomaterials, 2015,71: 48 – 57.

［47］ Sydney Gladman A, Matsumoto E A, Nuzzo R G, et al. Biomimetic 4D printing ［J］. Nat. Mater, 2016,15: 413 – 418.

［48］ Diogo G S, Gaspar V M, Serra I R, et al. Manufacture of β – TCP/alginate scaffolds through a Fab@home model for application in bone tissue engineering ［J］. Biofabrication, 2014,6: 025001.

［49］ Guo J, Zhang R, Zhang L, et al. 4D printing of robust hydrogels consisted of agarose nanofibers and polyacrylamide ［J］. ACS Macro Lett, 2018,7: 442 – 446.

［50］ Momeni F, Ni J. Nature-inspired smart solar concentrators by 4D printing ［J］. Renew Energy, 2018,122: 35 – 44.

［51］ Hua D, Zhang X, Ji Z, et al. 3D printing of shape changing composites for constructing flexible paper-based photothermal bilayer actuators ［J］. J Mater Chem, 2018,C 6: 2123 – 2131.

［52］ Malik A, Kandasubramanian B. Flexible polymeric substrates for electronic applications ［J］. Polym Rev, 2018: 1 – 38.

［53］ Zarek M, Mansour N, Shapira S, et al. 4D printing of shape memory-based personalized endoluminal medical devices ［J］. Macromol Rapid Commun, 2017,38: 1600628.

［54］ Hendrikson W J, Rouwkema J, Clementi F, et al. Towards 4D printed scaffolds for tissue engineering: exploiting 3D shape memory polymers to deliver time-controlled stimulus on cultured cells ［J］. Biofabrication, 2017,9: 031001.

［55］ Kirillova A, Maxson R, Stoychev G, et al. 4D biofabrication using shape-morphing hydrogels ［J］. Adv Mater, 2017, 29: 1703443.

附录 · 海洋生物医用材料专业名词术语

acceptable daily intake，ADI	每日允许摄入量
acetyl chitosan microspheres，ACM	乙酰壳聚糖微球
acetylglucosamine，AGS	乙酰氨基葡萄糖
acid-soluble collagen，ASC	酸溶性胶原
acipenseridae	鲟鱼
acrothrix	顶毛(丝)藻属
additive manufacturing，AM	增材制造
adenosine diphosphate，ADP	腺苷二磷酸
adriamycin，ADR	阿霉素
alanine aminotransferase，ALT	丙氨酸转氨酶
alariaceae	翅藻科
alginate	海藻酸盐
alginate-chitosan-alginate，ACA	海藻酸-壳聚糖-海藻酸
alginate-polylysine-alginate，APA	海藻酸-聚赖氨酸-海藻酸
alginate fiber	海藻酸盐纤维
alginate wound dressing	海藻酸盐医用敷料
alginic acid	海藻酸
alkaline phosphatase，ALP	碱性磷酸酶
alphal-galactosyle，α-Gal	α-半乳糖基抗原
American College of Cardiology，ACC	美国心脏病学会
American Society of Testing Material，ASTM	美国材料实验协会
aminoglucose，AG	氨基葡萄糖
amphiphilic chitosan，AC	双亲性壳聚糖
angiotensin converting enzyme，ACE	血管紧张素转换酶

anti-adhesion	防粘连
aplanosporeae	不动孢子纲
arginine，Arg	精氨酸
arginine-glycine-aspartic acid，RGD	精氨酸-甘氨酸-天冬氨酸
ascophyllum nodosum	泡叶藻
asialoglycoprotein receptor，ASGPR	去唾液酸糖蛋白受体
aspartate aminotransferase，AST	天冬氨酸转氨酶
asperococcaceae	粗粒(散生)藻科
asterias rolleston	罗氏海盘车
atomic absorption spectroscopy，AAS	原子吸收光谱法
atomic force microscope，AFM	原子力显微镜
Australian Orthopaedic Association National Joint Replacement Registry，AOANJRR	澳大利亚骨科协会关节登记系统
autologous chondrocyte transplantation，ACT	自体软骨细胞移植技术
best aquacultural practice，BAP	水产养殖认证
biocompatibility	生物相容性
biodegradation	生物降解
bioglass ceramic，BGC	生物玻璃陶瓷
biological evaluation	生物学评价
blood urea nitrogen，BUN	血尿素氮
bone mesenchyml stem cell，BMSC	骨髓间充质干细胞
bone morphogenetic protein，BMP	骨形态发生蛋白质
botrytella	聚果深属
bovine serum albumin，BSA	牛血清白蛋白
bovine viral diarrhoea virus，BVDV	牛病毒性腹泻病毒
bronchial artery chemoembolization，BACE	支气管动脉灌注化疗栓塞
byssal thread	足丝纤维部
c-kit proto-oncogene，C-KIT	酪氨酸激酶受体
calcium alginate	海藻酸钙
calcium alginate gel，CAG	海藻酸钙凝胶
carboxymethyl chitosan，CMCS	羧甲基壳聚糖
case report form，CFR	数据调查表

续　表

catlacatla	喀拉鲃
cavernous hemangioma of the liver，CHL	肝海绵状血管瘤
cellulose acetate，CA	醋酸纤维素
central nervous system，CNS	中枢神经系统
ceratin	角蛋白
chitase	壳聚糖酶
chitin	甲壳素
chitin deacetylase，CDA	甲壳素脱乙酰酶
chitin whisker，CW	甲壳素晶须
chitinase	甲壳素酶
chitooligosaccharides/chitosan oligosaccharides，COS	壳寡糖
chitosan，CS	壳聚糖
chitosan-collagen matrix，CCM	壳聚糖-胶原基质
chitosan-collagen-starch membrane，CCSM	壳聚糖-鱼胶原-淀粉膜
chitosan-dithioglycolic acid，CS-TGA	壳聚糖-二硫基乙醇酸水凝胶
chitosan composite	壳聚糖复合材料
chitosan derivative，CD	壳聚糖衍生物
chitosan fiber，CSF	壳聚糖纤维
chitosan hydrogel，CSH	壳聚糖水凝胶
chitosan microsphere，CM	壳聚糖微球
chitosan quaternary salt，CQS	壳聚糖季铵盐
chitosan sponge，CSS	壳聚糖海绵
chnoospora	毛孢藻属
chnoosporaceae	毛孢藻科
chorda	绳藻属
chordaceae	绳藻科
chordariaceae	索藻科
chordariales	索藻目
circular dichroism，CD	圆二色性
cleaning-in-place，CIP	在线清洁消毒系统
clinical attachment level，CAL	临床附着水平
clinical evaluation	临床评价

collagen	胶原
collagen canonical	胶原域
collagen fibril	胶原原纤维
collagen peptide	胶原多肽
collagen type Ⅰ antibody，COL-Ⅰ Ab	Ⅰ型胶原抗体
collagenous fiber	胶原纤维
colony forming unit，CFU	菌落形成单位
colpomenia	囊藻属
complaint handling	投诉处理
concanavalin A，Con A	刀豆蛋白 A
confocal laser scanning microscope，CLSM	激光扫描共聚焦显微镜
corrective actions，CA	纠偏措施
creatinine，Cr	肌酐
critical concentration	临界聚集浓度
critical control point，CCP	关键控制点
critical micelle concentration，CMC	临界胶束浓度
cross-polarized magic angle spinning nuclear magnetic resonance，CP/MAS NMR	交叉极化魔角旋转固体磁法
cyclosporeae	圆子纲
cysteine，Cy	半胱氨酸
cystoseiraceae	囊链藻科
D-glucosamine，GlcN	2-氨基-D-吡喃葡萄糖
danazol alginate microsphere，DKMG	达那唑海藻酸钠血管栓塞剂
degree of deacetylation，DD	脱乙酰度
degree of polymerization，DP	聚合度
denaturation temperature	热变性温度
desmarestia	酸藻属
dexamethasone sodium phosphate injection，DEXSP	地塞米松磷酸钠
dextran aldehyde，DA	右旋糖酐醛
dichloroacetic acid，DCA	二氯乙酸
dichloromethane，DCM	二氯甲烷
dictyopteris	网翼藻属

续　表

dictyosiphon	网管藻科
dictyota	网地藻属
dictyotales	网地藻目
differential scanning calorimetry，DSC	示差扫描量热法
diffusion coefficient	扩散系数
digital subtraction angiography，DSA	数字减影血管造影
dilophus	厚缘藻属
dimethylformamide，DMF	二甲基甲酰胺
dionyl hydrazine adipate，AAD	己二酸二酰肼
doxorubicin，DOX	阿霉素
drug carrier	药物载体
duck hepatitis virus，DHV	鸭病毒性肝炎病毒
dynamic light scattering，DLS	动态光散射仪
ecklonia	昆布属
ectocarpaceae	水云科
ectocarpales	水云目
ectocarpus	水云属
elachista	短毛藻属
elastic modulus，EM	弹性模量
electronic data capture，EDC	电子化的数据录入和管理
electronic medical record，EMR	电子病历
electrospinning	静电纺丝
elongation at break，EB	断裂伸长率
endothelial cell	内皮细胞
environmental scanning electron microscope，ESEM	环境扫描电子显微镜
enzyme-linked immuno sorbent assay，ELISA	酶联免疫吸附测定
epidermal growth factor，EGF	表皮生长因子
epidermal growth factor receptor，EGFR	表皮生长因子受体
establish critical limit，ECL	关键限值
ethylene oxide，EO	环氧乙烷
ethylenediaminetetraacetic acid，EDTA	乙二胺四乙酸
eudesme	真丝藻属

European Medicines Agency，EMA	欧洲药品管理局
European Pharmacopoeia，EP	欧洲药典
extracellular matrix，ECM	细胞外基质
feldmannia	费氏藻属
fibrillar or fibril-forming collagen	成纤维胶原
fibroblast，FB	成纤维细胞
fibroblast growth factor，FGF	成纤维细胞生长因子
fish collagen	鱼胶原
fish collagen peptide	鱼胶原多肽
fish gelatin	鱼明胶
fluorescein isothiocyanate，FITC	异硫氰酸荧光素
Food and Drug Administration，FDA	（美国）食品药品监督管理局
formic acid，FA	甲酸
Fourier transform infrared spectroscopy，FI-IR	傅里叶变换红外光谱
fucaceae	墨角藻科
fucales	墨角藻目
functional wound dressing	功能性医用敷料
gadusmorhua	大西洋鳕鱼
gas chromatography-mass spectrometer，GC-MS	气相色谱-质谱联用仪
gel blocking	凝胶阻断
gel permeation chromatography，GPC	凝胶渗透色谱
gelatin	明胶
genipin	京尼平
gingival index，GI	牙龈指数
glacial acetic acid，GAA	冰醋酸
glass transition temperature	玻璃化转变温度
Global Harmonization Task Force，GHTF	国际医疗器械协调组织
glucosaminoglycan，GAG	葡糖胺聚糖
glutamine transaminase，GT	谷氨酰胺转氨酶
glycerophosphate，GP	甘油磷酸钠
glycine，Gly	甘氨酸
glycine-arginine-glycine-aspartic-serine-proline，GRGDSP	正（甘氨酸）-精氨酸-甘氨酸-天冬氨酸-丝氨酸-脯氨酸

续　表

glycosaminoglycan，GAG	糖胺聚糖
good clinical practice，GCP	药品临床试验质量管理规范
graphene oxide，GO	氧化石墨烯
guided bone regeneration，GBR	引导骨再生术
guided tissue regeneration，GTR	引导组织再生术
guinea pig maximum test，GPMT	豚鼠最大剂量试验
guluronic acid	古罗糖醛酸
halothrix	褐毛藻属
hazard analysis and critical control point，HACCP	危害分析与关键控制点
hazard analysis and preventive measure，HAPM	危害分析和预防措施
hepatocellular carcinoma，HCC	肝细胞癌
heteroralfsia	异形褐壳藻属
high performance liquid chromatography，HLPC	高效液相色谱法
hincksia	褐茸藻属
hizikia	羊栖菜属
homotrimer	同型三聚体
horseradish peroxidase，HRP	辣根过氧化物酶
human like collagen，HLC	类人胶原
human neutrophil elastase，HNE	人嗜中性粒细胞弹性蛋白酶
human periodontal ligament cell，HPDLC	人牙周膜成纤维细胞
human umbilical vein endothelial cell，HUVEC	人脐静脉内皮细胞
hydroclathrus	网胰藻属
hydroxyapatite，HAP	羟基磷灰石
hydroxybutyl chitosan，HBC	羟丁基壳聚糖
hydroxylysine，Hyl	羟赖氨酸
hydroxyproline，Hyp	羟脯氨酸
hydroxypropyl-methylcellulose，HPMC	羟丙基甲基纤维素
hypodermic hematopoietic necrosis virus，HHNV	皮下造血器官坏死病毒
immunofluorescence assay，IFA	免疫荧光试验
immunoglobulin A，IgA	免疫球蛋白 A
immunoglobulin G，IgG	免疫球蛋白 G
immunoglobulin M，IgM	免疫球蛋白 M

implant registration	植入物登记
induced pluripotent stem cell，IPS	诱导多能干细胞
insoluble collagen，ISC	不溶胶原
intelligent hydrogel	智能型水凝胶
intent to treat，ITT	意向性治疗
interleukin，IL	白介素
International Conference on Cardiovascular Research，ICCR	国际心血管注册登记联盟
International Conference on Orthopaedic Research，ICOR	国际骨科注册登记联盟
International Conference on Vessel Research，ICVR	国际血管注册登记联盟
International Medical Device Regulators Forum，IMDRF	国际医疗器械监管机构论坛
International Organization for Standardization，ISO	国际标准化组织
International Union of Pure and Applied Chemistry，IUPAC	国际纯粹与应用化学联合会
ishige	铁钉菜属
ishigeaceae	铁钉菜科
isoelectric point	等电点
isoleucine	异亮氨酸
jellyfish	海蜇
keloid fibroblast，KFB	瘢痕疙瘩成纤维细胞
kelp micro gelation，KMG	海藻酸钠血管栓塞剂
kilogray，kGy	千戈瑞
kuckuckia	库氏藻属
labeorohita	南亚野鲮
lamellibranchia	双壳纲
laminaria	海带属
laminaria digitata	掌状海带
laminaria hyperborea	极北海带
laminaria japonica	海带
laminariaceae	海带科
laminariales	海带目
laminariocolar	带绒藻属
laser scattering-gel permeation chromatography，LLS-GPC	激光散射-凝胶渗透色谱联用法
leathesia	黏膜藻属

续 表

leathesiaceae	黏膜藻科
lessonia flavicans	巨藻 LF
lessonia nigrescens	巨藻 LN
lessoniaceae	巨藻科
limulus amoebocyte lysate，LAL	鲎变形细胞溶解物
lipopolysaccharide，LPS	脂多糖
liquid chromatography-mass spectrometer，LC-MS	液相色谱-质谱联用仪
lobophora	匍扇藻属
loop electrosurgical excisional procedure，LEEP	宫颈环形电切术
lophotrochozoa	冠轮动物
low critical solution temperature，LCST	低临界溶解温度
macrocystis	巨藻属
macrocystis pyrifera	巨藻 MP
macrophage activating factor，MAF	巨噬细胞活化因子
mannuronic acid	甘露糖醛酸
mast cell chymase，MCT	肥大细胞蛋白酶
matrix-assisted laser desorption/ionization time-of-flight，MALDI-TOF	基质辅助激光解析电离飞行时间
matrix metalloproteinase，MMP	基质金属蛋白酶
methionine	蛋氨酸
methyl isobutyl ketone，MIBK	4-甲基-2-戊酮
minimum inhibitory concentration，MIC	最低抑菌浓度
mitoxantrone，MTO	米托蒽醌
moist healing	湿润愈合
molecular weight，MW	分子量
molecular weight cut-off，MWCO	可截留物质的分子量
mollusca	软体动物门
monitoring	监控体系
mouse embryonic fibroblast，MEF	小鼠胚胎成纤维细胞
mucosa delivery	黏膜递送
multiangle laser light scattering，MALLS	多角度激光光散射法
myagropsis	囊链藻属

myelophycus	肠髓藻属
myriactula	多毛藻属
mytilidae	贻贝科
mytilus coruscus	厚壳贻贝
mytilus edulis foot protein，MEFP	贻贝足蛋白
mytilus edulis linnaeus	紫贻贝
mytioida	贻贝目
nanoparticle	纳米颗粒
National Joint Registry，NJR	国家关节登记库
National Medical Products Administration，NMPA	国家药品管理局
nemacystus	海蕴属
nerve growth factor，NGF	神经生长因子
N-hydroxysuccinimide，NHS	N-羟基丁二酰亚胺
N-octyl-O,N-carboxymethyl chitosan，OCC	N-辛基-O,N-羧甲基壳聚糖
non-fibrillar or non-fibril-forming collagen	非成纤维胶原
nonwovens	非织造布
nordihydroguaiaretic acid，NDGA	去甲二氢愈创木酸
normal fibroblast，NFB	正常成纤维细胞
nuclear magnetic resonance，NMR	核磁共振
ommochrome	眼色素
ornithine	鸟氨酸
osteoarthritis，OA	骨关节炎
osteocalcin，OCN	骨钙素
osteopontin，OPN	骨桥蛋白
oxidative stress，OS	氧化应激
pachydictyon	厚网藻属
padina	团扇藻属
papenfussiella	异丝藻属
paugusiushamiltoa	芒鲶
pectin dialdehyde，PD	果胶二醛
pepsin-soluble collagen，PSC	酶溶性胶原
periodontal pocket depth，PPD	牙周袋深度

续 表

peripheral nervous system，PNS	外周神经系统
peritoneal exudate cell，PEC	腹腔渗出细胞
perna viridis	翡翠贻贝
petalonia	幅叶藻属
petrospongium	海绵藻属
phaeosporeae	褐子纲
Pharmaceuticals and Medical Devices Agency，PMDA	（日本）药品和医疗器械管理局
phosphate buffer solution，PBS	磷酸盐缓冲液
pilayella	间囊藻属
pilayellaceae	间囊藻科
plaque	糖胺聚糖
platelet-derived growth factor，PDGF	血小板衍生生长因子
platelet factor，PF	血小板因子
pogotrichum	髭毛藻属
polyacrylamide，PAM	聚丙烯酰胺
polyacrylic acid，PAA	聚丙烯酸
polycaprolactone，PCL	聚己内酯
polydimethylsiloxane，PDMS	聚二甲基硅氧烷
polyelectrolyte，PE	聚电解质
polyelectrolyte complex，PEC	聚电解质复合物
polyethersulfone，PES	聚醚砜
polyethylene glycol，PEG	聚乙二醇
polyethylene glycol diamine，PEG-DA	聚乙二醇二胺
polyglycolide，PGA	聚乙交酯
polyhydroxybutyrate hydroxyvalerate，PHBV	聚羟基丁酸羟基戊酸酯
polylactic acid，PLA	聚乳酸
polylactic acid-glycolic acid，PLGA	聚乳酸羟基乙酸
polymethacrylic acid，PMA	聚甲基丙烯酸
polymorphonuclear leukocyte，PMN	多形核白细胞
polystyrene，PS	聚苯乙烯
polytretus	多孔藻属
polyvinyl alcohol，PVA	聚乙烯醇

polyvinylpyrrolidone，PVP	聚乙烯吡咯烷酮
porcine parvovirus，PPV	猪细小病毒
porphyromonasgingivalis	福赛坦氏菌
post-marketing	上市后
pragmatic randomized clinical trial，pRCT	实用性随机临床试验
primary irritation index，PII	原发性刺激指数
primary structure	一级结构
probing depth，PD	探测深度
problem reporting	不良事件上报
proline	脯氨酸
proline-valine-glycine-leucine-isoleucine-glycine，PVGLIG	脯氨酸-缬氨酸-甘氨酸-亮氨酸-异亮氨酸-甘氨酸
propylene glycol alginate，PGA	海藻酸丙二醇酯
propylene oxide，PEO	聚氧乙烯
pseudo rabies virus，PRV	伪狂犬病病毒
pufferfis	河豚
punctaria	点叶藻属
punctariaceae	点叶藻科
pyrogen	热原
quaternary structure	四级结构
ralfsia	褐壳藻属
ralfsiaceae	褐壳藻科
ralfsiales	褐壳藻目
randomized clinical trial，RCT	随机临床试验
rapid prototyping，RP	原位快速成形
rapid prototyping manufacturing，RPM	快速成形技术
reactive oxygen species，ROS	活性氧
real-world data，RWD	真实世界数据
real-world evidence，RWE	真实世界证据
real-world study，RWS	真实世界研究
recall procedure	召回程序
recombinant human granulocyte-macrophage colony-stimulating factor，rhGM-CSF	重组人粒细胞-巨噬细胞刺激因子

续 表

record-keeping procedure，RKP	记录保持程序
relative growth rate，RGR	相对生长速率
relative humidity，RH	相对湿度
reverse transcription polymerase chain reaction，RT-PCR	逆转录聚合酶链式反应
risk management	风险管理
rosenvinges	如氏藻属
rotiramulus	粗轴藻属
S. polycystum	匍枝马尾藻
S. pallidum	海蒿子
salt-soluble collagen，SSC	盐溶性胶原
sargassaceae	马尾藻科
sargassum	马尾藻属
saundersella	褐条菜属
scaling and root planning，SRP	根面平整术
scanning electron microscope，SEM	扫描电子显微镜
schwann cell，SC	雪旺细胞
scytosiphon	萱藻属
scytosiphonaceae	萱藻科
seaweed pipefish	海草尖嘴鱼
secondary structure	二级结构
silver carp	银鲤鱼
silver containing wound dressing	含银医用敷料
silvetia	鹿角菜属
simulated body fluid，SBF	模拟体液
size exclusion chromatography-multi angle light scatterer，SEC-MALLS	尺寸排阻色谱-多角度激光散射测定仪
smooth muscle cell，SMC	平滑肌细胞
Society of Thoracic Surgeons，STS	(美国)胸外科医师协会
sodium alginate，SA	海藻酸钠
sodium dodecyl-sulfate polyacrylamide gel electrophoresis technology，SDS-PAGE	十二烷基硫酸-聚丙烯酰胺凝胶
sorocarpaceae	聚果藻科

续　表

spatoglossum	褐舌藻属
spermatochnaceae	狭果藻科(海蕴科)
sphaecelariaceae	黑顶藻科
sphaerotrichia	球毛藻属
spongonema	绵线藻属
standard operating procedure，SOP	标准操作程序
stem	足丝茎部
sterility assurance level，SAL	无菌保证水平
stimulus responsiveness	刺激响应性
streblonema	扭线藻属
striaria	环囊藻属
striariaceae	环囊藻科
sucrose aldehyde，SA	蔗糖醛
super-paramagnetic iron oxide nanoparticle，SPIO	载超顺磁氧化铁纳米粒
super-secondary structure	超二级结构
swelling index，SI	溶胀系数
swelling rate，SR	溶胀率
tannerella forsythia	牙龈卟啉单胞菌
taura syndrome virus，TSV	对虾桃拉病毒
TdT-mediated dUTP nick end labeling technique，TUNEL	原位缺口末端标记法
tea polyphenol，TP	茶多酚
tensile strength，TS	拉伸强度
tertiary structure	三级结构
tetrabutyl ammonium hydroxide，TBA-OH	四丁基氢氧化铵
tetracycline hydrochloride，TH	盐酸四环素
thermal shrinkage temperature	热收缩温度
thermal transition temperature	热转变温度
thermogravimetric analysis，TGA	热重分析
thrombin loadedalginate-calcium microsphere，TACM	开发止血栓塞微球
tilapia	罗非鱼
tinocladia	面条藻属
tissue culture plate，TCP	细胞培养板

续　表

tissue engineered medical product，TEMP	组织工程医疗产品
tissue engineering scaffold	组织工程支架
tissue repair and regeneration	组织修复与再生
transcatheter arterial chemoembolization，TACE	经导管动脉栓塞
transcatheter valve therapy，TVT	经导管瓣膜治疗
transforming growth factor，TGF	转化生长因子
transglutaminase-1，TGase-1	转谷氨酰胺酶-1
transmission electron microscope，TEM	透射电子显微镜
tricalcium phosphate，TCP	磷酸三钙
triethylenetetramine hexaacetic acid，TTHA	三乙烯四胺六乙酸
trifluoroacetic acid，TFA	三氟乙酸
trimethylsilane modified chitosan	三甲基硅烷改性的壳聚糖
tripolyphosphate，TPP	三聚磷酸盐
tropocollagen	原胶原
tryptophan，Trp	色氨酸
tumor necrosis factor，TNF	肿瘤坏死因子
tuna	金枪鱼
turbinaria	喇叭藻属
type I collagen，COL-I	I 型胶原
type II collagen，COL-II	II 型胶原
tyrosine，Tyr	酪氨酸
undaria	裙带菜属
Unique Device Identification，UDI	医疗器械唯一标识
United States Pharmacopoeia，USP	美国药典
upper critical solution temperature，UCST	上限临界溶解温度
uterine arterial embolization，UAE	子宫动脉栓塞术
UV-visible absorption spectrum，UV-VIS	紫外可见吸收光谱
vacuum sealing drainage，VSD	负压封闭引流
vascular endothelial cell，VEC	血管内皮细胞
vascular endothelial growth factor，VEGF	血管内皮生长因子
vascular smooth muscle cell，VSMC	血管平滑肌细胞
verification procedures，VP	验证程序

续　表

volume exclusion chromatography	体积排除色谱法
von Willebrand factor，vWF	血管性血友病因子
water in oil	油包水
water soluble chitosan，WSC	水溶性壳聚糖
water vapor permeability，MVP	水蒸气透过率
white blood cell，WBC	白细胞
white spot syndrome virus，WSSV	白斑病病毒
World Health Organization，WHO	世界卫生组织
X-ray diffraction，XRD	X线衍射
X-ray photoelectron spectroscopy，XPS	X线光电子能谱法
yellowhead virus，YHV	黄头症病毒
zonaria	圈扇藻属
1-［3-(Dimethylamino)propyl］-3-ethylcarbodimide hydrochloride，EDC	1-(3-二甲氨基丙基)-3-乙基碳二亚胺盐酸盐
3-(4,5-dimethyl-2-thiazolyl)-2,5-diphenyl-2-H-tetrazolium bromide，MTT	3-(4,5-二甲基噻唑-2)-2,5-二苯基四氮唑溴盐
3,3',5,5'-tetramethylbenzidine，TMB	3,3',5,5'-四甲基联苯胺
3D printing	3D打印
5-fluorouracil，5-FU	5-氟尿嘧啶